제 2 판

서 문

먼저 그동안 부족한 점이 많은 이 책을 사랑해주셔서 고맙습니다. 처음에 '의용공학' 이라고 책을 내놓고는 한동안 뿌듯했습니다. 그러나 책을 읽고 다시금 연구하면서 부족한 점과 아쉬운 부분이 많아 내용을 새롭게 보완하고 개정해야 되겠다는 생각을 했습니다. 그러는 것이 이 책을 읽고 현장에서 도움을 받게 될 분들에 대한 최소한의 도리일 것입니다.

의공학 책을 쓰게 된 계기는 제가 병원에서 근무할 때 의외로 많은 임상근무자들이 의료기기를 다루면서도 공학적인 지식이 부족하다는 것을 알게되면서입니다. 생명을 다루는 의료현장에서 의료인들이 좀 더 많은 의공학 지식이 있다면, 훨씬 더 양질의 의료가 제공될 것입니다. 이 책은 의료현장에서의 경험을 바탕으로 하여 교육현장에서 학생들에게 강의하고 조언했던 자료들을 한데 묶고 정리한 것입니다.

이번에는 저의 견해에 보다 객관성과 전문성을 탄탄하게 세우기 위해, 이 분야에 지식과 경험이 많은 최민주 교수님의 도움을 받았습니다. 그래서 이번 개정은 보다 내실 있는 내용으로 만들어졌습니다. 그러므로 제2판은 내용에 있어서 새로운 책이라 할 수 있습니다. 그렇지만 전통을 유지하고자 제1판에서의 전체적인 기본 틀을 지키도록 하였습니다. 의료기술의 발전과 변화는 너무나 빠릅니다. 그래서 보다 근본적인 것에 초점을 맞추도록 노력하였습니다. 기본 지식과 유연한 사고가 있으면, 기술변화는 쉽게 대처할 수 있기 때문입니다.

제2판은 디지털 의료현장에 맞춰 내용을 보강하였습니다. 그리고 제1판에서 언급만 되었던 방사선치료분야를 한 장으로 독립시켰고, 의료정보학에 관한 분야는 새롭게 정리하였습니다. 전체 14장을 독립적인 내용으로 구성해서, 필요한 분야만 읽어도 이해할 수 있도록 하였습니다.

평소의 생각들은 제1판 서문에서 이야기하였기 때문에 제2판의 서문은 짧습니다. 많은 이야기보다는 보다 충실한 내용이 되도록 하였습니다. 그러나 아직도 미흡한 부분이 있을 줄 압니다. 이 책은 완벽하다기보다는 완벽을 기하기 위한 또 다른 노력입니다. 그러므로 이 책에 부족한 부분이 있다면 조언과 지적을 아끼지 마십시오.

부디 이 책이 읽는 사람들에게 실질적인 도움이 되고 더 나아가 의료현장에서 더 나은 의료가 제공되는데 도움이 되기를 바랍니다.

여러분 고맙습니다.

2003년 정월
李 京 聲

제 1 판

서 문

의학, 의료와 공학의 협력은 오랜 역사를 가지고 있다. 기원전 이집트와 그리스 시대에도 간단한 기계 기구가 치료에 쓰였다. 중세에는 제약용의 기구가 널리 사용되었다. 근세에 와서 출현한 기계 기구 등은 새로운 것을 좋아하는 용기 있는 사람들에 의해 의료에서 응용이 시도되었다.
그러나 공학기술이 본격적으로 의료에 도입되고 다루어지게 된 것은 제2차 세계대전 이후라고 할 수 있다. 전쟁을 계기로 전기전자기술이 눈부시게 발전하였으며, 컴퓨터, 재료, 방사선 등의 기간 기술이 놀랍도록 발달하였다. 의료는 다른 여러 분야들의 영향을 받아들이면서 발전해왔다. 우리가 잘 알다시피 현재의 의료는 공학기술의 도움이 없이는 성립될 수 없다.

이와 같은 현실에서, 의료는 많은 전문가와 협력하지 않으면 안 된다. 의료에서 사용되는 기구들은 가전제품점에서 구입해서 설명서만 읽어 보면 설치할 수 있고, 단추만 누르면 원하는 화면을 볼 수 있는 TV와는 다르다. TV는 전문가가 아니어도 작동할 수 있고, 이렇게 하는 것이 TV를 보아야 하는 사람을 충분히 만족시킬 수 있기 때문이다. 그러나 의료용 기구들은 설치에서 작동에 이르기까지 전문가들의 손길을 요하고, 이를 작동하고 인간을 대상으로 필요한 정보를 얻거나 인간에 대한 효과를 얻기 위해서는 역시 전문가의 도움이 필요하다. 장비를 적용하는 대상이 인간이라면, 대상자들에게 더 나은 의료를 제공하기 위해, 최고의 기술이 제공되어야 된다는 생각을 가져야 한다. 의료에서 사용되는 장비들을 잘 다루고 이를 대상자들에게 효율적으로 이용하기 위해서는 그것을 구입하여 사용 설명서만 읽는 정도가 되어서는 안 된다. 자신이 완전한 지식을 갖든지, 아니면 해당 분야의 전문가와 협력할 수 있어야 한다.

광범위한 공학기술에 대하여 한사람의 의료인이 모든 지식을 가질 수는 없지만, 전문가와 협력하기 위해서는 그들이 말하는 것을 이해해야 한다. 그러므로 공학에 있어 기본적인 개념이나 사고를 이해하고 공학 기계에 대하여 상식을 갖는 것이 필요하다. 그리고 또 이공학의 개념은 의료인들이 생체를 이해하고 의료를 발전시키는데도 기여할 수 있다.

공학기술은 쉴 새 없이 진보하고 있다. 현재 각각의 기계에 대해 구체적으로 세세히 공부를 한다고 하여도 얼마 있으면 새로운 기계가 나와 이 지식은 구태의연한 것이 된다. 그러므로 기본적인 지식과 유연한 사고방식을 공부하는 것이 더욱 중요하다. 기본 지식을 습득하고서 필요에 따라 자세한 내용을 추가하여야 구체적인 문제에 대처할 수 있다.

현재 의료 분야에는 이공학의 기본 개념이나 수법이 수 없이 많이 들어와 있다. 의료인에 있어서 이것들은 도구이다. 의료 전반에서 이용되는 장비들을 잘 다루기 위해서는 이 이론들의 개념과 적용을 이해해야 한다. 그러나 의료 분야와 공학의 전통적 의견이 다르고 생체는 복잡하므로 공학의 사고를 그대로 의학에 이용할 수는 없다.

이공학에 있어서 가장 기본적인 사고 방법은 '모델' 이다. 실제의 현상이 복잡할 때 그것을 복잡한 그대로 보는 것보다 본질적인 부분을 추상화하여 간단한 모델을 상정한다. 이론은 이러한 모델 위에서 형성된다. 하나의 예로서, 전기공학에서 기본적인 법칙인 옴의 법칙을 생각하여 보자. 저항 R에 대하여 전압 V, 전류 i의 관계는 $V = i R$의 식이 성립된다. 그러나 저항체에는 잡음이 있어, 이것을 고려한다면 실재에서는 이렇게 간단하게 해결되지는 않는다. 또 저항체에 전류를 흘리면 온도가 상승하여 저항치가 변화되므로 이 역시 간단하지 않다. 이런 여러 가지 현상을 고려한다면 옴의 법칙은 실재에 적용할 수 없다. 하지만 이와 같이 생각하여서는 논쟁의 진전은 없고 현상의 본질은 보지 못한다.

이공학의 이론은 이와 같은 모델 위에서 구축된다. 계산은 모델이라는 가상적 시스템을 가정하고 산출되는 것이며, 실제의 현상을 바르게 표현하고 있다는 보증은 없다. 모델이 실제의 시스템의 본질을 표현하고 있으므로, 계산 결과도 본질적으로 바를 것이라는 생각에 지나지 않는다. 의료에 있어서 '이 모델에는 실제와 맞지 않는 점이 있어 쓸 수 없다' 라고 주장을 잘한다. 이것은 잘못된 것이다. 확실히 의학에서는 일반론과 같이 특이한 증례도 중요하다. 그러나 모델의 가치는 자그마한 차이에 구애받지 않으며 문제의 본질만을 볼 수 있게 한다는 것이다. 가정과 결론의 관계를 확실하게 하고자 하는 것이 모델의 역할이므로 현실과 맞지 않는 점을 분명하게 하는 것이 모델로서의 가치가 있다고 할 수 있다.

모델 이외에도 의학과 이공학의 생각이 다른 문제는 많다. 다른 예로서 이공학에서는 실험을 반복하고 평균을 내는 것이 보통이다. 그러나 생체는 개체의 차가 크므로 평균을 내는 것이 의미가 있을 때도 있으며, 또 없을 때도 있다. 개인의 진료 데이터와 같이 타인과 평균을 내는 것보다 시간적 경과를 보는 것이 중요한 경우도 있다. 또 병변을 검출할 때와 같이 평균치가 중요한 것이 아니라 평균에서의 편차가 의미를 가질 때도 있다. 개인에 대하여 오랫동안 관찰하고 있으면 그 사이에 상태가 달라져서 평균을 내는 의미가 없어진다는 문제도 있다. 이와 같이 이공학의 수법이 그대로 생체에 맞는다고 할 수는 없다. 기본적인 사고를 이해하고 생체에 적합한 응용의 길을 모색하는 것이 의료인의 자세이다.

이 책은 의료 분야에서 공학 전공자가 아닌 사람들을 위해 쓴 것이다. 현재 현장에 있는 사람들이나 학생들에게도 쉽게 이해될 수 있도록 가능한 한 수식은 줄이고 그림을 많이 삽입하여 어려운 공학적인 개념을 최소화되도록 노력하였다. 전체 13장이 연관성을 가지고 있으나, 각각 독립적으로 구성되었다. 따라서 순서에 구애받지 않고 어느 곳이라도 임의로 선택하여도 좋다. 용어는 현실적으로 다양하게 쓰이는 경우가 많아 선택에 고심하였으나. 가급적 우리나라에서 일반적으로 쓰이는 것을 택하였다.

각 장의 내용은 다음과 같이 구성하였다. 제1장은 의용공학의 개요를, 제2·3·4장은 생체신호의 계측에서 사용되는 전기적인 생체신호와 비전기적인 생체신호로 나누어 설명하였으며, 제5장에서 이들 생체신호의 전송과 환자감시 시스템에 대하여 기술하였다. 제6장은 현재 의료에서 이용이 증가되고 있는 레이저 이용에 대한 것이고, 제7장은 음파의 의료이용에 관한 것이다. 제8·9장은 영상진단시스템을 X선·RI 등의 전리방사선을 이용하는 시스템으로부터 전자내시경, MRI 등의 최신 영상시스템을 각 시스템별로 나누어 설명하였으며, 아울러 영상처리공학에 대해서도 언급하였다. 제10장은 전기적 자극에 의한 치료에 대해서, 제11장은 인간의 생명연장수단으로 관심을 집중 받고 있는 인공장기에 관해서 살펴보았다. 제12장은 의용기기 사용에 따른 안전대책을 의료종사자, 환자, 병원 환경 등의 입장에서 여러 각도로 살펴보았으며 의용기기의 구입부터 유지·관리까지 언급하였다. 마지막 제13장은 현대사회에서 필수적인 컴퓨터가 의료에서는 어느 정도 이용이 진전되고 있는가를 생각할 수 있게 기초적인 내용부터 의료정보처리까지 다루었다.

의용공학이라는 광범위한 분야를 다루다 보니 너무나 짧은 공부에 부끄러움이 앞선다. 그리고 나의 앎이 미치지 않아 모르는 사이에 오류를 범하고 있는 부분도 있을 것이다. 오랜 기간 생각하고 준비하였지만 막상 원고를 마치고 나니 또 부족한 부분이 눈에 띈다. 모자라는 부분은 앞으로 보충할 것을 약속한다. 잘못된 부분에 대한 조언과 가르침을 부탁드린다. 우리나라의 의용공학이 더욱 발전하여 질병 없고 행복한 사회가 되는데 이 책이 조금이나마 기여하였으면 하는 바람이다.

책을 만들면서 도움을 받았던 많은 참고문헌의 저자들에게 감사한다. 오늘날까지 아끼고 보살펴 주신 허 준 은사님과 선배님들께 감사드린다. 항상 격려해 주시는 김병찬 원장님, 신용준 학장님, 그리고 동료교수들에게 감사드린다. 이 책을 시작부터 끝까지 성원해준 오랜 친구 김성환 교수에게도 고마움을 전한다. 항상 밝고 건강하게 자라는 이우영과 일인 다역으로 바쁜 박사과정 중에도 전 과정에서 토론, 비평해 준 나의 아내 이은주가 너무 고맙다. 아울러 어머니와 나의 모든 가족들에게 감사드린다. 그리고 어려운 출판 여건 속에서도 애쓰는 이상태 사장님께 고마운 마음을 전한다.

1993년 정월
李 京 聲

차 례

제1장 의공학이란 무엇인가?

과학기술의 진보는 여러 분야의 과학이 서로 협력함으로써 이룰 수 있다. 마찬가지로 의학에서도 다른 분야의 도입이 없이는 의학의 발전을 생각할 수 없는 것이다. 오늘날 의학이 공학이나 이학의 진보에 따라 발전하고 있다는 것은 부인할 수 없는 사실이며 현대 의학에서 진료용 장비는 필수요소이다. 의공학은 이와 같은 여러 과학이 이룬 성과의 집대성으로 성립된 것이다.

의료분야에서 의공학이라는 새로운 개념이 등장하게 된 것은 의학의 역사에 비하면 그리 오래되지 않는다. 1958년 파리에서 열린 국제회의에서 의학에 전자공학기술을 도입하는 연구를 Medical Electronics이라고 부르도록 제창되었다. 그 후 이 분야는 급속히 발전하여 의학뿐만 아니라 생물학전반에 그 범위가 확대되었으며, 응용의 대상으로 되는 공학 분야도 단순히 전기·전자공학에서 유체역학, 제어공학, 재료공학, 정보공학, 고분자화학 등 현대의 거의 모든 기초 및 응용공학기술을 망라하기에 이르렀다. 이에 따라 1965년 동경에서 개최된 국제회의에서 Medical Electronics and Biological Engineering으로, 다시 1967년 스톡홀름에서 개최된 국제회의에서는 Medical and Biological Engineering으로 불리게 되었다. 오늘날 의공학(Medical Engineering)이라고 부르는 것은 이에 기인하는 것이다.

의공학에는 오늘날의 의료기술이 대부분 포함되어 있다(표1-1). 이들 중에서 생체현상의 계측, 생체기능의 대행, 의료 영상 등을 중심으로 의공학이 무엇인가를 살펴보기로 한다.

표 1-1. 의공학의 학술적 분류

1. 의용생체물성·재료학 생체 물성학, 생체 재료역학, 생체 고분자학 등
2. 의용생체에너지공학 생체 에너지변환공학, 핵의학, 의용 열공학, 의용 레이저학 등
3. 의용생체계측제어학 생체 계측공학, 생체 트랜스듀서공학, 의용 전극학, 생체 제어학, 초음파 의학 등
4. 의용생체기계학 생체 유체역학, 생체 진동학, biomechanics 등
5. 생체기능대행공학 생체 모델공학, 인공장기학, 인간기계계학 등
6. 생체기능시스템공학 bionics, 인간공학, 생체 시스템공학 등
7. 의학정보시스템공학 의용 정보전송공학, 의용 관리공학, 계량진단공학, 의용 정보처리공학 등
8. 생체환경공학 의용 안전공학, 의용 생태공학, 우주의학 등
9. 응용 의용생체공학 의용 생체공학의 응용에 관한 전반적인 것

1.1 생체현상의 계측

1.1.1 생체전기현상의 발견

인류가 생체에 전기현상이 있다는 것을 알게 된 것은 BC 1세기경 서적에서 전기물고기(electric fish)를 이용하여 두통이나 탈홍 치료를 시도하였다는 기록으로 보아 오래 전이었을 것이라 여겨진다. 그러나 이러한 현상이 어떤 특수한 생물에 국한되어 있지 않고 생명현상의 일부로서 존재한다고 인식되기 시작한 것은 1786년 L. Galvani가 개구리 다리 근육을 사용하여 실험한 이후의 일이다.

이태리 Bologana대학의 해부학교수였던 갈바니는 개구리 다리 근육을 금속격자에 걸어 놓으면 다리근육이 바람에 흔들려 금속격자에 접촉할 때마다 근육이 수축하는 것을 관찰하였다. 그는 이 실험으로부터 생물에서 전기가 발생하는 것으로 추정하여 이른바 생물전기의 존재를 주장하였다. 생체전기의 존재에 대한 주장은 당시의 학계에 큰 선풍을 일으켰다. 이에 대하여 당시 Pavia대학 교수인 A. Volta는 갈바니가 보여준 유명한 개구리 다리 실험을 보고 갈바니 전기에 대한 연구에 착수하여, 그것이 생체전기현상에 따른 것이 아니고 그 기원은 물질에서 찾아야 하는 것으로, 2종의 금속이 서로 접촉하면서 생기는 접촉전기 때문이라고 주장함으로서 갈바니와의 사이에 격렬한 논쟁이 전개되었다.

이 논쟁의 결말은 1842년 C. Matteuci의 근육의 2차성 수축의 발견을 기다려야 하였지만 어쨌든 갈바니의 발견은 근대 전기생리학 발전에 길을 열었다. 그의 이름은 galvanometer로서 오늘날에도 전기공학의 세계에 머물고 있다. 그리고 접촉전기의 착상으로 전지를 고안하여 처음으로 화학작용에 의한 전류를 만들어낸 볼타는 전기현상연구에 커다란 공헌을 한 것은 모두가 다 아는 사실이다. 그의 이름은 전압의 단위 volt[V]로서 오늘날 쓰이고 있다. 이 두 사람의 논쟁은 과학사(科學史)에서 대단히 중요한 사건이다.

1.1.2 생체전기현상의 검출

생물에서 발생하는 전기현상은 매우 미소하다. 그러므로 이의 검출에는 감도가 높고 안정된 전류계가 요구된다. 독일의 E. du Bois Reymond(1818~1896)를 위시한 많은 생물학자들을 중심으로 자침형 코일검류계, 모세관 수은검류계 등이 잇달아 고안·개량되었다. 이들의 노력은 1903년 네덜란드의 생리학자 W. Einthoven으로 연결된다. 그는 해저전선기술자가 사용하고 있던 장치를 개량하여 현선 전류계(string galvanometer)를 고안하고, 이것으로 인체표면으로부터 심장활동에 수반하는 전기현상을 유도 기록하는데 성공하였다. 심전도(electrocardiogram, ECG)의 기록은 이에 의해 비로소 가능하게 되어 임상응용으로의 길이 열렸다. 오늘날 순환기질환 진단에서 ECG 없이는 이야기할 수 없을 정도로 그 역할은 대단하다. 1903년은 또한 라이트형제가 동력비행에 성공함으로서 우리 인류에게 새로운 미래를 열은 해이기도 하다.

1906년 미국의 L. De Forest가 3극진공관을 발명하였다. 이것으로 인류는 비로소 미소한 전기현상을 증폭시키는 증폭기(amplifier)를 가질 수 있게 되었다. 독일의 생리학자 H. Berger(1924년)가 인간의 뇌파(electroencephalogram, EEG)를 기록하는데 성공한 것은 이 증폭기 덕분이라고 하여도 과언이 아니다. 진공관 공학의 발전은 증폭기를 갖게 하였지만 한편으로는 브라운관 오실로스코프(braun tube oscilloscope)를 탄생시켰다.

오늘날 가정에서 TV로 우리에게 영상을 보여주고 있는 브라운관을 생체기록기로서 처음 사용한 것은 1926년 미국 펜실베이니아 대학의 J. Erlanger와 H. S. Gasser이다. 이들은 화학실험에 사용하는 대형 삼각플라스크(flask)의 밑면에 형광물질을 도포하고 관(tube) 안에 각각 음·양극 및 수평·수직 편향판을 장치한 브라운관 오실로스코프를 만들어서, 개구리의 좌골신경속의 활동전위를 기록하는데 성공하였다.

브라운관 오실로스코프는 가동부분이 전자이기 때문에 관성이 작고, 고주파 특성은 거의 무한대라고 할 만큼 좋아진다. 따라서 신경의 활동전위와 같은, 극히 빠른 전기현상파형을 왜곡 없이 기록할 수 있는 기록기는 이것밖에 없다. 그러므로 1944년에 이들에게 노벨상이 주어진 것은 당연한 일이다. 그뿐만 아니라 이는 생체현상을 브라운관 오실로스코프를 사용하여 연속감시(monitor)하는 방법을 처음으로 시행하였다는 점에서도 역사적으로 뜻있는 업적이라고 할 수 있다.

3극진공관발명으로 출현한 증폭기는 그 후 트랜지스터(transistor), 전계효과형 트랜지스터(field effect transistor, FET), IC(integrated circuit), LSI(large scale integra-ion), VLSI(very large scale integration) 등 반도체소자의 등장과 발전에 따라 증폭율의 증대와 안정화가 더욱 좋아지고 있다. 여기에 증폭회로에 차동증폭기(differential amplifier), 귀환회로(feed back circuit), 각종 필터(filter) 등이 채용되면서 과거에는 불안정하고 곤란하였던 ECG, EEG, EMG(electromyogram), ERG(electroretinogram), ENG(electrony stagmogram) 등 생체전기현상의 증폭도 쉽게 안정된 상태에서 할 수 있게 되었다. 여기에 오늘날의 반도체공학의 비약적인 진보는 더욱 잡음이 없고, 더욱 선명한 기록을 얻게 하고 있다.

1.1.3 비전기적 생체현상의 검출

생체로부터 발생하는 여러 가지 신호는 전기현상에 한정되어 있는 것은 아니다. 일상적인 진료에 유용한 생체현상을 보더라도 혈압, 혈류, 맥박, 체온, 호흡, 혈액의 산소나 탄산가스 분압(pO_2, pCO_2), pH 등을 들 수 있다. 이러한 생체전기 신호가 아닌 생체현상도 전기신호로 변환하여 기록할 수 있다(그림1-1).

심음(heart sound)의 예를 들면, 가슴에 마이크로폰(microphone)을 장착하여 심음을 전기신호로 변환시킬 수 있다. 일단 전기신호로 변환되면 증폭시킬 수 있으며, 여러 가지 기록기로 쉽게 기록할 수 있다. 여기서 마이크로폰은 소리라는 에너지를 전기에너지로 변환시키는 역할을 하는 소자이다. 이와 같은 소자를 트랜스듀서(transducer, 에너지변환소자, sensor)라고 한다. 마찬가지로 맥박, 혈압, 체온 등 비전기적 생체현상들에 대해서도 오늘날 발명되고 있는 수많은 종류의 트랜스듀서를 사용하여 전기신호처럼 안정하게 기록할 수가 있다.

1.1.4 데이터 전송과 연속감시

트랜스듀서 공학의 발전은 의료에 새로운 국면을 가져왔다. 첫 번째는 생체의 여러 가지 현상을 연속 감시(continuous monitoring)하는 집중 환자감시 시스템의 도입이다. 많은 병원의 ICU(intensive care unit)에서 이러한 시스템이 이용되고 있으며 SCU(stroke care unit), CCU(coronary care unit), NBCU(new born care unit) 등에서 각각의 목적에 맞는 생체정보를 연속감시하고 있다(그림1-2).

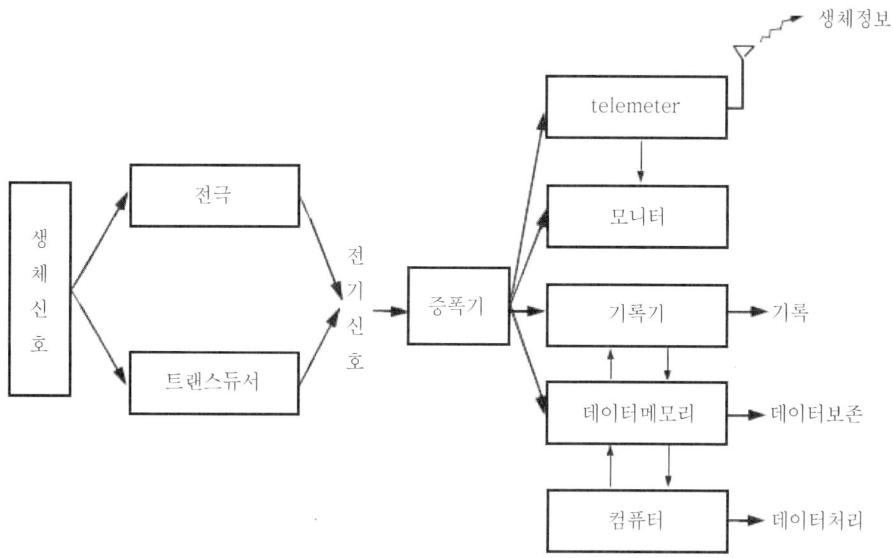

그림 1-1. 생체정보의 검출·기록·전송방법

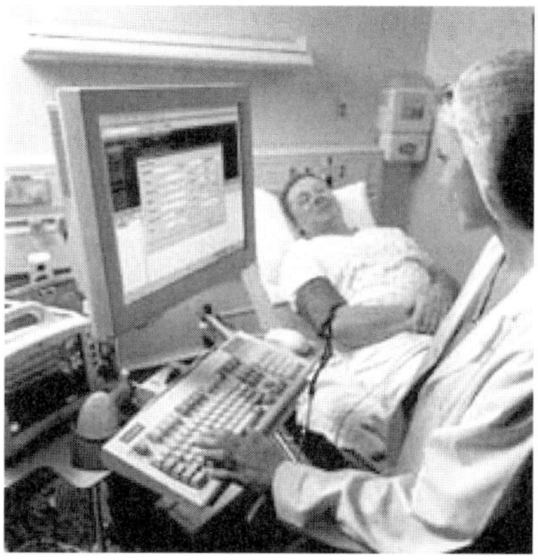

그림 1-2. ICU에서 환자감시시스템

환자감시 시스템은 주로 중증환자를 대상으로 ECG, EEG, 혈압, 호흡, 심박수 등의 진단정보를 모니터에 나타내어 24시간동안 경과를 연속 감시함으로서, 돌발하는 위급한 환자상태의 변화를 빨리 발견하고, 신속한 대응을 하려는 것을 목적으로 한다. 특히 심근경색증과 같은 급격한 경과를 특징으로 하는 중증 심질환 환자를 대상으로 하는 CCU에서 이 시스템에 의한 치료효과는 널리 인정받고 있다. 또한 이들 모니터 장치를 구급차에 설치하면, 병원으로 이송 중에도 전문의사와 연락을 하면서 환자의 증세변화에 적절한 대응을 할 수 있어 인명구조에 유익하게 활용할 수 있다.

트랜스듀서 공학의 두 번째 성과는 생체진단정보의 원격전송(telemetering)이다. 미국 NASA를 중심으로 한 우주개발기술의 진보에 따라서 인류가 혜택을 받은 과학기술은 수없이 많은데, 그 중에서 가장 큰 것 하나가 통신기술의 발달이다. 우리는 저 멀리 우주공간에서 지구상으로 선명한 영상을 송신하는 기술을 TV나 신문지상에서 친숙하게 보아 왔다.

이만한 기술이 있으므로 우주비행사의 ECG, EEG, 심박수, 체온, 호흡 또는 심박출량 등의 생체정보 전송도 당연히 시행되고 있는 것이다. 우주에서의 생체정보전송이 이러한데 병실에서 간호사실로, 산간벽지, 외딴섬 등의 무의촌 또는 원양어선에서 병원으로 생체정보를 전송하는 일은 오늘날의 통신기술로서는 아주 쉬운 일이다. 이러한 텔레미터(telemeter)기술은 위장관내 생체정보의 검색에도 이용되고 있다. 발진기를 구비한 조그마한 크기의 의료용 캡슐(medical capsule)을 복용시켜 위나 장내의 PH, 온도 또는 출혈의 유무 등을 파악할 수가 있다.

또한 오늘날에는 ISDN(integrated services digital network) 등의 통신망이 구축되면서 의료에 있어서도 커다란 변화를 가져오고 있다. ISDN이란 각각 따로 설치되어 개별적인 서비스를 제공하고 있는 전화망, 데이터통신망 등 각종 통신망들을 디지털 기술로 통합해 다양한 서비스를 종합적으로 제공하여 주는 통신망이다. 따라서 이러한 네트워크를 통해 X선 사진과 같은 의료영상은 물론 진료내용과 의사소견 등 환자에 대한 다량의 진료정보를 고속으로 송수신할 수 있어, 보다 완벽한 원격진료가 가능하게 되었다.

1.1.5 생체정보와 컴퓨터

현대사회는 컴퓨터 없이는 이루어지지 않는다고 하여도 과언이 아닐 것이다. 크게는 국가기간전산망으로 국가업무가 컴퓨터로 시행되고 있으며, 은행의 창구업무, 생산관리나 산업 로봇, 기업체의 사무자동화처리, 개인용 컴퓨터, 전자오락 게임 등 사회 구석구석 컴퓨터가 이용되고 있다.

다양한 생체신호도 트랜스듀서 등에 의해 일단 전기신호화 되면 디지털신호로 변환하여 컴퓨터로 처리가 가능해진다. 또한 공학기술의 진보는 우리가 알 수 있는 생체정보의 량을 증가시킬 수밖에 없다. 이러한 사실들은 의료정보의 홍수(overflow of medical information)를 야기하는 것이고, 막대한 정보의 처리를 위해서는 싫건 좋건 컴퓨터의 사용은 필연적이다.

이에 따라 환자감시 데이터의 처리, 검사·수술의 예약, 검사데이터 처리, 의용 영상처리, 약품 관리, 의료비 계산, 병원 사무관리 등 의료 전 분야에서 컴퓨터는 필수적으로 이용되고 있다. 복잡한 의료 및 병원 조직을 컴퓨터를 이용하여 효율 좋게 관리 운영하려는 의료시스템공학 또는 hospital automation이라는 개념의 등장은 이와 같은 이유 때문이다.

1.2 의료영상공학

장님이 코끼리를 만지고 일어나는 우화의 예를 보더라도 우리들은 물건을 보지 않으면 그것을 정확하게 인식하는 것이 곤란하다. 이렇게 인간은 시각우위(視覺優位)의 생물이다. 의료의 대상이 되는 정보도 예외는 아니다. 의사들이 촉진, 타진, 청진 등으로 유용한 진단정보를 얻고 있지만 이러한 것도 역시 시각을 통한 것에는 미치지 못한다. 인류는 오랜 기간 생체 내부를 들여다 보고자하는 소망을 가지고 있었다. 생체 내부에 생긴 병변에 대해서는 투시술을 구비하지 않는 한 장님과 같다고 할 수 있다. 생체 내부의 영상데이터는 직관적인 판단에 커다란 역할을 한다.

1.2.1 X선 영상

1895년 11월 8일 독일의 물리학자 W. C. Röntgen에 의한 X선의 발견은 인류에게 생체를 투시할 수 있는 귀중한 수단을 가져다주었다. 잘 알다시피 오늘날 임상의학에 있어서 X선 영상의 역할은 대단히 크다.

X선 사진은 뼈와 같은 단단한 조직에 생기는 병변의 검출에는 정학도가 높지만 복부나 뇌와 같은 연부조직에 대해서는 그다지 유효하지 않다. 그러므로 X선상의 대조도(contrast)를 증대시키기 위한 소화관조영제, 혈관조영제 등을 이용하여 이와 같은 단점을 보완하고 있다.

1.2.2 RI 신티그래피

방사성동위원소(radioisotope, RI)가 있는 방사성의약품을 체내에 투여하여 인체의 특정장기에 집적시켜, 체외에서 섬광카메라(scintillation camera)로 해당 장기를 그려낼(mapping) 수 있다. 이것을 scintigraphy라고 하며 ^{99m}Tc-DTPA를 사용한 신장 신티그래피, ^{99m}Tc-MDP를 이용한 뼈 신티그래피, 201Tl의 심근 신티그래피 등 각종 신티그래피가 시행되고 있다.

1.2.3 초음파영상

과학기술의 발전은 소리도 영상화하는 것을 가능하게 하였다. 주파수가 약 20kHz를 넘는 소리는 인간의 귀로 들을 수 없다. 이러한 고주파 음을 초음파(ultrasound)라고 한다. 이 초음파를 이용하여 인체의 단층상을 얻을 수 있다.

초음파는 인체조직을 투과하여 다른 조직의 경계면에서 반사하므로 이것을 이용하여 영상화한다. 초음파 B-mode scan 또는 초음파사진(ultrasonography)이라고 하는 것이 이것이다. 초음파영상은 연부조직 묘출에 효과적이며, X선과 같은 방사선장해가 없는 점 등의 이점이 있어 임상 각 분야에서 유효하게 이용되고 있다.

1.2.4 자기공명영상

오늘날 영상의학분야에서 빼놓을 수 없는 것이 X선과 같은 전리방사선을 이용하지 않고 고주파(radiofrequency)와 자석만을 이용하여 인체의 단면을 영상화하는 자기공명영상(magnetic resonance image, MRI)라는 영상기술이다. MRI는 어떤 물질의 화학구조를 분석 가능케 하는 자기공명현상과 컴퓨터를 이용한 단층촬영기술을 결합시킨 첨단과학의 소산이라고 할 수 있다.

MRI가 주목받고 있는 이유는 마음대로 omnidirection한 단층상을 볼 수 있고 생리적 현상 및 신체의 각종 신진대사를 관찰할 수 있으며 해부학적 영상에 더해서 세포내부의 변화까지 살릴 수 있다는 점이다. MRI의 급속한 보급과 이용으로 영상의학에 새로운 장이 열렸다.

1.2.5 영상처리공학

영상신호를 전기신호로 변환시키는 기술 및 TV기술의 진보에 의해 오늘날의 영상처리공학(image processing technology)이 의학에 도입되는 계기가 만들어 졌다.

영상처리공학은 예를 들어 인공위성과 같이 높은 곳에서 지상으로 보내지는 지극히 불선명한 영상을 영상(전기)신호의 잡음제거, 보정, 복원 또는 특정부분의 강조나 수정 등을 컴퓨터로 시행하여 영상을 선명하게 하는 기술이다. 오늘날에는 기술이 현저히 향상되어 인공위성으로부터 지상의 전차나 대포 등까지도 선명히 그려 낼 수 있다.

이러한 기술의 성과 중 하나가 X선 CT(computed tomography)이다. 이것은 X선이 인체조직을 통과할 때에 생기는 X선 흡수율의 미소한 차를 검출하여 컴퓨터 재구성으로 인체의 단면상을 얻는 방법이다. 미국의 A. M. Cormak 및 영국의 G. N. Hounsfield의 연구 성과로부터 탄생된 것으로 뢴트겐의 X선 발견이래 영상의학에 새로운 국면을 초래한 뛰어난 발명이라고 일컬어진다. 이 업적으로 1979년 노벨 의학생리학상이 주어졌다.

컴퓨터를 사용한 영상처리기술은 현미경영상에도 응용되어 백혈구의 분류(hemogram), 세포진(細胞診), 핵염색체의 분석(idiogram) 등이 행해지고 있다.

1.3 생체기능의 대행

인체가 손상을 입게 되면 환부를 도려내어 버리는 것이 아니라, 생체의 잃어버린 부분이나 기능을 인공 재료·기기 등에 의하여 대행하는 것은 보다 적극적인 치료라고 할 수 있다. 생체 기능의 대행에는 뼈, 피부 등의 기구부품 정도의 단순한 기능에서 신장, 심장 등의 복잡한 기능을 갖는 장기까지 여러 가지 대행기술이 있다.

1.3.1 고분자 화학

오늘날 우리 주위에는 비닐주머니로부터 여러 플라스틱 제품, 의류, 가구 등 고분자 재료로 만들어진 각가지 기재들이 널려 있다. 최초의 합성 고분자 화합물인 나일론(nylon)은 2차 세계대전 후 명주의 수입 단절에 따른 사회적 수요에 응하고자 이의 대체품으로서 미국의 듀폰(Du pont)사에 의해 개발되었다. 이를 계기로 등장한 여러 고분자 화합물은 일상생활에서 널리 사용되고 있다.

이들 고분자 화합물은 높은 전기 저항률을 갖기 때문에 전기 절연체로 사용될 수 있어, 전자공학기술에 혁신적인 발전을 가져왔다. 합성 고분자 화합물의 높은 절연성 때문에 과거 곤란하였던 고압 회로의 절연이 쉽게 이루어지게 되었으며, 회로의 소형화도 가능하게 되었다. 레이더나 TV가 실용화된 것은 이 합성 고분자 절연재의 덕택이라고 볼 수 있다. 또한 트랜지스터, IC, LSI, VLSI 등도 고분자 재료 없이는 만들어질 수 없을 뿐만 아니라, 이에 의해 전자장치의 소형화, 정밀화가 한층 촉진되었으며 동작의 안정과 내구성이 더욱 향상되었다.

합성고분자재의 또 다른 특징은 생체 적합성이다. 예를 들어 비커(glass beaker)의 내벽을 실리콘으로 표면처리(coating)하고 그 안에 신선한 피를 서서히 주입하면 혈액의 응고가 좀처럼 일어나지 않는다. 또 이들 고분자재는 생체 내에 이식하여도 염증 등의 이물반응(foreign body reaction)이 잘 생기지 않는다. 종래에 파라핀(paraffin)이나 상아 등을 써서 생체 국소 융기를 시행하고 있었던 성형외과 분야에 이 합성 고분자재가 쓰이기 시작한 것은 1950년대이다.

1.3.2 인공장기

인공장기란 생체 장기의 기능을 대행시킬 목적으로 만들어진 장치를 말하는 것으로 체외에 장치하여 장기의 기능을 대행하거나, 체내에 이식하여 사용하는 여러 종류의 대용장기 혹은 대용조직 등이 포함된다.

1952년에 Vorhees와 Blakemore가 처음으로 동맥 결손부의 복원을 위해 비니온(vinyon) N 천(布)을 사용한 이래 우수한 합성 고분자재가 생산되어 인공혈관(artificial vessels)으로 사용되면서 혈관 수술에 커다란 진보를 이룩하였다. 또한, 생체 내에 이식하는 생체기능대행장치 즉 인공장기의 가능성은 실리콘(silicon)의 등장으로 더욱 높아졌다. 인공 요도, 인공 기관, 인공 심장판막 등은 이들의 성과이다.

심장에 직접 전기적 자극을 주면 부정맥이나 심정지를 치료할 수 있다. 이 자극장치를 인공 심장페이스메이커(artificial pacemaker)라고 한다. 이것은 심장의 동방결절기능을 대행하는 것으로, 이런 장치를 체내에 이식하여 페이스메이커로 사용할 수 있다. 이것 역시 전자공학과 합성 고분자 화학의 진보에 따른 성과 중에 하나이다.

인공 심장(artificial heart)을 완성시키는 일은 인류가 갖는 꿈의 하나이다. 심장은 일종의 펌프라고 할 수 있다. 그러나 이 펌프는 적어도 1분간에 60회 이상, 1회당 약 60㎖의 혈액을 100mmHg 이상의 압력(혈압)으로 박출하면서 수년~수십 년 동안 박동이 계속되어야 한다. 그 때문에 인공 심장의 재질은 강인성뿐만 아니라, 생체에서의 물리적, 화학적, 면역학적 적합성, 혈액과의 친화성 등의 조건을 완전하게 충족시키는 것이어야 한다. 더욱이 동력원, 구동장치, 제어기구를 고려한다면, 완전한 인공심장(completely implantable total artificial heart)의 실용을 위해서는 더 많은 연구가 필요하다.

급성 및 만성 신염 이나 다른 여러 가지 원인으로 신부전이 생긴 환자를 위해, 얇은 막으로 혈액중의 노폐물을 제거하려는 시도는 1913년 영국의 T. J. Abel 등에 의해 처음으로 이루어졌다. 이것이 인공신장(artificial kidney) 또는 인공투석(artificial dialyzation)이다. 오늘날에는 이를 위해 고분자 화합물로 만들어진 막을 사용하고 있다.

인간의 생명 유지와 연장 혹은 일부 사용할 수 없는 장기를 대체하기 위해 장기의 기능을 인공제품으로 대용하고자 하는 노력은 지금까지 계속되어 왔다. 그림 1-3은 예상되는 인공 장기의 활용을 예시한 것이다.

1.4 의공학과 치료

1.4.1 조직의 절제

환부를 외과적으로 절제하는 것은 아주 간단하고 명쾌한 치료법이다. 이 때문에 옛날부터 절제를 위한 여러 기구들이 연구되어 왔다. 오늘날에는 환부의 보존, 절개, 제거, 지혈, 봉합 등을 위해서 목적이나 부위에 적당하게 아주 다양하고 여러 종류의 기구가 고안되어 있다. 외과적 수기법의 창시자는 각각 독특한 연구로 자신의 이름을 붙인 특별한 기구를 개발해 왔으며, 일반적인 핀셋(pincet), 겸자(forceps) 종류만이 표준화되어 있다.

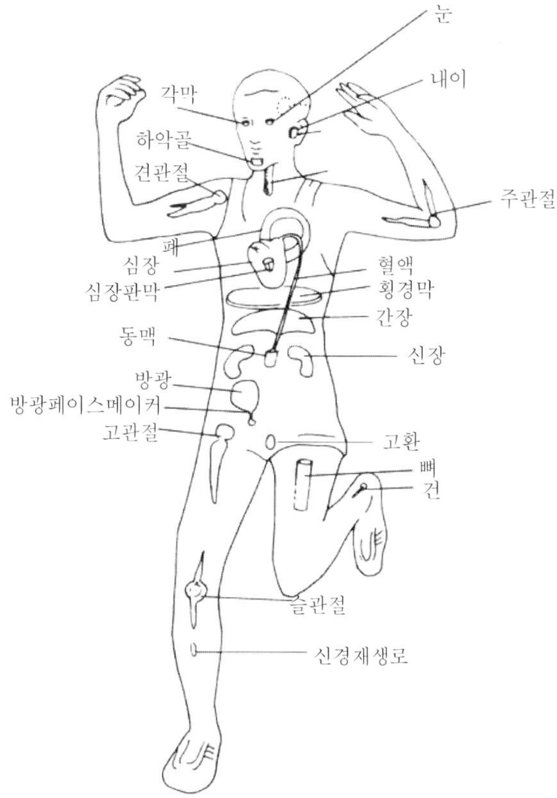

그림 1-3. 인공 장기의 미래

기구는 대부분 스테인리스 합금으로 만들어져 왔다. 그러나 최근의 재료기술의 발전으로, 예를 들면 고강도재료, 형상기억 합금, 생체적합재료 등을 이용한 새로운 기구의 개발이 예상된다. 그리고 전자기술의 발달에 의해, 간단한 기구에도 제어기능이나 지능적 동작이 추가되고 있다.

외과적 기술의 다음 단계는 체표를 크게 절개하지 않고 환부를 제거하는 것이라 할 수 있다. 내시경에 미소한 외과기구를 조합한 수술시스템은, 소화기계의 수술에 실용화되어 있다. 이와 같은 일종의 원격수술을 다른 장기에 응용하기 위해서는, 절제된 조직이나 연기, 가스의 배출, 출혈의 처치 등 많은 머니퓰레이터(manipulator) 기능을 부속되게 하지 않으면 안 된다.

1.4.2 수술의 자동화

봉합을 자동화하는 것 같이, 수술과정의 일부를 자동화하고자 하는 생각은 오래 전부터 있어 왔다. 영상기술이나 로봇기술이 발달한 오늘날에, 정형적인 작업만이 아니라 인간의 능력을 넘는 미소한 작업이나 직접 들여다 볼 수 없는 부분의 수술을 자동화하려는 생각은 이제는 오히려 당연한 발상이 되었다.

그러나 이들 기술은 지금까지도 많은 진전이 되어 있지는 않다. 대상이 되는 생체의 형상이나 성질은 매우 복잡하다. 이를 위한 외과의사의 작업은 세밀하여야 하므로, 기계에 있어 고도의 인지나 동작이 요구된다. 현재 단계에서는 인간의 단순한 동작을 비례 축소하는 머니퓰레이터나 시각과 촉각을 지원하는 보조 기기와 같은 간단한 기술정도가 이루어졌다.

1.4.3 메스

조직을 파괴하기 위해서는 칼로 잘라 내지 않고 물리에너지를 집중하여도 된다. 레이저 메스와 전기 메스가 에너지를 집중시킨다는 의미에서는 유사하다. 레이저일 때는 짧은 빛의 파장을, 광학계를 이용하여 작은 면적에 에너지를 집중시킬 수 있다. 전기 메스는 아크 방전(arc discharge)의 전류 집중작용을 이용하여 생체표면의 작은 면적에 에너지를 집중한다. 어느 경우나, 직경 0.1mm 정도의 좁은 장소에 수W 이상의 물리에너지가 집중해서 그곳의 수분이 폭발하는 것과 같이 증발하여 세포와 조직이 소멸된다.

초음파 메스는 상황이 조금 다르다. 금속의 칼끝에 에너지를 집중해서, 밀도를 높여 1W/㎠ 이상으로 한다. 칼끝에서 cavitation이 발생하여 세포가 순간적으로 파괴된다. 막이 분쇄되어 액상(液狀)이 된 조직은, 음압(陰壓)에 의해 흡인 제거된다. 초음파에너지는 강한 열을 발생하지 않으므로 지혈작용이 없다. 그렇지만 에너지 밀도를 적절하게 조절하면, 초음파 파괴에 대한 강도 차이를 이용해서 혈관만 남기고 다른 조직을 파괴 제거할 수 있다.

1.4.4 방사선치료

높은 선량의 방사선은, 조직을 파괴하거나 세포의 생식능력을 약하게 하여 급속하게 사멸로 이르게 하여, 악성종양의 치료에 응용된다. 방사선의 작용의 하나는, DNA 등 증식에 관계하는 분자에 손상을 주는 것이다.

방사선 조사 후에, 약간의 시간이 지나면 DNA 분자는 자신의 손상을 어느 정도 회복한다. 그러나 그 시기에 열을 주면 자기수복작용(自己修復作用)이 저해된다. 이것이 종양의 온열치료법의 주된 원리이며, 전자장이나 초음파로 환부에 열을 가하는 장치가 만들어져 있다.

방사선이나 열(熱)에 의한 치료에서는, 병변부(종양)의 세포를 사멸시키고, 주변의 정상 조직은 가능하면 손상을 주지 않아야 한다. 이것은 치료설계에 문제가 된다. 방사선이 체내에 들어가면 에너지의 흡수로 감약된다. 종양을 사멸시키기 위해서는 방사선의 특성을 감안하여 대량의 방출에너지가 정확하게 종양에 주어져야 한다. 종양의 주변에 방사선원을 배치하고 바람직한 선량분포를 얻을 수 있도록, 컴퓨터를 사용하여 치료설계가 된다. 열인 경우에는 계산이 더욱 곤란하지만, 에너지 원(source)의 배치와 각 부분에서의 순환량을 가정하면, 발열 분포와 온도 상승분포를 컴퓨터에 의해 구할 수 있다.

1.4.5 온 요법

생체의 자기수복작용을 얌전하게 지원하는 것도 치료의 한 형태이다. 이 단계의 치료는, 종래에는 환경조건의 정비와 약제의 작용에 의해 이루어졌다. 물리적인 기기로서는, 자극을 주어 조직온도를 높이는 정도의 작용이 된다. 물론, 치료효과를 평가하기 위해서 계측기기가 전체적으로 응용된다. 최근에는 기기기술과 약제기술이 결합하여 고도의 약제 투여법이 시도되게 되었다.

일반적으로 화학반응은 온도가 10℃상승하면 속도가 2~3배로 된다. 온도가 상승하면 막(膜)의 물질투과계수는 일반적으로 증대하며 생체의 활동을 왕성하게 한다. 그리고 산소 등은 어떤 일정 온도 범위에서는 반응하지 않는 때도 있지만, 보통은 조직의 온도를 상승시키는 것이 치료를 촉진시키는 효과가 있다.

이것은 옛날부터 고주파전자계, 초음파, 온욕 등에 의한 이학요법(理學療法)으로서 쓰여 왔다. 열작용 이외에도, 초음파에는 화학작용과의 상호작용이 있다. 온 욕에서는 이온 등 작은 분자의 경피적 흡수가 기대된다. 그렇지만 물리에너지를 체내의 국소부분에 집중하게 하는 것이 어려워서 전신적인 작용에 가까운 형으로 된다. 또 특정의 물질이나 반응에 뚜렷이 선택적으로 작용시키는 것도 곤란하다. 이러한 종류의 이학요법 기기는, 수십 W 정도의 소형이 편리하며, 통증의 경감이나 정신적 긴장의 완화 등 보조적인 치료수단으로 이용된다.

1.4.6 전기 자극

저주파 전류에 의한 신경, 근육의 자극작용은 근육의 마사지 효과, 순환의 촉진, 진통의 억제 등의 목적에 쓰인다. 전기자극은 약제와는 달라서 습관성이 없는 것이 특징이다.

근육에 전극을 장착하고 전류를 흘리면 수mA로 수축이 일어난다. 이와 같이 전기자극은 마비 근육을 수축시키는 등 운동기능의 보조에 응용되며 또한 마사지 효과도 준다. 그러므로 기계적 운동에 이용하는 기기로 마사지기, 재활(rehabilitation)용 기기 등이 있다. 생체물성에 기초한 설계가 필요하다.

전기자극의 임상응용에는 심근을 자극하여 인위적인 박동을 주는 심장 페이스메이커가 가장 많이 쓰이고 있다. 그밖에 횡격막을 자극하는 호흡 페이스메이커, 방광 괄약근을 지속적으로 자극하여 요 실금을 방지하는 방광 페이스메이커도 있다. 체내에 전극을 두는 것이 선택적으로 근육을 자극할 수 있어, 보다 미묘한 작용이 실현된다. 그러므로 장래의 기술은 이러한 방향으로 갈 것이다. 그러나 장기간 전류를 흘리면 접촉부분의 조직이 변화하여 자극 값이 변화하며, 체내에 장치를 심는 것도 기술적으로 많은 문제가 있다.

체외에서 대전류를 흘리는 기기로서는 세동제거기(defibrillator)가 있다. 이것은 수100mA의 펄스 전류를 흘려 세동상태에 있는 심장을 일단 정지상태로 돌림으로서 박동을 재개시키는 것이다. 전극면적을 넓게 하고 식염수에 적셔 전극저항을 적게 하지만 1kΩ으로도 수100V의 전압이 발생되므로 주변의 사람, 기기에 위험이 없도록 주의가 필요하다.

1.4.7 약물 투여

약제와 기기가 결합한 예로서는, 체내 약제 탱크와 작은 펌프를 심어서 미량의 약제를 연속해서 또는 일정 간격마다 방출하는 기술이 있다. 약제방출시스템(drug delivery system, DDS)이라 한다. 약제 방출은 정해진 처리방법에 따라 일정량을 방출하여도 되고, 펌프를 제어하여 적당량을 방출하여도 좋다. 예를 들어 인슐린에 대해서는 혈중 당농도를 측정해서 결과에 따라 방출량을 결정하는 제어도 시도되고 있다.

항암제 등을 국소적으로 작용시키면 효과적이다. 약제는 사용함에 따라 줄어들므로, 어느 시기에서는 보충하여야 한다. 피부 근처에 탱크를 두고 간단한 외과적 처치로 교환되도록 할 수 있다. 그림 1-4와 같이 탱크의 위 뚜껑을 생체 적합성 고무로 만들어, 체외에서 주사기로 약제를 보충하는 방법도 있다.

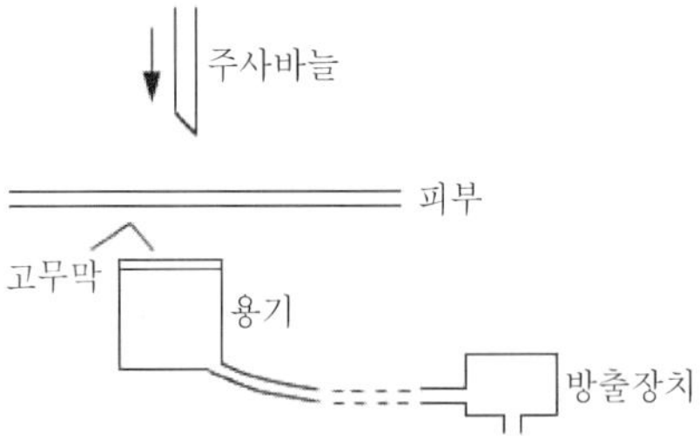

그림 1-4. 약제의 보급

약제와 전자공학의 결합은 기타 여러 다른 면에서도 발전할 것이다. 아주 작은 기기를 우리 몸에 심어서, 혈관을 압박하거나 개방하여 약제를 목적장소에 장시간 머물게 하며, 순환량을 감소한 상태에서 가온하여 약제의 효과를 높이는 등의 여러 방법의 응용이 가능할 것이다. 최근의 마이크로캡슐(microcapsule)기술과 물리 에너지를 조합하는 것이 한 예가 된다.

1.5 의공학의 미래

지금까지 의공학에 대해 몇 가지 예를 가지고 개괄적으로 설명하였다. 전자공학을 위시한 기초공학의 진보와 컴퓨터기술의 발전, 그리고 다른 분야에서의 성과는 미래의 의공학에 많은 영향을 줄 것이다. 앞으로의 과학이 어떻게 발전하여 그것이 어떤 식으로 우리 인간에게 도움을 줄지는 아무도 예측할 수 없다. 부디 인간사회가 건강하고 사랑과 평화가 가득하길 빌면서, 앞으로 의공학에 영향을 미칠 몇 가지 기술들을 살펴보면서 이장을 마치고자 한다.

1.5.1 신소재

먼저 신소재의 개발과 이용이다. 일반적으로 소재는 크게 금속재료와 비금속재료로 나누며 비금속재료는 다시 고분자물질(플라스틱계)과 세라믹스(무기질계)로 분류된다. 그리고 이것들을 적절히 모아 장점만을 취한 복합재료라는 것도 있다. 초경합금, 초내열합금, 나일론합금 등과 같이 경도, 강도, 내열성, 비중 등 소재의 물리적 성질을 특화시키는 소재의 개발 이외에도 형상기억합금, 고흡수성 고분자, 전기를 통하는 플라스틱 등처럼 특수한 기능을 갖는 소재를 만드는 분야가 대폭 늘어가고 있다.

신소재는 미래 산업의 핵심기술로 중요하게 부각되어 있으며 이러한 연구 개발로 새롭게 탄생되고 있는 신소재들은 의료에서의 이용이 계속 검토되고 있다. 예를 들면, 형상기억합금은 일정한 온도(변형온도)에서 자기 모습을 기억해 놓으면 모양이 변했다가도 변형온도만 되면 다시 제 모습을 찾는 금속이다. 이것을 가지고 골절수술에 사용하면 편리해진다. 수술 후 온도를 변형온도까지 높여주면 자연스럽게 골절부가 견고하게 고정된다. 그리고 형상기억합금은 기억력이 좋을 뿐 아니라 탄성효과도 뛰어나 이 성질을 이용하여 치열교정선에 사용하면 매우 효과적이다. 또 형상기억기능을 적절히 활용하여 인간의 수족을 대신할 수 있는 인공수족이 만들어질 가능성이 있다.

신소재 이용의 또 다른 예는 세라믹스(ceramics)다. 흙을 주재료로 만든 도자기 벽돌 유리와 같은 기존의 세라믹스는 알루미나, 탄화규소, 질화규소, 지르코니아 등과의 만남으로 경도가 종전에 비해서 월등히 증가하게 된 new ceramics(fine ceramics)로 태어났다. 파인 세라믹스는 금속과 플라스틱(고분자)에 이은 '제 3의 산업소재'로서 각광을 받고 있으며 고열에 약하고 잘 녹는다는 약점을 지니는 금속의 대체물로 평가되고 있다. 이처럼 세라믹스는 극히 강인하고 또 생체 적합성이 있는 물질이다. 최근에는 엔진부품에 이를 사용하려 시도하고 있으며, 이 소재를 쓴 인공관절은 대단히 양호하다고 한다. 의료에 이용되고 있는 초음파 발생에도 압전 세라믹스가 널리 사용되고 있다.

1.5.2 로봇

현재 모든 산업부문에서 산업용 로봇이 공장 자동화 시스템의 생산성 향상에 중추적인 역할을 하고 있다. 컴퓨터로 제어되는 로봇은 용접이나 절단 등과 같은 간단한 작업으로부터 복잡한 조립 공정과 정밀가공까지 참여하고 있다. 최근에는 산업용 로봇뿐만 아니라 지능형 로봇(intelligent robot)까지 연구 개발되고 있다. 지능형 로봇이란 인공지능을 가지고 외부 환경을 인식해 가면서 주어진 상황을 스스로 판단하여 처리할 수 있는 로봇으로 제 3세대 로봇이다.

로봇을 이용하면 업무 수행이 정확해 진다. 그리고 로봇은 사람이 일할 수 없는 열악한 환경에서도 작업할 수 있다. 또한 인건비에 대한 걱정도 없다. 이러한 로봇은 머지않아 우리 주변에서 여러 형태로 우리에게 다가올 것이다.

오늘날 임상 검사실에서의 많은 자동분석기(autoanalyser)는 일종의 로봇이라 할 수 있고, 이후 이런 종류의 장치는 더 많이 보급될 것이다(그림1-5). 병원의 일상 업무를 생각하여 볼 때, 환자 투약에 따른 약품 분배, 환자의 체위 변환, 체온 측정, 환자 침상 꾸리기 또는 수술실에서 수술기구 주고받기 등의 여러 단순한 업무는 오늘날의 로봇 공학 기술이면 충분히 목적에 맞는 로봇을 만들 수 있을 것이라고 생각한다.

실제로 의료에서 로봇을 이용하기 위하여 지체 장애자의 손·다리·팔을 대신할 수 있는 지능형 로봇이 개발되고 있으며, 맹인을 위한 로봇 개, 병원에서 환자를 돌보는 간호사로봇, 수술용 로봇 등도 연구되고 있다. 그리고 최근에는 마이크로로봇의 개발에 관심이 높아지고 있다. 이것을 의료에서 이용한다면, 체내에 투여하여 미소한 외과수술이나 눈에 보이지 않을 만큼 소량의 약물 투여 등에 활용될 수 있을 것이다.

1.5.3 나노 기술

나노 기술(nano technology, NT)이란 나노미터(㎚, 10^{-9}m) 크기의 물질을 제어하는 기술을 통칭한다. 1㎚는 보통 원자 3~4개 크기의 물질을 원자 또는 분자 단위로 조작하는 만큼, 기존 기술로는 불가능했던 일들이 가능해진다. 예를 들어 나노 반도체가 개발되면 각설탕 크기에 미 의회 도서관 전체 자료를 저장할 수도 있다.

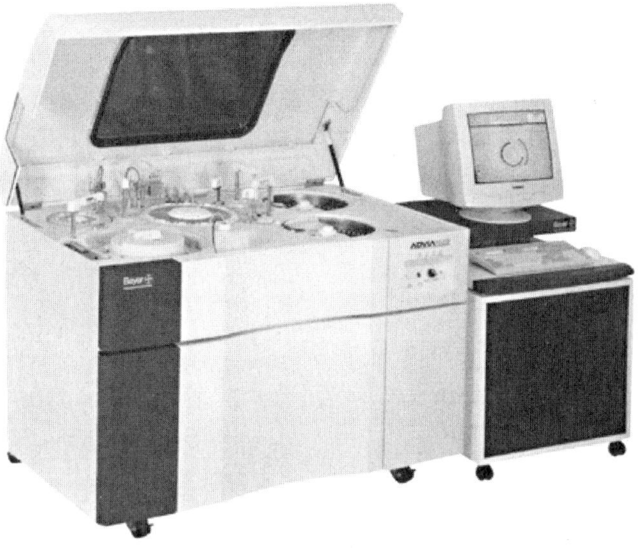

그림 1-5. 생화학자동 분석기

최근 나노 기술과 바이오 기술(bio technology, BT)이 접목을 시도하고 있다. 초소형 반도체개발 등 무생물을 다루는 나노 기술과 생명체를 다루는 바이오 기술이 만날 수 있는 이유는 연구 대상의 크기가 일치한다는 데 있다. 나노 기술의 길이 단위인 1nm는 머리카락 굵기의 10만분의 1 정도로 고성능 전자현미경을 동원해야 간신히 볼 수 있는 크기다. 그리고 바이오 기술의 궁극적 연구 대상인 DNA, RNA, 단백질 등의 크기도 2~10nm에 그치고 있다. 따라서 바이오 기술이 생명체의 근본 구성단위인 DNA 나 RNA 수준에서 연구를 진행하려면, 나노 기술의 도입이 불가피한 것이다.

나노 기술과 바이오 기술의 만남은 질병의 진단과 치료에서 두드러진다. 나노기술을 질병의 진단에 도입하면, 극히 소량의 혈액이나 조직을 가지고도 아주 자그마한 장치를 통해 빠르게 이상 유무를 알아낼 수 있다. 현재 나노·바이오 연구성과는 '랩온어칩(lab-on-a-chip)'이라고 불리는 초소형 진단 바이오센서에 잘 나타나 있다. 랩온어칩은 손바닥보다 작은 크기지만, 커다란 실험실에서 여러 값비싼 실험 장비로 이루어졌던 복잡한 검사와 분석을 한꺼번에 수행할 수 있다. 이밖에 영상 진단에서도 나노기술의 도입으로 초소형, 초고감도의 진단 기구가 속속 개발되고 있다.

치료 분야에서도 나노기술은 다양한 형태로 이용될 수 있다. 예를 들어 암세포만 공격하는 약물 전달 캡슐을 만들 수 있다. 약물이나 방사선을 이용한 항암 치료는 암세포만 죽이는 것이 아니라 정상 세포에도 해를 가하는 문제점을 안고 있다. 그러나 나노기술을 이용해 항암 약물을 담은 초소형 캡슐을 만든다면 이야기는 달라진다. 약물을 열에 약한 플라스틱과 금(gold)을 섞어 만든 캡슐 속에 넣고, 이것을 특정 암세포 항체와 결합시킨다. 이 초소형 캡슐을 체내에 넣어서, 항원인 암세포에 항체로 반응하여 부착되면 적외선을 쬐어준다. 적외선은 몸속에 잘 스며드는 성질이 있으므로, 적외선을 흡수한 금 분자는 열을 내뿜고 이 열로 플라스틱 캡슐이 녹으면서 약물이 방출된다. 약물은 암세포 근처에서만 작용하므로 독한 약을 써도 정상 세포엔 해가 덜 미치는 것이다. 이처럼 개개의 세포를 선택해서 공격하는 방법은 나노기술이 발달하기 전에는 상상하기 어려웠다.

약물 캡슐 등을 이용한 나노기술을 '내과적 치료법'이라 부른다면 '외과적 치료법'도 존재한다. 혈관에 투입된 초소형 로봇이 암세포를 절단하고 싣고 간 약들을 발사하는, 공상과학 영화의 한 장면 같은 이야기가 바로 '외과적 치료법'이다. 실현 가능성에 대해선 과학자들 사이에도 논쟁이 계속되고 있지만, 초소형 로봇의 필수 부속품인 나노 동력장치와 프로펠러는 이미 성공적으로 만들어졌다. 이밖에 인공 관절, 인공 팔 등 인공 장기 개발에도 적용되고 있다.

1.5.4 의공학과 윤리

과학기술의 발전을 전제로 한, 이러한 미래의 진보된 의공학 이야기가 현재로서는 공상적인 것일 수 있다. 하지만 이런 상상력의 개발은 현실에서 새로운 분야의 개척을 위해 중요한 것이다. 의료기술의 역사에서 단지 공상적인 것에 불과했던 것이 실현됨으로써 많은 사람들에게 혜택을 준 예는 많다. 이러한 의료기술의 발전은 인간의 생명을 연장하고, 삶의 질을 향상시키는데 많은 기여를 해왔다.

우리는 '혁명적인 기술'이 도래할 때마다 "그것이 궁극적으로 인간의 삶을 얼마나 행복하게 변화시킬 것인가"라는 근본적이고 철학적인 질문을 던진다. 그렇지만 새로운 과학기술이 인간의 문제를 해결하는 방향으로만 사용되리라는 보장은 없다. 생명 연장 기기로 야기되는 현 의료계에서의 문제들과 마찬가지로 앞으로 개발될 기술이나 장비들 역시 의료계에 새로운 법적 윤리적 문제를 야기할 수 있을 것이다. 의료계에서 이러한 장비나 기술을 사용하게 될 사람들은 물론, 이러한 기기를 개발하려는 사람들 역시 이로써 파생될 수 있는 문제들을 예상하고 이에 대한 대책들도 함께 마련하여야 할 것이다.

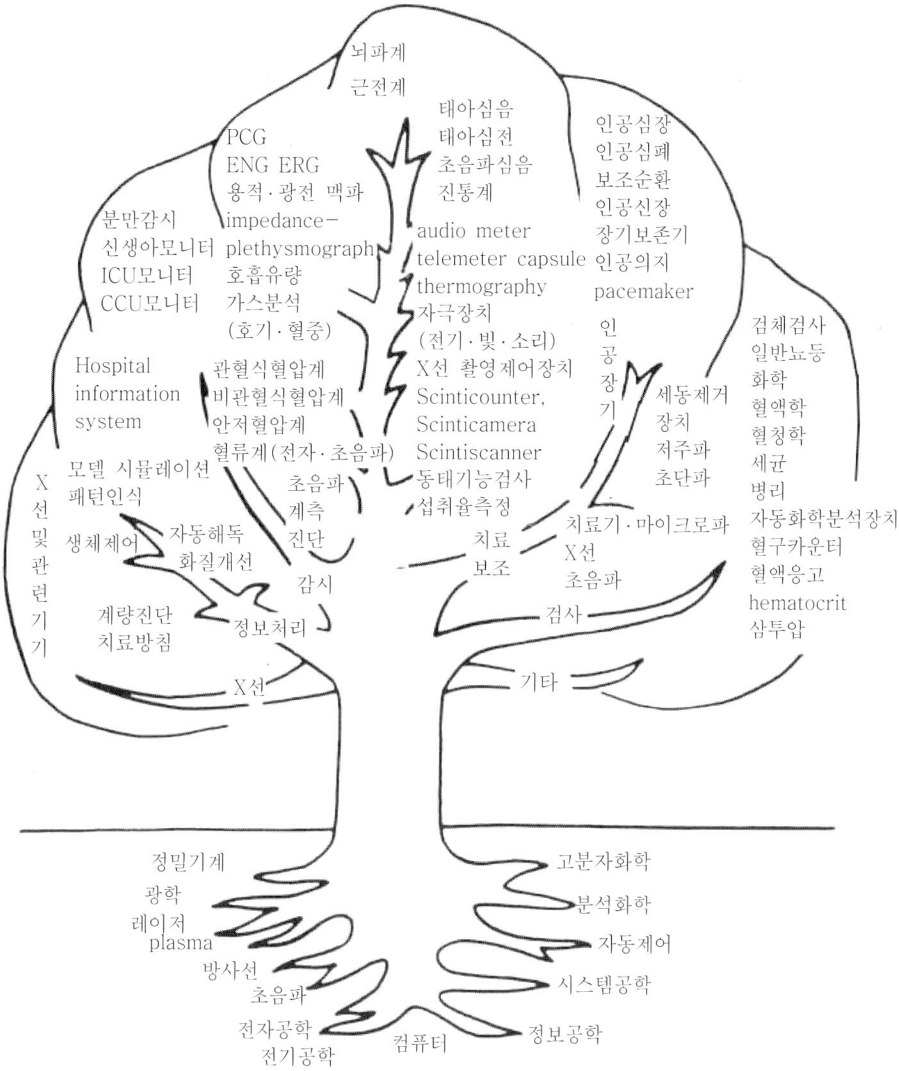

그림 1-6. 의용기기와 의공학을 지지하는 기술

제2장 생체전기신호의 계측

환자 진료에 있어서 생체신호의 검출은 매우 중요하다. 생체로부터 발생하는 여러 가지 신호는 크게 전기적인 생체신호와 비전기적인 생체 신호로 나눌 수 있다. 생체는 자체적으로 전기신호를 발생시키고 있는 무수한 세포를 가지고 있다. 이러한 전기활동은 유도전극을 사용하여 계측할 수가 있다. 대표적인 것으로 심전도, 근전도, 뇌파 기록 등이 있다. 그리고 전기신호는 아니지만 혈압, 혈류, 맥박, 체온, 호흡 등 진료에 유용한 생체현상들도 적지 않다. 이와 같은 비전기적인 생체신호들도 트랜스듀서를 이용하여 측정할 수 있다.

표 2-1은 각종 생체신호의 계측에 관한 사항이다. 이처럼 다양한 생체신호를 측정 기록하기 위해서는 각각에 적합한 측정기술과 장치가 필요하다. 여러 생체신호 중에서 이 장에서는 심전도를 중심으로 생체전기현상의 검출을 설명하고, 임상에서 이용되고 있는 심전계, 뇌파계, 근전계 등을 살펴본다. 그리고 트랜스듀서를 이용한 비전기적인 생체신호의 측정은 장을 바꿔서 설명하기로 한다.

2.1 생체전기신호 계측의 이해

생체신호를 계측하는데 있어서 우선하여야 할 것은 측정대상의 성질을 정확히 이해하는 것이다. 그렇지만 측정대상을 잘 이해하였다고 하더라도 생명체는 공학기계처럼 단순하지 않고, 아직도 우리가 모르는 부분도 많다. 또 생명을 유지하고 활동한다는 것이 생체 각 부분의 독립적인 역할로 이루어진다기보다는 전체가 서로 유기적으로 연결된 시스템적인 운영이라 할 수 있다.

따라서 생체계측에 있어서는 시스템적인 사고의 기초위에 무엇을 계측할 것인가를 명확히 하고, 이것에 적합한 방법을 생각하여야 한다. 그리고 계측 결과를 가지고 목적에 대한 유효성을 검토하면서, 그 방법을 확립해 나가야 할 것이다.

표 2-1. 생체 계측

생리현상		필요로 하는 측정	사용전극, 트랜스듀서 장치	대표치 (p-p치)	대표치의 주파수특성	
					기본파 [Hz]	주파수범위 F(w) [Hz]
	심장전위	심전도	표면전극	2㎷	1.3	0.05~80
		vectr 심전도	표면전극	2㎷	1.3	0.05~80
		태아심전도	표면전극(모체)	10㎶	2.5	2~100
순	혈압	상박동맥압(직접)	압력트랜스듀서	120㎜Hg	1.3	DC~20
		(대퇴)	수은혈압계	120㎜Hg	1.3	DC~20
		정맥압(직접)	압력트랜스듀서	9㎜Hg	1.3	DC~20
			수(水)혈압계	12cmH_2O	1.3	–
환		간접동맥압	코로토코프 마이크로폰 혈압계	120/80㎜Hg 150㎷	1.3	30~500
		비교 동맥압	맥파계	비교	1.3	0.05~10
기			임피던스 프레티스모그래프	0.1% 변화	1.3	0.05~10
	혈류량 (혈류속도)	말초혈류량	전자유량계	1,000ml/min	1.3	DC~50
			열선식 유량계	1,000ml/min	1.3	DC~50
계			초음파 유량계	1,000ml/min	1.3	DC~50
		심장출력	대동맥용 유량계	5,000ml/min	1.3	DC~50
			색소희석	5,000ml/min	–	–
	혈액량	혈액량	개량된 색소희석	5,500ml	–	–

	승모판기능	초음파에코	T-M모드 초음파장치	16㎝/s	1.3	DC~50
호기계	호흡	pneumogram	서미스터호흡계	550㎖/호흡	0.25	0.05~2
			임피던스호흡계	550㎖/호흡	0.25	DC~2
	호흡유량	pneumogram	신축성 힘 게이지	550㎖/호흡	0.25	DC~2
			압력트렌스듀서 부착 호흡유량계	20,000㎖/min	0.25	DC~2
	호흡량	spirogram	spirometer	4,000㎖	0.25	DC~0.5
뇌기능	전기활동	뇌파	두개전극	50㎶	10	0.5~100
			피질내전극	50㎶	10	0.5~100
	유발반응	세포내전위	미소전극	100㎷		1~10,000
		세포외전위	침전극	50㎶		1~1,000
	눈의반응	망막 전위	콘텍트렌즈전극	100㎶		0.05~20
	뇌의 정중선 위치(제3뇌실)	초음파에코	A 모드 초음파			
근기능	근흥분성	S-D 곡선	표면전극에 의한 자극			
	근 력	근력도	힘(力)게이지	300μstrain	0.5	DC~50
	근 전 위	근전도	침 또는 표면전극	1㎷		10~5,000
		자극에 의한 근전도	침 또는 표면전극 표면전극에 의한 자극	1㎷	0.5	10~5,000
	신경전도	H파 반응	표면전극에 의한 자극			
		전도속도	표면전극에 의한 자극			
	평활근활동	위전도	표면전극	20㎷	0.25	0.05~2
말초신경계	땀샘기능	피부정신전류반사(GRS)	납 표면전극	50㏀		
		전기피부저항	납 표면전극	50㏀		
	체온	온도	서미스터프로브, 체온계	36℃		
조직	내부기관 위치	초음파에코	초음파 스캔장치			

2.1.1 생체전기신호 계측의 특수성

새로운 기술이 개발되면 진료에서의 이용가능성이 검토되는 것은 당연하다. 이러한 새로운 기술을 도입하여 이용하고자 할 경우에는 생체계측의 특수성을 충분히 고려하여야 한다. 생체계측의 원리는 공업 분야에서 사용하는 계측법과 동일한 점도 있을 수 있지만, 생체를 대상으로 하는 의료분야는 다음과 같은 특수성을 생각하여야 한다.

㉠ 생체현상의 계측은 인간을 측정대상으로 하고 있기 때문에 안전성을 충분히 고려하여야 한다.

㉡ 생체계측은 개체차가 상당히 크고, 장치의 설계나 데이터의 해석에 다양성이 요구된다.

㉢ 한 개체를 대상으로 해서 생각할 때, 데이터의 시간적 변화 분이나 다른 상태량과의 상대적 균형에 주목하는 것이 중요하다.

㉣ 생체는 시스템이므로, 서로를 제어하는 피드백 기구 등의 많은 루프가 존재한다. 그러므로 측정량의 배후에 있는 시스템을 고려한 계측법과 해석이 필요하다.

㉤ 하나의 변수를 측정할 때도, 그 변수에 대한 변수는 대단히 많다. 그 해석도 분석적으로 할 필요가 있는 일이 많다.

㉥ 생체를 대상으로 하기 때문에, 가능하면 인체에 침해를 주지 않는(non invasive) 측정이 바람직하다. 따라서 계측의 정밀도를 희생하더라도 간접적인 방법을 채택하지 않을 수 없다. 그렇지만 이렇게 하면 잡음의 혼입은 피할 수 없으므로, 이를 극복하는 노력이 필요하다.

㉦ 생체신호는 생체가 갖고 있는 고유의 잡음 등 다량의 잡음 성분을 수반하는 것이 보통이다. 또 교류유도에 의한 험 잡음 등이 일반적으로 크다. 그러므로 그 저감 대책이 필요하다. 그리고 생체 신호는 미소하고 저주파인 것이 많다.

㉧ 생체는 항상 활동하고 움직임이 있다. 이것으로 인해 측정계에 물리적인 변화를 야기할 수 있다.

㉨ 측정상태로 인해 생리상태를 크게 변화시킬 수 있다. 예를 들어, 기관 캐뉼러를 삽입했을 때 공기흐름의 저항으로 인해 호흡수가 증대할 수 있다. 그러므로 대상자의 고통이나 생리학적 반사의 출현을 방지할 필요가 있다. 장시간 계측에서는 생체의 리듬, 항상성, 적응, 대사의 영향을 충분히 고려하여야 한다.

㉩ 생체계측에서는 일반적으로 반복되지 않는 현상을 검출하기 때문에 즉시성이 중요하다. 복잡한 조작을 요하는 방법은 실용화될 수 없다.

㉪ 취급자가 의사, 간호사 등으로 공학전문기술자가 아니다. 그러므로 계측기의 취급이 용이해야 한다. 이들에게 새로운 방법의 숙련을 위한 훈련도 필요하다. 새로운 방법을 도입하는 것은 발전을 의미하지만, 과거의 방법을 전혀 무시하는 것은 바람직하지 않다. 청진기가 지금도 소중히 여겨지는 사정도 이해할 필요가 있다.

2.1.2 생체전기신호 측정시스템

생체신호는 심전도와 같이 연속하여 발생하고 있는 생체신호, 근전도와 같이 근수축시에만 발생하는 생체신호, 유발전위처럼 인공자극을 가하여 발생시키는 생체신호 등이 있다. 이러한 생체신호를 필요에 따라 유도 검출하여야 한다.

그림 2-1은 생체신호계측에 쓰이는 측정시스템의 구성도(block diagram)이다. 생체현상의 계측은 인간을 측정대상으로 하고 있기 때문에 안전성을 충분히 고려하여야 한다. 또한 생체신호는 효과적으로 검출되더라도 그 신호는 대부분 미약하므로 증폭기가 필요하다. 이렇게 증폭된 신호를 처리하여 표시하고 생체데이터로 기록하게 된다. 표 2-2는 생체신호 범위와 특성을 나타낸 것이다.

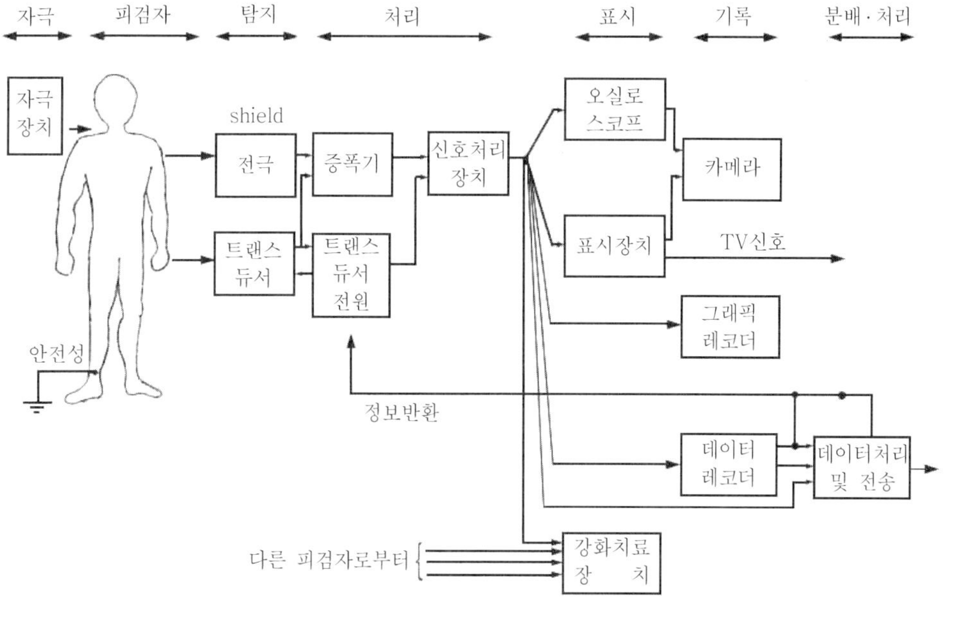

그림 2-1. 생체신호계측시스템의 구성

표 2-2. 생체신호범위

		주요신호범위 및 특성
심장혈관계	혈압, 직접법	주파수범위 : DC~200Hz : DC~60Hz(일반적으로는 충분한 범위)
		혈압범위 : 동맥 40~30mmHg 정맥 0~15mmHg
	혈압, 간접법(단속적)	청진기준(코로트코프음) : 30~150Hz(충분한 범위)
	수축기 및 확장기	촉진기준 : 0.1~60Hz
	맥파, 간접법, 동맥	혈압직접법과 같음
	맥파, 간접법, 표면동맥	주파수범위 : 0.1~60Hz(충분한 범위)
	심음도	주파수범위 : 5~2,000Hz 주요진단성분 20~200Hz
	혈류량도(용적측정)	주파수범위 : DC~30Hz
	심기능도	주파수범위 : DC~40Hz
	맥박수	평균범위 : 인체 45~200회/분 실험동물 50~600회/분
	산소측정	주파수범위 : 0~60Hz ; 0~5Hz(충분한 범위)
	심장혈액박출량	주파수범위 : 0~60Hz ; 0~5Hz(충분한 범위)
	혈류량	유량범위 : 인체 5~10 l/분 주파수범위 : 0~60Hz
	심장 shunt 검출	전극신호범위 : pO_2 0~160mmHg, 수소 및 아스콜빈산 Na 정성
	심전도	주파수범위 : 0.05~80Hz 신호범위 : 10μV~5mV(태아심전 포함)
호흡기계	호흡속도	주파수성분 : DC~40Hz 정상유량범위 : 250~500ml/sec 최대 8 l/sec
	기록으로부터 계산한 호흡수 (상대호흡량으로 나타내진다)	평균치 : 인체 12~20 호흡/분 실험동물 8~60 호흡/분
	유량(1호흡당 또는 량/분를 나타내기 위한 적분치)	대표적 량 : 성인 600 ml/호흡 ; 6~8 l/분
	호기중 CO_2 N_2O	정상범위 : CO_2 0~10% 최종호흡 CO_2 인체 4~6% N_2O 0~100%
	흡인 가스의 확산(질소사용)	정상범위(질소농도차) : 0~10%
	폐확산용량(CO사용)	정상범위 : 인체 16~35 lCO/mmHg/분
용해가 및 pH	용해 O_2 분압	주파수범위 : DC~1Hz(충분한 범위) 정상측정범위 : 0~800mmHg pO_2 고비중성 pO_2 범위 : 800~3,000
	pH	신호범위 : 0~±700mV가 pH 범위로 충족시킴
	용해 CO_2 분압	정상신호범위 : 0~±150mV가 1~1,000mmHg pCO_2 범위로 충족시킴
	뇌파	주파수범위: DC~100Hz 주요 진단성분 0.5~60Hz 범위
	뇌파	주파수범위: DC~100Hz

		주요 진단성분 0.5~60Hz 범위
생 리 위	대뇌전위·뇌내기록	정상신호범위 : 15~100μV 정상신호범위 : 10μV~100mV
	근전도(EMG-주신호)	펄스 폭 : 0.6~20ms 주파수범위 : 10~2,000Hz 펄스 폭 : 0.6~20ms
	근전도(평균)	전파정류후 주신호의 평균
	평활근전위(위전위)	주파수범위 : DC~0.6Hz 정상신호범위 : 0.5~80mV
	망막전도(ERG)	주파수범위 : DC~20Hz(충분한 범위) 정상신호범위 : 0.5μV~1mV
	심전도(ECG)	(심장혈관계참조)
	안진도(ENG)	직접 : 주파수범위 : 0~20Hz, 대표적신호크기 100μV/10° 안구운동 속도 : 주파수범위 : 0~20Hz
생 리 량	체온	신호의 전범위
	음성	주파수범위 : 20~20,000Hz
	피부저항(GSR)	저항범위 : 1~500kΩ
	등척력, dimension 변화	신호의 전범위
	체액과 체강압	신호의 전범위

2.1.3 생체현상의 특수성

의용 데이터 처리에서 고려해야 할 점은 다음과 같은 생체현상의 특수성이다.

㉠ 일과성의 것이 많고 재현성이 빈약하다(근전도, 뇌파 등).

㉡ 생체는 순응, 피로, 기억, 예상하는 등의 성질이 있고, 일정 조건에서의 데이터 채집이 곤란하다.

㉢ 개체의 차가 크다. 그러나 개체 내에서는 항상성(homeostasis)이 유지되어 있다. 절대값보다 상대값이 중요하다.

㉣ 생체시스템은 각 기관이 유기적으로 결합되어 있기 때문에, 어느 부분에 대한 특정 신호를 순수한 형으로 끄집어내기가 곤란하다(뇌파에 근전도가 혼입되는 등).

㉤ 생체신호는 대부분의 경우, 확률신호 또는 불규칙신호라고 생각할 수 있다.

㉥ 생체신호는 미약하고 일반적으로 S/N 비가 작다.

2.1.4 생체데이터 처리장치가 갖춰야 할 사항

생체현상은 특수성이 있으므로 생체신호의 처리장치에는 다음과 같은 것이 요구된다.

㉠ 입력으로서 아날로그 신호 나 신경 임펄스(impulse)가 들어가야 한다.

ⓛ 의용 각종 신호통계처리, 패턴인식, 영상처리 등 실용적인 소프트웨어 패키지를 풍부하게 갖추고 있어야 한다.
ⓒ 처리 속도가 빠르고, on line-real time 처리가 가능하여야 한다.
ⓡ 그래픽 디스플레이 및 그 하드 카피도 간단히 이루어져야 한다.
ⓜ 처리 데이터의 축적과 검색이 손 쉬어야 한다.
ⓑ GP-IB, RS-232C 등의 범용 인터페이스를 갖고 있어야 한다.
ⓢ 안전성이 충분히 고려되어야 한다.
ⓞ 경제적이어야 한다.

2.2 생체전기

2.2.1 생체전기 현상

생체전기의 발견은 18세기말 갈바니와 볼타의 시대로 거슬러 올라가며, 이 생체전기가 임상의학과 밀접한 관계를 갖게 된 것은 W. Einthoven에 의하여 심전계가 발명되고부터이다. 오늘날 임상에서 이용되고 있는 생체전기 현상의 기록은 심전도(ECG, electro cardiogram)를 위시하여 뇌파(EEG, electroencephalogram), 근전도(EMG, electro myogram), 망막전도(ERG, electroretinogram), 안진도(ENG, electronystag mogramm), 신경전도(neurogram) 등 매우 다양하다.

생체에서 전기현상의 기원은 모두 세포막에서 유래된다. 이것은 이미 독일의 J. Bernstein이 1902년에 예언하였다. 그는 세포막은 한정된 이온에만 선택적으로 투과성을 갖는 반투막(semipermeable membrane)이고, 이 막을 사이로 세포 안과 밖에서 이온의 농도차가 존재하기 때문에 전위차 즉, 막전위(membrane potential)가 발생한다고 생각하였다.

이것을 실증한 사람이 영국의 A. L. Hodgkin과 A. F. Huxley(1939년)이다. 이들은 오징어의 거대 신경 세포막에 가는 금침전극을 찔러 넣어 세포 외측에 놓아둔 전극사이의 전위차를 측정하였다. 이것이 세포내 전극법(intracellular electrode method)이고, 이것을 계기로 생체전기 발생기전의 해명이 한층 진전되었다.

2.2.2 생체정보의 전달

생명체가 생명현상을 영위하고 생존하기 위해서는 외부환경이나 생체내부로부터의 각종 자극에 적절한 반응을 하여야 한다. 생체가 여러 자극에 대하여 적절히 반응을 하기 위해서는 자극을 감지장치에 의해 감지하여야 한다. 감지된 것은 신체 다른 곳에 정보로서 전달되고 이 정보들은 중추에서 종합 처리된다. 그 결과 적절한 반응지시를 말초에 전달하여 각 기관에서 반응이 일어나게 된다.

이러한 정보 전달방식은 유선통신과 유사함을 발견할 수가 있다. 유선통신에서의 정보는 전선을 통해 전압의 기복 즉, 여러 파형으로써 전달된다. 이런 파형을 이용하지 않고는 정보의 전달은 어렵다. 생체에 있어서도 정보의 전달은 신경이나 근육세포 표면에서의 전압 변동으로 이루어지고 있다.

2.2.3 생체전기의 발생

2.2.3.1 안정 막전압

생체를 구성하고 있는 대부분의 세포는 안정시 세포내부가 외부에 비하여 음전하를 띄고 있다. 즉, 세포는 전기적으로 분극현상(polarization)을 나타내고 있다. 이러한 분극상태는 세포 내외의 이온농도의 차, 그리고 서로 다른 이온에 대한 세포막의 투과성 때문인 것으로 알려져 있다.

미소 전극을 세포막내에 집어넣어 측정된 결과에 의하면 보통 세포는 약 60~90mV에 해당하는 전위차를 가지고 있다. 이와 같이 자극을 받지 않은 상태에서 세포막 내외에 존재하는 전위차를 안정 막전압(resting membrane potential)이라고 한다. 안정시 세포내부가 음성을 띄고 있지만 전압의 크기를 절대치로 표시하는 것이 일반적이다.

세포내액과 세포외액의 주성분은 전해질 농도에서 뚜렷한 차이가 있다. 세포외액에는 Na^+와 Cl^-가 세포내액보다 높은 농도를 유지하며, 반대로 K^+와 PO_4^{3-}는 세포내액에 더 많이 존재한다. 그리고 세포막은 K^+와 Cl^-에 대해서는 비교적 높은 투과성을 보이나 Na^+에 대한 투과성은 매우 낮으며, 세포내 음이온의 중심이 되는 단백질과 PO_4^{3-}는 거의 투과성이 없다. 그러므로 세포가 일정한 안정막 전압을 유지하는 것은 이처럼 세포내외에 있는 이온의 배치상황이 다르고 Na^+와 K^+를 능동적으로 이동시키는 Na^+-K^+-ATPase-pump, 확산작용에 의한 Na^+와 K^+의 투과성, 세포 내에 있는 음전하를 지닌 단백질 등에 의한다고 할 수 있다.

2.2.3.2 활동 전압

신경이나 근육조직 같은 흥분성조직에 역치(threshold) 이상의 자극을 가하면 세포막의 Na^+ 투과성이 갑자기 증가되어 Na^+가 빠른 속도로 세포 안으로 들어가게 된다. 이로 인하여 막전압이 감소하는 탈분극(depolarization)이 일어나면서 세포막 내외의 하전상태는 바뀐다. 자극을 받은 부분의 막전압의 크기가 점차 감소하여 안정시 막전압의 약 1/3 쯤 감소하면 막전압은 급격히 자동적으로 변하여 결국에는 세포내부가 오히려 세포외부에 비하여 양성을 띈 후, 원래의 막전압으로 되돌아오는 재분극(repolarization) 과정이 진행된다. 이러한 일련의 전압변동을 활동전압(action potential, spike potential)이라고 한다. 이렇게 외부자극에 반응하는 첫 단계가 바로 이러한 활동전압을 형성하는 것이다.

안정상태에서는 세포막의 K^+ 또는 Cl^- 통로는 열려진 상태이고 Na^+ 통로는 대부분 닫혀져 있다. 그러나 활동전압이 일어나는 동안에는 Na^+ 통로가 열려져 Na^+가 세포 안으로 들어오게 되면서 막전압에 변화가 오게 되는데, 이때의 막전압은 Na^+의 평형전압과 유사하게 된다. 또한 활동전압이 발생한 후 빠르게 다시 안정상태의 막전압으로 되돌아오는 원인은 Na^+ 통로가 닫히고, 대신에 K^+ 통로가 열려 K^+가 세포 밖으로 나오기 때문이다. 재분극과정에서 K^+ 유출로 인하여 안정막 전압보다 더 낮게 세포 안이 음전하 쪽으로 기울게 되는데, 이를 과분극(hyperpolarization)이라고 한다.

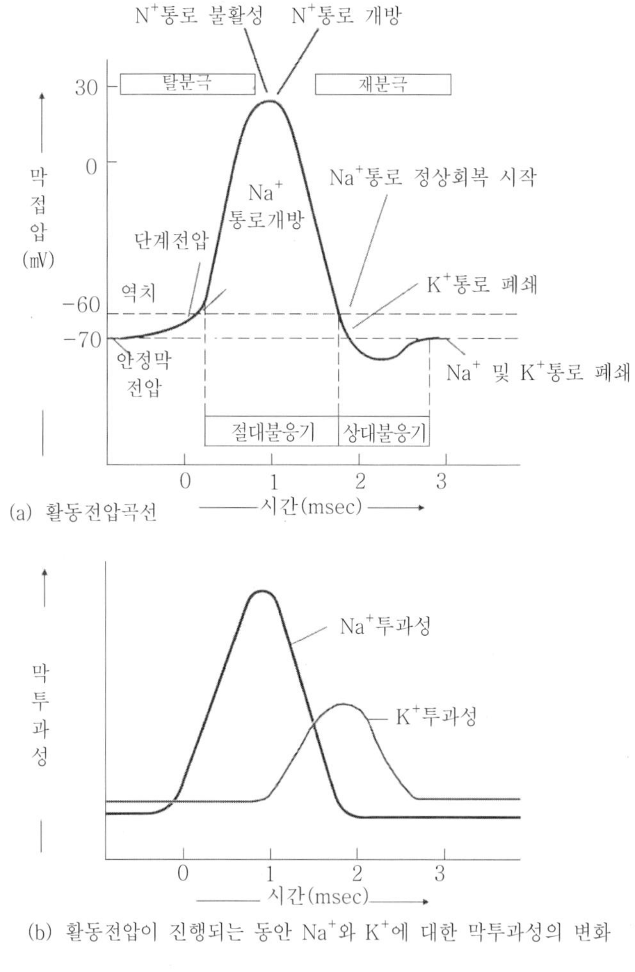

그림 2-2. 활동전압의 단계와 막투과성의 변화

2.2.3.3 활동전압의 전도

그림 2-3은 미소 전극을 세포 내에 집어넣어서 세포내의 전위가 탈분극하도록 전류를 세포막을 통하여 강제로 흘렸을 경우에 발생하는 활동전압의 변화이다. 여기서 보듯이 안정시의 세포를 자극한 경우, 통전시간이 경과함에 따라 막용량에 의한 충전전압의 상승이 보이며 막전압이 어떤 값에 도달했을 때 자극전류와는 관계없는 일과성 전위 변화가 보인다.

이와 같이 역치(threshold)이상의 자극으로 주어지면 완전한 활동전압을 형성하므로 자극의 강도가 더 커지더라도 그 활동전압의 크기가 일정한 반면 역치 이하의 자극에서는 활동전압을 형성하지 못한다. 이것을 실무율(all-or-none law)이라고 한다.

따라서 신체 일부에서 형성된 활동전압은 그 크기가 감소됨이 없이 멀리까지 인접부로 계속 활동전압을 형성함으로써 효과가 전달된다. 이 현상을 충격의 전도(impulse conduction)라고 한다. 이러한 활동전압의 발생빈도 또는 발생빈도의 유형에 따라 각종 정보 전달이 가능하게 된다. 이것은 유선통신에서의 모르스 신호와 어떤 면에서는 비유될 수 있다.

그림 2-4는 활동전압의 전도방법에 대한 것이다. 이와 같이 생체내의 심장근육, 신경조직, 골격근 또는 평활근 등에서의 활동에 따라 전기현상이 국소적으로 변화되고 이러한 변화는 인접부위에 계속 전달된다. 이렇게 신체 표면에 전도된 전기현상은 전극(electrode)을 피부에 접촉시켜 측정할 수 있으며, 이것을 기록 분석하여 장기의 기능을 평가할 수 있는 것이다.

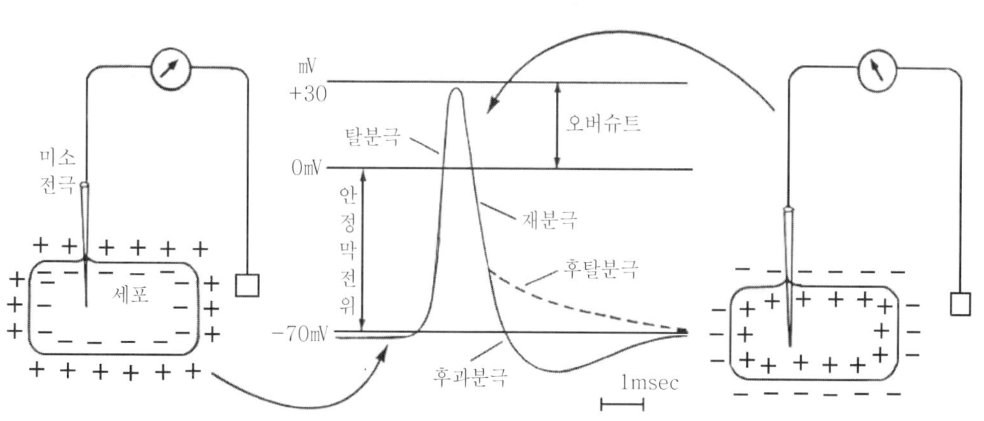

그림 2-3. 활동전압이 발생할 때의 막전압의 변화

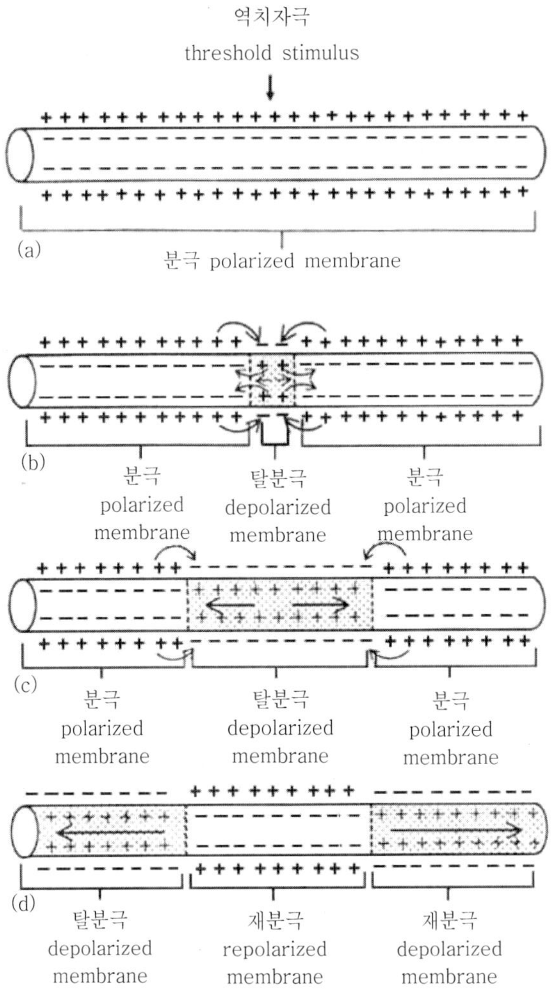

(a) 안정시, (b~d) 국소 전류의 형성과 신경전도방향

그림 2-4. 활동전압의 전도-축삭돌기의 신경전도

2.3 생체전기현상의 유도

오늘날 임상에서 쓰이고 있는 심전도 등 생체전기 현상의 기록은 근전도를 제외하고는 거의 피부의 표면에 전극을 부착하여 기록하는 것이다. 그것은 이들 세포에서 발생한 전기현상이 양호한 도체인 생체조직을 매개로 하여 체표면에 전해져서 피부에 전위분포가 형성되기 때문이다.

표 2-3에 생체전기 신호의 종류와 특징을 나타내었다. 이러한 생체전기현상을 검출하는데는 그림 2-5와 같이 생체에 한 쌍의 전극을 장착하고 유도(lead)선에 의해 증폭기로 유도한다. 일반적으로 의용전자기기에서는 이 부분에 입력부를 삽입한다. 입력부에는 전극 절환기나 교정전압 발생기 또는 뇌파계에서는 전극저항 측정기 등이 설치되어 있다. 이와 같이 장치는 입력부, 증폭기 및 기록부와 이들을 안정적으로 동작시키는 안정화 전원으로 이루어진다.

표 2-3. 생체전기현상과 특징

종류	파형	주파수범위(㎐)	전압	임피던스
심전도(ECG) Electrocardiogram	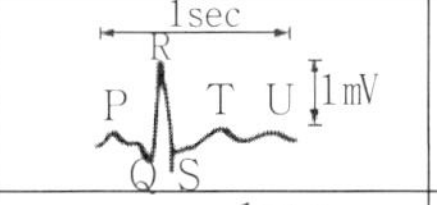	0.1~150	1㎷전후	1~20㏀
뇌파(EEG) Electroencephalogram	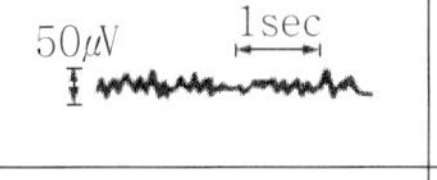	0.5~60	수㎶~300㎶	10~50㏀
근전도(EMG) Electromyogram	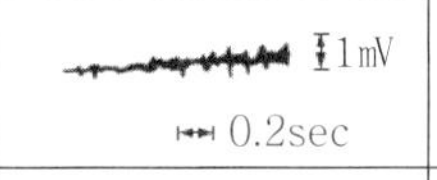	10~5,000	10㎶~15㎷	1~수10㏀
평활근의 활동전류 (방광의 예)	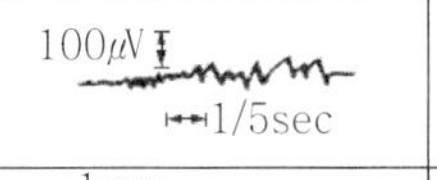	10~2,000	10㎶~15㎷	1~수10㏀
분비선의 활동전류 (타액선의 예)	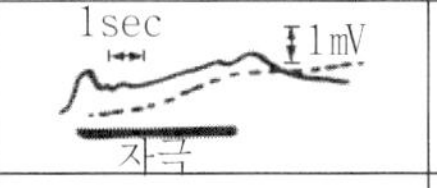	DC~10	1㎷~20㎷	1~수10㏀
안진도(ENG) Electronystagmogram	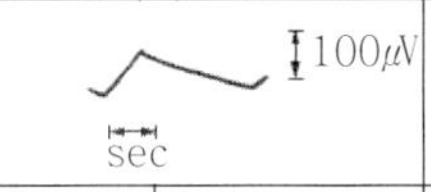	DC~20	수10㎶~수㎷	1~수10㏀
망막전도(ERG) Electroretinogram	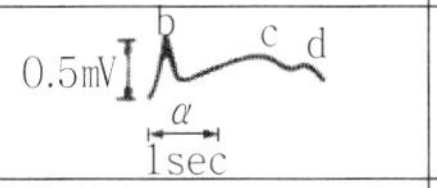	DC~200	50㎶~1㎷	수10㏀
신경의 활동전위 (세포내)	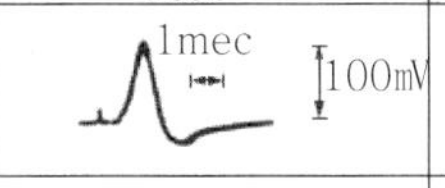	DC~5,000	수10㎷~100㎷	수10㏁~수100㏁
손상전류	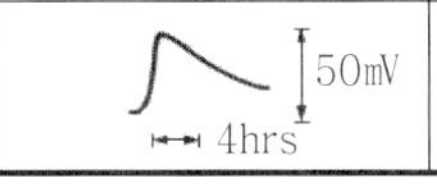	DC~0.1	수10㎷	–

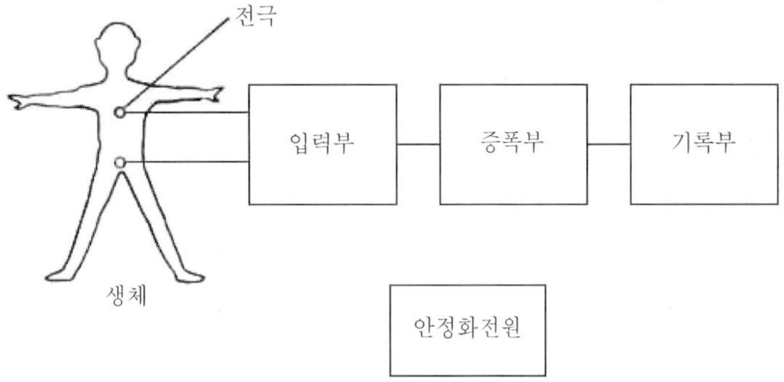

그림 2-5. 생체전기의 유도와 기록

2.3.1 생체전기의 유도법

생체전기 현상을 유도(lead)하기 위해서는 전극을 생체에 장착하여야 한다. 유도법에는 생체내 2점간의 전위차를 유도하는 쌍극유도(bipolar lead)법이 있으며, 생체내 기준점(이상적으로는 전위가 제로인 점)과 임의의 점과의 전위차를 유도하는 단극유도(unipolar lead)법이 있다. 단극유도에 의하여 절대전위를 측정할 수 있다. 단극유도를 시행할 때 기준점에 놓은 전극을 무관전극(indifferent electrode), 전장내 임의의 한 점에 놓은 전극을 기록전극(recording electrode)이라고 한다.

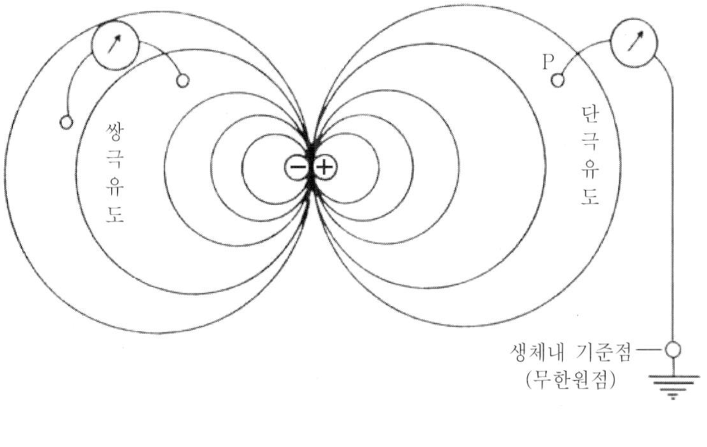

그림 2-6. 단극유도와 쌍극유도

2.3.2 전극

전기회로의 측정에 숙달되어 있는 기술자는 생리용 전극도 단순히 생체 2점간의 전위차를 측정하는 프로브(probe)라고 생각할지 모르나, 생리용 전극은 그와 같이 간단하게 생각할 수는 없다. 왜냐하면 조직내는 단순하게 전류가 흘러서 전위차를 발생하는 것은 아니기 때문이다. 조직내 전류는 양 과 음 이온의 이동에 의하여 생기는 것으로, 즉 액체중의 전류라고 생각하여야 한다. 조직내의 전기적 변화를 측정하는데는, 이 이온전도로부터 전기전도로 변환될 필요가 있고, 이 변환은 조직-전극의 경계에서 이루어지고 있는 것이다.

유도용 전극은 피부나 점막에 부착하여 사용하는 표면전극(surface 또는 skin electrode), 생체내에 삽입 또는 장착하는 내부전극(internal electrode), 단일세포내에 찔러 넣어 막전위를 기록하는데 사용되는 미소전극(microelectrode)으로 크게 나눌 수 있다.

2.3.2.1 표면전극

① 표면전극의 종류

표면전극이 갖춰야 할 조건으로는 장시간 안정적으로 접촉을 유지시킬 수 있을 것, 전류가 흐르기 쉬울 것(접촉저항이 낮을 것), 분극전압이 적을 것, 잡음이 발생하지 않을 것 등을 들 수 있다. 전극의 재료로서는 양은(Cu, Ni, Zn의 합금), 스테인리스 스틸(stainless steel), 은(silver), 텅스텐(tungsten), 백금(platinum), 이리듐(iridium) 등이 쓰이고 있다.

그림 2-7은 각종 생체용 전극들이다. 심전도 사지용 전극은 3×5cm 정도의 양은을 적당히 구부려서 매직 밴드(magic band)로 고정시킨다. 흉부용 전극은 고무 캡이 부착된 반구상(半球狀)전극이고, 고무 캡을 압박하여 흉벽에 음압(陰壓)을 만들어 밀착시킨다. 뇌파의 귓불용 전극(ear lobe electrode)은 세탁용 클립(clip)이나 여성의 귀걸이를 모방하여 만들고 있다.

사용 면에서 분류해보면, 전극은 크게 재사용전극(reusable surface electrode)과 쓰고 나서 버리는 일회용 전극(disposable surface electrode)으로 나눌 수 있다. 일반적으로 재사용 전극이 일회용 전극보다는 성능이 좋다. 일회용 전극은 편리하지만 전극 offset전위 축적전하특성이 재사용전극(은-염화은 전극)보다 나쁘므로, 피검자에게 자극을 가하려는 자극용이라든가 세동제거(defibrillation) 등에 사용할 때에는 부적당하다. 그러나 이러한 경우가 아니면 일회용 전극도 충분한 성능이 있어 많은 용도에 쓰이고 있다. 그림 2-8은 심전도용 일회용 전극의 한 예이다.

② 전극 페이스트

전극을 통하여 전류가 흐르기 쉽다는 것은 전기저항이 적다는 것을 뜻한다. 옴의 법칙에서 어떤 전류 i를 흘렸을 때 전압 V가 발생하였다고 하면, V/i를 저항 R로 하기 때문이다. 여기서 흐르는 전류가 교류이면 저항 R 대신에 임피던스 Z를 써야 한다. 즉 전극의 임피던스는 적어야 한다. 금속전극의 임피던스는 특히 전극과 피부와의 접촉면에서 크다. 그러므로 이것을 접촉 임피던스(접촉 저항)라고도 한다. 이것 때문에 염(NaCl)을 함유한 페이스트(paste)를 피부에 칠하고 그 위에 전극을 부착한다.

페이스트는 여러 가지가 있는데, 피부각질을 용해하는 약한 알칼리를 혼입하기도 하고 미세한 유리가루나 활석가루를 혼합하여 표피에 잔 상처를 내도록 하여 접촉 임피던스를 감소시키게 한 것도 있다.

③ 분극 현상

페이스트를 사용함으로서 곤란한 일이 생겨난다. 그것은 금속과 전해질용액(페이스트)과의 사이에 분극(polarization)이 발생하는 일이다. 분극이란 회로의 일부에 양·음 이온의 축적이 생기는 것으로, 금속의 양이온은 금속표면의 음이온과 서로 끌어 당겨 전기적 2중층(electric dipole)을 형성한다(그림 2-9).

바꿔 말하면 전지와 같은 것으로 즉, 분극전압(polarization potential)이 여기에 발생한다. 이것은 때로 수십mV를 넘는 일이 있어 심전도의 신호전압의 수십 배에 상당한다. 이 분극전압은 일정하지 않고 몸의 움직임이나 호흡에 수반하여 생기는 전극의 이동에 의해 크게 변동한다. 그러므로 이에 의하여 기록기선(base line)의 동요가 대단히 큰 저주파 잡음이 일어나게 된다.

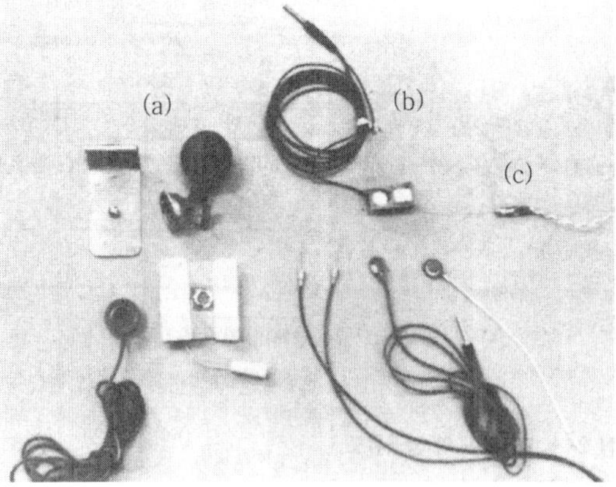

(a)심전도용 (b)뇌파용 (c)근전도용

그림 2-7. 각종 생체용 전극

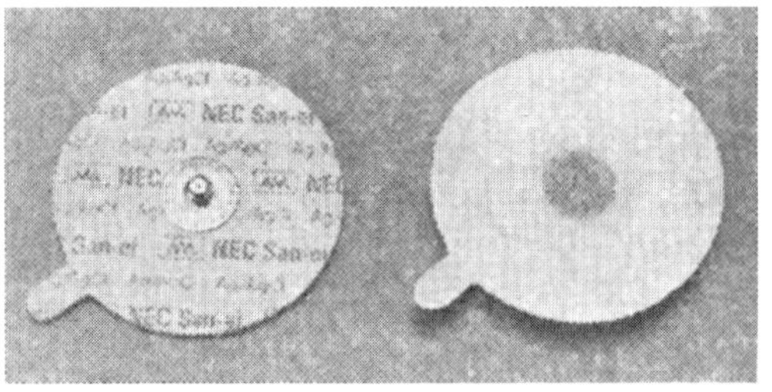

그림 2-8. 심전도용 일회용 전극

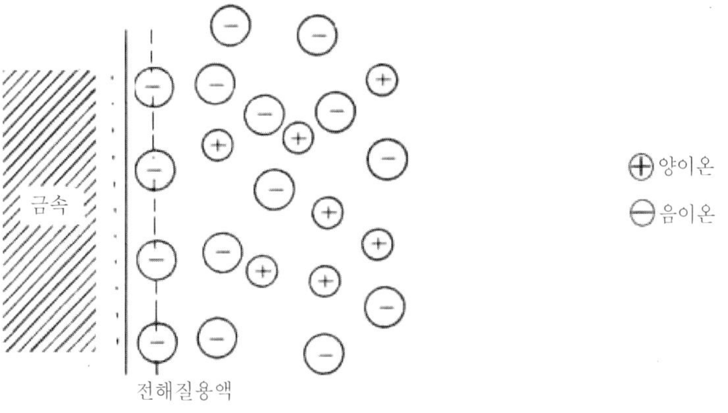

그림 2-9. 금속과 전해질 경계면에서 생기는 전하의 축적

④ 불분극 전극

분극전압을 감소시키기 위해 지금까지 여러 가지의 불분극전극이 고려되어 왔다(표 2-4). 이중에서 오늘날 임상에서 가장 실용적으로 사용되고 있는 것은 Beckman식 불분극 전극이다(그림 2-10). 이것의 원리는 은표면에 염화은을 전착(eletrodeposition)한 것이다. 이를 은-염화은(Ag-AgCl) 전극이라고 한다.

은전극의 은은 염화은을 매개로 하여 NaCl에 접촉한다. 그러므로 Ag와 AgCl, AgCl과 NaCl 어느 경계 면에서도 공통의 이온(ion)이 존재하기 때문에 이온의 축적, 즉 분극이 일어나지 않는다. 이것을 전용의 페이스트로 생체에 부착하므로 liquid junction형 Ag-AgCl 불분극전극이라고 부른다. 발표된 자료(Beckman)에 의하면 분극전압은 12μV/24hr 이하라고 한다.

⑤ 절연전극

우주선내의 우주비행사나 환자의 장기 모니터용 전극으로 전도형 전극의 사용은 부적당하다. 왜냐하면 페이스트가 마르면서 기선동요가 생긴다거나, 페이스트로 인해 피부에 자극이 생길 수 있기 때문이다. 그러므로 금속전극 위에 절연박막을 만들고, 교류정전결합에 의해서 생체의 전압 변동분만을 꺼내고자 하는 것이다. 이렇게 함으로서 분극문제를 해결할 수 있다.

표 2-4. 생체용 전극

구분	전극	종류
1. 임상용		
	심전도용전극	사지용 금속판 전극
		흉부용 흡착 전극
		금속제 다접점 전극
		liquid junction형 은-염화은 전극
	뇌파용전극	금속제 접시형 전극(disk electrode)
		귓불 전극(ear lobe electrode)
		스테인레스 스틸 침 전극(needle electrode)
	근전도용 전극	동심 침 전극
		금속판 전극
	안진도(ENG)용 전극	liquid junction형 은-염화은 전극
	망막전도(ERG)용 전극	contact lens형 전극
2. 연구용		
	불분극 전극	아연-아황산염 전극
		은-염화은 전극
		염화제일수은 전극
	미소전극	금속침 미소전극
		유리관 미소전극
		특수 미소전극

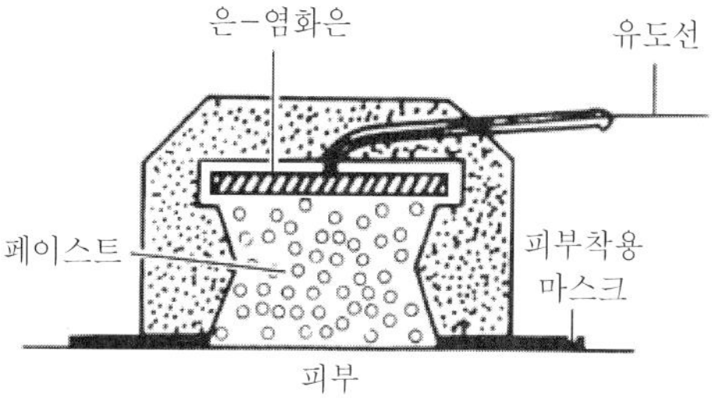

그림 2-10. Beckman식 liquid junction형 Ag-AgCl 불분극전극

2.3.2.2 내부 전극

내부전극(internal electrode)은 피부를 뚫고 바늘을 삽입하는 전극의 형태와 무선송신회로를 체내에 삽입하여 측정하는 형태의 전극을 말한다. 이중에서 그림 2-11과 같은 침전극이 주로 이용되고 있다. 피검자의 피하에 찔러 넣는 것으로 족하다면 짧은 피하침을 사용할 수 있다. 피하 침전극은 표면전극과 같은 기능을 갖는다.

체내에 찔러 넣는 침전극은 주로 근전도 및 뇌파 등에 이용된다. 침전극은 두피 내에 찔러 넣으므로, 접촉저항도 떨어지고 전극의 고정도 안정되어 환자가 불안감과 아픈 것만 참을 수 있다면 표면전극보다는 우수하다. 심전도 측정에서도 침전극은 주로 수술중 또는 신속히 전극을 장착하고 싶은 긴급시에 이용된다.

2.3.2.3 미소전극

미소전극(microelectrode)은 주로 전기생리학의 연구에 사용되고 있으며 세포외(extracellular)와 세포내(intracellular) 미소전극이 있다. 세포내에 집어넣고 그 전위를 안정되게 하기 위해서는 전극의 첨단 직경은 최소한 1㎛이하로 하여야 한다.

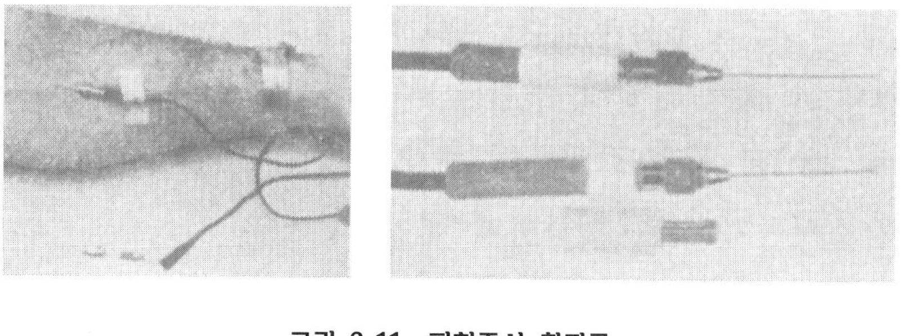

그림 2-11. 피하주사 침전극

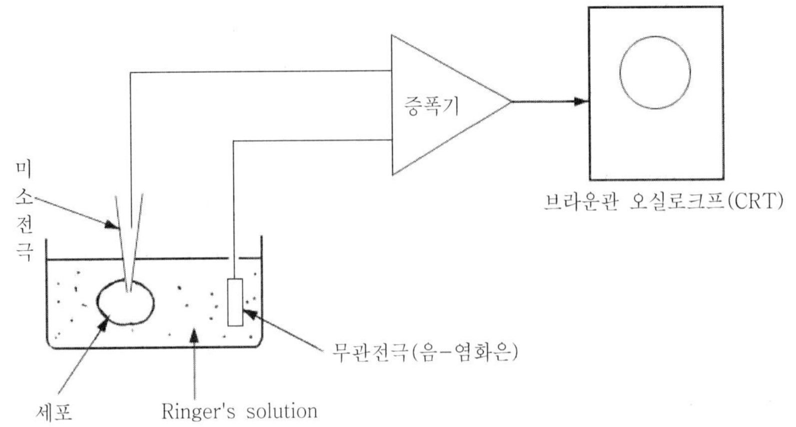

그림 2-12. 세포내 미소전극법의 원리

미소전극은 텅스텐, 스테인리스 스틸, 백금-이리듐 선 등을 전해연마(electrolytic polishing)하여 첨단을 가늘게 한 금속제(metal) 미소전극과 유리관을 강하게 가열하여 신전시킨 유리관 미소전극이 있다. 그러나 세포내에 집어넣을 정도의 가는 전극을 얻는데는 유리관 미소전극이 흔히 이용되고 있다. borosilicate 유리가 사용되며, 유리관 내에 고농도 KCl 등의 전해질 용액을 충진하여 전도성을 얻고 있다.

2.3.2.4 자극용 전극

측정용 전극은 대부분 자극전극으로도 사용할 수 있다. 자극용으로 전극을 쓸 때에는 전극에 전류를 통하게 하여 생체를 전기 자극하게 된다. 이 전류는 대칭성이 바르지 않으면, 전극 offset 전위를 증가시켜서 다시 기록용 전극으로 사용할 수 없다.

부적당한 전극을 쓰면 피부를 통하여 외부이온이 침입해서 현저한 자극을 주는 일이 있다. 은(silver)은 무해하고 전류가 통과하더라도 이온이 피하에 침투하는 일이 없으므로 자극전극으로 쓰인다.

2.3.3 전극 offset 전위

2.3.3.1 반전지

전해질이 채워진 용기에 다른 종류의 금속을 담그면, 이 금속사이에 전위차가 발생한다. 예를 들어 한쪽 금속이 은이고 다른 쪽이 구리이면, 이 전위차를 은-구리 전지 전위라고 부르고 약 0.4V 정도 된다. 이 전위는 은전극과 구리전극에 의한 반전지(half cell) 성분을 더한 값이다.

반전지 전위(potential)는 금속-전해질 경계면에 발생되는 전위로, 그 측정은 어렵다. 생리측정용 전극에서는 많은 화학적 요소를 무시하는데 반전지 전위는 금속에 관한 전극전위와 근사적으로 같다고 보아도 지장은 없다. 따라서 은전극과 구리전극 간에 발생하는 전위는 은과 구리의 전극전위가 각각 0.80V, 0.34V 임으로 양자의 차에 근사적으로 같다고 생각하면 0.46V가 된다. 이 전위의 정확한 값에는 많은 화학적 요소가 관여한다. 이러한 요소 중에서 특히 중요한 것은 사용하는 전해질과 전해질 농도이다. 그러나 생리계측 환경상태에서는 이 값은 100mV 이하로 된다. 각종 금속의 전극전위를 표 2-5에 나타냈다. 이 표를 전기화학열(electrochemical series)이라 부른다.

2.3.3.2 offset 전위

그림 2-13에 은-동 전극을 전해질 액 안에 넣었을 때와 인체에 접착하였을 경우를 나타냈다. 전기생리학에서는 2개의 전극사이에 나타나는 반전지의 전위차를 'offset potential'라고 부르고 있다. 피검자에 접착한 2 전극간에 발생하는 offset 전위와 많은 차동증폭기에서 보이는 DC-차동 offset전위를 혼동하여서는 안 된다. 차동증폭기의 DC-차동offset 기능은 2전극간에 발생하는 전극offset전위를 소거하기 위하여 쓰인다.

생체계측에서는 전극간에 생기는 전극offset전위는 불안정하고 예측 불가능한 귀찮은 것이다. 따라서 이 전위는 가능한 한 낮게 하여야 한다.

표 2-5. 금속의 전극 전위 : 전기화학열

금속	이온기호	전극전위 Ep[V]*
알루미늄	Al^{3+}	−1.66
아연	Zn	−0.76
철	Fe^{2+}	−0.47
납	Pb^{2+}	−0.13
수소	H^{+}	0
구리	Cu^{2+}	+0.34
은	Ag^{+}	+0.80
백금	Pt^{+}	+0.86
금	Au^{+}	+1.50

* 생리계측에서는 근사적으로 반전지 전위와 같다

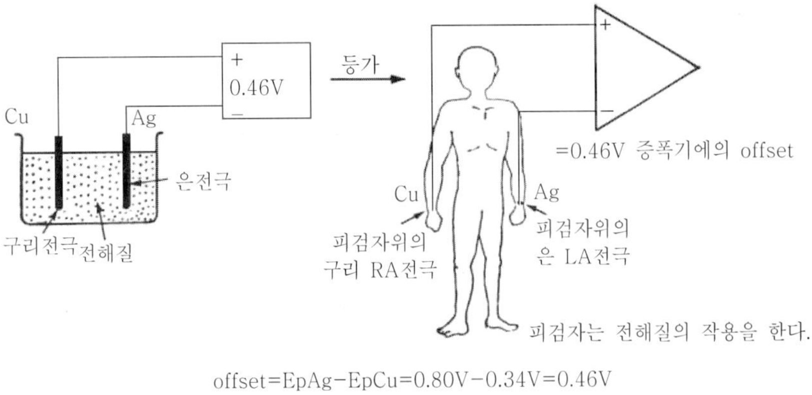

그림 2-13. 전극 offset 전위

2.3.3.3 offset 전위의 발생

전극offset전위를 감소시키는 데는 그 발생원인을 이해할 필요가 있다. 전극−전해질 경계에서는, 전극은 용액 중에 이온을 방출시키는데 전해질중의 이온은 전극과 결합하려고 하는 경향이 있다. 이 화학 반응은 다음과 같이 표시된다.

금속	→	전자	+ 금속 이온	(산화반응)
전자	+	금속 이온	→ 금속	(환원반응)

화학반응 결과, 전하의 경사가 생겨서 공간적 배열은 전극 2중층이 생기게 한다(그림 2−14−a). 금속과 전해질 경계면에 전하 이동이 없는 전극은 완전히 분극화되는데, 이렇게 된 것을 불가역전극(분극전극)이라 한다. 전하의 이동이 전혀 방해받지 않는 상태에 있는 전극은 완전히 불분극화 되는데 이런 것을 가역전극(불분극전극)이라 한다. 즉 이런 경우에는 산화와 환원작용이 양쪽 모두 같게 일어나게 된다.

실제 전극에서는 전해질과의 사이에 존재하는 전기 2중층이 그림 2−15와 같이, 고 임피던스와 병렬로 전지를 넣은 상태로 된다. 이 임피던스는 10kΩ, 전지는 10μF의 용량을 갖는 값이 된다. 전지의 전위 즉, 콘덴서의 전하는 전극의 반전지 전위로 된다.

2.3.3.4 은-염화은 전극

그림 2−14 (b)는 은에 염화은으로 얇게 표면을 덮은 은−염화은 전극이다. 염화은이 존재하기 때문에 전기 2중층의 형성이 방해되어 전극은 완전 불분극화 또는 가역전극에 가까운 것이 된다. 염화은은 Ag^{+}와 Cl^{-}을 분리하고, 이들 이온은 전극과 전해질 간을 자유로이 이동하여 전극 2중층의 형성을 방지한다. 그 결과로서, 저 임피던스(low impedance), 은과 전해질간의 저

offset전위가 실현된다. 은-염화은(Ag-AgCl)과 아연-황화아연(Zn-ZnS) 전극에는 모두 이 같은 성질이 있다.

대부분의 전극은 가용성(可溶性)의 금속염을 형성하여 유독(有毒)하므로, 피부 위에 접착하는 표면전극으로 사용하기 곤란하다. 염화은은 염소를 함유하는 용액에는 거의 녹지 않으므로 무해(無害)하다. 따라서 자유(free) 은이온은 거의 존재하지 않아 조직을 손상시키는 일은 거의 없다. 아연-황화아연 전극은 은-염화은 전극과 같이 저 offset전위이기는 하지만, 자유 아연 이온 또는 황화아연 이온이 이동하므로, 피부조직에는 매우 유해하여 사용되지 않는다.

염화은층은 은전극 표면에 침착하여 은-염화은 전극으로 변화하는데, 이것은 염화작용에 의한다. 염화나트륨 또는 생리식염수에 대하여 은전극을 + 전위로 하고 수분간 표면전류밀도 1mA/㎠로 전극에 통전하면 염화은층이 침착한다.

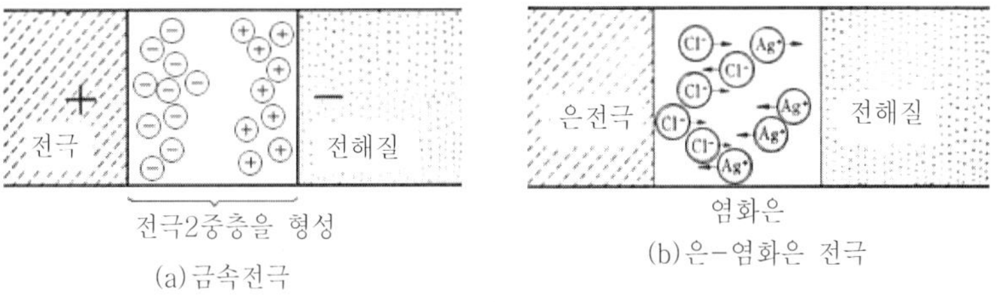

그림 2-14. 전극-전해질 경계

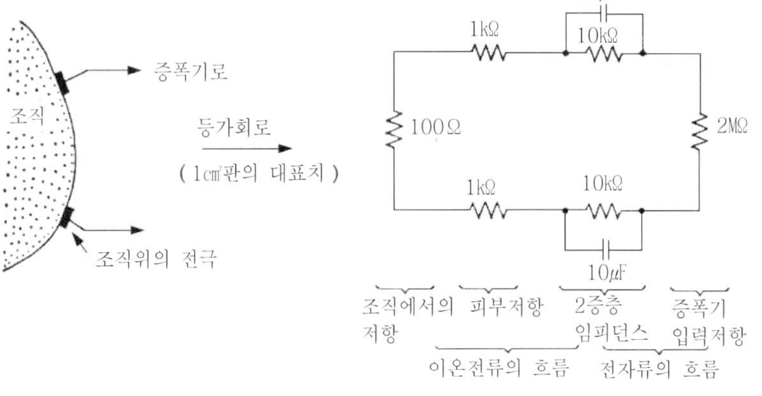

그림 2-15. 부분적으로 가역적인 전극의 등가회로

전극 2중층은 전하밀도의 경사(傾斜)이다. 이것이 흐트러지면 용량이 변화하여 전압변화를 일으키게 된다. 전극 2중층은 기계적으로 안정되게 하지 않으면 전극에서 잡음이 생긴다. 전기-전해질 경계를 기계적으로 안정되게 하면 전극의 전기적 안정이 얻어진다. 이에는 전극과 조직 간에 전해질 페이스트 또는 젤리를 개재시켜서 간접floating 전극으로 하여 사용하면 전극의 안정이 얻어진다.

2.4 생체 전기현상의 증폭과 기록

생체전기현상은 특수한 전기현상으로서 아주 미약하고, 어떤 특정 주파수로 구성되어 있으며, 잡음이 많고 불안정할 뿐만 아니라 신호원(信號源)의 임피던스가 높은 것 등이 주요한 특징이다.

이와 같은 특징을 갖는 생체 현상의 계측은 인간을 측정대상으로 하고 있기 때문에 안전성에 충분히 주의를 하면서 효과적으로 검출되어야 한다. 그러므로 측정된 신호는 적절한 증폭과 처리가 이루어져야 한다. 따라서 생체신호의 증폭을 위한 증폭기는 다음 특성을 구비하여야 한다.

2.4.1 고감도 증폭기

생체전기는 극히 미약하여 심전도에서는 약 1mV , 뇌파는 10~100μV 정도에 지나지 않는다. 이것을 기록계로 기록하기 위해서는 적어도 심전도는 1,000배, 뇌파에서는 100만 배 정도 증폭시켜야 한다. 이를 위해서는 굉장히 높은 감도의 증폭기가 필요하다.

일반적으로 증폭기의 입력전압을 E_i, 출력전압을 E_o로 할 때 E_o/E_i의 비를 전압증폭율(A)이라고 한다. 증폭기의 감도는 전압증폭율의 대수치를 20배하여 전압이득(voltage gain)으로 나타내며, 그 단위로 dB(decibel)를 사용하고 있다. 보통 심전계의 이득은 60dB, 뇌파계의 이득은 120dB 정도로 설계되어 있다.

$$20 \log (E_o / E_i) = \text{전압이득 [dB]} \tag{2.1}$$

생체용 증폭기는 이와 같이 높은 이득이 요구되므로 일반적으로 전치증폭기(preamplifier)와 주증폭기(main amplifier)로 나누어 구성된다(그림 2-16). 전치증폭기는 생체와 결합하기 때문에 입력 임피던스를 크게 하고, 생체 측에 전류가 흘러 들어가지 않게 설계되어 있다. 주증폭기가 직접 기록계를 구동(drive)하여야 할 때는 큰 전력을 출력하는 전력증폭기(power amplifier)가 필요하다.

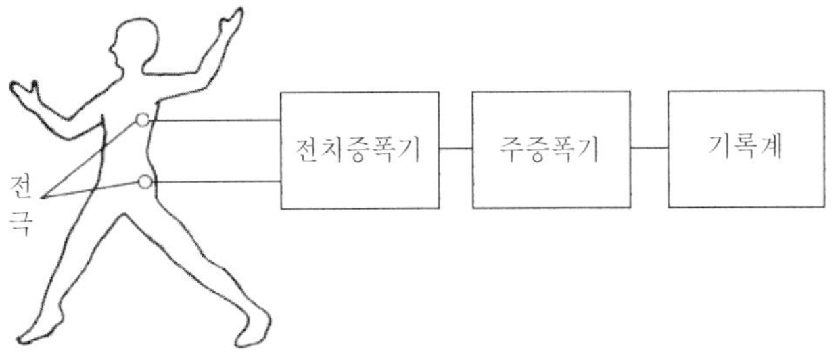

그림 2-16. 생체용 증폭 시스템의 구성

2.4.2 증폭기의 주파수 특성과 필터

2.4.2.1 생체신호의 주파수 성분

생체신호는 여러 가지의 주파수 성분으로 구성되어 있다(표 2-3). 예를 들어, 뇌파의 α파는 약 10Hz, δ파는 약 0.3Hz의 정현파로 이루어져 있으며 정상 심음의 주파수는 40~200Hz, 이상 심음에서는 1kHz까지 달하기도 한다. 박쥐가 발사하는 음파는 20kHz ~100kHz의 초음파 영역에 이른다.

푸리에(Fourier)의 해석이론에 따르면, 파동에 주기성이 있으면 그것이 아무리 복잡한 파형일지라도 여러 종류의 정현파로 근사적으로 합성할 수 있다. 그림 2-17 (a)의 심전도를 가지고 설명하면, QRS파는 150Hz, P파는 5~6Hz, T파는 1.5~2Hz의 정현파를 기본으로 한 정현파군에 의하여 합성할 수 있다. 그림 2-17 (b)는 뇌파, 심전도, 근전도 및 심음도의 구성 주파수이다.

이와 같이 심전도는 0.1~150Hz 정현파의 조합으로 구성된다. 따라서 심전도용 증폭기는 0.1~150Hz의 정현파를 과부족 없이 증폭시킬 수 있는 주파수특성을 구비하면 된다. 이 밖의 주파수 현상(0.1Hz 이하와 150Hz 이상의 현상)은 잡음으로 간주하고 증폭하지 않고 cut off한다. 그러므로 생체용 증폭기의 주파수 특성은 대상으로 하는 생체현상이 어떤 주파수 성분으로 구성되어 있는가에 따라 결정하여야 한다.

2.4.2.2 주파수 특성

증폭기의 주파수 특성은 주파수(횡축 : Hz)에 대하여 종축에 증폭도(%) 또는 gain(dB)을 나타내어 표시한다(그림 2-18-b). 증폭도의 최대치를 100%로 하면, 이것이 곡선의 평탄부에 상당한다. 이 곡선의 70.8%(-3dB)에 각각 대응하는 주파수를 저역 차단주파수(low-cut frequency, f_L) 및 고역 차단주파수(high-cut frequency, f_H)라고 하며

f_L~f_H 사이를 대역폭(band width)이라고 한다. 목적으로 하는 생체신호를 대역폭 내에서 증폭시키면 잡음이 적고 파형 왜곡이 없는 기록이 얻어진다.

2.4.2.3 필터

필터(filter)를 사용하면 증폭기의 주파수 특성을 결정할 수 있고, 불필요한 성분(잡음)을 제거시킬 수 있다. 가능하면 입력회로 가까운 장소에 필터를 삽입하여 잡음을 제거하는 것이 좋다. 그림 2-18(a)에 3종류의 필터를 나타내었다. A의 저역 차단 필터(low-cut filter 또는 high pass filter)는 f_L을 결정한다. 이 필터에 정현파 전압을 입력시키면 용량 리액턴스는 $Xc=1/\omega C$(단, $\omega=2\pi f$) 임으로 주파수가 낮을수록 출력전압은 작아진다. 이때 f_L은

$$f_L = 1/2\pi CR = 1/2\pi\tau \qquad (2.2)$$

로 나타내어진다. 따라서 회로의 C와 R을 선택하면 임의의 f_L이 얻어진다.

저항 R과 정전용량 C의 곱을 시정수(time constant)라고 하며 τ로 나타낸다. 전압을 V, 전류를 i, 전기량을 Q, 시간을 t로 하면 R=V/i , C=Q/V=it/V 에서 CR의 곱은 t가 되므로 그 단위는 'sec'가 된다. 일반적으로 의용 기기에서는 주파수 특성을 f_L 대신에 'τ'로 나타내고 있다.

예를 들어 심전계의 교정전압 입력스위치를 누르고, 1mV의 step입력을 투입하면 이 필터 때문에 출력은 지수함수적으로 감쇠한다. 그 감쇠곡선은

$$E_o = E_{max} \cdot e^{-t/\tau} \qquad (2.3)$$

로 나타난다. 그러므로 $t=\tau$일 때, 곡선은 $1/e \simeq 1/3$로 감쇠되므로 그 점을 재면 쉽게 τ가 구해진다. 이 τ를 식(2.2)에 대입하면 f_L이 구해진다(그림 2-19).

그림 2-18(a)의 B는 고역 차단 필터(high-cut filter 또는 low pass filter)이다. 이것으로 f_H가 정해진다. f_H도 식(2.2)에 의하여 계산할 수 있다. 그림 2-18(a)-C의 대역 제거 필터(band elimination filter)는 특정 주파수(예를 들어 60Hz)를 제거하는 필터이다. 교류장해 잡음(hum)만을 선택적으로 제거하는 hum 제거 필터가 이의 대표적인 것이다.

오늘날에는 집적회로를 이용한 필터가 쓰이고 있다. 이것을 능동 필터(active filter)라고 하며, 이로서 더욱 명확한 변별이 가능하여 졌다. 이에 대하여 종래의 C와 R로 만들어지는 필터를 수동 필터(passive filter)라고 한다.

저역 차단 필터를 구비한 증폭기를 CR 결합형 또는 AC 증폭기, 구비하지 않은 증폭기를 직접 결합형 또는 DC 증폭기라고 한다. AC 증폭기를 사용하면 분극 등에 의하여 생기는 불필요한 직류성분이나 드리프트(drift)라고 불리는 저주파 잡음을 제거할 수 있고

안정된 기록을 얻을 수 있다. 그러나 정지전위(靜止電位)나 안구상재전위(眼球常在電位)와 같은 직류현상, 또는 ERG의 c파와 같은 극히 완만한 현상은 DC 증폭기를 사용하여야만 증폭시킬 수 있다. 그러므로 필요에 따라서 AC나 DC 증폭기 중에서 하나를 잘 선택하여 사용하여야 한다.

그리고 특히 AC 증폭기를 사용할 때에는 대상으로 하는 생체현상의 주파수 특성을 고려하여 f_L과 f_H를 선택해서 적절한 대역폭 중에서 증폭하도록 하여야 한다. 이렇게 하여야만 잡음(noise)이나 파형 왜곡이 적은 기록이 얻어진다.

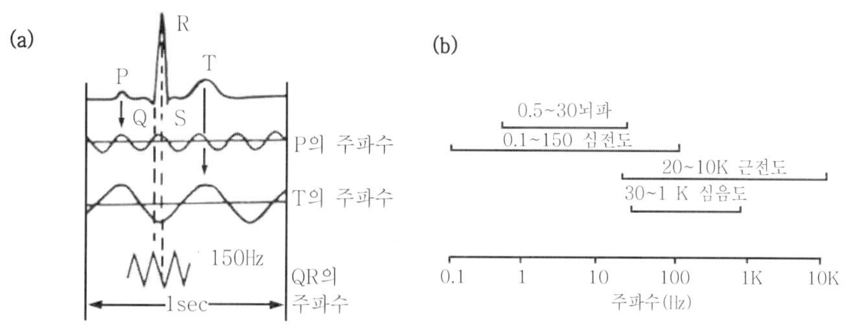

그림 2-17. (a) 심전도 파형의 주파수 분석과 (b) 뇌파, 심전도, 근전도, 심음도의 주파수 특성

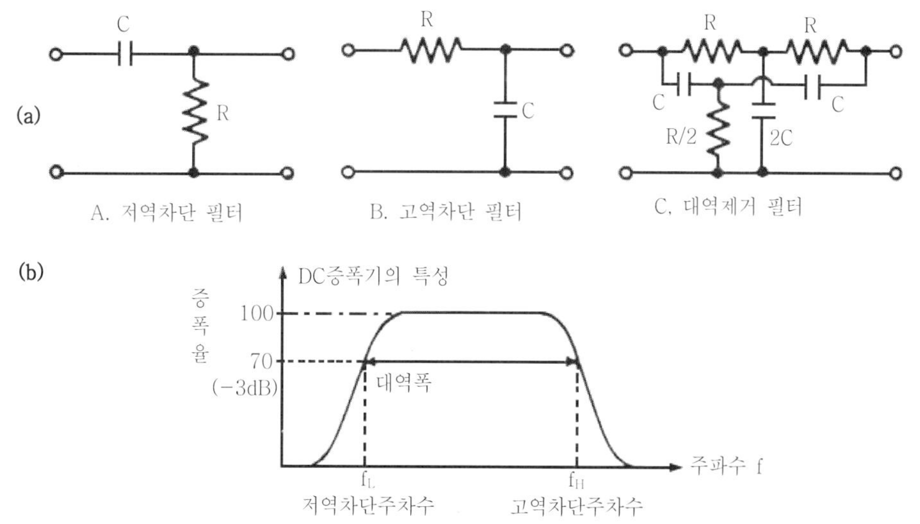

그림 2-18. 증폭기의 주파수 특성과 필터

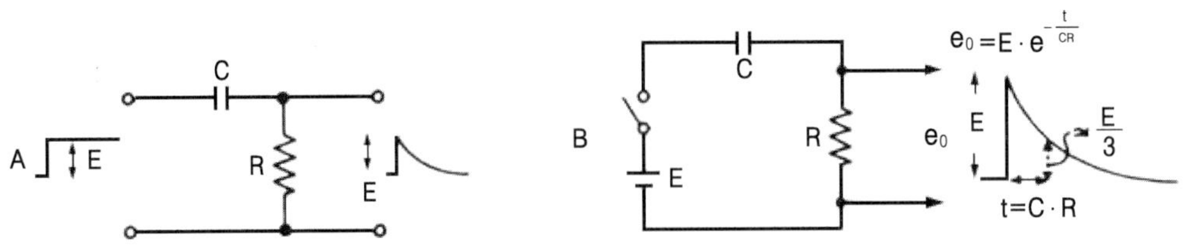

그림 2-19. 시정수 τ의 측정법

2.4.3 차동 증폭기

생체신호는 잡음이 많다. 잡음을 제거하여 신호의 S/N비(signal to noise ratio)를 향상시키기 위하여 고안된 것이 차동증폭기(differential amplifier)로, 그 동작은 '입력전압의 차'를 증폭하는 것이다. 이 증폭기에는 +, −의 입력단자 이외에 중성단자가 구비되어 있다. 그림2−20(a)의 +, − 단자에 각각 같은 진폭의 동위상(in phase) 입력을 주면 양자의 차를 증폭하게 되므로 출력은 0이 된다. 이에 대해 역위상(out of phase) 입력 신호가 주어지면 출력은 더해지므로 증폭도 α에 상응하는 출력이 나타난다.

차동증폭기에는 이와 같은 신호차에 대해서만 동작하는 것이 대단히 중요하다. 입력전압을 V_A, V_B라 할 때, $(V_A+V_B)/2$를 동위상 입력, $(V_A-V_B)/2$를 역위상 입력이라고 한다. 동위상 입력, 역위상 입력에 대한 증폭기 이득을 각각 G_1, G_2라 할 때,

$$R = G_2/G_1 \tag{2.4}$$

를 판별비(또는 common mode rejection ratio, CMRR라고도 함)라고 하며, 보통 dB로 나타낸다. 따라서

$$DF[dB] = -20\log\frac{\text{어떤 출력전압을 갖게 하는 동위상 입력}}{\text{같은 출력전압을 갖게하는 역위상 입력}} \tag{2.5}$$

로 된다. 판별비(discrimination factor, DF)는 차동증폭기의 동위상 입력신호 억제능력을 나타내는 지표로서 쓰인다. 즉 차동증폭기의 중요한 성능지표인 것이다.

이와 같이 차동증폭기는 '동위상 입력신호를 억제하고 역위상 입력신호를 증폭하는 증폭기'이다. 일반적으로 교류장해(hum)나 드리프트(drift) 등은 동위상 입력이고 생체신호는 역위상 입력이므로 이것들을 차동증폭기에 동시에 입력하면 잡음만이 억제되어 제거되므로 S/N 비가 개선된다. 생체용 증폭기에서는 반드시 차동증폭기가 쓰이고 DF는 적어

도 60dB 이상이 필요하다. 오늘날 시판되고 있는 장치는 대부분이 DF가 100dB 이상의 것이다.

2.4.4 고입력 임피던스 증폭기

생체의 체표로부터 전기현상을 유도하기 위해서는 피부에 전극을 부착하여야 한다. 피부는 높은 전기저항을 갖고 있고 정전용량(electrostatic capacity)성분도 있다. 따라서 증폭기의 입력회로에는 생체 기전력과 직렬로 피부임피던스(피부와 전극의 합성임피던스)가 삽입되는 것이 되므로 신호원에 이어지는 임피던스 Z_S는 대단히 커진다.

이 신호원 임피던스 Z_s는 증폭기의 입력 임피던스 Z_{in}과 직렬로 결합하므로(그림 2-21(c)), 생체기전력을 E로 하면 증폭기에의 입력전압 E_{in}은

$$E_{in} = E \cdot Z_{in}/(Z_{in}+Z_s) \qquad (2.6)$$

가 된다. 따라서 $Z_{in} \gg Z_s$ 일 때만 충분히 큰 E_{in}이 얻어지게 된다. 그러므로 증폭기의 입력 임피던스를 높게 하지 않으면 충분한 입력전압 E_{in}을 얻을 수 없다.

생체용에서 고입력 임피던스 증폭기가 필요한 것은 이와 같은 이유 때문이다. 즉 심전계에서는 $10^6\Omega$, 뇌파계에서는 $10^7\Omega$ 정도의 입력임피던스가 요구된다. 또 미소전극용의 전치증폭기에서는 전극저항이 $10^8\Omega$ 정도이므로 적어도 $10^{11}\Omega$ 이상의 입력임피던스가 필요하다. 입력임피던스는 입력전압 E_{in}에 대한 입력전류 i_{in}의 비이므로, 입력임피던스를 높이는 데는 입력전류 i_{in}을 가능한 한 작게 할 필요가 있다.

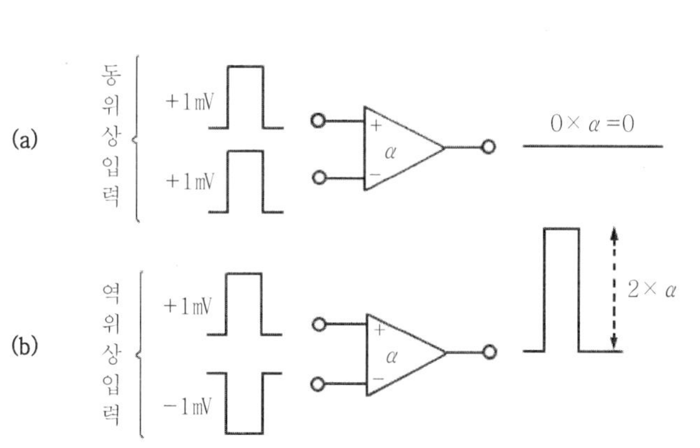

그림 2-20. 차동증폭기의 동작원리

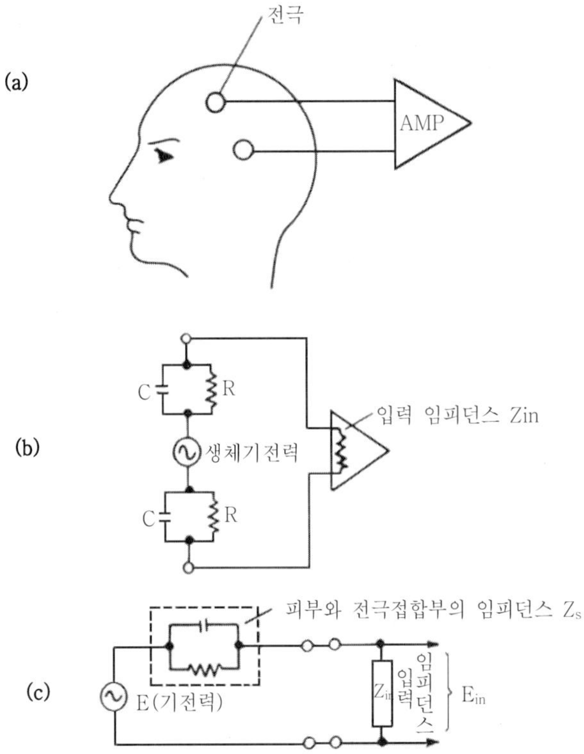

그림 2-21. 생체에 전극을 장착하였을 때, 증폭기 입력부에 결합하는 임피던스(b)와 등가회로 (c)

높은 출력임피던스 회로를 갖는 장치에 낮은 입력임피던스 회로를 결합하려는 경우에는 임피던스의 균형이 잡히지 않는다. 이것을 결합시키는 데는 증폭기의 입력부에 높은 입력 임피던스를 갖는 증폭기를 삽입하여야 한다. 이와 같은 특수한 증폭기를 완충증폭기(buffer amplifier)라고 한다.

임상용 증폭기에서는 입력회로를 흐르는 누설전류는 안전대책상 될 수 있는 한 작게 하여야 한다. 특히 세포내 미소전극용 증폭기의 입력 누설전류는 적어도 10^{-12}A 이하로 하지 않으면 세포에 자극을 주어 버린다. 오늘날은 FET를 사용하여 10^{-15}~10^{-16}A 정도로 적합하게 하는 것도 용이해졌다.

2.5 생체용 기록기

생체용 기록기(recorder) 중에서 가장 간단한 것은 전류 등을 직접 지침으로 지시하는 계기(indicating meter)인 가동코일형 전류계(moving coil type ampere meter)가 있다. 이것은 자계 중에 코일을 넣고 여기에 전류가 흐를 때 생기는 토크(torque)로 계기의 지침을 움직이게 하는 것이다. pH나 체온 등은 이것으로 측정된다. 요즈음은 거의 A/D 변환으로 디지털로 표시되며, 특히 Na 나 K 등의 전해질 또는 pO_2, pCO_2 측정에 쓰이는 기록계는 대부분 디지털 방식이 채용되고 있다. 그리고 기록의 보존을 위한 기록계로는 펜 라이터(pen writer)와 오실로스코프(oscilloscope) 등이 있다.

생체현상은 여러 가지의 주파수 특성이 있으므로, 각 주파수 특성에 적합한 기록기를 선정하여 사용하여야 한다. 일반적으로 기록기의 주파수 하한은 0Hz(DC)이므로, 목적으로 하는 생체현상의 주파수를 충분히 포함시킬 수 있는 주파수 상한을 고려하여 기록기를 선정하는 일이 중요하다. 생체현상의 주파수가 기록기의 주파수 상한을 넘으면 파형 왜곡이 일어난다. 표 2-6에 기록기의 종류와 주파수특성 및 용도를 나타내었다.

2.5.1 계측용 브라운관 오실로스코프

브라운관 오실로스코프(braun tube oscilloscope)는 음극선관(cathode ray tube, CRT) 오실로스코프라고도 불리며 음극선 즉, 전자빔(electron beam)을 이용한 기록기이다. 그러므로 마찰이나 관성이 작고 응답이 빨라 빠른 현상을 추적할 수 있다. 기록기 중에서 넓은 주파수 대역을 갖고 있으며 DC~약 100MHz 정도의 현상을 관찰할 수 있다.

그림 2-22는 계측용 CRT의 한 예이며, 그림 2-23은 동작원리를 설명하기 위한 간단한 구조도이다. 브라운관, 고압전원부, 수평축(시간축)회로, 수직축 회로로 이루어진다.

표 2-6. 각종 기록기의 주파수 특성

기록기의 종류	주파수 특성	용 도
미터(가동 코일)식 기록기	DC~1Hz 이하	체온, pH, pO_2계 등
자동평형식 기록기	DC~수Hz	체온, 혈압, 맥박수계
잉크펜식 기록기	DC~약 30Hz	뇌파계
열펜식 기록기	DC~약 80Hz	심전계
전자 오실로그래프	DC~약 800Hz	심음계
제트분사식 오실로그래프	DC~약 800Hz	심음계
브라운관 오실로스코프	DC~약 100MHz	생리학연구, 장시간연속감시
데이터 레코더	DC~800Hz	데이터의 기록

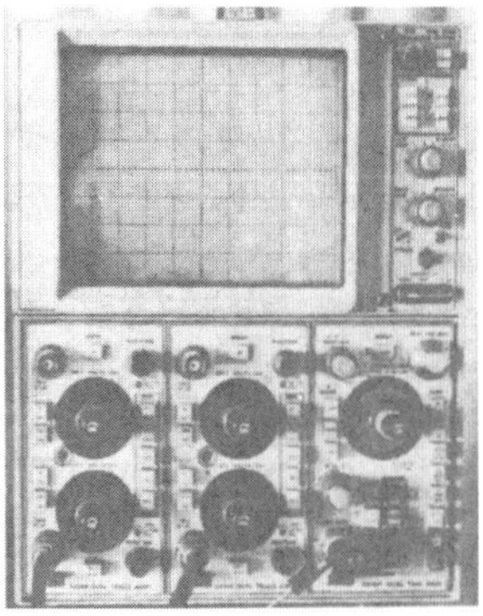

그림 2-22. 계측용 브라운관 오실로스코프(storage type oscilloscope)

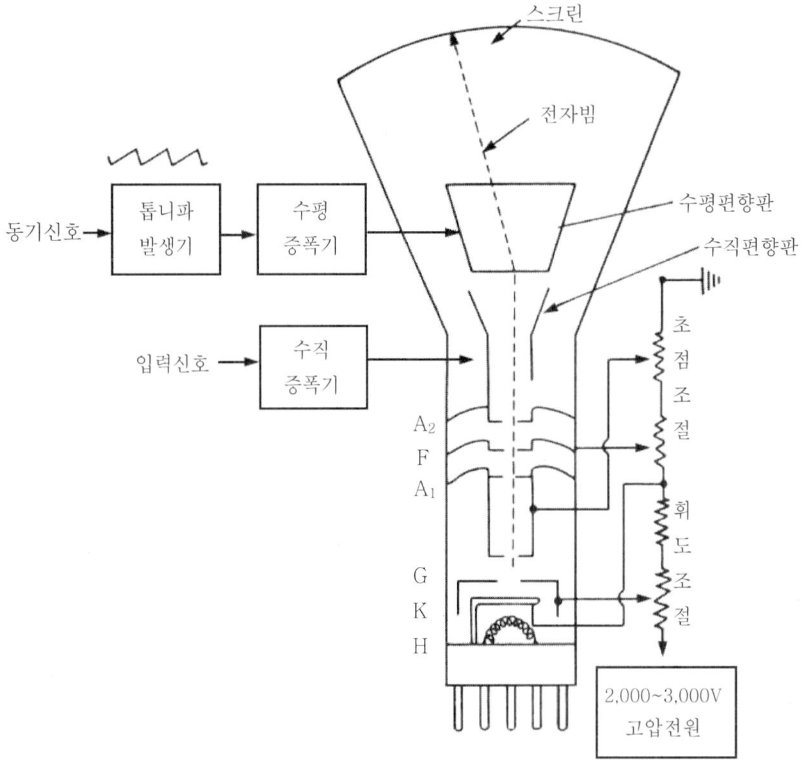

그림 2-23. 브라운관의 구조

2.5.1.1 브라운관

브라운관은 진공관의 일종으로 음극(cathode)을 가열하여 열전자를 발생시킨다. 관의 내부에는 전자총(electronic gun), 그리드(grid) 및 편향판(deflecting plate)이 설치되어 있다.

브라운관 스크린 내면에는 형광물질이 도포 되어 있어 전자선이 충돌하면 형광을 발하여 광점(휘점, spot)이 나타난다. 잔광시간이 비교적 긴 형광물질을 도포한 것은 심전도의 장시간 감시(monitor)와 심장 카테터 검사(cardiac catheterization) 등에 일상적으로 쓰이고 있다.

① 전자총

전자총은 캐소드(cathode-K)와 히터(heater-H), 제1·제2 애노드(anode-A_1·A_2) 및 초점조절전극(focus-F)으로 구성되어 있다. 캐소드와 애노드 사이에 2,000~3,000V의 직류전압을 가하면 열전자는 가속과 집속되어 가느다란 직선상의 전자빔(narrow electron beam)으로 된다.

초점조절전극(F)과 A_2(astigmatism 전극)에 주어지는 전력을 적당히 조절하면 빔은 집속되어 스크린 상에 결상되어 작은 광점으로 된다. 그러므로 이들 전극을 전자렌즈(electronic lens)라고도 한다.

② 그리드

애노드와 캐소드의 중간에 있는 그리드는 전자빔의 세기를 조절하는 것으로 이것으로 휘점의 휘도를 조절할 수 있다(brightness control). 그리드에 신호를 보내어 휘도 조절을 하는 것을 휘도 변조(brightness modulation) 또는 Z축 변조라고 한다.

③ 편향판

편향판은 2쌍으로 한 쌍은 좌우(수평편향판)에, 다른 한 쌍은 상하(수직편향판)에 각각 설치되어 있다. 수평편향판 사이에 톱니파(sawtooth wave)전압을 인가하면 휘점을 스크린의 왼쪽에서 오른쪽으로 이동시킬 수 있다. 이것을 소인(sweep)한다고 한다. 소인속도는 톱니파의 상승시간에, 소인주기는 톱니파의 주기에 의하여 조절된다. 그리고 수직편향판에는 증폭기의 출력이 인가된다. 이에 의해 스크린 상의 횡축을 시간축으로 해서 종축에 생체현상을 나타낼 수 있다.

이와 같이 전압에 의한 편향방식을 정전 편향방식(electrostatic deflection)이라 한다. 이에 대하여 TV 브라운관은 자장에 의한 전자 편향방식(electromagnetic deflection)을 채용하고 있다.

2.5.1.2 고압 전원부

전자를 가속하는 데는 통상 2,000~3,000V의 직류전압을 안정적으로 애노드와 캐소드

사이에 가하여야 한다. 그리고 초점이나 휘도 조절에도 전압이 필요하므로 이것을 공급하는 것이 고압전원부이다.

2.5.1.3 시간축(수평축 또는 X축)회로와 동기회로

전자 빔을 수평방향으로 소인하기 위해서는 톱니파를 수평편향판에 투여하여야 한다. 톱니파를 발생시키는 것이 이 회로이다. 시간축 발생회로는 일반 관측용은 사이러트론(thyratron)에 의한 사이러트론 소인 발진기(thyratron sweep generator)의 톱니파 발생회로가 쓰인다.

그리고 입력신호가 브라운관의 수직 축에 가해지는 동시에 트리거 회로에 가해져서 트리거 펄스(trigger pulse)를 발생하여 톱니파 발생회로의 시동을 제어하는 트리거 소인(trigger sweep)방식도 있다. 이 때문에 시간축은 항상 피측정 파형과 동기(synchronizing)한다. 이것을 싱크로스코프(synchroscope)라고도 부르고 순간적인 현상이나 불규칙한 주기의 파형, 과도현상의 측정이 용이하다.

스크린 상에서 휘점(spot)이 왼쪽에서 오른쪽으로 소인하고 오른쪽으로 도달한 직후에 다시 오른쪽에서 왼쪽으로 역으로 되돌리는 것을 귀선(fly back line)이라 한다. 이것은 화면을 나쁘게 하여 기록을 읽기 어렵게 하므로 귀선기간동안 그리드에 마이너스 전압을 주어 일시적으로 휘점을 소거해 버린다. 이것을 귀선소거법(blanking)이라고 한다.

2.5.1.4 수직축(Y축)회로

수직 축에 목적으로 하는 신호를 주기 위한 증폭기가 Y축 증폭기이다.

2.5.1.5 2현상 오실로스코프

두개의 현상을 동시에 기록하고자 하거나 시간신호를 동시에 표시하는 데는 2현상 브라운관 오실로스코프(dual beam oscilloscope)가 필요하다. 전자총을 2개 구비한 two-gun oscilloscope는 이를 위한 것이다. 또 한 개의 빔을 전자 스위치로 100~200kHz의 방형파로 분할(chopping)하여 두개의 빔으로 만들면 전자총이 하나일지라도 2현상을 동시에 관찰할 수 있다. 그러므로 전자총이 2개이면 4현상을 동시에 기록할 수 있다.

2.5.1.6 저장형 오실로스코프

생체현상의 신호 파형 특징은 일반적으로 경과가 늦고, 완전한 반복 파형은 없으며 항상 동요하고 있다는 것이다. 따라서 CRT로 신호 파형을 동기 시켜서 정지 상을 얻는 것이 곤란하다. 그러므로 화면에 나타난 파형을 잔상(visual persistence)시킬 수 있는 브라운관 오실로스코프인 저장형 오실로스코프(storage type oscilloscope)가 사용된다. 이는 파형관측뿐 아니라 사진을 찍는데도 매우 편리하다. 또한 스크린면의 잔상에 수반하는 일종의 적분효과에 의하여 S/N비가 개선되는 이점도 있다.

저장형 오실로스코프는 직접형(direct reading)과 간접형(indirect reading)이 있다. direct reading storage oscilloscope는 CRT 스크린 면에 축적막(target)이 있는 것으로 반짝거림이 없고 수분~수시간의 안정된 축적이 얻어진다. indirect reading storage oscilloscope는 CRT의 스크린에 파형을 축적하는 것이 아니라 오실로스코프 내에 설치한 타게트에 기록 파형을 일단 축적해서 전기신호로 끄집어내는 것이다. 이것에 의해 500MHz~2GHz 정도의 초고속현상도 저장·기록이 가능해졌다.

2.5.2 펜 라이터 오실로그래프

가동코일에 펜을 부착하여 기록지 위에 파형을 기록하는 것이 펜 갈바노미터(pen galvanometer) 또는 펜 라이터(pen writer)이다. 펜의 종류에 따라 잉크 펜, 열 펜, 침 펜(플라스틱 방식이라고도 한다), 잉크 제트(ink jet) 식 등으로 나눌 수 있다.

제트 식은 가동코일에 잉크를 분사하는 노즐(nozzle)을 부착시킨 것이다. 제트 식을 제외하고 이들 펜 라이터 오실로그래프의 주파수 상한은 기껏 100Hz 이하이다. 열 펜 식은 심전계에, 잉크 펜 식은 뇌파계나 안진계 등에 쓰이고 있다. 또 연구용의 폴리그래프(polygraph)도 잉크나 열 펜 방식이 채용되고 있다.

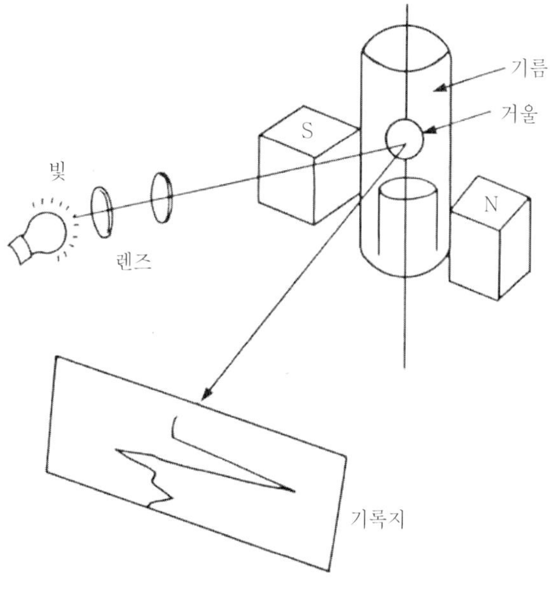

그림 2-24. 전자 오실로그래프의 구조

잉크 펜 오실로그래프는 뇌파계나 폴리그래프(8~12channel)에 사용된다. 이의 주파수 상한은 60Hz 정도이고 기록지 이동속도도 100mm/sec가 한도이다. 따라서 빠른 현상의 기록에는 부적합하지만 잉크 및 기록지의 가격이 저렴하므로 장기간 기록에는 유용하다.

열 펜 식 오실로그래프의 원리는 수백℃로 가열한 펜(stylus)으로 감열지의 수지를 용해해서 곡선을 그리는 것이다. 그러므로 잉크가 필요 없고 주파수 상한은 약 100Hz 정도까지 신장된다. 펜의 기계적 강도가 우수하므로 이동식(portable) 기록계로서 적합하다.

잉크 제트 오실로그래프는 가동코일에 가는 노즐을 부착하여 기록지 위에 잉크를 분사시켜서 기록 파형을 그리는 것이다. 종이와 펜과의 마찰이 없으므로 주파수 상한은 약 800Hz 정도이다.

초기의 펜 라이터의 가장 큰 단점은 펜이 원운동을 하기 때문에 생기는 원호 왜곡이었다. 다시 말해서 펜의 연결부분을 축으로 하여 회전되므로 그려지는 곡선은 수직선을 그려야 할 때에도 둥근 활모양을 그리는 왜곡이 형성된다. 그림 2-26과 같은 기구들이 고안되어 펜의 회전운동을 기계적으로 직선운동으로 변동시킬 수 있게 되었다.

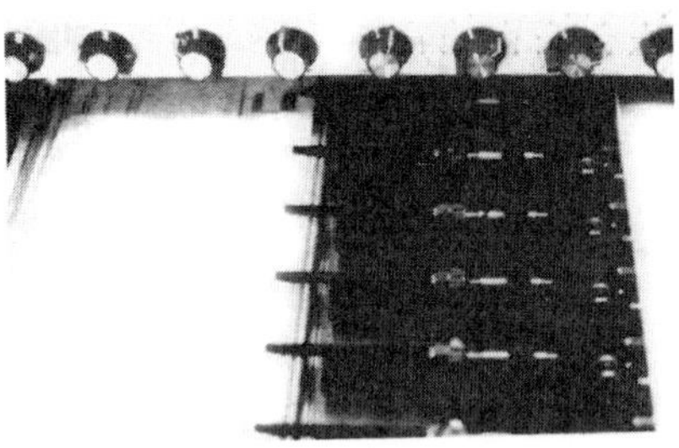

그림 2-25. 열 펜 방식의 폴리그래프

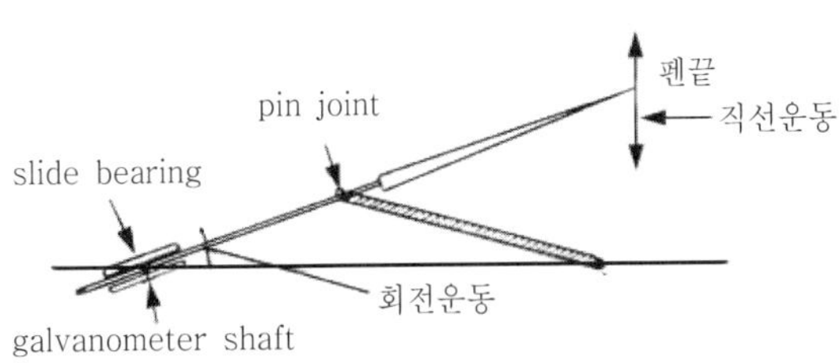

그림 2-26. 회전운동을 직선운동으로 전환시키는 기구(스콧 러셀기구)

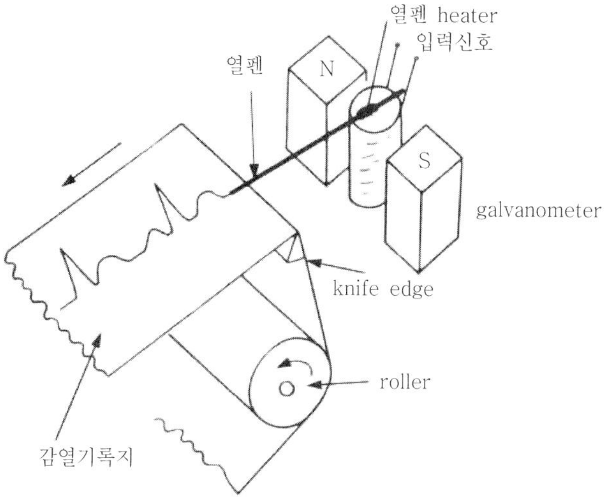

그림 2-27. 열 펜 식 기록계의 구조

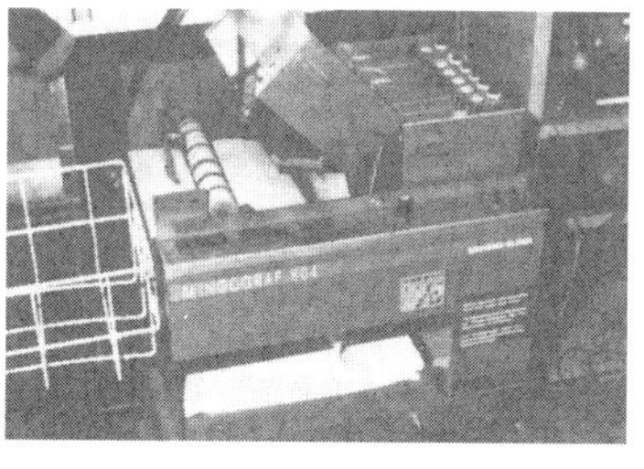

그림 2-28. 제트 분사식 기록계

2.6 디지털 처리와 표시

2.6.1 디지털 처리

모든 생체신호는 아날로그 변수이다. 이 아날로그 정보를 디지털 정보로 처리하기 위해서는 연속적인 값을 가지는 아날로그 신호를 [1]과 [0] 두 개의 값만을 가지는 디지털 신호로 변환할 필요가 있다. 이렇게 아날로그 신호를 디지털로 변화하는 조작을 A/D변환(analog-to-digital conversion), 디지털 신호를 원래의 아날로그 신호로 되돌리는 조작을 D/A변환(digital-to-analog conversion)이라고 한다.

A/D변환은 우선 아날로그 신호를 일정시간 간격으로 나누고, 그 시점에서 신호의 순간값을 취한다. 이를 표본화(sampling)라고 한다. 이 표본화의 횟수(sampling frequency : 1초간에 몇 개의 순간값을 갖는가)를 아날로그 신호의 최고주파수의 2배 이상으로 하면 원래의 신호로 재생할 수 있다는 것이 '표본화의 정리'(Shannon-Nyquist 법칙)로 이론적으로 정립되어 있다.

이렇게 아날로그 신호는 표본화에 의해 이산신호로 디지털화(digitized, 이산화)된다. 표본화에서 아날로그신호의 진폭은 등거리간격(equidistant interval)으로 측정되고 이산화 값, 즉 이진수로 전환된다. 이를 양자화(quantization) 또는 수량화(quantification)라고 하며, 이에 대응하는 디지털 신호가 정해진다(부호화). 양자화의 정도(degree of quantization)는 신호로부터 계산되는 척도의 요구된 정확성에 의해 결정된다. 생체신호를 표본화할 때는 표본화의 빈도와 정확한 양자화가 중요하다. 전자는 초당 표본수로 나타내고, 후자는 비트 수로 나타낸다.

이렇게 생체의 여러 아날로그 신호도 디지털로 표시할 수 있다. 아날로그 신호를 디지털 신호로의 변환에는 AD변환기(converter, ADC)가 이용된다. 증폭된 아날로그신호를 디지털신호처리기를 통하여 디지털신호로 전환시켜 신호를 얻은 다음, 컴퓨터와 인터페이스를 통해서 디지털 필터링 등의 다양한 신호처리를 하게 된다. 얻어진 디지털신호는 다시 아날로그신호로 전환하여 모니터상이나 프린터로 출력할 수 있고, 종이가 아닌 하드드라이버, CD 등에 많은 데이터를 간편하게 저장 인출할 수 있다.

표 2-7. 생체신호의 대역폭, 진폭범위, 양자화

신호 signal	대역폭 bandwidth(Hz)	진폭범위 amplitude range	양자화 quantization(bits)
뇌전도	0.2~50	600㎶	4~6
안전도	0.2~15	100㎷	4~6
심전도	0.15~150	100㎷	10~12
근전도	20~8,000	10㎷	4~8
혈압	0~60	400mmHg	8~10
호흡곡선	0~40	10ℓ	8~10
심음도	5~2,000	80dB	8~10

2.6.2 디지털 표시

디지털 표시에는 LED, LCD 등이 이용되고 있다.

2.6.2.1 LED

반도체에 전압을 가할 때 생기는 발광현상은 1923년 탄화규소 결정의 발광 관측에서부터 비롯되었다. 이러한 현상을 전기 루미네센스라고 한다. LED(light emitting diode, 발광다이오드)에 적합한 재료로는 발광파장이 가시 또는 근적외선 영역에 존재하며 발광효율이 높고 p-n 접합의 제작이 가능한 것 등의 조건을 만족시켜야 한다. 주로 GaAs, GaP, GaAsP, InP, InGaP 등 3B 및 5B족인 2원소 또는 3원소 화합물 반도체가 사용되고 있다.

LED는 사용되는 반도체 재료에 따라 각각 단색광에 가까운 발광 스펙트럼 분포를 나타낸다(그림 2-29). 이러한 LED의 단색광 성질을 가지고 혈액중의 산소가 670nm 부근에 하나의 흡수대를 가지는 것을 이용하여 혈액 중의 산소농도를 아는 방법으로 사용되기도 한다.

LED는 종래의 광원에 비해 소형이고, 수명은 길며, 전기에어지가 빛에너지로 직접 변환하기 때문에 전력이 적게 들고 효율이 좋다. 그리고 고속응답이므로 계기류의 표시소자, 광통신용 광원 등 각종 전자기기의 표시용 램프, 숫자표시장치나 계산기의 카드판독기 등에 쓰이고 있다(그림 2-30).

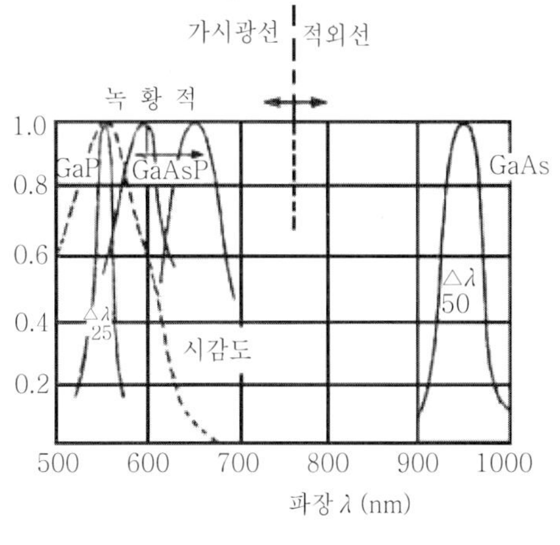

그림 2-29. 발광소자의 발광 스펙트럼

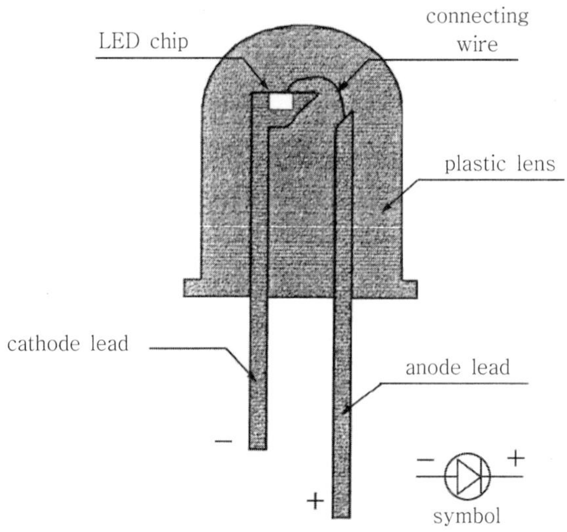

그림 2-30. LED

2.6.2.2 FND

FND(multisegmented LED displays)는 숫자나 간단한 기호 표현에 많이 애용되는 것으로, 7 세그먼트라고 많이들 부르는 것이다. 종류는 많은데 7 세그먼트는 common 점이 어디에 있느냐에 따라서 common anode와 common cathod로 분류된다. 또한 14 segment, 3×5 array, 5×7 array, 10−bar graph 등이 있다.

7 세그먼트는 74LS47을 사용하여 제어하면 아주 간편하다. FND의 제어는 CPU의 포트가 여유가 있을 경우에는 직접 8bit를 연결하여 제어하기도 한다. 그러나 전용 IC인 74LS47을 이용하여 제어함이 더욱 안정한 제어를 꾀할 수 있으며, 회로도 간단해진다.

2.6.2.3 LCD

고체와 액체의 중간상태를 가지는 것으로, 액체이면서 광학적으로는 결정과 같은 성질을 나타내는 물질을 액정(liquid crystal)이라고 한다. 이러한 물질은 빛의 투명도, 색조 등의 성질이 가해지는 전계, 자계, 온도 등의 조건에 의해 변화한다.

이처럼 액정은 액체의 유동성과 고체의 결정과 같은 규칙적인 분자 배열을 동시에 갖는다. 또한 광학적 이방성을 가지면서 전압이 가해지면 전계의 방향에 따라 액정의 분자 배열이 바뀌는 특성을 가지고 있다. 이러한 액정의 성질을 이용하여 도형, 문자, 그림을 표시하는 장치를 LCD(liquid crystal display)라 한다. LCD는 DSTN과 TFT 방식이 있다.

① STN LCD

STN(super twisted nematic) LCD는 액정 분자가 빛을 적절하게 반사할 수 있도록 꼬이면서(twisted) 스크린에 문자 및 그림을 표현한다. 흑백 gray scale 방식으로 명암을 표현한다. 전체적으로 선명도가 낮고 어두우며 측면 사각에서는 잘 보이지 않지만, 빛의 간섭에 의한 색 번짐은 없다.

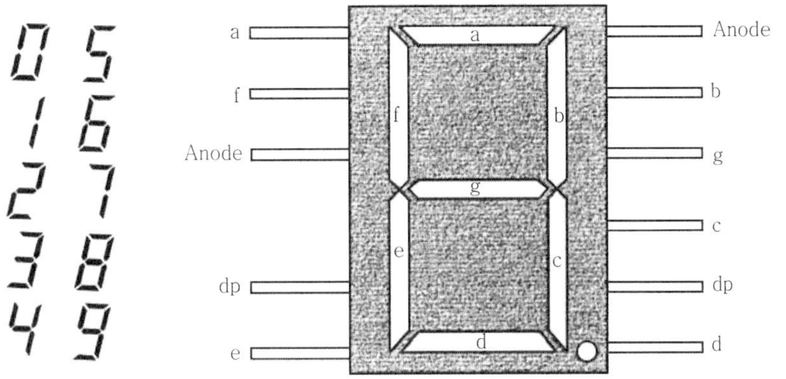

그림 2-31. 7 segment의 구조

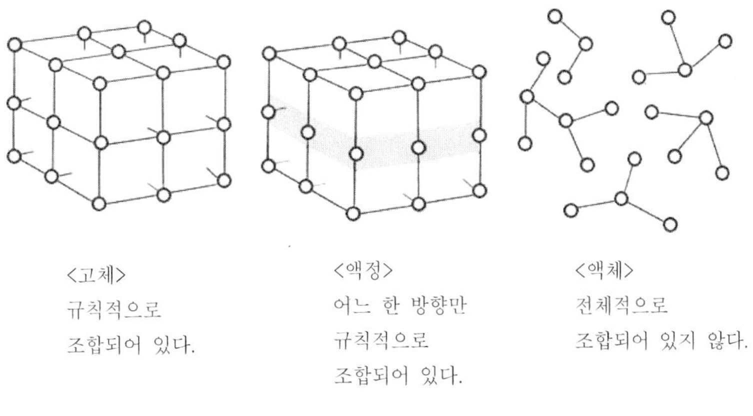

그림 2-32. 액정

② DSTN LCD

DSTN(double-STN) 방식은 STN 셀을 두 장 중첩한 구조이다. 대형 흑백 액정을 실현하기 위해 액정의 착색을 보장하는 방법으로 하나의 STN 액정과 다른 하나의 STN 액정을 색보정용으로 포개어 놓은 것이다.

DSTN은 가격이나 전력소비 면에서 TFT에 비해 유리하고, 사용자가 명암이나 밝기 조절을 할 수 있어 자신이 원하는 대로 환경설정이 가능한 장점이 있다. 그러나 각도에 따라서 화면이 잘 보이지 않고, 잔상이 남으며 선명함이 떨어지는 단점이 있다.

③ TFT LCD

TFT(thin film transister) LCD는 현재 스크린의 주류를 이루는 액정이다. 능동 매트릭스(active matrix) 방식을 채용하여 각 화소마다 적색, 녹색, 청색 신호를 처리할 수 있는 3개의 트랜지스터를 사용한다. 박막 트랜지스터(TFT) 방식은 기판에 실리콘을 박막으로 형성시켜 트랜지스터를 이루는 기술이다.

TFT LCD방식은 스위칭 소자인 TFT와 화소전극이 배열되어 있는 하판, 색상을 나타내기 위한 컬러 필터 및 공통 전극으로 구성된 상판, 상하판 전극 사이에 있는 액정으로 인해 형성되는 충전기(capacitor) 및 보조충전기, TFT의 on/off를 관장하는 게이트 전극과 영상신호 전극으로 구성되어 있다. 두 유리 기판의 양쪽 면에는 가시광선을 선편광하여 주는 편광판이 각각 부착되어 있다.

외부의 주변회로에 의해 화소를 이루고 있는 TFT의 게이트에 전압을 인가하여 트랜지스터를 turn-on 상태로 하여 액정에 영상전압을 입력될 수 있는 상태가 되도록 한 후 영상전압을 인가하여 액정에 영상정보를 저장한다. 이어 트랜지스터를 turn-off하여 액정 충전기 및 보조 충전기에 저장된 전하가 보존되도록 하여 일정한 시간 동안 영상 이미지를 표시하도록 한다.

TFT 방식의 LCD는 CRT 모니터의 화질에 뒤지지 않는 고화질과 잔상도 거의 없고 화면이 빠르게 반응하는 장점이 있어, 액정의 종류 중에서 가장 성능이 우수하다. 하지만 대형화가 어렵고 원가가 높다는 단점이 있다.

④ LCD의 동작원리

TN(twisted nematic) LCD의 동작원리를 살펴본다. 전원 OFF상태에서는 편광판을 통과한 빛이 액정의 분자 배열을 따라 꼬여지면서 교차된 다른 편광판을 통과하게 된다. 즉 전압을 가하지 않은 상태에서는 빛이 통과한다.

전원 ON상태에서는 전계의 방향을 다라 액정분자가 일어서면서 편광판을 통과한 빛을 그대로 교차된 편광판에 전달시킴으로써 빛은 편광판에 의해 차단된다. 다라서 전압을 선택적으로 인가함으로써 상·하판의 전극 모양에 따라 원하는 도형 또는 문자를 표시할 수 있게 된다.

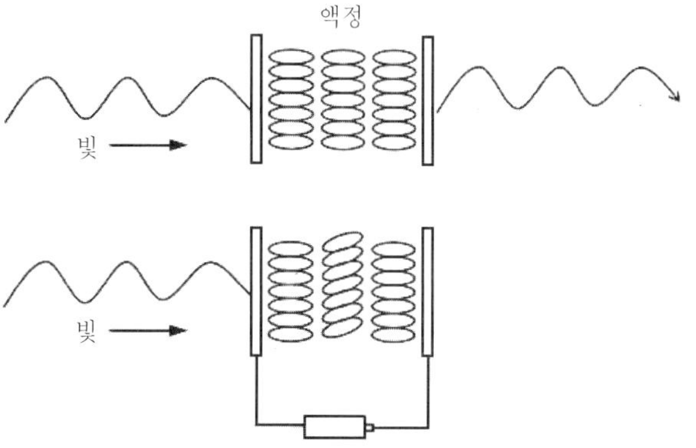

그림 2-33. 액정소자의 동작원리

2.7 생체전기측정용 임상 기기

생체현상을 측정기록하기 위해서는 각 현상마다 이에 적합한 장치가 구성되어야 효과적이다. 생체전기의 측정에 대한 이해를 돕기 위해, 실제 임상에서 이용되고 있는 심전계, 뇌파계, 근전계에 대해서 살펴보기로 한다.

2.7.1 심전계

2.7.1.1 심전도

정상 심전도는 매 심박마다 그림 2-34와 같은 기본 파형을 나타낸다. 각각의 파는 Einthoven이 제창한 명칭으로 불리고 있다.

· P파 (P wave) : 처음으로 나타나는 작은 파로서 심방(atrium)의 흥분을 나타낸다.
· PR간격 : 심방에서 심실에까지 흥분이 전달되는데 걸리는 시간(방실 흥분전도 시간)
· QRS군 (QRS complex) : 상하방향의 날카로운 파로서 심실의 흥분에 의하여 나타난다.
· ST : QRS의 끝에서 T파가 시작되는 점까지의 부분으로 심실 흥분의 극기에 해당한다.
· T파 (T wave) : 심실흥분의 회복과정에 의하여 기록된다. T파는 QRS군의 뒤에 완만한 파로서 기록된다.
· QT간격 : Q파의 처음부터 T파의 끝까지의 시간으로 전기적 심실수축시간을 의미한다.
· U파 (U wave) : T파 바로 뒤에 보이는 가장 작은 파이다. 나타나는 기전은 잘 모른다.

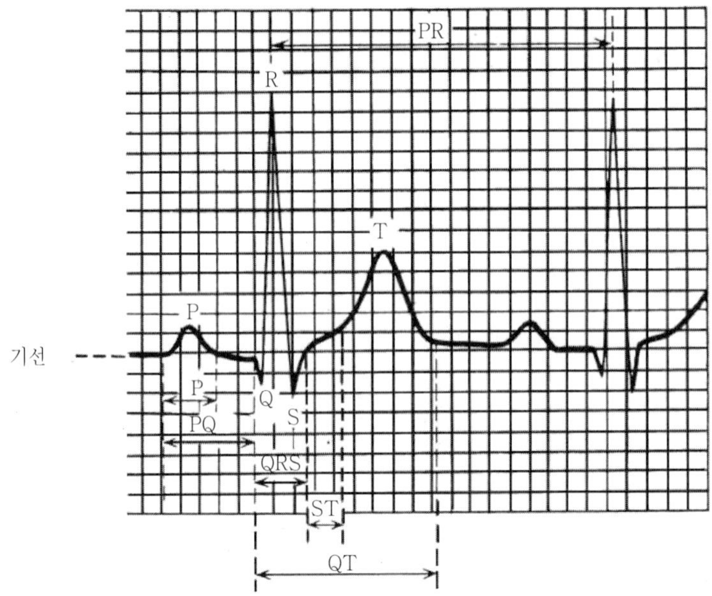

그림 2-34. 심전도의 기본파형

QRS·ST·T를 심실군(ventricular complex)이라고 한다. PR, QT 간격 등은 연령 성별에 따라서 변화하며, 심장의 흥분회수(심박수)에 따라서 영향을 받는다. 일반적으로 tachycardia의 경우에는 짧고 bradycardia에서는 긴 경향이 있다. QT간격은 심박수에 따른 영향을 고려하여 몇 가지의 보정식에 의하여 보정된다. T파의 끝부분이 불명확한 경우에는 QT의 측정이 곤란하다.

2.7.1.2 심전도의 유도

심전도의 유도에는 두 점간의 전위차를 기록하는 쌍극유도(bipolar lead)와 전극을 부착시킨 부위의 전위변화를 그대로 기록하는 단극유도(unipolar lead)가 있다.

유도하는 신체부위에 따라서 유도법을 분류하면, 신체표면으로부터의 유도법으로 지 유도(limb lead), 흉부 유도(precordial-chest lead)가 있고, 신체내 유도법으로는 식도 유도, 심강내 유도, 폐동맥내 유도, 기관지내 유도, 흉강내 유도 등이 있다. 임상에서는 대부분 체표면으로부터의 유도법이 사용된다. 그림 2-35 및 표 2-8에 나타낸 유도법 중 Ⅰ, Ⅱ, Ⅲ, $_aV_R$, $_aV_L$, $_aV_F$, V_1~V_6을 표준 12 유도라고 한다.

심장의 해부학적 위치에 이상이 있을 수 있으므로 반드시 모든 경우에 맞는다고는 할 수 없으나 대체로 각 유도는 심장의 다음과 같은 전기적 현상을 반영한다고 할 수 있다.

Ⅰ, aV_L : 좌심실의 앞쪽 벽

Ⅱ, Ⅲ, aV_F : 심실의 아래면 또는 뒷벽
aV_R : 심실의 cavity
V_1 , V_2 (V_{3R} , V_{4R}) : 우심실
V_3 (V_4) : 심실중격(interventricular septum)
V_5 , V_6 (V_4) : 좌심실

표 2-8. 심전도의 유도법

	유 도 기 호	유 도 명	유도 부위 및 극성	
			(+)	(−)
표준 지 유도	I	제 I 유도	좌수(L)	우수(R)
	II	제 II 유도	좌족(F)	우수(R)
	III	제 III 유도	좌족(F)	좌수(L)
단극 지 유도	aV_R	Goldberger유도(우수)	우수	좌수와 좌족의 중간단자
	aV_L	Goldberger유도(좌수)	좌수	우수와 좌족의 중간단자
	aV_F	Goldberger유도(좌족)	좌족	우수와 좌수의 중간단자
단극 흉부 유도	V	Wilson 단극 유도	흉부	Wilson의 결합단자

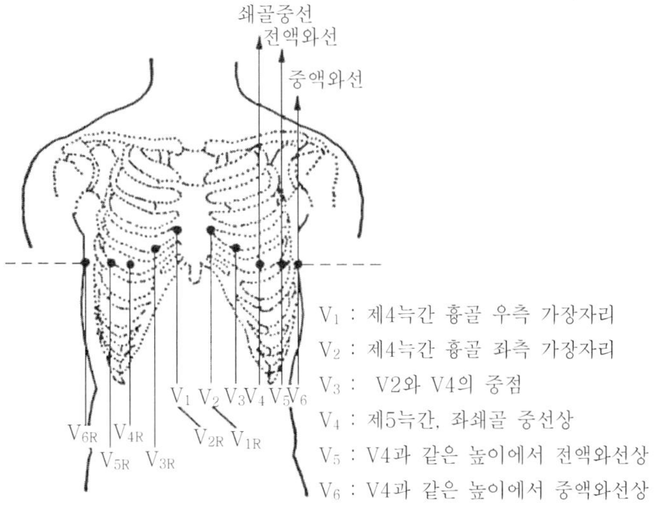

그림 2-35. 단극 흉부유도의 유도부위

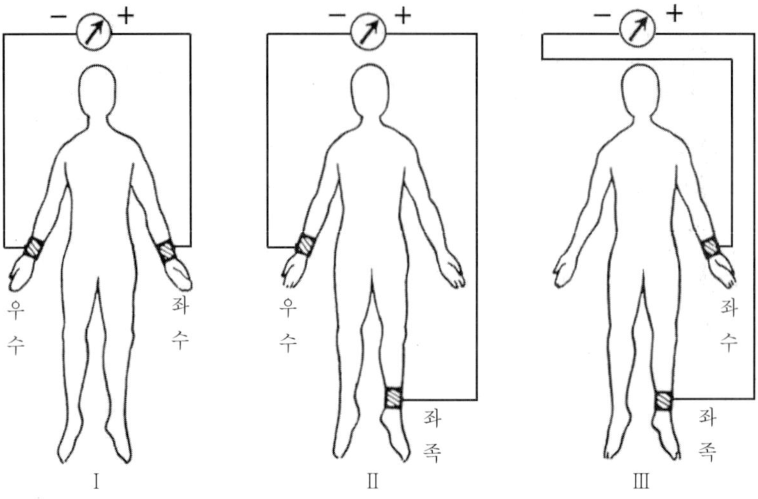

그림 2-36. 표준 지 유도

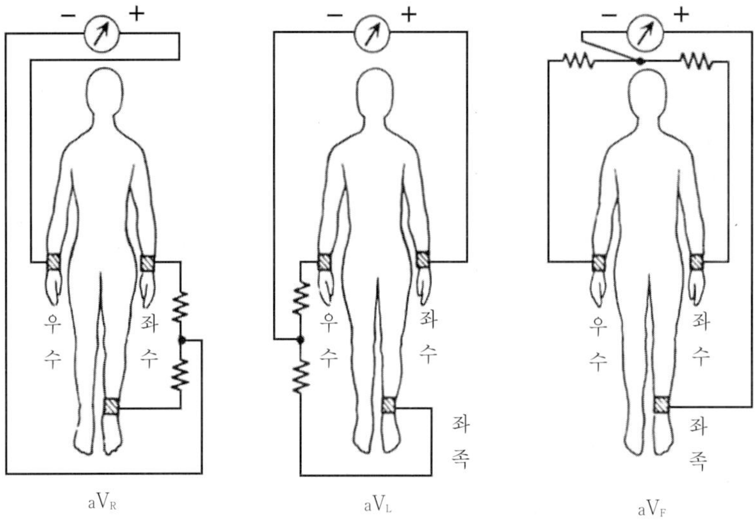

그림 2-37. 단극 지 유도

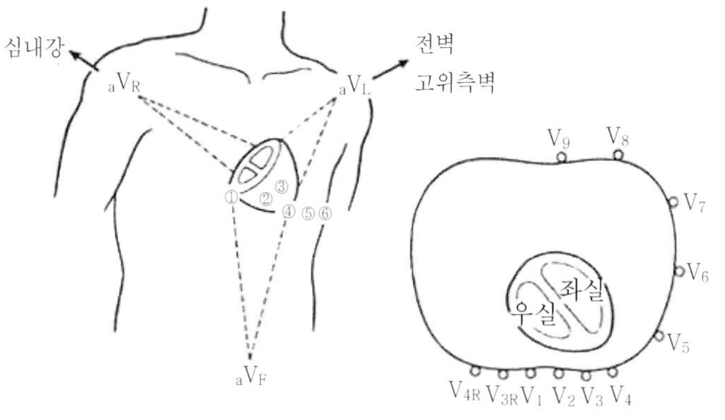

그림 2-38. 각 유도가 갖는 의미

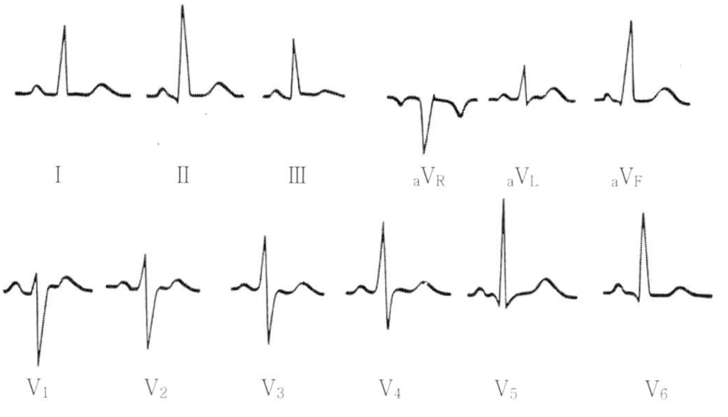

그림 2-39. 정상 심전도

2.7.1.3 심전계의 구성

체표에서 검출되는 전위차는 수십μV에서 10mV까지 정도로 아주 작다. 이러한 미소한 전위차를 증폭기에 의해서 수천배 이상 증폭해서 기록기로 기록하는 것이 심전계의 기능이다. 심전계는 기록하는 유도수에 따라 1채널, 2채널, 3채널이상의 다채널 심전계가 있지만, 그 기본적인 구성은 그림 2-40과 같다.

2.7.1.4 심전계의 취급

심전계를 이용하여 양질의 심전도를 얻기 위해서는 다음과 같은 주의를 하여야 한다.

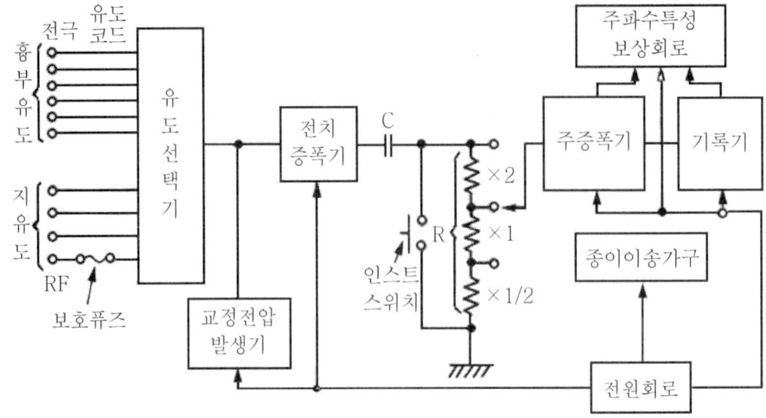

그림 2-40. 심전계의 기본구성

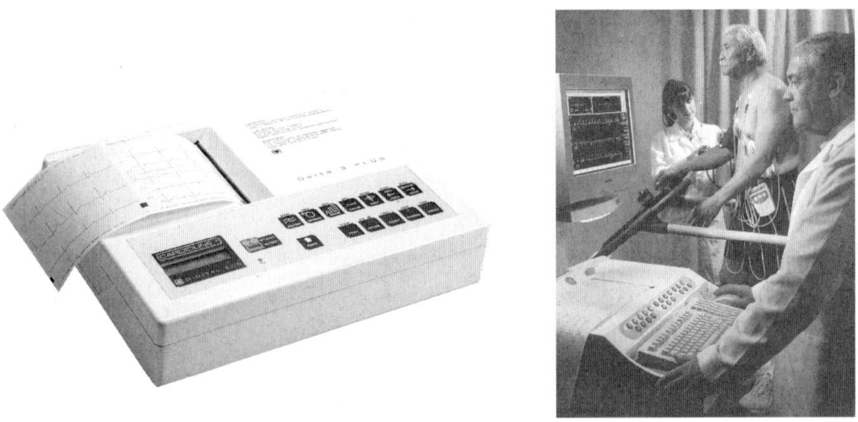

그림 2-41. 심전계

㉠ 접지를 확실히 한다. 특히 다른 의료기기와 병용하는 경우에는 입력 플로팅 등이 배려된 심전계를 사용한다.

㉡ 세동제거를 하는 경우는 심전도 전극을 분리하거나 입력회로에 세동제거펄스 보호회로를 갖춘 심전계를 사용한다.

㉢ 전극과 피부 면의 접촉저항을 아주 작게 한다.

㉣ 피검자의 자세나 정신적 긴장 완화에 배려한다.

㉤ 특히 흉부에서는 전극의 위치를 바르게 설정한다.

㉥ 펜의 진동이 기록지 폭의 중앙이 되도록 기선을 조정한다.

㉦ 필요에 응해서 댐핑 조정을 한다.

㉧ 유도잡음의 혼입을 적극 방지한다(예를 들면 입력코드는 전원코드로부터 가급적 분리시키고 필요하면 차폐용 매트를 사용한다).

2.7.1.5 벡터 심전도

심장 기전력은 3차원의 벡터량이므로 입체적으로 기록되는 것이 바람직하다. 벡터 심전도는 심기전력의 크기뿐만 아니라 방향도 문제로 하여 표현하고자 하는 것이다.

벡터 유도법에는 많은 방법이 있지만 Frank, McFee, Schmitt 등에 의한 corrected orthogonal lead system이 현재 널리 사용되고 있다. 대표적인 Frank 유도법에서 전극 장착위치와 전극에서 얻어지는 신호에서 벡터x, y, z 성분을 연산하는 저항 회로망을 그림 2-42에 나타낸다. 전극은 H, F, I, E, C, A, M 이라고 한다.

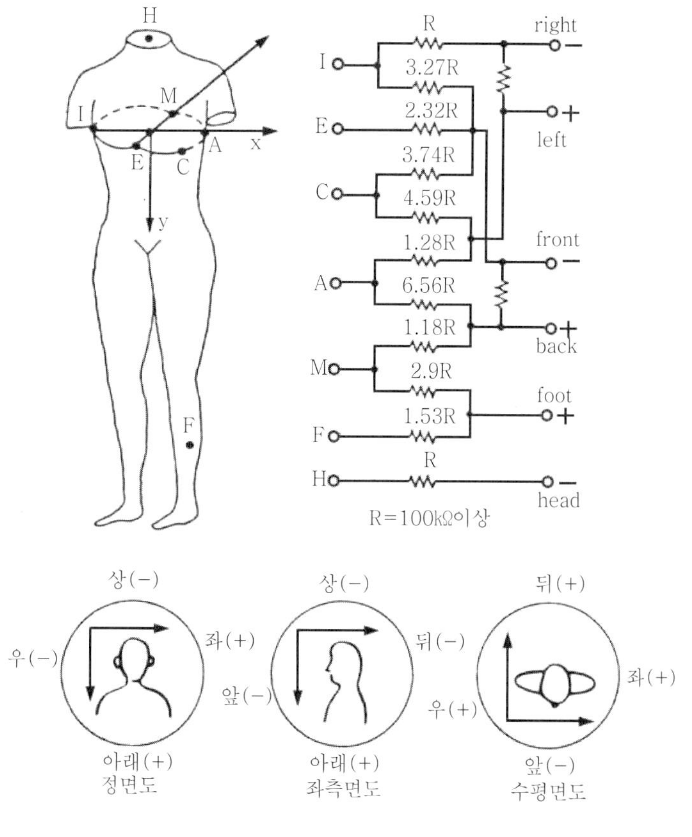

그림 2-42. 프랭크 유도와 저항 회로망

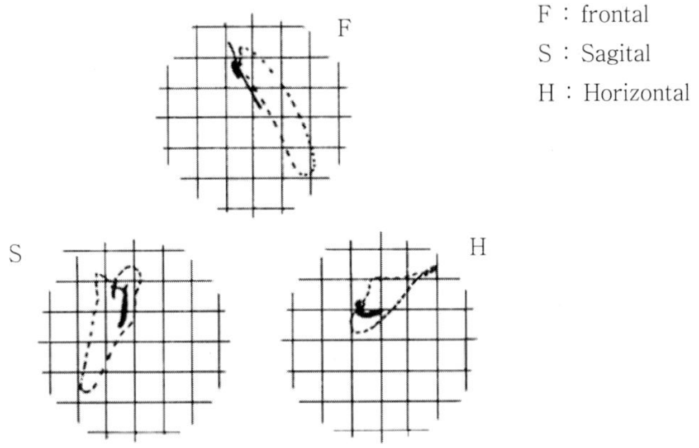

그림 2-43. 벡터 심전도의 예

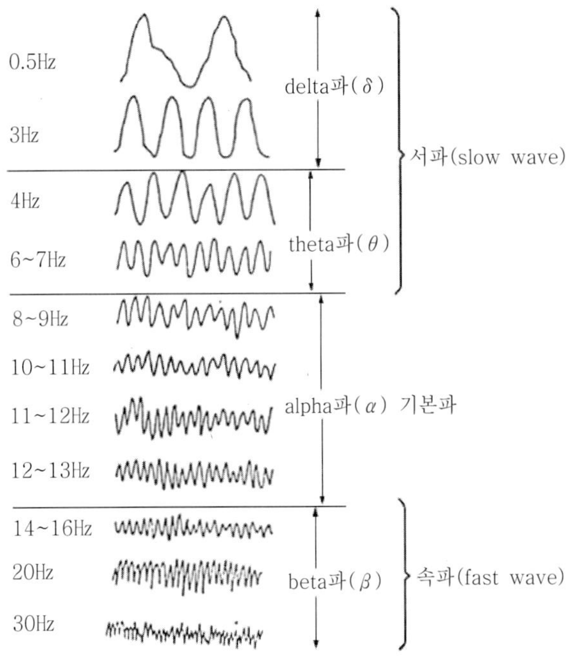

그림 2-44. 정상뇌파의 구성요소

2.7.2 뇌파계

2.7.2.1 뇌파

1875년 영국의 R. Caton이 살아있는 동물의 뇌에서 전기현상을 처음으로 기록하고 나서, 1924년 독일의 정신과 의사인 Hans Berger가 사람의 두피에서 뇌의 전기적 활동을 기록하였다. 이후 뇌파에 대한 기초연구와 임상에서의 이용이 활발히 전개되었다.

뇌파는 뇌의 자발적·율동적 전기활동을 뇌피질 표면이나 두피 상에 전극을 놓고 검출하여 기록한 것으로 여러 임상분야에서 폭넓게 응용되고 있다. 뇌 표면에서의 뇌파의 세기는 10mV정도의 값이지만 두피 상에서 기록한 값은 거의 100㎶ 정도로 매우 작은 값이다. 뇌파의 주파수는 0.5~100Hz 범위이며 대뇌피질의 활동도에 많이 좌우된다.

뇌파는 주파수 영역에 따라 다음과 같이 분류하고 있다.

δ파 : 0.5~3Hz θ파 : 4~7Hz α파 : 8~13Hz

β파 : 14~30Hz γ파 : 30Hz 이상

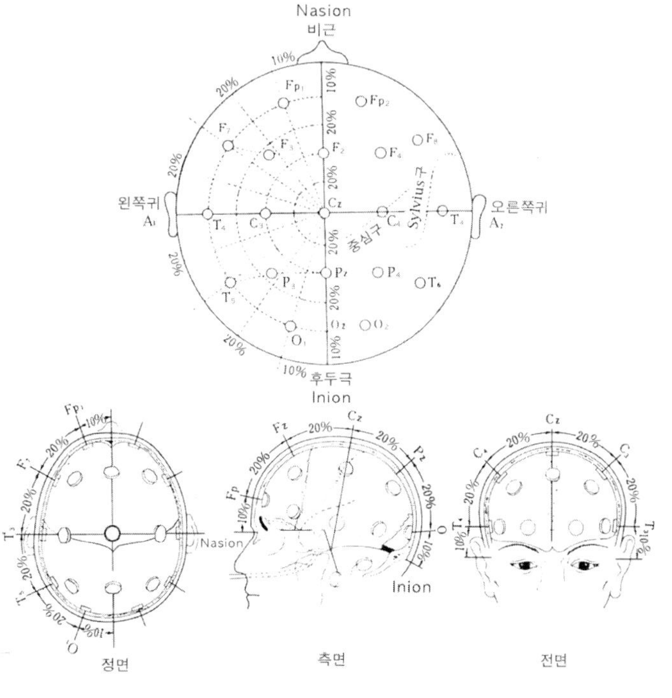

그림 2-45. 10-20법에 의한 전극부위

2.7.2.2 뇌파의 유도

전극의 배치법은 국제 뇌파학회에서 제시한 10-20 전극법(ten-twenty electrode system)이 표준방식으로 일반화되어 있다. 전극위치에 붙여 있는 기호와 대뇌피질 부위와의 관계는 표 2-9와 같다.

전극위치의 선택방법에서 단그과 쌍극유도에 대해 간단히 살펴본다. 단극유도는 무관전극을 귀나 비근(nasion)과 같은 전위변동이 적은 장소에 놓고, 기록전극을 조사하고 싶은 두피에 놓는다. 이 방법은 국소적인 전기활동을 측정하는데 유리하다. 쌍극유도는 한쌍의 각 전극간에 나타난 전위를 측정하는 방법이다. 뇌는 좌우대칭이므로 대칭위치에 전극을 놓으면 전위차는 작게 나타나게 된다. 그러므로 만약 좌우 차가 크면 장해를 의심할 수 있다. 보통은 단극유도, 쌍극유도의 순서로 시행한다.

표 2-9. 10-20법의 전극명칭과 부위명칭

10-20법 전극명칭	구·속칭전극명칭	부위명칭(region)	
Fp_1, Fp_2	LFp, RFp	좌, 우 전두극(전두전부)	lt., rt. frontal-pole, anterior frontal
F_3, F_4	LF, RF	좌, 우 전두부(전두중후부)	lt., rt. frontal, middle-posterior frontal
C_3, C_4	LC, RC	좌, 우 중심부(중심야, 중심회부)	lt., rt. central, Rolandic
P_3, P_4	LP, RP	좌, 우 두정부	lt., rt. parietal
O_1, O_2	LO, RO	좌, 우 후두부	lt., rt. occipital
F_7, F_8	LaT, RaT*	좌, 우 측두전부(전측두부)**	lt., rt. antero-temporal**
T_3, T_4	LmT, RmT*	좌, 우 측두중부(중측두부)	lt., rt. mid-temporal, middle-temporal
T_5, T_6	LpT, RpT*	좌, 우 측두후부(후측두부)	lt., rt. post-temporal
Fz	MF	정중 전두부***	midline frontal
Cz	MC	정중 중심부(두개정, 두정점)	midline central(vertex)
Pz	MP	정중 두정부	midline parietal
A_1, A_2	LE, RE	좌, 우 귓불	lt., rt. ear

1) 전극명칭은 10-20법의 정식명칭을 이용하는 것이 좋다. 옛날 뇌파도에는 속칭기호도 이용된 적이 있지만 Gibbs법 등의 전극명칭과 비슷하다.
2) *a, m, p는 소문자를 쓴다. 다른 부위의 약호나 다른 법의 약호와 혼동하지 않기 위해서
3) ** 올바른 것은 전두엽 외측 후하방부(좌반구에서는 Broca 중추에 가깝다)이지만 측두엽 전단의 이상파가 나타나기 쉽기 때문에 습관적으로 이렇게 부른다.
4) ***midline은 중심선이라기 보다는 central과 혼동하기 쉽기 때문에 정중선으로 번역하는 편이 좋다.

2.7.2.3 뇌파계의 구성

뇌파는 끊임없이 변동하고 두피상의 각 부위에 따라 파형이 다르다. 따라서 동시에 기록하여 각 부위의 파형을 비교 검토하여야 한다. 그러므로 뇌파계는 뇌파를 동시에 기록할 수 있는 유도수로 분류하여 12, 16, 24, 32, 64 채널 등이 있다.

뇌파계는 그림 2-46과 같이 전극, 전극접속기, 입력회로, 증폭기 및 기록기로 구성된다. 뇌파계의 감도는 심전계에 비해서 약20배가 높고, 주파수 특성도 좋으므로 교류장해를 주의하여야 한다. 그러므로 차폐(shield)가 중요하다. 요즘에는 차폐실(shield room)이 필요 없는 뇌파계도 나와 있다.

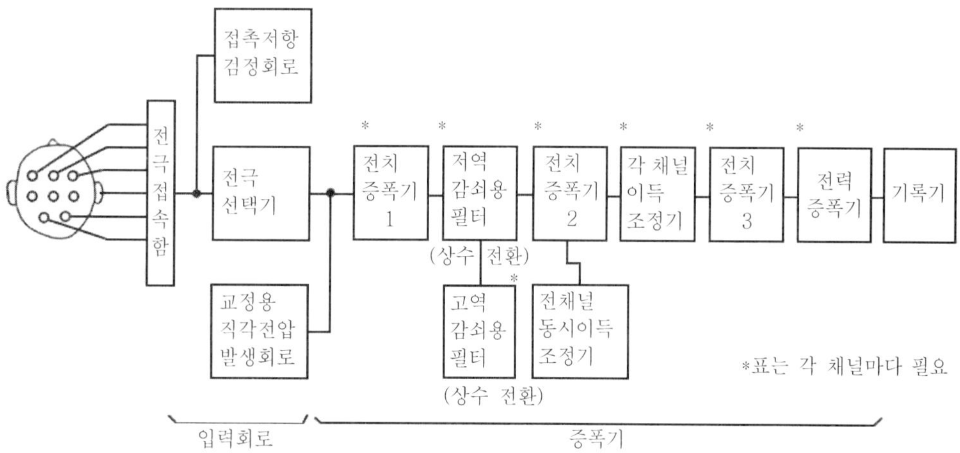

그림 2-46. 뇌파계의 구성

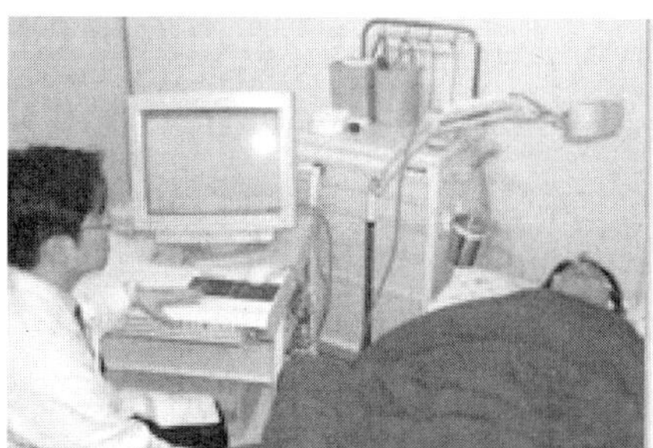

그림 2-47. 뇌파계

2.7.2.4 뇌파계의 취급

뇌파 측정에서 다음과 같은 사항을 주의하도록 한다.

㉠ 피검자에게 긴장이나 불안감 등의 정신적인 스트레스를 주지 않도록 한다.

㉡ 측정하는 중의 피검자 상태나 환경을 기록한다.

㉢ 바른 부위에 전극을 장착한다.

㉣ 머리 기름 등을 바르지 않게 하거나 이마와 귓불 등을 깨끗이 닦아서 전극의 접촉저항을 작게 한다.

㉤ 측정에 앞서서 뇌파계의 감도, 시상수, 내부 잡음, 위상특성, 기록 펜 압력, 댐핑, 펜 끝 위치, 변별비 등과 같은 항목을 확인하고 조정한다.

㉥ 뇌파계의 입력 코드와 광자극용 코드를 병행시키지 않는다.

㉦ 가능하면 차폐실에서 측정하고, 장치의 hum 필터는 가급적 사용하지 않는 것이 바람직하다.

㉧ 고압 송전선, 모터, X선장치, 변전소 등의 가까이에서는 측정을 피한다.

㉨ 기계적 진동이 장치에 전달되지 않도록 한다.

2.7.3 근전계

2.7.3.1 신경·근 단위

임상적으로 근전도는 신경·근 단위(neuromuscular unit, NMU)의 활동을 기록하는 것을 목적으로 하고 있다. 여기서 NMU란 척수(spinal cord)의 전근(anterior root)에서 나오는 운동 뉴론(motor neuron)과 그 지배아래 있는 근섬유를 하나의 기능적 최소 단위로 생각한 것으로 운동단위(motor unit)라고도 한다. 운동 뉴론은 지배하는 근육에 들어가기 전에 또는 들어간 직후에 수많은 가지를 내어 평균 100개 이상의 근섬유와 연락을 갖는다. 이와 같이 운동 뉴론 하나가 근섬유를 지배하는 것을 지배비율(innervation ratio)이라 부른다.

하나의 운동단위(NMU)가 흥분하면, 그 지배하의 근섬유군은 동시에 동기적으로 수축을 일으킨다. 근육은 이와 같은 단위가 많이 모여서 구성되고, 정상에서는 각 운동단위의 흥분은 비동기적이다. 근육의 수축이 일어날 때에는 모든 NMU단위의 활동전위가 생긴다.

2.7.3.2 근전도

골격근이 수축할 때에 생기는 활동전위를 증폭 기록한 것을 근전도(electromyogram)라고 한다. 평활근에 있어서도 활동전위가 기록되고 있지만, 평활근의 경우는 평활근전도라고 보통은 구별하고 있다.

현재 시행되고 있는 근전도 검사는 크게 두 가지로 나눌 수 있다. 피검자의 검사하고자 하는 근육을 수축시켜서 활동상태를 조사하는 방법과 검사하고자 하는 근육을 지배하는 신경을 자극해서 근활동에 수반하는 유발근전도를 추출하는 방법이다. 유발근전도(evoked EMG)로 말초신경전도속도, 반복유발 근전도, 반사기능검사 등을 할 수 있어 임의로 움직일 수 없는 근육의 상태, 말초신경 장해의 객관적 검사방법으로 이용되고 있다.

2.7.3.3 근전계의 구성

근전계는 그림 2-48과 같은 구성으로 되어 있다. 전극의 종류나 전극의 상태, 근육의 수축상태에 따라서 근전도가 다르게 나타나기 때문에 목적에 맞게 적당한 전극과 근전계를 이용하여야 한다.

전극은 표면전극과 침전극이 이용된다. 표면전극은 피부의 표면으로부터 근육전체의 활동상태를 검출하거나 유발근전도를 측정하는 경우에 사용한다. 침전극은 개개의 NMU의 활동전위를 기록해서 신경근계 질환진단에 이용된다.

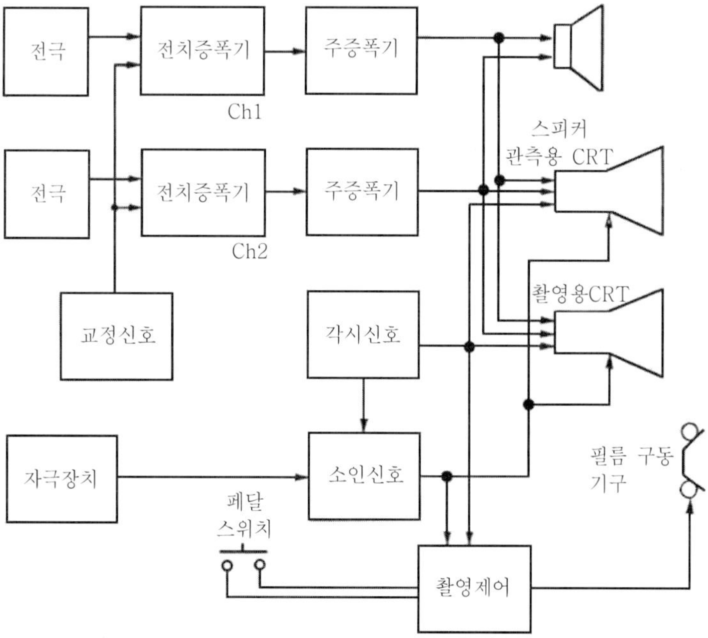

그림 2-48. 근전계의 구성

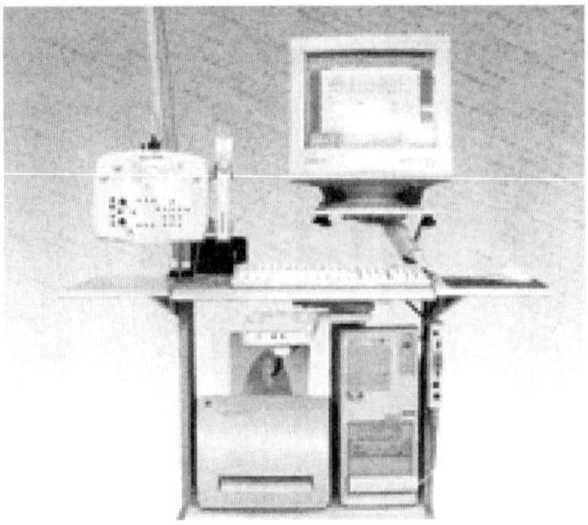

그림 2-49. 근전계

제3장 트랜스듀서와 생체신호

임상진단에 유용한 생체정보 중에는 맥박, 심음, 체온, 혈압, 혈류량, 호흡, 혈액의 pH, pO_2, pCO_2 등 전기신호는 아니지만 측정가치가 높은 생체현상들이 많이 존재한다. 이러한 생체현상도 전기현상으로 에너지 변환시켜 증폭·기록이 가능하다. 이를 위해 쓰이는 에너지변환소자를 트랜스듀서(transducer)라고 한다. 에너지변환에 따른 트랜스듀서의 종류는 다양하지만 여기서는 생체신호를 전기신호로 변환하여 증폭기에 입력시키는 것에 한정하고자 한다.

생체의 여러 정보들을 전기신호로 변환하는 이유로는 ㉠ 전기신호는 변환과 처리가 쉬우며 전송이 용이하고 직선성이 좋다, ㉡ 계측이 신속하게 이루어진다, ㉢ 미소신호의 검출도 가능하므로 측정 시 생체에 주는 영향이 적다, ㉣ 장치의 시간적 변화, 온도변화에 따른 영향을 줄일 수 있고 소형화가 용이하다 등을 들 수 있다.

이 장에서는 먼저 트랜스듀서에 대해 설명하고, 일상적 진료에 가장 인연이 깊은 맥파(pulse wave), 심음(heart sound), 체온(body temperature), 호흡(respiration)을 예로 들어 트랜스듀서를 사용한 생체신호 측정방법을 살펴본다.

3.1 트랜스듀서

생체 내에서는 전기적, 기계적, 화학적, 기타 여러 가지 현상이 일어나고 있다. 표 3-1은 계측제어 목적으로 사용되는 생체 내 현상, 생체 성질의 예이다. 이러한 생체 현상들을 측정하는데 있어, 측정량을 다른 형태의 양으로 변환시키면 사람이나 기계의 인식이 보다 용이해질 수가 있다. 이와 같이 어떤 에너지를 다른 형태의 에너지로 변환시키는 변환소자를 트랜스듀서라고 한다.

생체 측정에서는 대부분 전기이외의 에너지를 전기 에너지로 상호 변환하는 트랜스듀서가 사용되고 있다.

표 3-1. 생체 계측 제어에 이용되는 각종 현상

전기	세포의 흥분, 전기 임피던스 등
기계	신체·장기의 운동, 순환, 호흡, 눈의 운동, 정자의 운동 등
음향	심음, 음성, 음향 임피던스 등
화학	화학반응, 체액의 성분, pH, 호기 성분 등
빛	체표의 색깔, 성분분석, 혈액량 등
열	체온, 적외선 방사 등
방사선	흡수에 의한 측정, 치료 등

3.1.1 트랜스듀서와 센서

트랜스듀서와 함께 센서(sensor)라는 용어가 흔히 사용되고 있다. 넓은 의미로서의 센서란 외부로부터의 자극이나 각종 신호를 감지 검출할 수 있는 모든 수단이라고 생각할 수 있다. 그러나 일반적으로는 좁은 의미로 '센서란 검지대상의 양을 선택적으로 포착하여 유용한 신호(주로 전기적 신호)로 변환·출력하는 장치(device)'를 말한다. 따라서 센서는 원초적 정보를 채취하는 장치나 수단으로서 감지기 또는 감지소자이다. 이에 대하여 트랜스듀서란 감지된 신호를 측정량에 대응하여 처리하기 쉬운 유용한 출력신호로 변환해주는 변환기(converter)로 구분하여 정의할 수 있다.

이렇게 센서와 트랜스듀서는 분명하게 의미를 달리하고 있지만 혼용되고 있다. 그것은 센서와 트랜스듀서의 기능이 융합된 장치가 개발되고 있어, 센서를 포괄적으로 원초적 신호의 감지 · 변환하는 장치로 이해되는 경우가 많아졌기 때문이라 할 수 있다. 따라서 센서나 트랜스듀서를 같은 것이라고 해도 무리가 없으므로, 트랜스듀서를 강조하고 싶은 경우를 제외하고는 모두 센서를 사용하는 경향이 있다.

표 3-2는 센서와 감각기관을 대비하여 본 것이다. 센서의 종류는 매우 많아서 일일이 열거하는 것은 불가능하다. 센서는 여러 가지 관점에서 분류되고 있는데, 현재 센서를 분류하고 있는 주된 관점을 요약하면 표 3-3과 같다.

표 3-2. 감각기관과 센서의 대비

감각	기관	센서
시각	눈	광센서
청각	귀	음파센서
촉각	피부	압력센서, 물리센서, 감온센서
후각	코	가스센서
미각	혀	이온센서, 화학센서, 바이오센서
오감이 아닌 센서		중력센서, 자기센서 등

표 3-3. 센서의 기본적 분류

분류방법	센서의 구분
구성분류	기본 센서, 조립 센서, 응용 센서
기구분류	기구형(또는 구조형), 물성형 기구, 물성 혼합형
검출신호분류	아날로그 센서, 디지털 센서, 주파수형 센서, 2진형 센서
검지 기능 분류	공간량, 역학량, 열역학량, 전자기학량, 광학량, 화학량, 시각, 촉각 등
변환방법 분류	역학적, 열역학적, 전기적, 자기적, 전자기적, 광학적, 전기화학적, 촉매화학적, 효소화학적, 미생물학적
재료별 분류	반도체 센서, 세라믹 센서, 금속센서, 고분자 센서, 효소 센서, 미생물 센서
용도별 분류	계측용, 감시용, 검사용, 제어용 등
구성·기능의 특징적 분류	다차원 센서, 다기능 센서
용도 분야별 분류	산업용, 미생물용, 의료용, 이화학용, 우주, 군사용 등

표 3-4. 의용센서

생체신호		계측장치		
분류	대상량	센서	장치	장착방법
기하학적 양	장기의 형상	X선	X선 TV	장치
형상	체내의 물질분포	X선	X선 CT	장치
변형		초음파	초음파 영상진단장치	손(手)
		전자파	MRI	장치
		방사선	RI imaging	장치
역학적양	심음	가속도	심음계	부착테이프
변위		음압	태아심음	벨트·부착테이프
속도	맥파	압력	심기능도	벨트·부착테이프
가속도		변위	맥파전파속도계	벨트·부착테이프
유량		빛	광전용적맥파	벨트
유속		임피던스	임피던스맥파계	부착테이프
	혈류	전자파	전자혈류계	프로브모양
		초음파	초음파도플러혈류계	손, 부착테이프
			초음파전달시간혈류계	프로브모양
		빛	광도플러혈류계	프로브모양·부착테이프
		온도	열희석식 심박출량계	카테타
	혈압	압력	관혈식혈압계	카테타
		음	비관혈식혈압계(코로트코프음)	cuff 모양
	호흡유량	차압식	호흡유량계	mouth piece·stand
			electro spirometer	mouth piece·stand
		열방산식	boby plethysmograph	상자·마우스피스
			비강통기도계	nose piece·stand
		초음파	호흡 모니터	mouth piece·stand
		터어빈	호흡기능검사시스템	mouth piece·stand
		(회전수)	기초대사측정장치시스템	douglas bag·stand
	장기내압	압력	뇌압계	카테타
			방광내압	카테타
	운동	각도	관절각도계	벨트·부착테이프
		가속도	신체가속도	벨트·부착테이프
		힘	교합력계	손(手)
	근수축력	힘	근수축력계	실(糸)
	근변위	변위계	근변위계	실
전자기학적 량	생체기전력	전극	뇌파계	페이스트·벨트
			심전계	벨트·부착 테이프
			근전계	침·벨트
			망막전위계	

	생체자기	SQUD	뇌자기도 심자기도 폐자기도	장치 장치 장치
방사선	온도분포	적외선	thermograph	장치
열역학	체온	서미스터 열전대	체온계 심부체온계	부착테이프·카테타 부착테이프
화학적량	생체성분	적외선 potentiometry전극 amperometry전극 ISFET 빛	호기 CO_2 gas농도 피부를 통한 pCO_2측정장치 피부를 통한 pO_2측정장치 혈중 pO_2 혈중 pCO_2 혈중 pH pluse oximeter	마우스피스 부착테이프 부착테이프 카테타 카테타 카테타

3.1.2 트랜스듀서의 변환기능

트랜스듀서는 기본적으로 측정대상의 물리량이나 화학량을 전기신호로 변환하는 기능을 가진다. 이러한 변환기능은 사용되는 재료의 고유한 성질이나 물리적 또는 화학적 제현상을 이용하는 장치(device)에 의하여 결정된다. 트랜스듀서의 변환기능에 응용되는 제현상은 물리현상(physical phenomena), 화학현상(chemical phenomena), 생물현상(biological phenomena) 으로 크게 분류할 수 있다. 이들 제현상 중에서도 물리현상에 속하는 변환기능이 현실적으로 가장 많이 활용되고 있다.

물리현상에 속하는 주된 변환으로는 광전변환(photoelectric conversion), 열전변환(thermoelectric conversion), 압전변환(piezoelectric conversion), 자전변환(magnetoelectric conversion) 등을 들 수 있다. 화학현상에 속하는 변환기능으로는 전기화학반응(electrochemical reaction), 산화환원반응(oxidation-reduction reaction), 촉매반응(catalytic reaction) 등이 있는데, 어느 것이나 화학량을 전기신호로 변환하는 기능이어야 하므로 전압측정형(potentiometry)과 전류측정형(amperometry)으로 구별된다. 생물현상에 속하는 주된 변환기능으로는 효소반응(enzyme reaction), 면역반응(immunoreaction), 미생물반응(microbial reaction) 등을 들 수 있는데, 원리적으로는 화학현상을 이용하고 있다.

3.1.3 트랜스듀서의 변환방식

에너지 변환에는 직접변환방식과 간접변환방식이 있다. 직접변환방식은 생체신호를 직접 기전력으로 변환시키는 것이다. 열전대(thermoelectric couple)나 이온전극은 열(熱) 및 이온농도를 기전력으로 변환시키기 때문에 여기에 속한다.

이에 대하여 많은 트랜스듀서는 일단 기전력 이외의 다른 형태의 에너지로 변환시킨 뒤에 전기신호화 하는 간접변환방식을 취하고 있다. 예를 들면 근육의 장력이나 혈압은 기계적 변위를 전기저항 변화로 바꾸는 트랜스듀서인 스트레인 게이지(strain gauge)를 사용하여 저항변화를 전압의 변화로서 신호화한다. 그리고 심음은 일단 전기용량 변화로 변환한 뒤에 전기신호화 하는 방식이다. 생체에 초음파, 전류 또는 빛 등을 주고 이에 의하여 발생하는 신호를 기전력으로 변환하는 것도 간접방식의 일종이다(표 3-5, 표 3-6).

표 3-5. 트랜스듀서의 변환방식

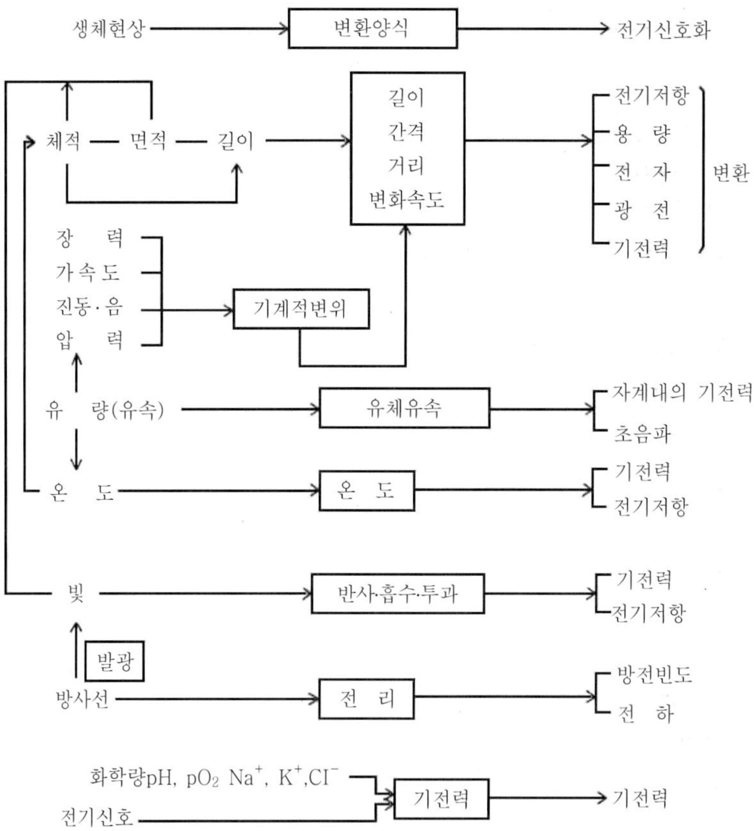

표 3-6. 생체신호와 트랜스듀서

생 체 신 호	트 랜 스 듀 서
근장력	strain gauge, differential transformer
혈 압	strain gauge식 전기혈압계
혈류량	전자 유량계, 도플러식 초음파혈류계
심 음	microphone
체 온	thermister, thermoelectric couple
맥 파	광전식 맥파계, 용량식 맥파계, 임피던스식 맥파계
호 흡	차압식 유량계, thermister strain gauge식 호흡계
혈액pH, pO_2, pCO_2	유리 전극, 귀금속 전극 등

3.1.4 의용 트랜스듀서의 특성

기본적으로 센서는(basic requirements) 우수한 감도(sensitivity), 선택도(selectivity), 안정도(stability), 복귀도(reversibility)를 갖추어야 한다. 그렇지만 의용 트랜스듀서에서는 측정대상이 살아있는 인체에 적용하는 것이다. 임상병리 검사에 사용되는 검체검사 장치는 표본(검체)을 생체로부터 추출하여 분석하므로 공업용 센서에 가깝지만, 대부분의 의용 트랜스듀서는 생체에 장착하여 사용하는 것이다. 그러므로 임상용으로 사용되는 센서는 일반적인 물리계측에서 요구되는 특성들에 대한 검토뿐만 아니라, 높은 안전성과 생리학적·심리학적인 문제 등 인간에 따른 배려도 함께 있어야 한다.

따라서 의용 트랜스듀서가 가져야 할 특성으로는 선택성(selectivity)이 좋고, 변환효율이 극히 높아야 하며, 잡음이 적고 재현성이 좋을 것, 생체에 장착하였을 때 안전성이 높고 생체의 생리상태에 변화를 주지 않을 것 등이 요망된다. 그리고 실용적이기 위해서는 소형, 경량, 내구성, 방수성 등의 구조적인 특성도 고려되어야 한다.

3.1.4.1 주파수 특성

생체현상은 각각에 특유한 주파수성분으로 이루어져 있다. 그러므로 측정하고자 하는 생체현상에 알맞은 주파수 특성을 갖고 있는 트랜스듀서를 사용하여야 한다. 생체현상의 변화에 트랜스듀서의 동작이 따라갈 수 없으면 파형왜곡과 위상차왜곡이 생긴다. 트랜스듀서를 선택할 때 대략적으로 생체현상의 기본주파수에 최소 10배 이상의 높은 영역특성을 가져야 만이 그 현상을 따라갈 수 있다. 예를 들어 기본주파수가 2Hz의 생체현상에 대해서는 적어도 20Hz 이상의 고주파 특성을 갖는 트랜스듀서가 필요하다.

그러나 고주파 특성이 아무리 우수한 트랜스듀서를 사용한다고 하더라도, 생체와의 결합부분이나 증폭기 등을 포함시킨 전체 측정시스템 중에서 하나라도 주파수 특성을 저하시키는 원인이 있으면 파형왜곡을 피할 수 없게 된다. 따라서 측정시스템의 전체 주파수 특성이, 측정코자하는 생체현상을 충분히 포함(cover)시킬 수 있어야 한다.

3.1.4.2 동작범위와 직선성

트랜스듀서의 입력에 대한 출력의 상대관계는 서로 직선성(linearity)이 있어야 한다. 일반적으로 어떤 트랜스듀서일지라도 직선성에는 상한과 하한이 있다. 따라서 이 범위를 벗어나 입력이 되면 그 결과 기록파형에 왜곡이 생긴다.

입·출력 관계에서 직선성이 인정되는 범위를 동작범위(dynamic range)라고 한다. 트랜스듀서를 사용하여 에너지변환을 할 때에는 이 범위 내에서 이루어져야 한다.

3.1.4.3 오차와 잡음

트랜스듀서를 생체에 장착하는 것만으로도 생체현상에 영향을 받아서 올바른 입·출력 관계가 얻어지지 않는 경우가 있다. 이것은 트랜스듀서와 생체 간에 어울림(matching)이 불완전하기 때문에 일어나는 현상(mismatching)이다. 이로 인해 생기는 측정오차를 반응성 오차(reactive error)라고 한다.

이상적인 트랜스듀서는 목적하는 현상에만 민감하게 반응하고 다른 현상에는 전혀 반응하지 않는 것이다. 그러나 이처럼 이상적일 수는 없다. 예를 들면 광전소자나 스트레인 게이지는 온도에 따라 특성이 크게 변화하므로, 이로 인한 오차를 피할 수는 없다. 또 Na^+이온전극은 K^+이온에 대하여 다소의 감도가 있다.

3.1.5 의용 트랜스듀서의 설계

생체내의 여러 활동 중에서 특정 활동신호만 꼬집어내는 것은 용이한 일이 아니며, 저침해(non invasive)적인 체외 생체계측기술은 신호의 품질이 낮기 쉽다. 따라서 트랜스듀서의 설계가 중요하다.

예를 들어, 심장의 운동에 의한 흉벽의 미소진동을 측정하기 위한 트랜스듀서를 생각하여 보자(그림 3-1). 목적으로 하는 체표의 진동은 수십μm 정도이다. 이를 감지하는 감도의 트랜스듀서를 준비하는 것은 어려운 일은 아니다. 그러나 흉벽은 호흡이나 몸의 움직임 등에 의해 수mm의 커다란 변위를 생기게 한다. 이것을 나중에 신호처리에 의해 제거하고 필요한 신호를 추출하려 한다면, 트랜스듀서는 대단히 넓은 dynamic range가 요구된다. 이것이 의용 트랜스듀서의 문제로서, 설계를 곤란하게 하는 일이다.

또한, 의용 트랜스듀서의 설계에서는 생체 물성을 고려하지 않으면 안 된다. 그림 3-1

(b)는 가청주파수 진동에 대한 생체 등가회로의 예이다. 트랜스듀서를 설계함에는, 파원(波源) V_s와 내부 임피던스 Z_S가 필요하고, 여기에 트랜스듀서의 등가회로 Z_T를 조합하여서 이득이나 주파수대역 등을 계산할 수 있다.

체내용 트랜스듀서에는 특수한 기술을 요한다. 체내현상에 접근하기 위해서는 계측제어기구를 체내에 심는 것이 하나의 방법이지만, 피부를 통해 탐지용 침을 찔러 넣는다든지, 정맥에 카테터를 삽입해서 심장까지 보내기도 한다. 이러한 침이나 카테터에 트랜스듀서를 장착하기 위해서는 소형화가 요구된다. 그밖에 멸균처리나 안전성의 입장에서 절연, 저전압 등의 요구를 들 수 있다. 예를 들어 선단에 압력측정용 센서가 있는 카테터를 이용할 때 만일 조금이라도 누설전류가 있으면 심장에는 위험하다.

생체내에 있는 다양한 물질과 반응의 측정은 중요하다. 그러나 물질을 분리하여 측정하는 것은 일반적인 물리적 방법으로는 쉽지 않다. 그림 3-2 (a)는 조직 중의 산소량(산소분압)을 측정하기 위한 트랜스듀서의 원리이다. 전해질 용액중에 백금전극을 넣고, 전압-전류 특성을 측정하면 그림 3-2 (b)와 같은 평탄한 부위가 생긴다. 이 평탄부의 전류는 액중의 산소농도에 의해 정해진다. 백금전극을 생체내에 넣어서 측정하여도 되지만, 그림 (a)는 저침해적인 측정법으로, 피부를 가열해서 산소에 대한 투과도를 올려 전해질액과 체내조직 사이에서 산소를 평형되게 하는 것이다.

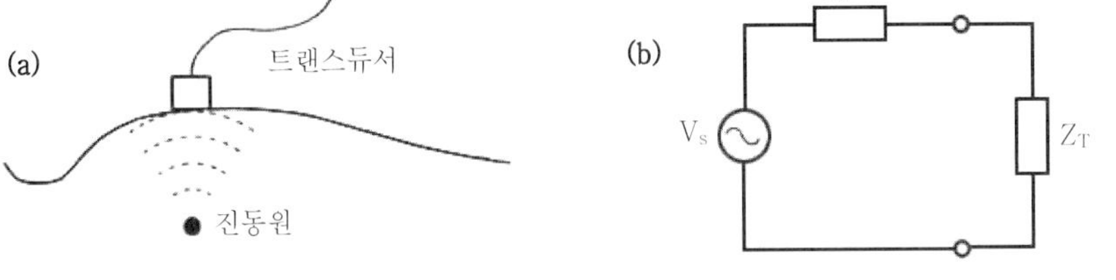

그림 3-1. 트랜스듀서의 예

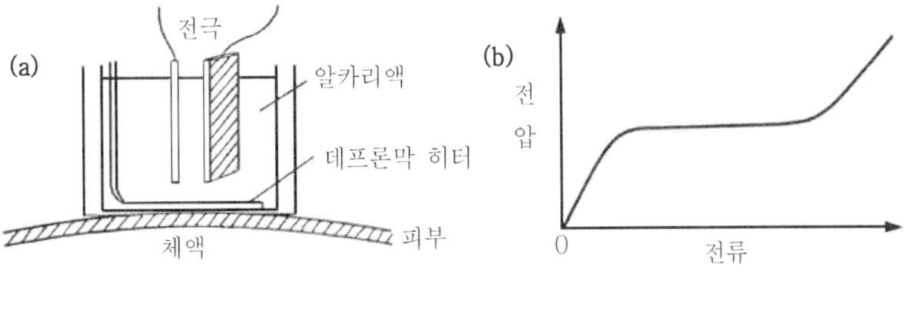

그림 3-2. 산소분압계

3.2 바이오센서

3.2.1 바이오센서의 원리

예민하고 특이한 검출법으로서, 효소나 면역반응 등을 이용하는 방법이 있다. 이것이 바이오센서로서, 온도나 압력과 같은 물리적인 정보를 식별하는 것이 아니라 특정의 물질에 대해서만 반응이 생기는 것이다. 이의 원리는 화학물질의 식별기능을 가진 생체 재료, 즉 효소나 미생물 등의 생체 촉매와 전극이나 반도체소자 등을 조합하여 트랜스듀서로서 화학물질의 농도를 계측한다(그림 3-3).

현재는 효소를 응용하여 용액 속에 들어 있는 소량의 물질을 감지하는 센서가 대표적인 바이오센서이다. 예를 들어 혈당량을 측정하는 바이오센서는, 기본적으로 박테리아가 다른 물질들이 많이 섞여 있는 환경에서도 선택적으로 포도당을 찾아서 그것을 먹고 자라는 능력을 활용한 것이다. 큰 생물체들은 시각과 후각을 동원해 먹이인지 아닌지를 판단하지만, 박테리아는 포도당 분자만을 골라 결합하고 화학반응이 일어나게 효소가 존재하기 때문에 포도당만 감지할 수 있다.

바이오센서는 이처럼 특정한 물질과 선택적으로 결합하는 효소를 활용해, 다른 물질이 다양하게 존재하는 속에서도 원하는 물질만의 양을 알아내고자 할 때 사용할 수 있다. 박테리아의 세포에는 약 5천여종의 효소가 존재한다고 알려져 있다. 그런데 이들 효소는 각각 특정한 분자와 선택적으로 결합하거나 반응을 도와주는 기능을 가지고 있다. 특히 고등생물의 효소를 활용하면 더 많은 종류의 다양한 바이오센서를 개발할 수 있다. 그리고 효소보다는 좀더 복잡한 세포를 직접 사용함으로써 세포의 기능을 활용하는 바이오센서도 개발되고 있다.

이처럼 효소전극은 특정 물질에 대해서만 반응이 생겨 효소 등 반응 물질을 생성함으로 이것을 검출하는 것으로 예민한 검출기가 만들어 진다. 그러나 비특이적 흡착의 영향을 어떻게 없애는가 등의 기술적인 문제가 있다.

3.2.2 검출신호의 표시

바이오센서가 효소 또는 세포 생명체의 기능을 활용해 개발되었다고 하나, 최종적으로는 측정하고자 하는 물질의 양을 정량적으로 표시해야 한다는 문제가 있다. 정량적인 측정을 위해서 생물학적 또는 화학적 신호를 전기신호나 광학신호로 바꾸는 트랜스듀서가 추가적으로 필요하다. 예를 들면, 포도당 바이오센서는 포도당을 산화시키는 효소를 사용하므로 산소의 농도를 측정할 수 있는 트랜스듀서를 사용한다. 이밖에 형광물질을 사용해 측정된 결과를 빛의 세기로 변환시키거나, 수㎛ 크기의 금 입자 표면에 항체를 부착시켜 전기적 신호를 얻어내는 방법도 있다.

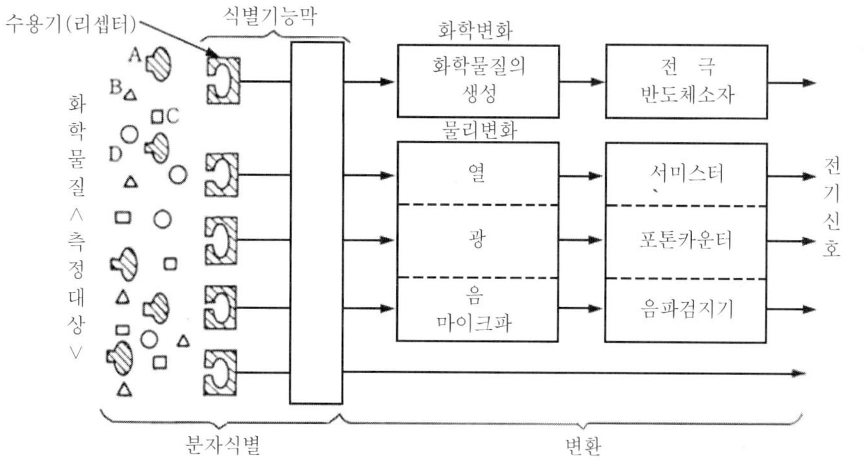

그림 3-3. 바이오센서의 원리

3.2.3 lab-on-a-chip

반도체와 미세가공 기술이 바이오센서에 접목되어, 실험실에서 하는 분석시험을 수 마이크로미터의 실리콘 칩 위에서 할 수 있도록 만든 바이오센서도 개발되었다. 이것을 lab-on-a-chip이라고 부른다.

이것은 실리콘 칩 위에 극미량의 액체가 이동할 수 있는 통로를 만들고 바이오센서와 트랜스듀서를 직접 연결시켜 극미량의 시료만으로 분석이 가능하도록 만든 것이다. 이 칩은 반도체처럼 대량 생산이 가능하고 부피도 작기 때문에 저렴하게 만들어 일회용으로 쓰게 할 수 있다는 장점도 있다.

3.3 맥파의 기록

3.3.1 맥파

진료를 할 때 환자의 맥(脈)을 짚어본다. 맥의 촉진에 의하여 맥박수(pulse rate), 리듬(rhythm), 크기(pulse size), 硬·軟(tension), 遲·速(celerity), 좌·우의 차이, 혈관의 성상 등 많은 정보가 제공된다.

맥파(pulse wave)는 어떻게 형성되는가? 심장의 펌프기능에 의하여 혈액은 순환한다. 심장의 심실이 수축함에 따라서 혈액이 대동맥으로 박출되면 대동맥은 1회 박출된 혈액

(안정시 약 70~80㎖의 혈액이 1회에 박출된다)을 일시에 말초로 보내지는 못하고 혈관벽의 탄력성에 의하여 확장되어 혈액의 일부가 수용된다. 따라서 대동맥의 기시부에서 혈압이 상승하고 그 부위의 혈관을 확장시키는데, 시간의 경과에 따라 또 심실로부터 혈액이 계속 박출됨에 따라 대동맥 내 혈액의 관성을 능가하여 압력의 증가는 점점 말초 혈관으로 퍼져간다. 이것은 마치 팽팽한 고무줄의 한쪽 끝을 진동시켰을 때 진동파가 전파되는 것과 같다. 이것을 맥파라고 한다.

맥박수는 심박수와 동일하나 맥파의 전파속도는 혈류속도(velocity of blood flow)와는 무관하며 사실상 혈류속도보다 훨씬 빠른 속도로 말초혈관에 전파된다. 그리고 혈관벽의 탄력성에 의해서도 좌우된다. 전신에 있는 각 동맥에서 측정한 맥파는 동일하지 않고 심장에서 멀어짐에 따라 큰 기복은 더 심한 반면 적은 파동은 소실된다.

맥파를 눈에 보이는 형태로 기록하려는 시도는 지금까지 많이 행해져 왔다. 이를 크게 나누어 보면 압 맥파법(pressure pulse method)과 용적 맥파법(volume pulse method)이 있다. 압 맥파법은 동맥 중에 직접 카테터를 삽입하던가 혈관위에 압력측정용 트랜스듀서를 장착하여 실시하는 것이다. plethysmography라고도 하는 용적 맥파법은 심장박동에 수반하여 생기는 미세한 체적변화를 측정하는 것이다.

3.3.2 광전식 plethysmography

광전식 용적 맥파계는 근적외선을 피검부위에 조사하여 헤모글로빈에 흡수되지 않고 투과된 투과광 또는 반사광으로 혈액량의 변동을 보는 것이다. 그림 3-4와 같이 손가락 끝에 작은 램프를 그 반대쪽에 광전 변환소자[CdS]을 장착한다. 심박동에 따라서 말초혈관으로 혈액이 박출되므로 이 부분에서 빛의 투과성에 변화가 일어난다. 투과광량의 변화가 트랜스듀서에 의해 기전력의 변화로 변환되므로 쉽게 맥파를 그릴 수 있다. 그러므로 이것을 finger plethysmography라고도 한다(그림 3-5).

이렇게 얻어진 맥파 파형으로부터 많은 진단정보를 얻을 수가 있다. 예를 들어 대동맥판 폐쇄부전증(aortic insufficiency)의 환자로부터는 dicrotic wave가 소실된 진폭이 큰 특유의 맥파가 얻어진다. 또 대동맥판 협착증(aortic stenosis), Raynaud 병, Buerger 병, 맥이 없는 병(pulseless disease) 등 이 방법의 대상이 되는 혈관성 질환은 수없이 많다.

finger plethysmography와 심전도를 동시에 기록하여, R파의 시점과 맥파가 올라가는 시점의 시간차 Δt로부터 맥파 전파속도(pulse wave velocity) θ를 구하여 이로부터 동맥경화의 진전도를 추정하려는 시도가 이루어지고 있다(그림 3-4). 예를 들어 대동맥 기시부로부터 손가락 끝까지 혈관의 길이를 $l=75\text{cm}$, $\Delta t=0.14\text{sec}$라고 하면 $\theta=0.75/0.14\simeq5.4\text{m/sec}$로 된다.

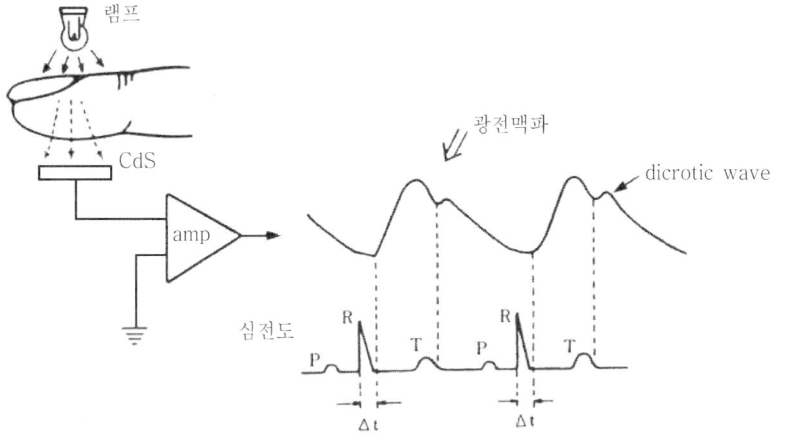

그림 3-4. 광전식 plethysmography 및 맥파 전파속도 측정

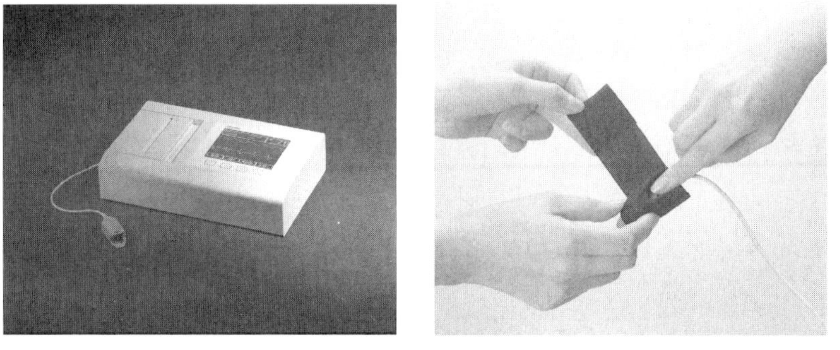

그림 3-5. 광전식 맥파계

Moens-Korteweg의 이론에 따르면 맥파전파속도 θ(cm/sec)는 다음 식으로 나타난다.

$$\theta=\{Eh\ /\ 2\rho R\ (\ 1-\sigma^2\ )\}^{1/2} \quad (3.1)$$

여기서, E는 Young의 탄성계수(g/cm^2), h는 혈관벽의 두께(cm), ρ는 혈액의 비중, R은 혈관직경(cm), σ는 Poisson 비율이다. h, R, ρ, σ를 각각 정수라고 하면

$$\theta \propto E^{1/2} \quad (3.2)$$

가 된다. 즉, 동맥경화에 의하여 E가 커지면 이에 따라 맥파 전파속도 θ가 빨라진다.

3.3.3 용적 plethysmography

그림 3-6처럼 물을 채운 원통 안에 팔을 집어넣어 봉하고(sealing material) 다른 끝에 가는 유도관(outlet tube)을 삽입하여(이것을 chimney라고 한다) 여기에 트랜스듀서를 접속시켜 놓았다면, 팔에서의 혈액량 증감에 따라 폐쇄공간 내의 용적변동이 생긴다. 이와 같은 일정 폐쇄관 내의 압력 또는 용적 변동(volume displacement)을 압력 트랜스듀서 등으로 전기신호로 변환하고 증폭하여 사지의 plethysmography를 할 수 있다.

상완부에 혈압측정용 커프(cuff)를 감고 커프 압을 40~60mmHg로 상승 유지시키면 전완에 유입된 혈액이 배출되지 않게 되므로, 체적이 서서히 증대된다. 이와 같은 체적변화의 초기 기울기 $dV/dt|_{t=0}$ 에서 사지에 유입하는 혈류량을 측정할 수가 있다. venous occlusion plethysmography에 의한 혈류측정의 원리이다(그림 3-7).

3.3.4 임피던스 plethysmography

생체조직의 전기전도도가 조직량에 비례하는 원리를 이용하는 것으로 교류회로의 임피던스(impedance) 변화에서 회로내 조직의 체적변화를 구하는 방법이다.

그림 3-8에서와 같이 팔이나 다리에 한 쌍의 전극을 감고서 50㎑~100㎑, 0.5~1mA의 고주파 정전류(定電流)를 가한다. 전류를 i, 전극간에 발생한 전압을 V, 팔다리에서의 임피던스를 Z로 하면

$$V = i\,Z \tag{3.3}$$

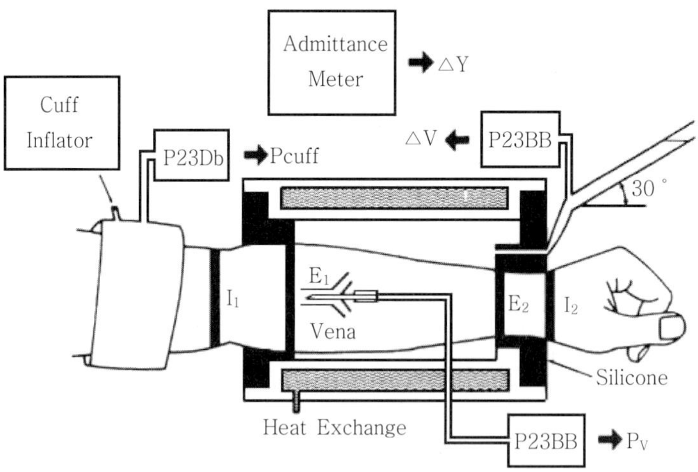

그림 3-6. 정맥 폐쇄 volume displacement plethysmography의 원리

이 성립된다. i는 일정하므로 V를 재면 Z가 구해진다. 이와 같이 생체에 전류를 통하여 그 임피던스 변화로부터 생체정보를 얻는 방법을 임피던스법이라고 한다. 생체에 전류를 통하는 것이 위험하다고 생각될지 모르지만, 고주파에서 1mA 정도이면 전류감각도 생기지 않고 위험성은 전혀 없다.

3.4 심음의 기록

3.4.1 심음

심장은 심장주기(cardiac cycle)에 따라 일정하게 수축과 확장을 반복하여 혈액을 순환시키고 있다. 이에 의해 판막의 개폐, 혈액의 흐름 및 근육의 긴장에 수반하여서 생기는 복잡한 소리가 심음(heart sound)이다.

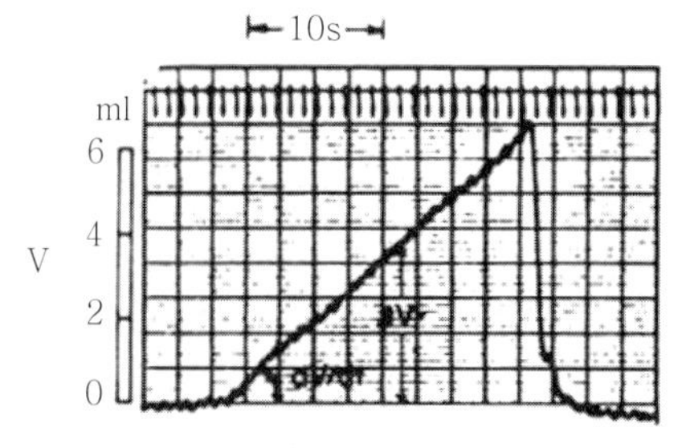

그림 3-7. 정맥 폐쇄 plethysmograph법에 의한 혈류 계측

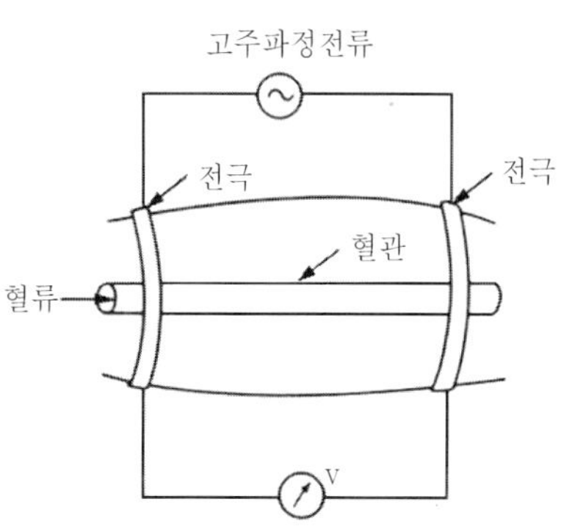

그림 3-8. 임피던스 측정의 원리

심음은 제1, 제2, 제3, 제4심음이 있으며 제3, 제4심음은 아주 약하고 짧은 기간동안 나타나기 때문에 청진상으로 듣지 못한다. 제1심음은 주로 방실판막이 닫힐 때 발생하는 진동음이다. 일반적으로 제1음은 제2음보다 저음이고 둔하며, 소리의 지속은 길다. 제2심음은 심실 확장기 시작 직후 대동맥 판막과 폐동맥 판막이 닫힘으로서 생기는 소리이다. 제2음은 고음이고 예리하며, 소리의 지속이 짧다. 심음의 주파수는 정상 심장에서는 30~200Hz 정도이다. 그러나 판막질환이나 선천성 심질환 등으로 심 잡음(cardiac mur mur)이 발생하면, 심 잡음의 주파수는 때때로 1kHz에 달하기도 한다.

의사는 환자의 가슴에 청진기를 대고 심음을 청취하여 심장의 상태를 알 수 있는 진단 정보를 얻는다. 그러나 청진법은 의사의 감각에 의존하는 방법이기 때문에 개인능력의 차가 크고 신뢰성이 부족하다는 결점이 있으며, 주파수가 적거나 음의 에너지가 너무 적은 것은 청취할 수가 없다. 따라서 청진법의 문제점을 줄이고 곡선으로 기록하여 시각적으로 객관화시킨 방법이 심음도(phonocardiogram, PCG)이다. 그림 3-9는 심음계에 의해서 각 심음을 음파로 측정한 것이다.

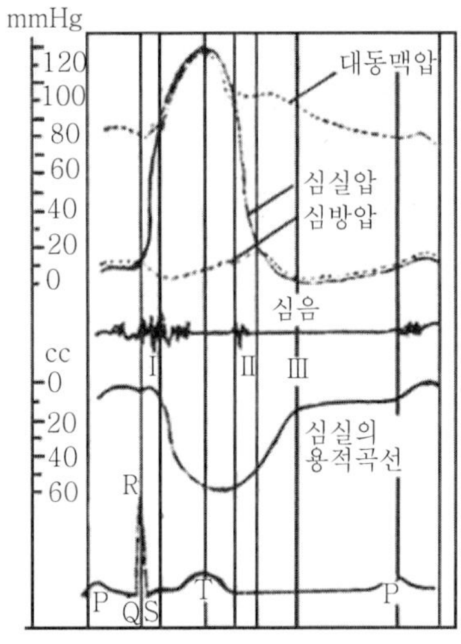

그림 3-9. 심장주기와 심음

3.4.2 심음계

심음도를 기록하는데는 마이크로폰(microphone)을 사용한다. 이것은 소리를 전기신호로 변환시키는 트랜스듀서이다. 음을 콘덴서에 전달하는 콘덴서형 마이크로폰(condenser microphone), 자석과 가동코일로 이루어지는 다이나믹 마이크로폰(dynamic micro-phone), 티탄산 바륨 등의 결정을 이용하는 크리스탈 마이크로폰(crystal microphone) 등이 사용되고 있다.

그림 3-10에 나타낸 것 같이 심음도용 마이크로폰으로 사용되는 것으로는 공기 전도형 마이크로폰과 3종의 직접 전도형 마이크로폰 등이 있다. 공기 전도형은 심음만을 검출하는데 대하여 직접전도형은 심음과 흉벽진동을 동시에 검출한다. 그림 3-11은 흉벽상에서 심음청취 부위이고 그림 3-12는 심음계의 구성도이다. 심음계에는 반드시 심전계가 비치되어 있고 심음도와 심전도의 동시기록을 행하여 양자의 시간관계를 분명히 하고 있다.

심음계가 다른 의용기기와 다른 특징은 L,M,H 및 E 4종의 필터(filter)가 구비되어 있는 점이다. L은 저주파용(30~100Hz), M은 중간주파용(75~300Hz), H는 고주파용(150~600Hz)이고, 각각 목적에 따라 필터를 바꾸어 심음도를 기록한다. E는 인간의 청각에 유사한 주파수 특성을 나타내도록 설계된 필터이다. 필터가 사용되는 이유는 흉벽의 진동성분을 그대로 증폭하는 것으로는 고주파성분을 기록할 수 없기 때문에 필터를 이용하여 필요한 성분을 통과시키고 기타 성분에 관해서는 일정한 감쇠를 행하는 것이다.

심음은 30~1kHz라는 넓은 주파수를 갖고 있기 때문에, 기록기로는 전자오실로그래프나 제트 분사식 등과 같이 주파수특성이 좋은 기록계를 사용해야 한다.

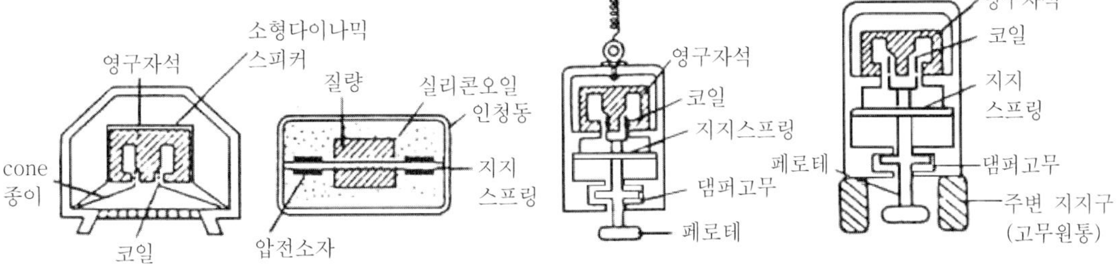

(a) 공기전도형 (b) 가속도형(직접전도) (c) 매달기형(직접전도) (d) 설치형(직접전도)

그림 3-10. 심음용 마이크로폰과 구조

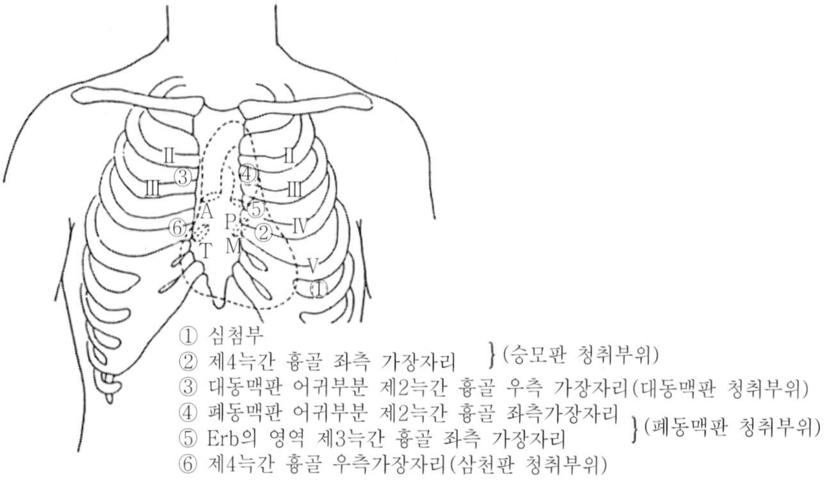

그림 3-11. 심음 마이크로폰의 장착 부위

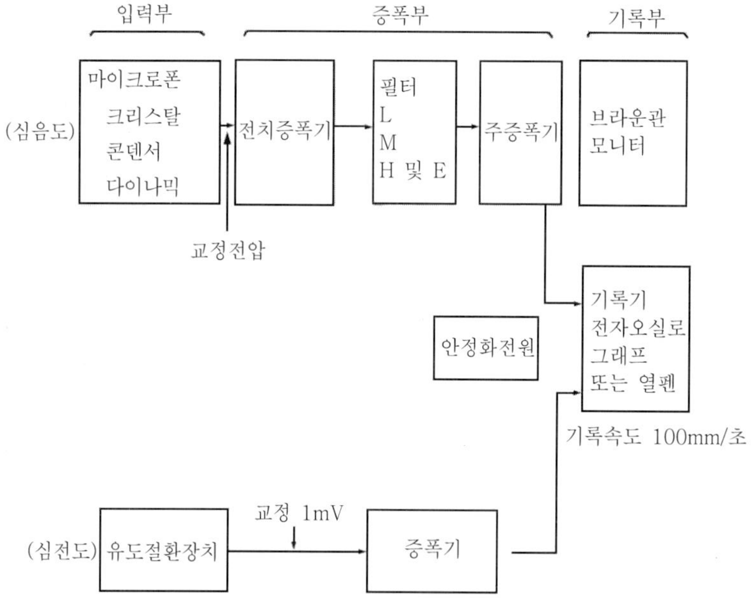

그림 3-12. 심음계의 구성

3.4.3 심음도

그림 3-13은 정상 심음도(PCG)와 심전도(ECG)의 동시기록 예이다. PCG상에서 Ⅰ~Ⅳ는 제1~제4심음을 나타낸다.

Ⅰ음은 R파와 거의 동시에 출현하는 약 70~100Hz의 음이고 방실판막이 닫힐 때와 일치된다. Ⅱ음은 T파의 정점에 이어져서 보이는 파이고 100~150Hz, 반월판의 폐쇄와 일치한다. Ⅲ 및 Ⅳ음은 각각 유입기와 심방수축기에 일치하여 나타난다.

그러므로 Ⅰ~Ⅱ심음도는 수축기(systolic phase), Ⅱ~Ⅰ음간은 확장기(diastolic phase)이다. 이 확장기에 출현하는 Ⅲ~Ⅳ음은 일반 청진기로 청취하는 것은 대단히 곤란하지만 심음도 상에서는 명료하게 기록할 수 있다. 오늘날 심장판막질환 및 선천성 심질환의 진단에 심음도가 불가피한 수단이 되고 있는 것은 말할 것도 없다.

3.5 체온의 측정

체온이나 생체조직온도의 측정에는 열전소자(thermoelectric element)를 사용할 수 있다. 열전소자에는 전기저항의 온도변화를 이용한 소자(thermister), 온도차에 의해 기전력이 발생하는 현상(seebeck effect)을 이용한 소자, 전류에 의해 열의 흡수(또는 발생)가 생기는 현상(Peltier effect)을 이용한 펠티에 소자가 있다. 이중에서 온도측정에는 서미스터와 열전대가 이용된다. 이를 이용한 트랜스듀서를 사용하여 체온이외의 생체현상도 기록할 수 있다.

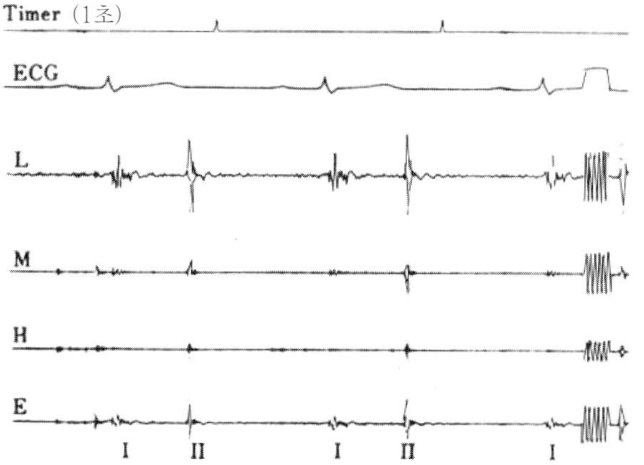

그림 3-13. 심첨부에서 기록된 심음도 파형(L, M, H는 필터를 나타낸다)

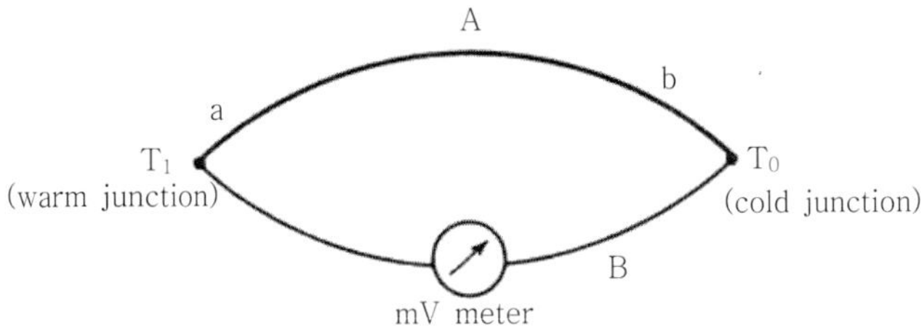

그림 3-14. 열전대의 원리

예를 들어 비강 입구에 서미스터를 장착하면 호·흡에 따른 기온차를 가지고 호흡곡선을 그릴 수 있다. 그리고 생체조직 두점간의 온도차로부터 조직혈류량을 구할 수 있다. 온도차에 의한 방법을 이용한 조직혈류계는 이 원리에 의하여 만들어진 것이다.

3.5.1 열전대

2종의 금속 A와 B를 그림 3-14와 같이 접합하고 2개의 접점 a~b 간에 온도차 T_1~T_0를 주면 열기전력이 생겨서 회로에 열전류가 흐른다. 가령 접점 b를 얼음물 속에 넣고(cold junction) 다른쪽 a를 피검체에 접촉시키면(warm junction), 양 접점간의 온도차에 상응한 열기전력이 얻어지므로 미지의 온도를 측정할 수가 있다.

이렇게 종류가 다른 두개의 금속 또는 합금으로 하나의 폐회로를 만들고, 두 접점을 다른 온도로 유지하면 이 회로에 일정한 방향의 전류가 흐르는 현상을 제벡 효과(seebeck effect)라고 한다. 이 제벡 효과를 이용하여 열기전력을 발생시키기 위해 종류가 다른 도체를 조합한 것이 열전대(thomocouple)이다.

한쪽의 접점을 0℃로 유지할 때 다른 쪽의 온도 0℃와 열기전력 V 사이에는

$$V = \alpha\theta + \frac{1}{2}\beta\theta \tag{3.4}$$

인 관계가 있다. 여기서 α, β는 열전대를 만드는 금속의 고유한 상수이다. 이 관계를 이용하면 온도계로 사용할 수 있다.

현재 구리-콘스탄탄(copper-constantan, CC), 철-콘스탄탄(iron-constantan, IC), 백금-백금로듐(platinum-rhodium, PR), 크로멜-알루멜(chromel-alumel, CA) 등의 열전대가 많이 사용되고 있다. 어느 것이나 온도와 열기전력과의 관계가 교정되어 있다(그림 3-15, 표 3-7).

열전대는 접점이 작으므로 열용량이 작고, 열의 빠른 변화를 쉽게 따라 갈 수 있다. 그러나 열기전력은 극히 작으므로(CC에서 약 40μV/℃), 안정한 고감도 직류증폭기가 필요하다.

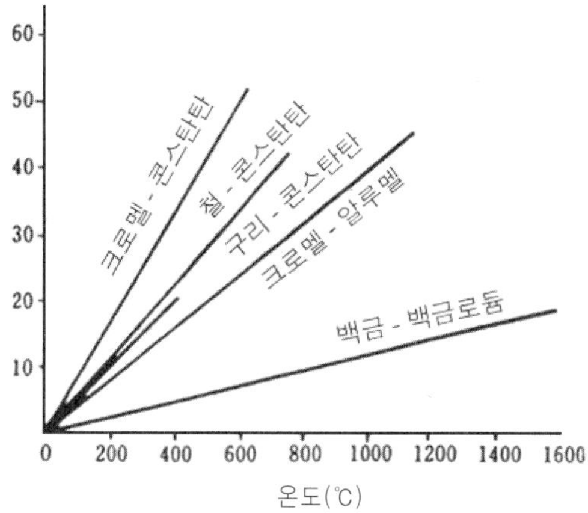

그림 3-15. 각종 열전대의 기전력

표 3-7. 각종 열전대의 열기전력의 변화

기호	명칭	열기전력의 변화분(μV/℃)	사용 온도범위(℃)
PR	백금-백금로듐	6	0 ~ + 1500
CA	크로멜-알루멜	40~55	- 200 ~ + 1200
CC	구리-콘스탄탄	40	- 150 ~ + 350
IC	철-콘스탄탄	53	- 150 ~ + 1000

3.5.2 서미스터

서미스터(thermister)는 thermally sensitive resietor를 약칭한 것으로, 니켈(Ni), 코발트(Co), 망간(Mn), 구리(Cu), 티탄 등의 산화물을 적당한 저항률과 온도계수를 가지도록 2~3종류 혼합하여 소결한 반도체이다.

일반적으로 서미스터는 온도가 높아지면 저항값이 감소하는 부저항온도계수의 특성을 가지고 있다. 이것을 NTC(negative temperature coefficient thermister)라 한다. 구조적으로 직열형, 방열형, 지연형으로 분류되는데 크기는 깨알만한 것에서부터 동전 크기만한 것까지 다양하다. 온도가 높아지면 저항값이 높아지는 특수한 정특성 서미스터(PTC, positive temperature coefficient thermister)도 있다. 이것은 티탄산바륨계의 반도체에 주석, 세륨 등을 0.1%정도 혼합하여 만든 것이다. 그리고 어느 특정한 온도에서 저항값이 급변하는 CTR(critical temperature resistor)도 있다.

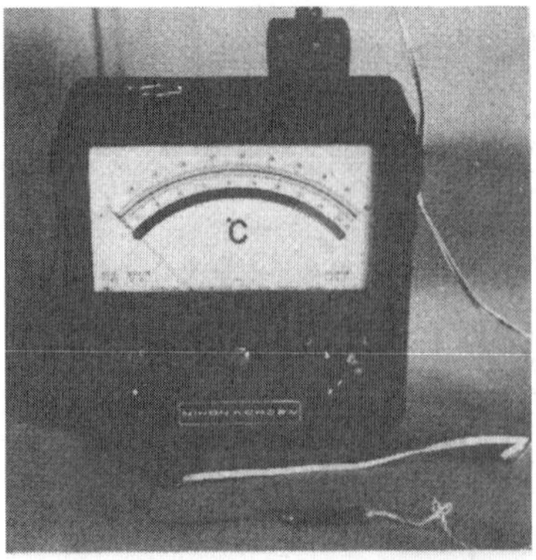

그림 3-16. 서미스터 온도계(위)와 서미스터(아래)

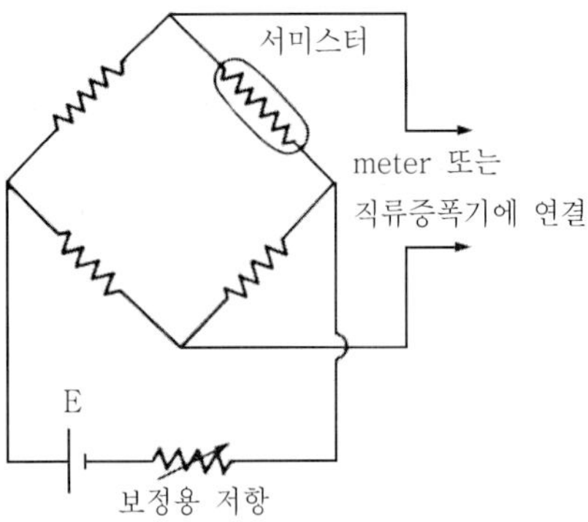

그림 3-17. 서미스터의 회로

열전대가 온도를 기전력으로 변환시키는 소자인데 반하여 서미스터는 온도에 따라 저항치가 변한다는 특징이 있다. 그러므로 이것을 사용하여 온도를 측정하는 데는 휘트스톤 브리지(wheatstone bridge)를 사용하면 편리하다.

서미스터의 온도특성은

$$R_t = R_o \exp B\ (1/T - 1/T_o) \qquad (3.5)$$

로 나타낸다. 여기서 T는 절대온도, R_o와 R_t는 각각 온도가 T_o, T때의 저항치, B는 서미스터 상수(thermister constant, 2,000~4,000)이고 재질에 따라 다르다. 온도계수 α는

$$\alpha = (1/R_t)(dR_t/dT) = -B/T^2 \quad (3.6)$$

로 나타내므로 B가 클수록 α는 크다.

서미스터 온도측정 저항체는 매우 소형으로 할 수 있으므로, 국부적인 온도나 생체내의 온도를 측정할 수 있다. 서미스터는 통상 유리나 주사침에 봉입하여 사용되는데 목적에 적합한 여러 가지 형상의 것이 시판되고 있다. 서미스터는 응답속도도 빠르고 감도가 높다. 또 저항치도 수kΩ 이상이므로 유도선(lead)이 갖는 저항을 무시할 수 있다. 체온의 장시간 측정 등에는 이상적인 트랜스듀서이다.

3.5.3 심부체온계

체온의 측정은 주로 겨드랑이에서 행해지고 있으며, 혀 밑이나 직장에서도 행해진다. 환자의 심부체온을 장시간 모니터하기 위하여 그림 3-18같은 심부체온계(deep body thermometer)가 고안되었다. 이것은 영국의 Fox, R. H.와 Solomon, A. J.(1970)의 이론에 근거한 것으로, 한 쌍의 서미스터를 단열재를 사이에 두어 장착하고 한쪽의 서미스터는 인체의 표피위에 다른 서미스터는 히터(heater)에 접하도록 하여 2개의 서미스터간에 온도차가 없어지도록 히터의 전류를 조절하는 것이다.

이 장치를 생체에 장착시키고 충분한 시간이 지나면 히터 면의 서미스터는 피부면과 같은 온도가 되도록 히터로 가열되어 평형상태에 달한다. 그러므로 서미스터 온도는 심부체온에 일치하게 되는 것이다. 임상적으로 심부의 순환장해나 염증 등의 발견에 이용되고 있다.

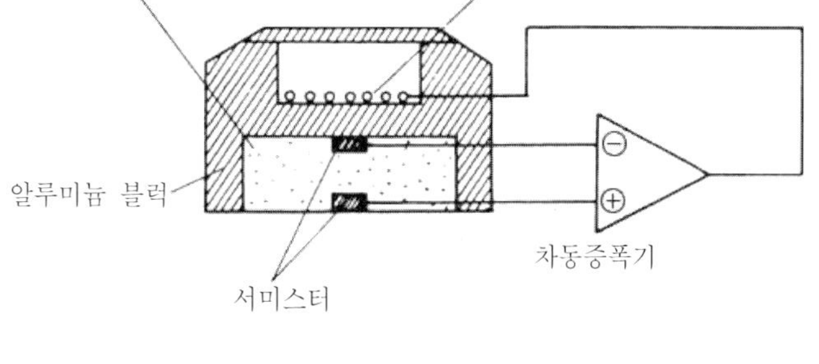

그림 3-18. 심부체온계의 구조

3.6 호흡 기능의 측정

3.6.1 호흡 생리

우리는 호흡에 의하여 바깥 공기로부터 산소를 섭취하고 있다. 호흡기계의 가장 큰 기능은 기체교환으로서, 공기에서 산소를 혈액 중에 용해시키고 탄산가스(CO_2)를 혈액으로부터 제거하여 공기 중으로 배출하는 것이다. 만약 호흡기계에 문제가 생겨 혈액중의 산소량이 급격히 감소하면, 60~90초 정도에서 정신을 잃고 4~5분이면 사망하게 된다.

호흡기계의 주기관은 폐(lung)이다. 기체의 교환은 확산과정으로 분압이 높은 곳에서 낮은 곳으로 이동되는 것이다. 횡격막과 늑골근의 수축에 의한 흉부 확장에 의하여 폐는 팽창하게 되고, 공기가 기관(trachea)을 통해 폐로 흘러 들어가 약 3억개에 이르는 폐포(alveoli)에 나누어진다. 폐포는 매우 엷은 막과 폐 모세혈관(pulmonary capillary)으로 구성되어, 이 막을 통하여 폐포 내 기체와 혈액 간에 기체교환이 이루어진다.

안정상태에서 이루어지는 호흡을 정상호흡(eupnea)이라고 하며, 1분 동안에 13~22회 정도를 정상 호흡수라고 한다. 성인에서는 정상 호흡시에 한번의 흡식 운동으로 약 500 ml의 공기를 흡입(tidal volume)한다. 중간 정도의 운동 상태 아래서는 호흡마다 1l 또는 그 이상 흡입하고, 호흡수는 1분간에 25이상이 된다. 가장 격렬한 운동에서는 호흡량은 4~5l까지 이른다.

호흡운동은 폐용량의 증가, 감소를 일으키는 근육운동에 의하여 제어되고 있다. 정상호흡에서 폐는 최소용량까지 수축하지 않으며 또한 최대용량까지도 팽창하지 않는다. 공기를 밖으로 배출하기 위해 최대한으로 노력하였을 때에 폐의 최소용량이 얻어지고, 최대의 노력으로 흡입하였을 때에 폐의 최대용량이 얻어진다. 그림 3-19는 성인에서 안정상태, 최대 호(expiration)·흡기(inspiration)시의 폐용량이 변화하는 모양을 나타낸 것이다.

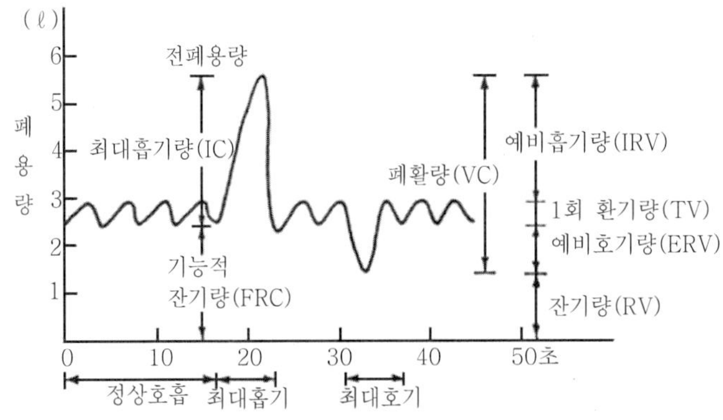

그림 3-19. 호흡에 의한 폐용량의 변화

3.6.2 호흡운동의 측정

상대적인 호흡운동은, 호흡에 따라서 같이 변화하는 신체부분의 물리적 변화나 코구멍을 통과하는 공기 흐름을 조사하여 검출한다. 절대치는 필요하지 않으므로, 피검자에 장착하는 트랜스듀서도 간단한 것이 쓰인다. 단순히 호흡운동을 검사하는 기기는 pneumograph라 하고, 시간에 따른 호흡운동을 기록한 것을 pneumogram이라고 한다.

가장 간단한 pneumograph는 서미스터를 이용한 것이다. 이것은 서미스터를 코구멍에 장착하고, 호기와 흡기에 따른 따뜻한 공기와 찬 공기에 의하여 서미스터에 생기는 온도차를 검출하는 것이다. 이 방법은 수술중, 수술후 및 일반 임상 용도에 쓰여 진다. 피검자가 입으로 호흡할 때에는 서미스터는 입에 장치된다. 호흡에 수반하는 가슴 또는 몸통의 크기 변화도 호흡운동 검출에 이용할 수 있다. 신축성이 있는 천(布)에 붙인 스트레인게이지를 가슴에 감는 밴드(band)로 이용한다.

호흡에 수반하여 가슴둘레가 변화하므로, 신축성 밴드의 변화는 스트레인게이지의 저항변화를 일으킨다. 이 저항변화는 직류 인가의 휘트스톤브리지 또는 반송파 증폭기(carrier wave amplifier)로 검출할 수 있다.

3.6.3 호흡 유량의 측정

호흡의 역학적 이론체계를 환기역학이라 한다. 환기역학에서 중요한 파라미터는 기류속도, 환기량, 내압(구강내압 · 폐포내압 · 흉강내압)으로, 이들을 측정해서 흉부·폐·기도의 상황을 추정한다.

환기역학 측정시스템은 기류계(호흡유량계, pneumotachograph)가 중심이 되어 있다. 일반적으로 사용되는 것은 차압을 이용한 차압 유량계이다. 공기 흐름의 도중에 유체 저항을 주고, 전후의 압력차를 측정해서 유속을 알려는 것이다. 그러므로 호흡유량계는 유량 저항 헤드(head)와 차압 트랜스듀서로 구성된다.

유량계에서 쓰는 헤드는 그림 3-20에서와 같이, 가느다란 망을 친 직경 2.5cm 정도의 관이다. 이 그물눈이 기류(氣流)에 대하여 약간의 저항을 나타낸다. 기류에 대한 저항은 그물(網)의 양쪽에 압력차를 일으키는데, 그 크기는 평균 기류 속도에 비례한다. 이 압력차는 차압 트랜스듀서로 검출된다. 장치의 감도는 그물눈의 크기를 바꾸거나, 여러 종류의 그물을 써서 바꿀 수 있다. 그러나 피검자가 받는 기류 저항은 정상 호흡운동이 측정장치에 의하여 영향을 받지 않도록, 1cmH_2O를 초과해서는 안 된다. 직경 5cm, 1cm^{2}당 60개의 스테인리스 스틸 스크린(stainless steel screen)을 헤드로 사용하면, 1분당 10 ℓ의 유량에 대하여 스크린 양쪽에 생기는 차압은 0.09cmH_2O로 된다. 차압 트랜스듀서는 반송파 증폭기, 생체용 모니터와 접속시켜 사용된다.

유량을 측정하면 호흡량 측정도 쉽게 할 수 있다. 호흡유량은 단위시간에 대한 기류의 량을 측정한 것이므로, 호흡유량을 적분하면 호흡량이 얻어진다.

3.6.4 호흡량의 측정

일반적으로 호흡량(폐활량, vatal capacity)은 호흡계(폐활량계, spirometer)로 측정한다. 폐용량의 시간에 따른 변화 기록을 spirogram이라 한다.

호흡계(spirometer)는 호흡기능검사에서 흔히 사용되는 장치로, 기본적인 원리는 그림 3-21과 같다. 물을 채운 용기 중에 평형추(counter balance weight)가 달린 bell(floating drum)이 떠 있어서, 호기와 흡기에 의하여 상하로 움직이게 되어있다. bell의 움직임은 pulley에 전달되고, 호흡량은 bell의 변위정도에 따른 pulley 눈금으로부터 읽어 낼 수 있다. 또 이 pulley는 선형성이 좋은 potentiometer에 접속되어, 그 저항변화가 호흡량을 나타내는데 쓰인다. 호흡계는 구조상, 제동이 크고 얼마간 히스테리시스(hysteresis)가 있으므로, 호기량-흡기량의 작은 변화는 기록할 수 없다.

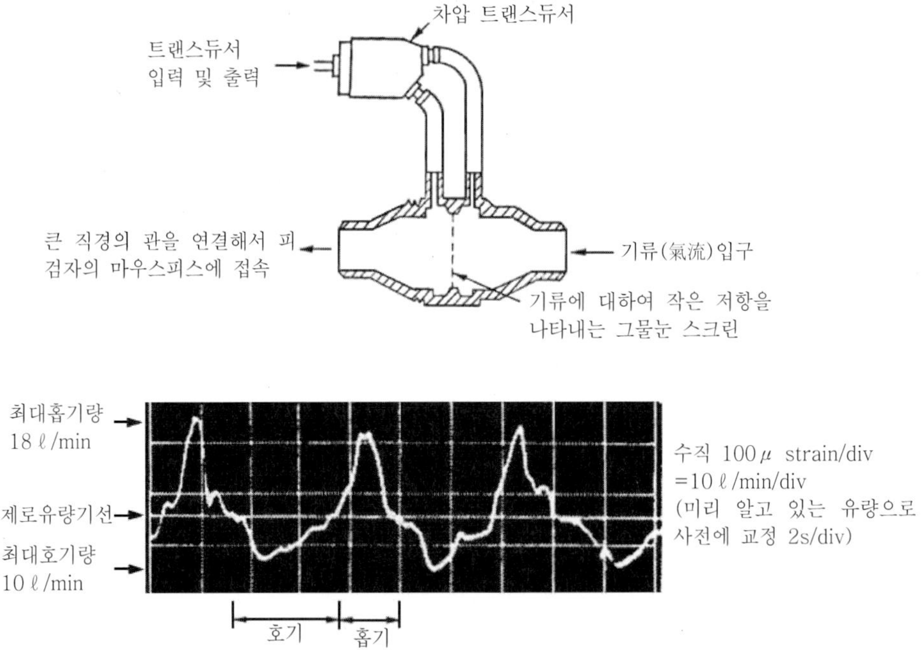

(제로 유량기본선은 피검자로부터 헤드를 빼내서 구한다)

그림 3-20. pneumotacho 호흡유량 트랜스듀서

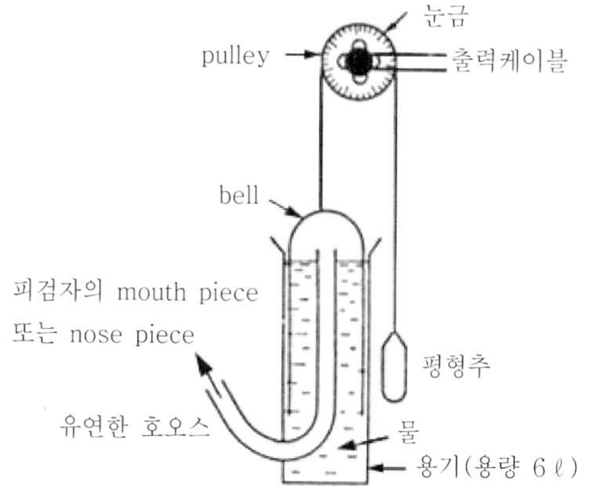

그림 3-21. 호흡계의 구조

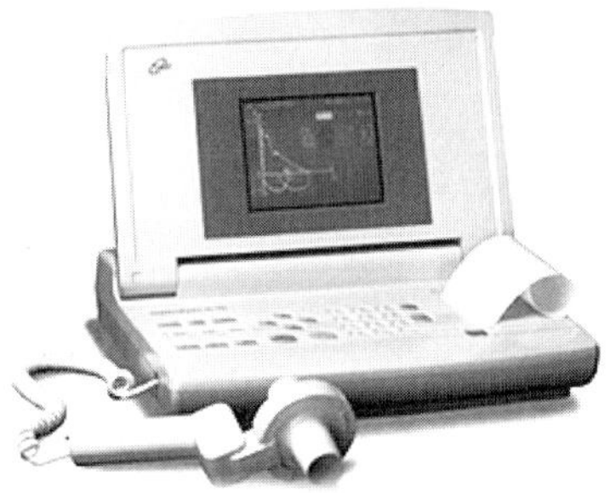

그림 3-22. 폐활량계

호흡유량계와 호흡계에서 적분한 값은 폐의 전용량(total lung capacity)을 나타내지 않으므로, 잔류 폐용량(residual volume)은 가스 희석법(Rahn의 3회 호흡법)으로 측정하여야 한다.

3.6.5 호기 가스 모니터

호기중의 가스(O_2, CO_2)를 동시에 분석하는 호기 가스 모니터(expiratory gas monitor)가 ICU, 수술실 등에서 호흡관리, 마취효과의 감시 등에 쓰이고 있다. 또한 생리기능 검사(운동부하중 등), 생리학·약리학·인간공학 연구용으로도 용도가 넓어지고 있다. 여기서는 하나의 sampling tube를 코구멍 또는 구강에 부착하는 것만으로, 호기마다의 농도변화를 측정할 수 있는 간단한 방식에 대하여 설명한다.

아주 가는 sampling tube(내경 0.5mm)를 코구멍 또는 구강에 장착하여, 극미량(표준 20ml/min)의 호기 샘플을 채집한다. O_2, CO_2 농도는 [%] 또는 [mmHg]로 디지털 표시되는데, 출력을 파형으로 기록할 수도 있다. 종류에 따라서는 CO_2 농도와 호흡수를 동시에 표시하는 것도 있다. 측정원리는 O_2는 polarograph식 전극법, CO_2는 적외선 흡수법에 의한다. 그림 3-23은 이 장치의 예이다.

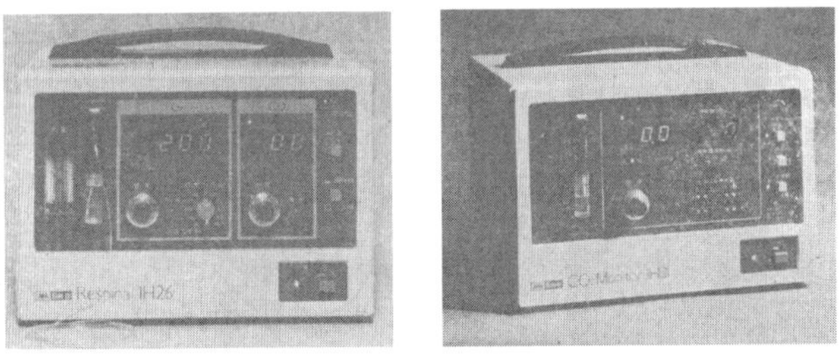

그림 3-23. 호기가스 모니터

제4장 혈압과 혈류의 측정

순환계의 정보를 얻고자 할 때는 먼저 혈압(blood pressure)을 측정한다. 오늘날의 의학에서는 순환계 정보 중에서 혈압은 가장 중요한 정보로 생각되고 있다. 혈압이 높으면 고혈압증(hypertension), 낮으면 저혈압증(hypotension)이다. 쇼크(shock) 등의 병태(病態)도 주로 혈압의 변화로서 설명되고 있다.

전기공학에서 가장 기본적인 법칙으로 쓰이고 있는 것에 옴의 법칙(Ohm's law)이 있다. 이것은

$$\text{전압}(V) = \text{전류}(i) \times \text{진기저항}(R) \tag{4.1}$$

으로 도선에 흐르는 전류의 세기는 도선의 저항에 반비례하고 전압에 비례한다는 법칙이다. 이것을 혈압과 혈류로 바꿔 놓으면

$$\text{혈압}(P) = \text{혈류량}(F) \times \text{혈류저항}(R) \tag{4.2}$$

으로 표현할 수가 있다. 이것을 유체(流體)의 옴의 법칙이라 한다.

이 식에서 알 수 있는 것 같이, 변동인자가 세 개가 있으므로 그 중에서 둘을 알지 못하면 다른 하나를 구할 수 없다. 오늘날의 임상의학에서는 주로 혈압만이 측정되고 있으며 혈류에 대해서는 특별한 경우 이외에는 다루어지고 있지 않다. 그러나 순환기 의학(순환생리학)을 이해하려면 적어도 두개의 변동인자, 혈압과 혈류를 정확하게 측정하고 그에 입각하여 사고를 쌓는 것이 이상적이라 할 것이다. 이 장에서 혈압과 함께 혈류의 측정을 기술하는 것은 이러한 이유 때문이다.

4.1 혈류역학

물은 수압이 높은 곳에서 낮은 곳으로 흐른다. 혈관계에서 혈액은 혈압이 높은 곳에서 낮은 곳으로 흐르게 될 것이다. 그러나 혈압(blood pressure)은 혈액을 순환시키는 원동력이 되지만, 혈액의 순환현상은 심장의 박동만으로 완성될 수는 없다. 왜냐하면 관(管)에서 액체가 이동할 때 압력도 중요하지만 또한 관벽과 액체의 성질이나 상태에 의해 액체의 흐르는 양상이 영향을 받게 되기 때문이다. 이와 같이 혈액의 순환은 물리적 원리로 이루어지는 것으로 이 원리를 혈류역학(hemodynamics)이라 한다.

4.1.1 혈압과 혈류저항

혈액은 정지하고 있는 액체(liquid)가 아니라 점성(viscosity)을 갖고 관내를 이동하고 있는 유체이며, 혈관도 고정된 관(rigid tube)이 아니고 탄력성을 갖고 있는 관이므로 순환역학(혈류역학)을 일률적으로 말하기는 어렵다. 그러나 유체역학(hydrodynamics)의 기본지식을 응용한다면 혈류역학을 쉽게 이해할 수 있다.

Poiseuille의 법칙은 혈류역학을 이해하는데 큰 도움을 준다. 프랑스의 Poiseuille(1799~1869)는 일찍이 생리학 영역의 개념을 물리학에 도입하여, 물리학에서 유체역학이 알려지기 이전에 압력과 순환하는 혈액량과의 관계를 설명하였다.

점성이 있는 액체가 어떤 관 속을 흐를 때 '단위시간동안 흐르는 액체량(F)은 관 양쪽의 압력차(ΔP)와 관 내경(r)의 4승에 비례하고 관의 길이(l)와 점성(η)에 반비례한다'.

$$F = k\ \Delta P\ r^4 / l\ \eta \tag{4.3}$$

으로 비례상수 k는 실험적으로 구한 바 $\pi/8$ 이었다고 한다. 이것을 포아지이유의 법칙이라고 한다. 여기서 유체의 옴의 법칙(식4.2)을 포아지이유 법칙에 대입하면,

$$R = 8\ \eta\ l / \pi\ r^4 \tag{4.4}$$

이 된다. 따라서 저항에 영향을 주는 요인은 점성, 관의 길이 및 내경이다. 여기서 어떤 개인을 놓고 보면 관의 길이, 혈액의 점성 등은 거의 일정하므로 혈류저항에 영향을 주는 것은 혈관의 반지름이 유일한 것이 된다. 혈류저항을 말초저항(peripheral resistance)이라고 한다.

혈관계에서 혈류의 원동력이 되는 것은 심장의 박동이다. 심장의 박동으로 혈압이 발생되어 혈액이 흐르고 또 이로써 혈류저항이 생겨난다. 혈액이 혈관계를 흐르면서 혈압이 한결같이 떨어지는 것은 아니며 혈압의 기울기도 어디서나 다 같은 것은 아니다. 혈액이

흐르다가 큰 저항을 만나면 그 곳에서 혈압은 크게 떨어지고, 저항이 작으면 혈압은 별로 떨어지지 않는다. 혈액이 흐르는 사이에 가장 큰 저항을 받는 곳은 소동맥과 모세혈관이다. 여기서 혈관이 많은 가지를 치며 혈관의 내경이 좁아지기 때문이다. 이에 대해 동맥과 정맥에서는 혈류저항이 작아서 혈압이 크게 떨어지지 않는다.

4.1.2 혈압과 혈류속도

혈액의 유속과 압력간의 관계에 대해서 생각해 본다. 유체가 가진 총 에너지는 운동에너지(kinetic energy), 위치에너지(potential energy) 및 관벽과 액체면 사이의 마찰에너지(frictional energy)로 계산된다.

운동에너지는 유체의 유속으로 나타나고, 위치에너지는 혈관내의 압력으로(특히, 측압 lateral pressure으로) 나타난다. 이들 에너지는 상호 전환될 수 있어서 만일 관의 내경이 작아지면 유속이 증가하여 운동에너지가 증가하는 반면, 위치에너지인 압력이 저하하게 되며, 이와 반대로 혈류속도가 늦어지면 혈관내압은 증가한다. 이러한 유속과 압력간의 관계를 Bernouilli의 원리라고 한다.

그리고 유속과 흐름과의 관계는, Reynolds(1883)에 의하면 맥관내의 혈류속도가 어느 정도에 도달할 때까지는 유체의 흐름은 유선형(streamline flow)이고 Poiseuille의 법칙을 따르지만, 어느 속도 이상일 때에는 소용돌이형(turbulent flow)으로 된다고 한다. 즉, 점성도를 η, 밀도를 ρ, 관의 반경을 r, 유속을 v라고 하면 이들 관계는

$$K = \rho r v / \eta \qquad (4.5)$$

로 나타내어지며 이를 Reynolds number라고 한다. 이것이 어느 값(1,000~2,000) 이상이면 유체의 흐름은 유선형에서 소용돌이형으로 변하는 것을 실험적으로 증명하였다. 여기에서 보는 바와 같이 혈류속도가 증가하거나 혈액의 점성도가 낮을 경우, 혈관 내경이 큰 부위에서는 이 임계치를 넘어 혈류가 소용돌이형이 되기 쉽다.

4.2 혈압의 측정

4.2.1 Hales의 혈압 측정

혈압을 정확하게 측정한 사람은 1733년 영국의 Stephen Hales라고 한다. 이것은 William Harvey가 혈액순환설을 발표하고 나서 약 100년 후의 일이다. 그는 암말의 경동맥(carotid artery)에 L자형의 놋쇠 파이프를 삽입하고 여기에 길이 12피이트 9인치(약 3.9m), 내경 1/6인치의 유리관을 수직으로 세웠다.

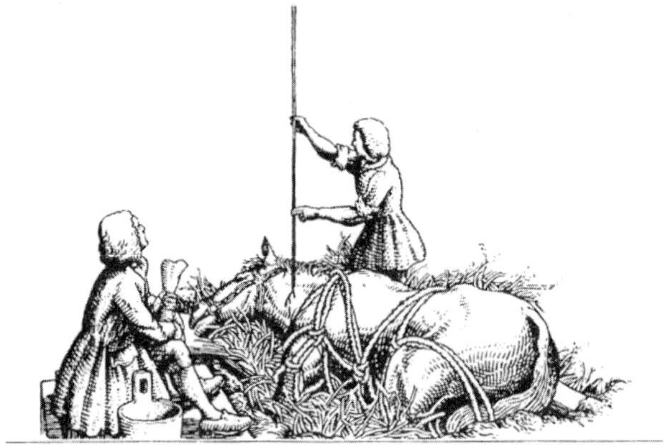

그림 4-1. Stephen Hales에 의한 혈압 측정

그의 기술에 따르면 "혈관을 묶은 실을 풀었더니 혈액 기둥이 관을 따라 올라가는데 그 높이가 좌심실 높이에서 8피이트 3인치(약 2.5m)에 도달하였다. 그러나 이것은 단번에 이점에 도달한 것이 아니고 묶었던 실을 푼 직후에 급속하게 그 절반정도가 상승하고 그 뒤에 1심박마다 8, 6, 4, 2, 1인치씩 상승하여 서서히 그 점에 달했던 것이다. 최대점에 달한 뒤에도 혈액기둥은 상승·하강을 1심박마다 반복하였으며 때로는 2~3인치, 많을 때는 12~14인치까지도 변동하였다. 그리고 일정한 높이에 머물러 있을 때에도 1심박마다 상하의 박동을 나타냈다."고 하고 있다.

오늘날에 있어서도 Hales가 행한 방법 즉, 동맥 내에 직접 튜브(catheter)를 삽입하여 혈압을 측정하는 방법(직접법, direct method)이 가장 정확한 혈압측정방법이다.

4.2.2 혈압 파형

그림 4-2는 혈압과 1심박마다의 변동을 나타낸 것이다. 이것을 혈압 파형(blood pressure wave)이라고 한다. 오늘날에는 혈압을 수은주(水銀柱)의 높이 mmHg로 나타내는 것이 일반적이다. 따라서 혈주(血柱)의 높이를 수은의 비중(13.6)으로 나누어주면 mmHg 단위로 혈압을 나타낼 수가 있다. 예를 들어 혈주의 높이가 2.5m이면 2500 ÷ 13.6 = 184mmHg가 된다.

혈압 파형의 정점(頂点)을 최고(최대)혈압이라고 하며, 이것은 심실 수축기에 나타나는 압력이므로 수축기압(systolic pressure)이라고도 한다. 또 맥파(脈波)의 최저점을 최저(최소)혈압, 혹은 확장기압(diastolic pressure)이라 하고 이들 양자의 차를 맥압(pulse pressure)이라고 한다.

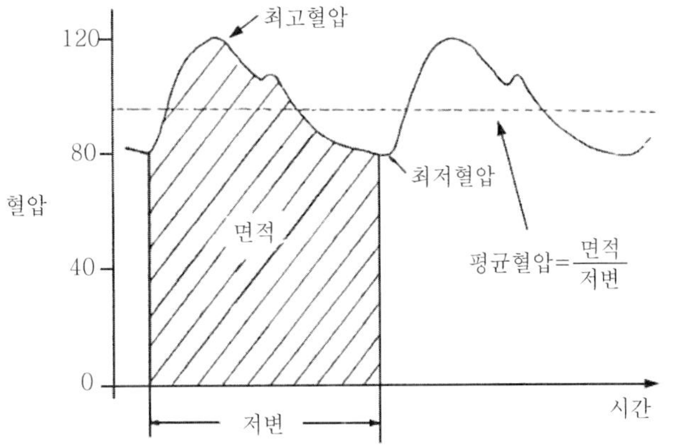

그림 4-2. 혈압 파형

맥파 성분을 평균한 값을 평균 혈압(mean blood pressure)이라 한다. 이것은 1심박마다(심장주기마다)의 혈압 파형을 적분하여 면적을 구하고 그 저변(底邊)으로 나누면 구할 수 있다. 말초혈관에서는 일반적으로

$$\text{평균혈압} \simeq \text{최저혈압} + \text{맥압} / 3 \qquad (4.6)$$

와 같은 근사식으로 된다고 생각하고 있다.

4.2.3 간접법에 의한 혈압 측정법

4.2.3.1 간접 혈압측정법의 원리

오늘날 임상에서 흔히 사용되고 있는 혈압측정법은 비관혈적 방법(non invasive method)인 간접법(indirect method)이다. 인체의 동맥혈압을 측정하려면 앞에서 설명하였듯이 동맥에 관을 삽입하여 여기에 수은압력계를 연결하면 된다. 그러나 이러한 방법을 인체에 적용하기엔 쉬운 문제가 아니다. 그래서 동맥 밖에서 압력을 가하여 동맥혈류를 차단할 수 있는 압력치를 알아냄으로써 간접적으로 동맥혈압을 측정하는 방법이 이용되고 있다.

그림 4-3은 간접법의 원리를 나타낸 것으로, 촉진법(palpation method)과 청진법(auscultation method)이 있다. 이들 방법은 모두 팔뚝(上腕)에 폭 14cm 정도의 수은압력계가 달린 압박대(이것을 cuff 또는 manchett라 한다)를 감고 공기주입펌프(cuff-inflater)로 카프에 공기를 집어넣어 상완동맥(brachial artery)을 압박한다. 상완동맥압과 카프압이 같아 졌을 때 그 부분의 혈류는 차단되므로 이 점에서의 수은주 높이를 읽어

내면 최고혈압을 측정할 수 있게 된다.

오늘날 임상에서 쓰이고 있는 혈압계에는 수은주식 외에 아네로이드(aneroid)식 혈압계가 있다. 전자를 Riva Rocci형, 후자를 Tycos형이라고 한다.

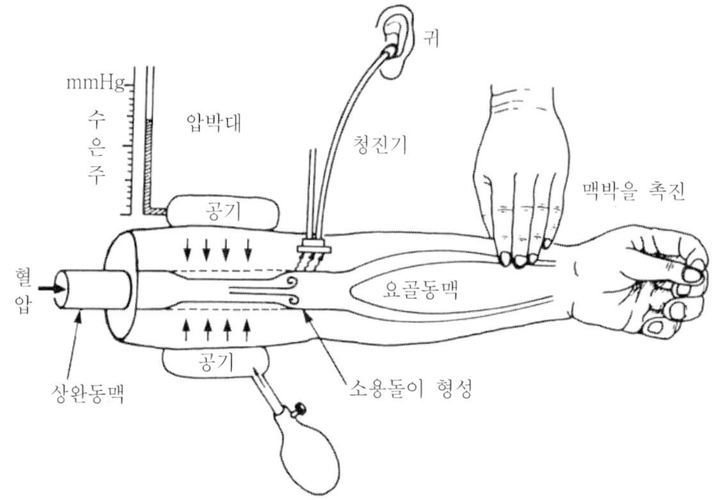

그림 4-3. 간접법에 의한 혈압측정의 원리

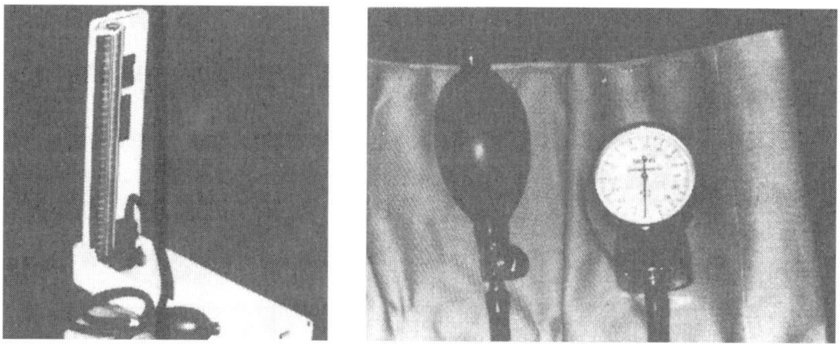

(a) (b)

그림 4-4. Riva Rocci형(a)과 Tycos형(b) 혈압계

4.2.3.2 촉진법과 청진법

촉진법은 요골동맥(radial artery)의 맥을 촉진하면서, 맥이 끊길 때까지 일단 카프 압을 올린다. 그리고 나서 카프 압을 천천히 떨어뜨리다 두절되었던 맥이 출현한 점에서의 수은주 높이를 읽어 최고혈압으로 정하는 방법이다. 이 방법으로는 최저혈압은 측정할 수가 없다.

청진법은 상완부에 감은 카프 아래 상완동맥에 청진기를 대고, 카프에 의한 혈관압박에 따라 생기는 혈관 음을 들어 혈압을 측정하는 방법이다. 이 방법은 최고·최저 혈압을 모두 측정할 수 있는 것으로 되어 있다.

4.2.3.3 코로트코프 음

청진법에서 동맥압박에 의하여 발생하는 혈관 음을 코로트코프 음(Korotkoff's sounds)이라고 한다. 이 음의 발생기전은 아직도 명백하지는 않지만 카프 압박부의 혈관으로부터 분출하는 혈류가 소용돌이형 흐름(turbulent flow)이 되어 소용돌이가 형성된 것이 혈관 벽을 공진시켜서 60~180Hz의 진동음이 발생하는 것으로 생각되고 있다.

청진법으로 혈압 측정은 미리 수은주를 촉진법으로 잰 최대혈압보다 20~30mmHg 상승시켜 놓고 서서히 카프 압을 떨어뜨린다. 감압속도는 1심박마다 2~4mmHg로 한다. 점차 카프 압을 감소시키면 어느 점에서 코로트코프 음이 출현하는 것이 들린다. 이 점을 최고혈압으로 한다. 더욱 감압하면 혈관 음이 갑자기 작아지는 점이 있다. 여기를 최저혈압으로 한다. 최고혈압과 최저혈압에는 청진상에 4상(相), 5점(点)의 단계가 있다. 즉,

제 1 점 : 코로트코프 음의 출현점이고 맑은 소리가 들린다.
이 점에서 최고혈압을 정한다.
제 2 점 : 잡음으로 변하는 점.
제 3 점 : 다시 맑은 음으로 변하는 점. 소리는 커진다.
제 4 점 : 소리가 갑자기 작아지는(muffling) 점.
제 5 점 : 소리가 소실하는 점.

이것을 Swan의 5점이라고 한다(그림 4-5).

4.2.3.4 자동 혈압계

자동혈압계는 청진법을 자동적으로 행하도록 카프 압의 제어, 코로트코프 음의 확인과 식별을 자동화한 기기이다. 이 비관혈식(non invasive) 자동혈압계는 상완부에 청진기 대신에 마이크로폰(microphone)이나 다른 변환소자를 장착하여 코로트코프 음을 전기신호로 변환시켜서 자동적으로 혈압을 측정하는 것이다.

그림 4-6은 자동혈압계의 기본 구성이다. 이 방식은 손쉽게 혈압을 측정할 수 있다는

점이 특징이지만, 미묘한 코로트코프 음의 발생이나 소멸 등의 측정을 기계가 하는데 문제점이 있다.

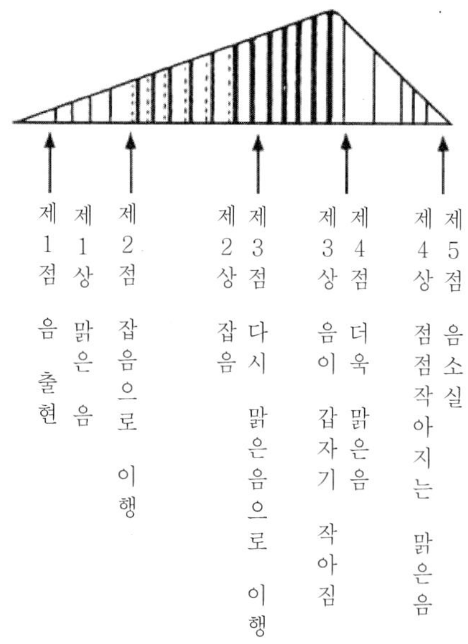

그림 4-5. 청진법에 의한 혈압측정시의 Korotkoff 음의 변화와 Swan의 5점

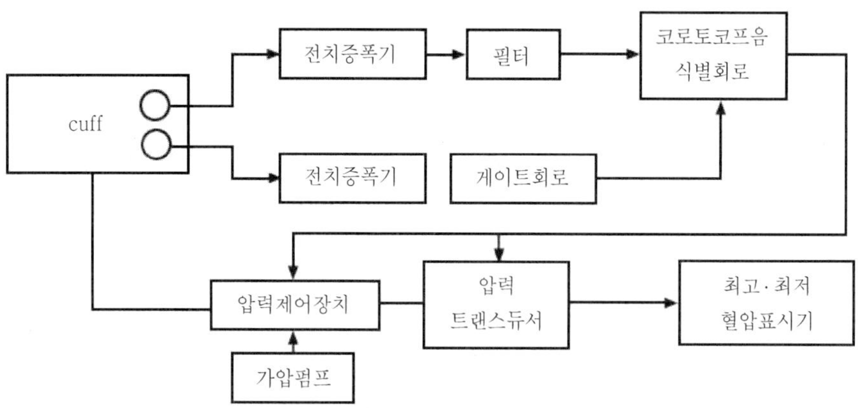

그림 4-6. 자동혈압계의 구성

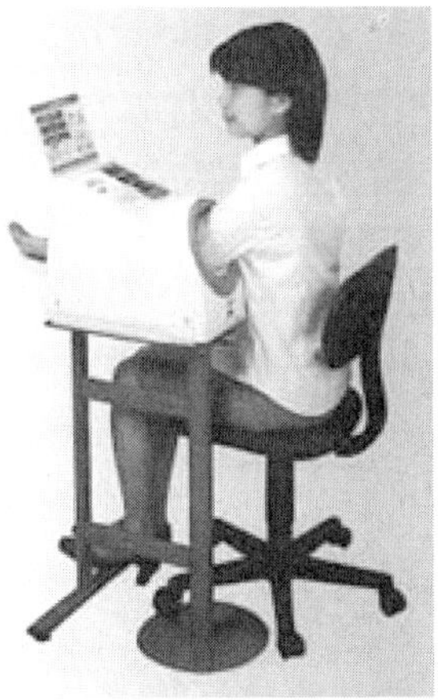

그림 4-7. 자동혈압계

4.2.3.5 간접혈압 측정법의 문제점

간접법은 측정에 따른 장해가 없는 비관혈적이라는 점이 장점이지만 측정법 자체로서는 완성된 것이 아니다. 또한 간접법에 의하여 측정되는 혈압은 반드시라고 할 만큼 직접법으로 측정한 혈압과 일치하지 않는다.

간접법의 문제점은 첫째로, 간접법으로 측정한 최저혈압과 직접법으로 측정한 값과는 이론적으로나 실제 측정 상으로도 거의 일치하지 않는 일이다. 다시 이야기하면 '간접법으로서는 최저혈압을 정확하게 측정할 수 없다'라고 하여도 과언이 아니다. 그러면 도대체 무엇을 측정하고 있는가? 라고 질문을 한다면 코로트코프 음이 급격하게 작아지는 점 혹은 소실점에서의 카프 압을 측정하고 있는 것이라고 답할 도리밖에 없다. 이 점에서의 혈압이 최저혈압에 정확하게 일치하는 가의 여부는 문제점이다. 그러므로 오늘날의 임상의학은 이와 같은 불확실한 측정법 및 측정데이터 위에 서 있다고 하지 않을 수 없다.

두 번째로는 최고·최저 혈압 측정법은 모두 팔의 굵기와 카프의 폭에 영향을 크게 받는다. 그러므로 측정치를 팔 둘레에 따라 보정할 필요가 있다(표 4-1). 카프의 폭이 규격화되어 있는 것도 이러한 이유 때문이다.

마지막으로는 수은주의 하강속도이다. 1심박마다 약 4mmHg의 속도로 카프 압을 감소시키면 적어도 측정오차는 4mmHg 정도는 생각하여야 한다. 서맥(bradycardia)이 있으면 그 오차는 더 커진다. 이것을 보완하기 위해 적어도 2~3회는 측정을 반복하여야 하는데 그 사이에 혈압 자체가 변하지 않는다는 보장은 없다.

표 4-1. 간접적 혈압측정법에서 팔 둘레로부터 측정치에 대한 보정

팔 둘레(cm)	보정(mmHg)	
	수축기압	이완기압
14~17	+ 15	0
18~22	+ 10	- 5
23~26	+ 5	- 10
27~30	0	- 15
31~34	- 5	- 20
35~38	- 10	- 25
39~41	- 15	
42~45	- 20	
46~49	- 25	

4.2.4 새로운 방식의 간접 혈압측정법

현재 시행되고 있는 간접 혈압측정법의 문제점 때문에, 보다 효과적이고 정확하게 간접적으로 혈압을 측정할 수 있는 새로운 방법과 장치의 개발이 서둘러지고 있다. 고안된 간접 혈압측정법 중에서 일본의 야마고시겐이찌(山越憲一)가 제안한 방법을 예로 들어 본다. 그림 4-8에서 보듯이 이것은 서보 모터(servo motor)에 직접 연결한 펌프로 팔에 압력을 가하는 방법이다. 가압에는 투명한 생고무로 만든 카프를 쓴다.

한쪽 팔을 집어넣고 양쪽에 LED와 광전소자(PT)를 서로 마주보도록 장착한다. 즉, 광전식 plethysmogram이 장착된 것이 된다. 광전소자로부터의 출력(E_1)을 증폭율 α인 차동증폭기의 한쪽 단자에, 그리고 미리 설정한 압력 P_{REF}(대략 평균혈압)에 대응한 기준전위(E_2)를 다른 단자에 입력시킨다. 우선 미리 압력 트랜스듀서로부터의 출력 P_c를 설정치 P_{REF}에 같게 하여 E_1을 E_2와 일치시키도록 조절하여 둔다.

여기서 이 팔 안에 혈액이 유입하여 혈압이 발생하였다고 가정하여 보자. 이에 따라서 E_1은 감소하므로, E_1~E_2의 차 ΔE가 마이너스로 된다. 이 ΔE에 의하여 서보 모터에 연결된 펌프 피스톤이 왼쪽으로 이동하여 P_c를 상승시켜서 ΔE가 0이 되도록 작동한다. 그 때문에 Pc는 설정치 PREF를 넘어서 상승한다. 혈압이 하강하면 압력 Pc는 설정치 PREF로 향하여 하강한다. 다시 $E_1 > E_2$로 되면 피스톤은 반대로 이동하여 압력 Pc를 다시 감소시킨다. 그 결과 그림 4-8의 오른쪽 아래의 혈압곡선을 그릴 수가 있다. 이와 같이하여 최고 · 최저 및 평균혈압이 구해진다.

공학적으로는 이와 같은 방법을 영위법(null method)이라고 한다. 그리고 이러한 회로를 부 피드백 회로(negative feedback circuit)라고 한다.

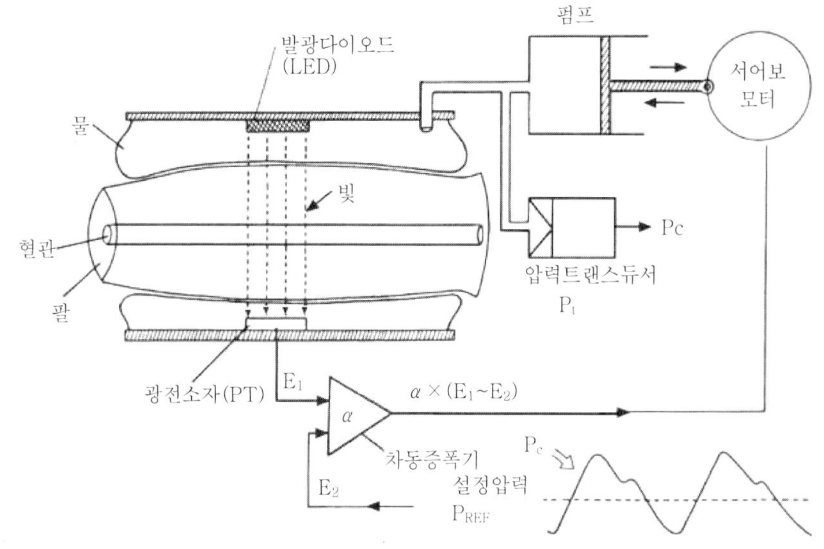

그림 4-8. 영위법에 의한 간접 혈압측정의 원리

4.2.5 직접법에 의한 혈압 측정법

직접법이란 혈관 내에 카테터(catheter)를 삽입하여 혈압을 측정하는 방법이다. 카테터의 바깥쪽에 수은주를 직접 연결하면 혈압을 바로 읽을 수 있지만, 이것은 측정시스템의 관성이 커서 혈압 파형의 왜곡이 생긴다. 그러므로 여러 트랜스듀서가 고안되어 사용되고 있다(그림 4-9).

여기서는 움직임에 따라서 발생한 변위를 검출하는 트랜스듀서(displacement transducer)인 저항 스트레인 게이지(resistive strain gauge)를 이용한 직접 혈압 측정법에 대해서 살펴본다. 이는 변위가 발생하는 장소에 금속이나 반도체로 구성된 도선이 놓여 있어서 이것이 신장하거나 단면적이 감소함으로써 저항의 증가를 나타내는 성질을 이용한 것이다.

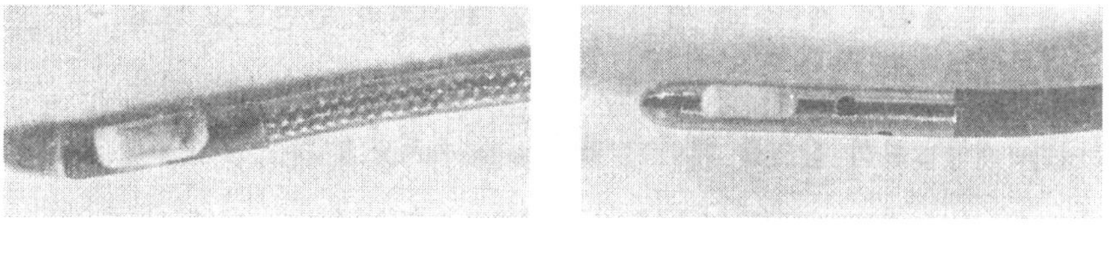

그림 4-9. 혈압 트랜스듀서(스트레인 게이지식)

4.2.5.1 스트레인 게이지

① 스트레인 게이지의 특성

스트레인 게이지(strain gauge)는 길이변화(변위)를 전기저항 변화로 변환시키는 트랜스듀서(displacement transducer)이다. 직경 20~30μm 정도의 매우 가는 콘스탄탄 선(constantan wire), 어드밴스 선(advance wire), 니크롬 선(nichrome wire) 등이 사용된다. 표 4-2는 스트레인 게이지 선에 사용되는 재료의 특성이다.

일반적으로 금속선의 전기저항 R은 $R=\rho l/S$로 주어진다. 금속선이 늘어나면 고유저항 ρ은 일정하며 단면적 S는 감소하고 길이 l은 증가하기 때문에 저항 R은 변화한다. 이와 같이 저항선이 신축하면 그 저항치가 변화하는 성질을 이용한다.

물체의 표면에 변위로 저항치가 변화하는 게이지를 붙여서, 이것을 브리지의 한 변으로 한다. 여기서 힘의 미소 변화를 브리지의 불평형 전압으로 변환하여 왜곡율(distortion factor)을 측정하는 것이다. 저항변화의 감도를 게이지 펙터(gauge factor, G)라고 하고,

$$G = (\Delta R/R)/(\Delta l/l) \qquad (4.7)$$

로 나타낸다. 따라서 G가 클수록 감도가 좋다는 것을 알 수 있다.

스트레인 게이지의 변위는 힘에 의하며, 그 힘이 작은 것이 좋다는 것은 생체에 부담을 주지 않는 의미에서 중요하다. 어느 정도의 장력(tension) f에 대하여 얼마만큼의 저항변화를 가지는 가는 다음 관계

$$\Delta R/R = G \cdot f/E \qquad (4.8)$$

로 나타낸다. 여기서 E는 영률(young's modulus)이다.

표 4-2. 스트레인 게이지 재료의 특성

재 료	gauge factor(G)	온도계수 ($\Delta\Omega/\Omega$/℃)
콘스탄탄	2.0	0.00002 (25℃)
모넬	1.9	0.002
니크롬	2.5	0.0004
니켈	12.1 ~ -20	0.006
연청동	1.9	0.003
백금	6.0	0.003
실리콘	120.0	0.005~0.007

② 스트레인 게이지를 이용한 트랜스듀서

스트레인 게이지는 그 출력을 저항값의 변화량으로 검출하고 있음으로 출력전압 사이에는 1차관계가 있고 다른 방식과는 달리 직선성이 매우 좋다. 또한 입력전압은 교류, 직류 어느 것이라도 사용할 수 있는 특징을 가지고 있다.

스트레인 게이지를 응용한 트랜스듀서로 가장 많이 쓰이는 것이 로드셀(lode cell), 압력 트랜스듀서(pressure transducer), 토크셀(torque cell), 가속도계(accelero meter) 등을 들 수 있다. 어느 것이나 모두 힘이 작용하는 부분에 스트레인 게이지를 접착시켜 힘이 작용하면 발생하는 스트레인을 검출하여 하중, 압력, 토크, 가속도 등을 공학단위로 표시하게 한다.

대부분의 트랜스듀서는 정격출력을 1V당 출력전압의 비(㎷/V)로 표시한다. 정격용량은 트랜스듀서가 받을 수 있는 최대 물리량을 공학단위로 표시한다. 스트레인 게이지를 응용한 트랜스듀서는 상대적으로 출력이 부족하지만, 정밀도가 좋고 취급이 용이하며 휴대가 편리하고 신빙성이 높은 것 등이 특징이다.

4.2.5.2 스트레인 게이지식 전기 혈압계

그림 4-10은 직접법에 사용하는 스트레인 게이지식 전기혈압계와 구조 및 동작원리를 나타낸 것이다. 혈관 내에 카테터를 삽입하여 혈액을 트랜스듀서의 수압실로 유도하면 수압막(受壓膜)에 혈압에 비례한 변위가 생긴다. 이 변위가 가동자에 전해진다. 가동자에는 스트레인 게이지 선(R_1~R_4)이 그림(b)와 같이 결합되어 있다.

지금 P=0(대기압)일 때, 그림 4-10(c)의 $R_1=R_2=R_3=R_4$로 하고 a-b간의 전압 e_o가 0이 되도록 브리지(bridge)를 평형(balance)시켜 둔다. 압력 P에 의하여 수압막에 변위가 생기면 $R_1 > R_3$, $R_2 > R_4$로 되어 브리지 평형은 깨져서, a~b간에 전위 e_o가 발생한다. e_o는 혈압 P에 비례하기 때문에 혈압을 전기신호로 변환시킬 수 있다.

이 신호를 캐리어 증폭기(carrier amplifier)로 증폭·검파하여 출력신호를 빼낸다. 여기에서 R_1~R_4 모두 스트레인 게이지 선을 사용하는 이유는 온도보상을 하기 위한 것으로, 브리지의 인접 선에 반대 방향성으로 되어 있는 스트레인 게이지를 연결함으로서 온도의 영향을 없앨 수 있다. 즉, 4선 모두 거의 같은 온도효과를 나타내므로 온도가 변화하여도 브리지 평형은 유지된다.

이 방법은 현재 가장 정확한 혈압 측정법으로 생각되고 있지만, 사용시 사용법에 주의하지 않으면 혈압 파형에 현저한 왜곡이 생길 수 있다.

4.2.5.3 전기혈압계의 주파수특성

이 측정시스템을 그림 4-11(a)와 같이 진동부의 질량을 M, 용수철의 탄성계수를 k, 카테터의 길이를 L, 직경을 d로 하는 진동계로 생각해 보기로 하자. 이것을 그림(b)와 같

은 진동계 모델(model)로 바꿔 놓고, 외부 힘 P(t)를 주어 본다. 이때 P(t)는

$$\underset{(\text{외력})}{P(t)} = \underset{(\text{관성력})}{M(d^2x/dt^2)} + \underset{(\text{점성력})}{R(dx/dt)} + \underset{(\text{스프링력})}{kx} \quad (4.9)$$

라는 운동방정식으로 나타낼 수 있다. 단, R은 점성 감쇠계수이다. 여기서 제동을 하지 않았을 때, 이 계의 고유진동수(natural frequency) f_n을 구하면

$$f_n = (1/2\pi)\sqrt{k/M} \simeq 0.14d\sqrt{1/\rho CL} \quad (4.10)$$

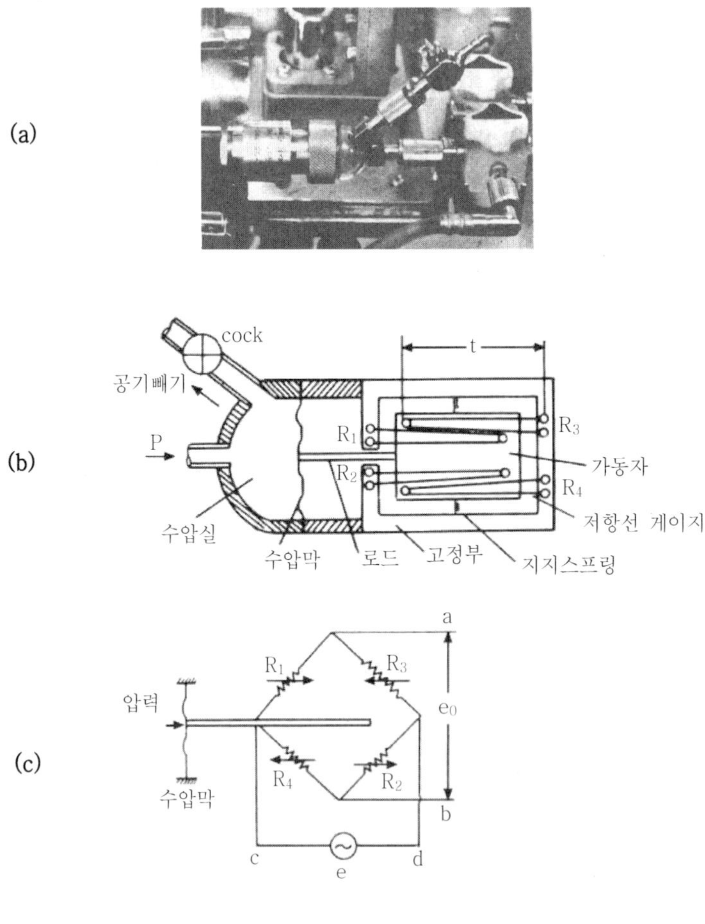

그림 4-10. 스트레인게이지식 전기혈압계(a), 구조(b), 동작원리(c)

으로 된다. 여기서 d는 카테터의 직경, ρ는 진동계의 밀도(물이라면 1.0), C는 컴플라이언스(compliance=$\Delta V/\Delta P$; ΔV는 미소체적변화, ΔP는 미소압력변화)이다.

혈압 파형을 왜곡없이 기록하기 위해서는 진동계의 주파수특성이 충분히 높아야 한다. 실용적으로는 f_n은 100~300Hz 정도 필요하다. 식(4.10)으로부터 f_n의 결정인자는 d, L, C 이므로 카테터는 될 수 있는 대로 짧고 굵으며 단단한 것이 요망된다. 카테터 내에 기포 등이 들어가면 시스템 전체의 컴플라이언스 C는 뚜렷하게 커진다. 그러므로 f_n은 저하하여 혈압 파형에 큰 왜곡이 생기게 된다.

4.3 혈류의 측정

생체의 혈류측정법은 크게 심박출량(cardiac output)과 1회 박출량(stroke volume)의 측정, 사지 혈류량(limb blood flow)의 측정, 조직·모세관 혈류량 측정, 장기 혈류량 및 단일의 중~대혈관 혈류량의 측정 등으로 나눌 수 있다.

4.3.1 혈류측정법

1분간에 박출된 혈액량인 심박출량을 측정하는 방법에는 Fick의 방법이나 지시약 희석법이 행해진다. 심장 박동력을 기록하는 ballistocardiograph나 흉부 임피던스법, 대동맥압 파형 해석법 등은 심장이 1회 수축 때 박출하는 혈액량(1회 박출량) 즉, pulsatile 혈류량을 연속 측정할 수 있는 것이 특징이지만 정밀도에 문제가 있다. 그리고 X선에 의한 cardiometry, RI를 이용한 심혈관 스캔으로 핵의학적 분석 방법 등이 행해지고 있다.

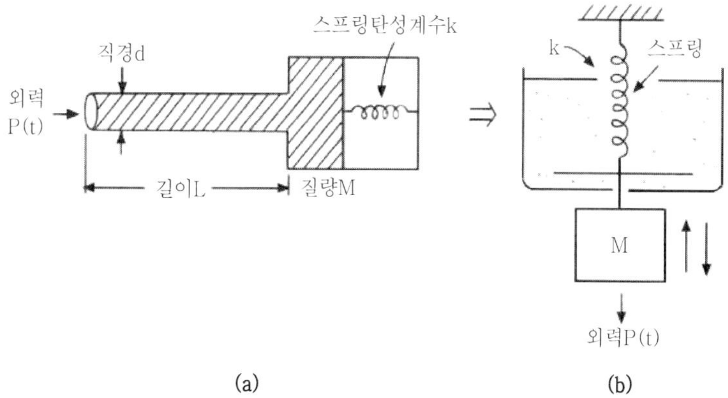

그림 4-11. 스트레인 게이지식 전기혈압계의 진동특성

사지 혈류량을 구하는 방법으로서는 정맥 폐쇄 플레티스모그래피(venous occlusion plethysmography) 및 clearance법 등이 있다. 단일 혈관을 흐르는 혈류량을 측정하는 데는 전자유량계나 초음파 도플러식 혈류계 등이 사용되고 있다. 또 카테터의 끝에 온도 감지소자나 차압식 트랜스듀서를 장착한 방식의 혈류계도 연구되고 있다.

조직혈류 측정에는 조직 내에 가열기와 서미스터를 삽입하는 가열식 혈류계 또는 광전식 플레티스모그래피 등이 있다. 또 현미경으로 모세혈관을 TV 카메라로 찍어서 적혈구의 유속으로부터 단일 모세관 내의 혈류량을 측정하는 방법 등도 시행되고 있다. 그리고 자기공명술(magnetic resonance imaging)에 의해서도 혈류평가가 가능하다.

4.3.2 혈류 측정법의 선택

혈류 측정법에는 이처럼 여러 가지 방법들이 있다. 이것은 아직도 우수한 혈류 측정법이 고안되어 있지 않다는 것을 나타낸 것이라 할 수 있다. 다시 말하면 각각의 방법에는 장점과 단점이 있다는 뜻이 된다.

그러므로 목적에 맞는 혈류 측정법을 선택하여 가장 적절한 방법을 시행하는 일이 중요하다. 이를 위해서는 어떤 부위의 혈류를 측정하고 싶은가? 비관혈적 방법(non invasive method)인가? 관혈적 방법(invasive method)인가? 관혈적 방법이라면 혈관을 절단할 것인가? 아닌가?를 우선 결정하여야 한다. 그밖에 1분당의 평균 혈류량인가? 또는 1심박마다의 pulsatile한 혈류량을 측정하고 싶은가?를 결정한다. 그리고 정밀도는 어느 정도의 것이 요구되는가? 혈류 파형을 바르게 측정하고 싶은가?에 대해서도 고려하여야 한다.

4.3.3 심박출량의 측정

4.3.3.1 Fick의 원리에 의한 방법

1870년 독일의 생리학자 Fick의 '어느 장기에 혈액이 출입할 때, 단위시간 Δt에 어떤 물질을 혈액 내에 방출하는 량 dQ는 그 때 장기의 유출·유입량의 차와 같다'는 원리에 근거한 것이다.

지금 폐정맥의 O_2 농도를 Cv, 폐동맥의 O_2 농도를 C_A라고 하면 폐동맥의 혈류량, 즉 심박출량 F는

$$dQ/dt = F(C_V - C_A) \qquad (4.11)$$

이다. 이를 풀어보면

$$F[l/min] = 1\text{분간의 } O_2 \text{ 섭취량 } Q[ml/min] \div (C_V - C_A[ml/l]) \qquad (4.12)$$

로 구할 수가 있다.

다시 말해서, 1분 동안 폐에서 동맥혈로 첨가되는 산소의 양은 이 기간동안 폐를 지나는 혈류량(심박출량)에 동·정맥혈의 산소농도의 차를 곱한 것과 같기 때문에 이 원리를 이용하여 동맥혈과 정맥혈 내의 산소농도를 가지고 심장혈류를 측정하는 것이 Fick의 방법이다.

실제로 이 방법을 사용하여 1898년에 Zuntz와 Hayman은 말의 심박출량을 측정에 성공하고 있다. 사람에게 실행된 것은 1929년 Forssman에 의하여 심장 카테터가 행해진 이후의 일이다. 이 방법은 가장 정확한 심박출량 측정법이지만, 심실(방)중격 결손증과 같은 A-V shunt가 있는 환자에서는 사용할 수 없다.

4.3.3.2 지시약 희석법

색소(dye)를 집어넣어서 유량을 측정하는 방법은 이미 로마시대에 수돗물의 유량을 구하기 위한 방법으로 행해지고 있었다고 한다. 지시약 희석법(indicator dilution method)은 1897년 Stewart에 의하여 이론이 세워져서 1921년에 개를 이용하여 심박출량을 측정하는데 성공하고 있다. 그 뒤에 Hamilton 등에 의하여 인간을 대상으로 상세한 검토가 이루어져 실용화된 것이므로 오늘날 Stewart-Hamilton법이라고도 불리어지고 있다.

그 원리는 Fick의 방법과 같으며, 체적 V(ml)의 액체 중에 Q(g)의 색소를 투입하였을 때 평균색소농도(g/ml 또는 %)를 $\overline{C}$로 하면

$$V = Q / \overline{C} \qquad (4.13)$$

의 관계가 성립한다. 즉, 색소량 Q와 농도 $\overline{C}$를 알면 액체체적 V가 구해진다는 간단한 이론이다.

순환계를 재순환이 없는 계로 가정하고서 그 안에 색소 Q_o를 주입하였을 때, 혈류의 말초에서 측정한 색소 평균농도를 $\overline{C}$, 색소 샘플(sample) 측정시간을 t로 하면, 혈류량(심박출량) F는

$$F = Q_o / \overline{C} \cdot t = Q_o / \int_0^t C(t) \cdot dt \qquad (4.14)$$

로 된다. 여기서 C(t)는 말초 측정부에서 색소농도의 시간경과를 나타낸다.

혈관 중에 투여한 색소는 일단 심장으로 들어갔다 좌심실로부터 혈류에 운반되어 말초에 내려가므로 색소농도를 여러 가지 방법으로 측정하면 그림 4-12와 같은 희석곡선(dilution curve)이 그려진다. 이 곡선을 적분하여 면적을 구하면 $\overline{C}$가 얻어진다.

그러나 실제로는 인간에게는 재순환(recirculation)이 있어서 그림의 화살표로 나타낸 이후의 면적은 측정할 수 없다. 그러므로 이 부분을 지수함수 $C_o'e^{-kt}$에 근사하게 외삽법

(extrapolation)으로 면적을 구한다.

일반적으로 색소로는 T1824(evans blue)나 indocyanine green(cardiogreen) 등이 쓰이고 있다. 이와 같이 색소를 이용하여 혈류량 등을 양적으로 측정하는 방법이므로 색소 희석법(dye dilution method)라고도 한다.

측정장치로는 덴시토미터(densitometer)가 사용된다. 이것은 혈액의 색소농도의 시간적 변화를 광학적으로 조도(照度)변화한 다음, 조도변화를 전류변화로서 변환하여 그 양을 측정하는 것이다. 이에는 혈액을 도관으로 쿠벳(cuvette)에 넣는 쿠벳 덴시토미터를 사용하는 방법과 체외로부터 체내의 혈류 색소농도 변화를 측정하는 비관혈적 방법이 있다. 후자의 경우는 쿠벳 대신에 귓불(ear lobe)을 광원과 수광체 사이에 넣고 그 투과변화를 측정하여 희석곡선을 그리는 방법이다.

색소 대신에 ^{131}I-HSA, ^{99m}Tc-HSA, ^{51}Cr-RBC 등의 방사성동위원소(radioisotope, RI)를 지시약으로 사용하여 측정할 수 있다. 이것은 원리가 색소 희석법과 같고 측정방법만이 다를 뿐이다. 지시약으로 투여한 방사성의약품의 방사능 농도를 방사선측정기로 측정하여 희석곡선을 구한다. 이것을 RI 희석법(RI dilution method)이라 한다.

기타, 저온이나 고온의 액체를 주입하여 서미스터 등으로 검출하는 온도 희석법(thermodilution method), 전기저항율이 혈액과 다른 액체를 주입하여 저항변화를 측정하는 임피던스 희석법(impedance dilution method), 수소나 아스코르빈산(ascorbic acid)염을 주입하여 혈관 내에 삽입한 백금전극의 전위변화로서 농도를 검출하는 방법 등 여러 가지 방법이 있다.

4.3.4 사지 혈류량의 측정

사지(limbs)혈류량의 측정에는 정맥 압박법을 이용한 여러 가지 플레티스모그래피가 사용된다. 이중에서 체적을 직접 측정하는 용적 플레티스모그래피(volume displacement plethysmography)가 가장 정밀도가 높다. 이에는 물 또는 공기식 플레티스모그래피(water or air displacement plethysmography)가 있다.

간접적인 방법으로서는 전기적 플레티스모그래피가 있다. 임피던스 플레티스모그래피, 콘덴서(capacitance)식 플레티스모그래피, 수은 봉입형 스트레인 게이지식 방법, 광전식 플레티스모그래피 등이 쓰이고 있다.

4.3.4.1 콘덴서식 플레티스모그래피

콘덴서(capacitance)식 플레티스모그래피는 두장의 금속판 사이에 팔·다리를 삽입하고 혈류를 전기용량의 변화로서 얻는 방법이다.

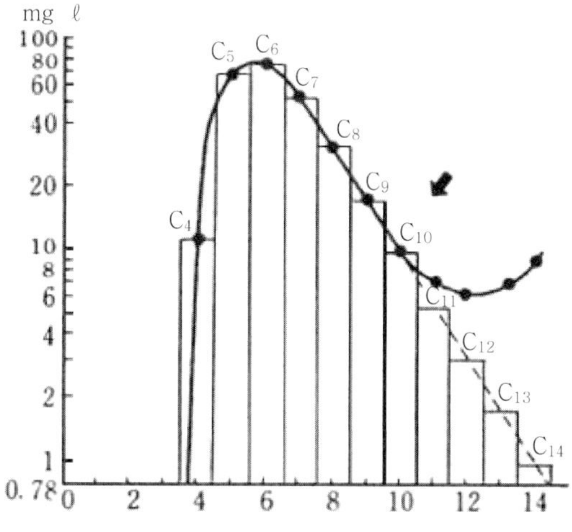

그림 4-12. 색소 희석법에 의한 혈류측정법

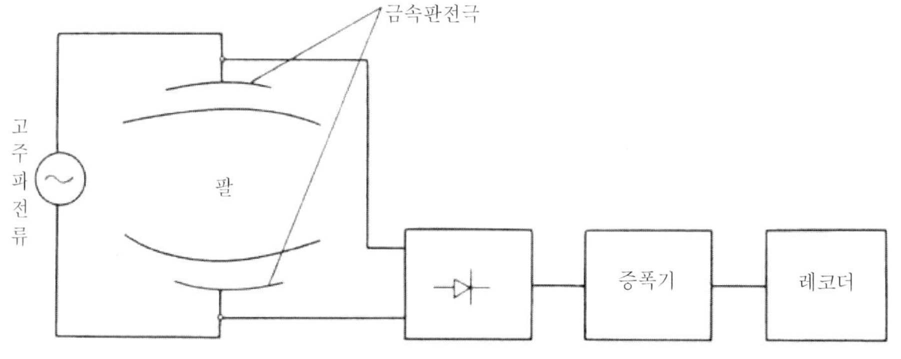

그림 4-13. 콘덴서식 플레티스모그래피

4.3.4.2 임피던스법에 의한 혈류측정

미국의 J. Nyboer(1940)는 팔이나 다리의 임피던스변화 ΔZ로부터 혈류량을 구하는 방법을 생각하였다. 팔다리를 그림 4-14 (a)와 같은 모델로 생각하고, 혈액유입전의 임피던스를 Z_O, 혈액이 충만된 혈관의 임피던스를 Z_S로 하면 혈액유입에 따라 등가회로(그림 4-14-b)의 SW가 닫히기 때문에 합성저항은 $Z_OZ_S/(Z_O+Z_S)$로 된다.

혈액유입 전후의 임피던스 변화 ΔZ는

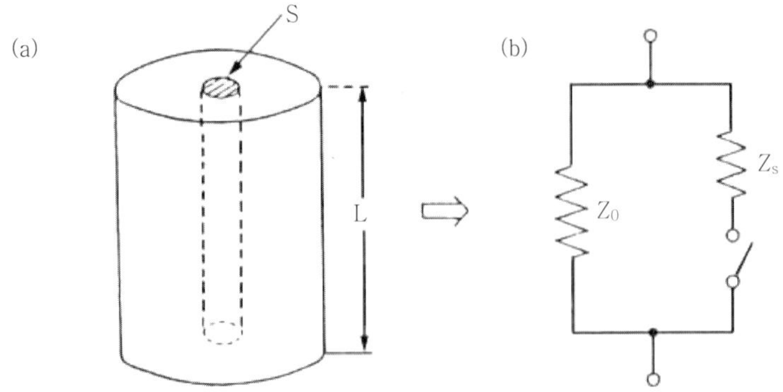

그림 4-14. 임피던스법에 의한 혈류측정의 원리

$$\Delta Z = Z_o - Z_oZ_s/(Z_o+Z_s) \qquad (4.15)$$

$$\simeq Z_o^2/Z_s \quad (\text{단, } Z_o \ll Z_s) \qquad (4.15')$$

로 된다. 혈관의 임피던스 Z_s는, 길이 L 단면적 S 저항율 $\rho(\Omega cm)$ 체적 ΔV로 하였을 때

$$Z_s = \rho L / S = \rho L^2 / \Delta V \qquad (4.16)$$

로 되고 ΔV는

$$\Delta V = \rho (L / Zo)^2 \cdot \Delta Z \qquad (4.17)$$

로 표현된다. 이에 의하여 임피던스 변화 ΔZ를 측정하고 이로부터 혈류량 ΔV를 구할 수 있다는 것이 그의 이론이다.

또 미국의 W. G., Kubicek(1967) 등은 Nyboer의 방법을 흉부에 응용하여 흉부 임피던스를 측정함으로서 대동맥을 흐르는 혈류량(이것은 대략 1회 심박출량stroke volume에 상당한다)의 측정을 시도하고 있다. 그림 4-15에서 이것의 원리를 나타냈는데 피검자는 두 쌍의 전극을 목과 상복부에 감고 있다. 이를 4전극법(tetrapolar electrode method)이라 한다. 2전극법에 비하여 잡음이 적으므로 임피던스법에는 4전극법이 상용되고 있다.

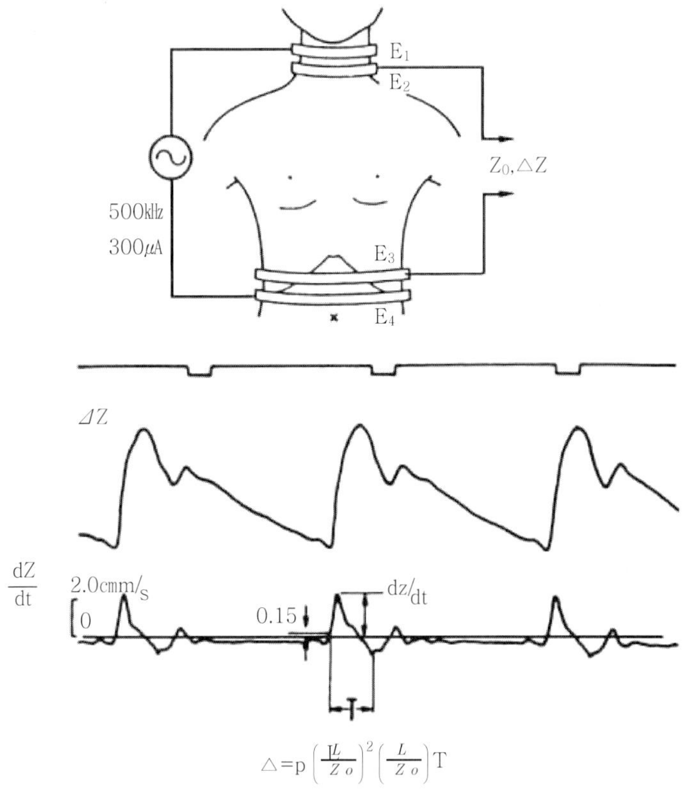

그림 4-15. 임피던스법에 의한 심박출량 측정의 원리

4.3.5 조직 혈류량의 측정

4.3.5.1 소실율 법

골격근이나 피부의 혈류량을 측정하는 방법으로 소실율법(clearance method)이 있다. 이 방법은 생체 어느 부분에 방사성동위원소(예를 들면 ^{133}Xe 등)를 주입하였을 때, 혈류에 의하여 RI의 농도가 지수 함수적으로 감소하는 것을 이용한 것이다. 국소의 ^{133}Xe 농도는 신틸레이션 검출기를 사용하여 γ선을 측정하면 혈류를 측정할 수 있다.

방사능계수치 C_t는 이론적으로

$$C_t = C_o \cdot e^{-(Ft/\lambda)} \qquad (4.18)$$

이 된다. 여기서 C_o는 ^{133}Xe 주입 직후의 계수치이고 F는 조직 1ml당 혈류량(ml), λ는 조직·혈액간의 분배계수(≃0.7)이다.

^{133}Xe 유입직후부터 일정한 간격으로 C_t를 측정하여 C_t가 $C_o/2$이 되었을 때 시간 $T_{1/2}$을 구하면 F는

$$F = 0.485 / T_{1/2} \tag{4.19}$$

로 나타내진다. 이것이 소실율법(clearance method)의 원리이고, 이 방법에 의해 근육이나 피부 등의 조직혈류량을 구할 수 있다.

4.3.5.2 가열법

조직 중에 열 저항선 R을 삽입하고 전류 i를 흘리면 단위시간에 i^2R의 열이 발생한다. 이 열원으로부터 충분히 떨어진 곳에 서미스터 등을 삽입하여 여기에서의 온도를 T_t, 열원의 온도를 T_w로 한다. 이때 조직에 빼앗기는 열량 Q는 단위시간당,

$$Q = k \lambda (T_w - T_t) \tag{4.20}$$

으로 나타낸다. 여기서 k는 정수이며 λ는 조직의 열전도율이다. 이것은 조직혈류량에 따라서 변화하므로 이 방법으로 조직의 혈류량을 측정할 수 있다.

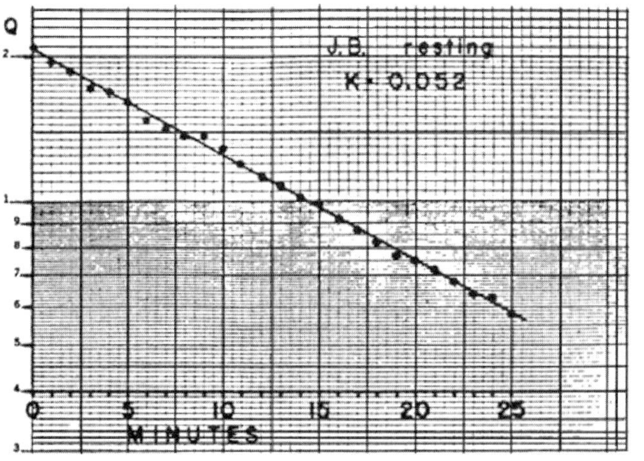

(measurement of regional circulation by the local clearance of radioactive Sodium)

그림 4-16. 소실율법에 의한 근육혈류 측정의 예

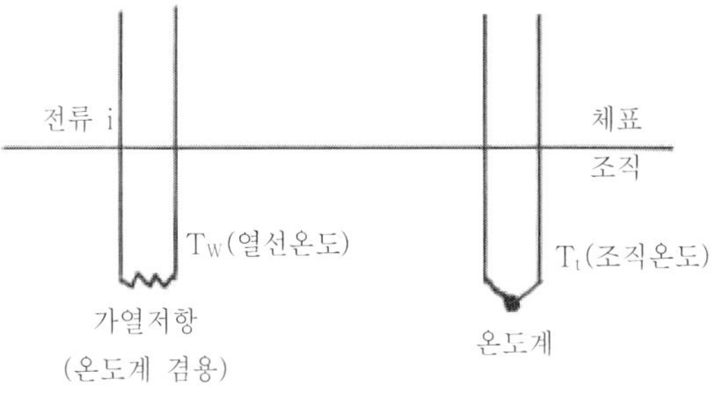

그림 4-17. 가열법에 의한 조직혈류의 측정

4.3.6 장기 혈류량

장기 혈류량의 측정은 소실율 법(clearance method)의 원리로, 검사 목적이나 장기에 일치하는 일정량의 색소를 투여 후 혈액, 요 등의 시료 또는 목적 장기와 체강 등에서 시료를 채취하여 그 시료로부터 색소의 희석된 량이나 정도를 비색 측정함으로써 결과를 얻을 수 있다. 같은 원리로 색소대신에 RI 추적자(tracer)를 투여하여 방사능 측정에 의한 핵의학적 검사로 혈류량 측정이 시행되고 있다.

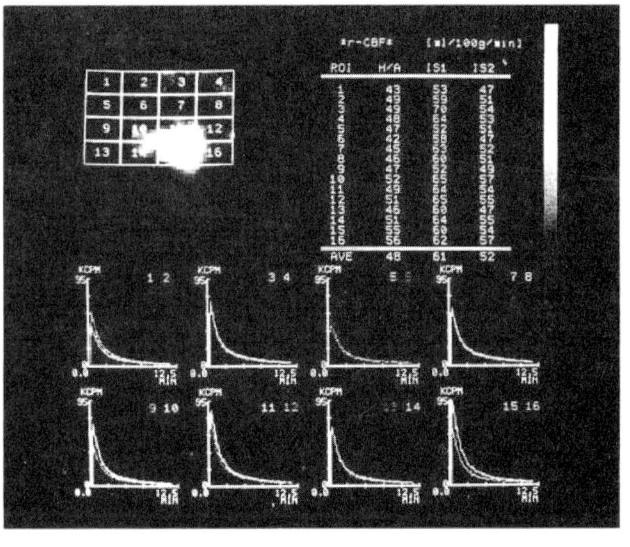

그림 4-18. 신티카메라에 의한 국소 뇌혈류량의 측정

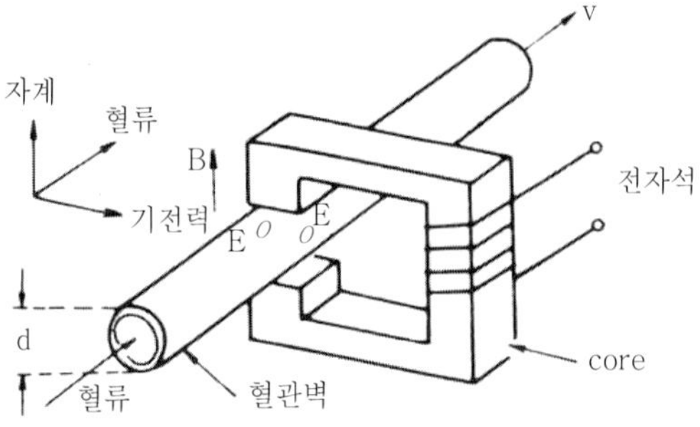

그림 4-19. 전자유량계의 원리

장기혈류량 측정에 쓰이는 지시 의약품을 보면, 뇌혈류량은 N_2O, ^{133}Xe 등에 의하여, 간혈류량은 bromsulphalein(BSP), indocyanine green, ^{131}I−rosebengal 등으로 각각 구해진다. diorast, ^{131}I−hippuran 등을 이용한 신장혈류량의 측정은 정밀도가 높다.

4.3.7 단일 혈관내 혈류량

단일 혈관 내를 흐르는 혈류를 측정하는 방법은 여러 가지가 있지만, 초음파 도플러식 혈류계와 전자혈류계가 주로 임상에서 이용되고 있다. 초음파 도플러식 혈류계는 초음파에서 다루어지므로 여기서는 전자혈류계의 원리만 설명한다.

혈류와 직각방향으로 자장 B를 주면 혈류는 전기전도성이 있으므로 패러데이의 법칙(Faraday's law)에 의해서 각각의 직각방향인 기전력 E가 발생한다. 자장의 세기 B를 일정하게 하면, E와 혈관에 동일속도로 혈류가 흐르고 있다고 가정했을 때의 혈류속도 v 사이에는 비례관계가 있어서

$$E = B\ d\ v \times 10^{-8}\ \ [V] \tag{4.21}$$

가 성립된다. B는 자속밀도(gauss, G), d는 전극간 거리(cm)이고 v는 혈류유속(cm/sec)이다. B와 d가 일정하다고 가정한다면, 전극간 전압을 측정함으로써 혈류속도 v를 구할 수 있다. 여기서 혈관 등의 지름(전극간 거리) d가 정확히 측정된다면 단면적이 계산될 수 있으므로 이로부터 혈관 내에 흐르는 혈액의 체적 유량이 얻어진다. 이것이 전자유량계의 원리이다.

자속 B를 직류자장에 의해서 주는 경우, 전극 접촉부에 분극현상이 발생하거나 증폭기의 안정도 등에 문제가 발생하기 때문에 이를 해결하기 위해 교류자장을 쓰는 일이 많다. 교류자장에도 사인파(sine wave)방식과 방형파(square wave)방식이 있지만, 일반적으

로 수100Hz의 방형파전류를 전자석에 주는 방형파 교류자장을 쓰고 있다.

그림 4-20은 전자유량계의 프로브(probe)를 나타낸 것이다. 이와 같이 혈관 밖에서 유량을 측정하는 프로브 외에, 카테터형으로 혈관 내에 집어넣어 패러데이 법칙을 응용하여서 유량측정을 할 수 있게 고안된 프로브도 있다. 그림 4-21은 전자 혈류량계의 예이며 이에 의해 기록된 대표적인 혈류 파형이다.

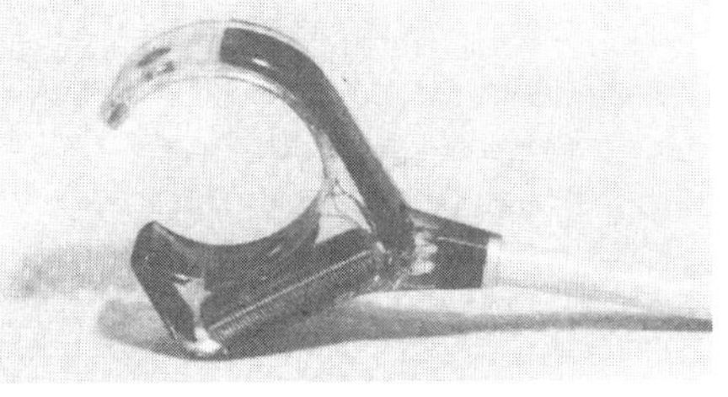

그림 4-20. 전자유량계의 프로브

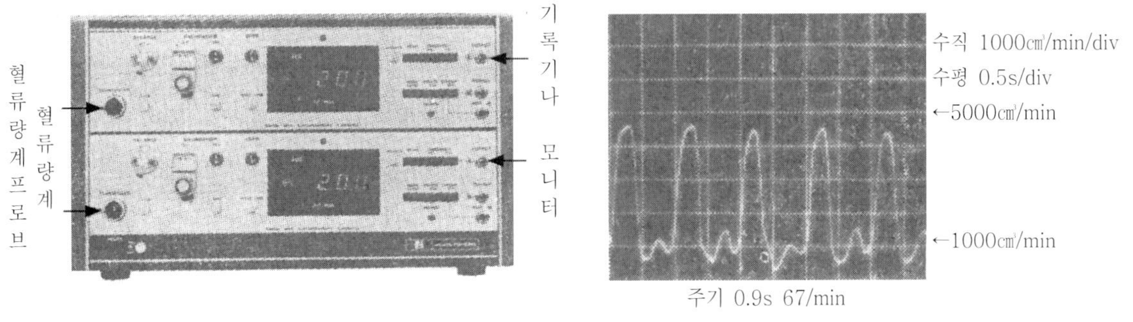

그림 4-21. 전자 혈류량계와 혈류 파형

제5장 의료영상 (Ⅰ)

질병을 진단하기 위해 인체내부구조를 들여다보고자 하는 바람을 인류는 오랫동안 가져왔다. 이 소망은 1895년 독일의 물리학자 W. C. Röntgen의 X선의 발견으로 이루어졌다. 그 이래 오늘에 이르기까지 X선상은 임상의학에 있어서 영상진단법의 주류를 이루고 있다. 그러나 X선상이라고 하여도 생체내부의 모든 것을 보여줄 수 있는 것은 아니다. 특히 생체 연부조직 등은 X선을 이용하여 그려내기 곤란하며, 입체적 생체구조를 2차원 평면에 중복하여 나타내므로 정보의 손실이나 진단의 오류를 가져올 수 있다. 또한 방사선에 대한 위해도 염려하지 않을 수 없다.

그 때문에 X선을 대신하여 초음파촬영법, 가시광선을 이용하는 내시경, 자장을 이용한 MRI 등의 새로운 영상진단법이 등장하게 되었다. 한편으로는 X선영상의 단점을 보완하기 위한 여러 조영법과 특수 X선 촬영기술이 차례로 고안되면서 영상의 선명화, 정량화 등으로 X선 영상진단의 질적 향상을 가져왔다.

이처럼 의료영상진단(medical imaging diagnosis)기술은 급속한 과학문명의 발전에 힘입어 미래를 예측하기 어렵게 발전하고 있다. 이제는 X선영상이 주류를 이루던 시대에서 전리 및 비전리 방사선 등 광범위한 응용시대로 접어들었다.

이 장에서는 여러 영상진단시스템 중에서 전리방사선을 이용한 X선영상시스템, 디지털 X선영상(DR)시스템, 컴퓨터단층촬영(CT)시스템, 핵의학영상시스템에 대하여 살펴본다. 비전리방사선 및 기타의 에너지를 이용한 의료영상은 장을 바꿔 다루기로 한다.

5.1 방사선이란 무엇인가?

5.1.1 방사선

방사선(radition)이란 불안정한 상태의 원자 또는 원자핵이 안정상태로 가는 과정 중에서 방출하는 입자나 전자파가 물질이나 공간을 흘러가는 것으로 정의할 수 있다. 이렇게 넓은 의미로서의 방사선은 물질의 원자를 여기 시키거나 화학반응을 촉진시키는 비전리 방사선과 원자를 전리(ionization)시킬 수 있는 충분한 에너지를 가진 전리 방사선을 모두 포함한다. 그러나 일반적으로 방사선이라 하면, 이중에서 전리 방사선만을 말하고 있다.

방사선을 구분하면 입자 방사선(corpuscular radiation)과 전자파 방사선(electromagnetic radiation), 간접전리 방사선과 직접전리 방사선, 자연 방사선과 인공 방사선 등으로 나눌 수 있다.

표 5-1. 방사선

- 전리 방사선
  - 고속입자선 - α선, β선, 양성자선, 중성자선 등
  - 전자파 - γ선, X선 등
- 비전리 방사선 - 적외선, 자외선, 가시광선, 전파, 열파 등

5.1.2 방사성동위원소와 방사능

5.1.2.1 방사성동위원소

원자는 양성자(proton)와 중성자(neutron)로 구성된 원자핵과 그 주위를 돌고 있는 궤도전자(electron)로 구성되어 있다. 원자의 화학적 성질은 양성자수로서 결정되고, 양성자수는 원자번호가 되며 원소기호가 결정된다. 이러한 원소들 중에서 양성자수가 같으면서 중성자 수가 다른 원소들을 동위원소(isotope)라고 한다. 동위원소는 같은 원소에 속하므로, 질량이 다르나 화학적 성질은 같다.

이러한 동위원소 중에는, 그 원자핵이 스스로 방사선을 방출하여 다른 종류의 원자핵으로 변환하는 것이 있다. 이것을 방사성동위원소(radioisotope, RI)라고 한다. 자연 중에 존재하는 방사성동위원소는 우라늄, 토륨, 라듐 등 약 70여종이 있다. 원자로 또는 가속기를 이용하여 인공적으로 만들 수 있는 방사성동위원소는 2,000여종 이상이 있다.

5.1.2.2 방사능

방사성동위원소를 일정한 농도 이상으로 함유한 물질을 방사성물질이라 한다. 방사성물질 또는 방사성동위원소의 양은 방사능으로 나타낸다. 방사능이라는 것은 방사선을 방출할 수 있는 능력을 말한다.

방사능의 강도를 표현하는 물리량은 불안정 원자핵이 단위시간당 붕괴하는 횟수로 정의된다. 방사능의 표준 단위는 Bq(becquerel)이다. 1Bq은 매초 하나의 핵이 붕괴 또는 변환되는 양을 말한다(1Bq=1dps). 과거에는 Ci(curie)를 방사능의 단위로 사용하였다. 1Ci는 ^{226}Ra 1g의 방사능으로서 370억Bq에 해당한다.

방사성물질의 방사성 원자들은 시간이 지남에 따라 방사선을 내면서 안정한 원자로 변환(disintegration)되므로, 그 물질의 방사능은 점차 줄어들게 된다. 방사능이 처음의 절반으로 줄어드는데 걸리는 시간을 반감기라 한다. 반감기는 방사성동위원소에 대하여 고유한 것으로서 온도, 압력 등과 같은 외부의 영향을 받지 않는다. 반감기는 수십억년의 긴 것부터 100만분의 1초 이하의 짧은 것까지 핵종마다 다양하다.

5.1.3 방사성 변환

방사선을 방출하여 안정한 원자핵으로 변환하는 형식은 크게 α변환, β변환, 보다 낮은 에너지 상태로 변하는 γ선 방사로 나눌 수 있다.

5.1.3.1 α변환

원자핵이 양성자 2개와 중성자 2개의 입자를 방출하여 원자번호가 2, 질량수가 4만큼 적은 원자핵으로 변하는 현상이다. 방출입자(He 원자핵)를 α입자라고 하고, 이의 흐름이 α선이다. 우라늄 또는 토륨 등과 같이 핵자수가 많은 핵에서는 양자간에 서로 작용하는 척력을 이겨내는데 한계가 있다. α변환은 이러한 상태의 핵에서 그 크기를 줄여감으로서 핵의 안정성을 증진시키는 방법이 된다.

5.1.3.2 β변환

원자핵은 양성자와 중성자의 비가 일정한 범위에 있는 것이 안정하고, 이 범위를 벗어나면 불안정하여 보다 안정한 핵으로 변하려 한다. 원자핵내의 과잉 양성자 또는 중성자가 각 각 중성자 또는 양성자로 변환하고, 남은 전하와 에너지를 전자(양전자 또는 음전자)와 중성미자로 방출하는 현상을 β변환이라 한다.

원자핵내의 중성자가 과잉인 핵은 중성자가 양성자로 변하면서 음전자를 방출하고 원자번호가 1증가한 핵종으로 변한다. 방출된 입자를 β입자라고 하고, 이의 흐름이 β선이다. 이러한 변환형식을 β^-변환이라 한다.

원자핵 내에 양성자가 과잉인 핵은 1개의 양성자가 중성자로 변화하면서 고속의 양전자를 방출한다. 이를 β^+변환이라 하고, 양전자의 흐름을 β^+선이라 한다. 방출된 양전자는 주변의 음전자와 곧 결합하여 소멸하면서, 서로 반대방향의 2개의 전자파가 방사된다. 이것을 소멸방사선(annihilation radiation)이라고 부른다. 양전자 변환을 하는 원자는 때에 따라서는 원자핵내의 양성자가 궤도전자를 포획하여 중성자로 변화하기도 하는데 이 변환형식을 궤도전자포획(electron capture)이라고 한다.

5.1.3.3 γ선 방사

변환이 일어난 후의 원자핵은 여기상태에 있게 되는 경우가 많으며, 통상은 매우 짧은 시간 내에 여분의 에너지를 전자파 형태로 방출하고 안정상태로 된다. 이와 같이 원자핵으로부터 방사되는 전자파를 γ선이라고 한다. X선도 같은 전자파이지만, 원자핵과의 상호작용으로 핵 외에서 발생된다는 점이 핵 내에서 발생되는 γ선과 구별된다.

변환 후의 여기상태가 매우 긴 시간동안 지속되는 원자핵이 있다. 이를 핵이성체전이(isomeric transition)이라 하여 구별하고 있다. 이 여기상태의 핵종을 핵이성체(isomer)라 하고, 예를 들면 ^{99m}Tc처럼 질량수에 m(metastable)을 붙여 안정상태의 핵과 구분하고 있다.

5.1.4 방사선에 관련된 단위

방사선이 물체에 대한 영향을 평가하기 위해 조사선량, 흡수선량, 등가선량 등의 기준을 정해 사용하고 있다(표 5-2).

표 5-2. 방사선에 관한 단위

항목	단위	정의	비고
조사선량	C/kg	공기 1kg중에 1C의 이온을 만드는 γ(X)선의 양	SI단위
	R	공기 1kg중에 2.58×10^{-4}C의 에너지의 흡수가 있을 때의 선량	1C/kg=3.876R
흡수선량	Gy	1kg당1J의 에너지 흡수가 있을 때의 선량	SI단위
	rad	1kg당10^{-2}J의 에너지 흡수가 있을 때의 선량	1Gy=100rad
등가선량	Sv	흡수선량(Gy)×방사선가중치	SI단위
	rem	흡수선량(rad)×방사선가중치	1Sv=100rem
방사능	Bq	1초간에 1개의 변환	SI단위
	Ci	1초간에 3.7×10^{10}개의 변환	$1Bq=2.7\times10^{-11}Ci$
방사선의 에너지	eV	전자가 1V의 전압으로 가속되어 얻게 되는 운동에너지	$1eV=1.6\times10^{-19}J$

5.1.5 방사선과 방사성동위원소의 이용

우리 주변에서 방사선과 방사성동위원소의 이용은 매우 다양하다. 크게 트레이서(tracer)이용과 조사이용으로 구분할 수 있다(표 5-3).

5.2 X선

5.2.1 X선의 발견

1895년 11월 8일 독일 Wüzburg대학의 물리학연구소장이었던 Wilhelm Conrad Röntgen(1845~1923)은 음극선실험 중 그때까지 전혀 알려지지 않은 새로운 방사선이 방전관으로부터 발생되는 것을 발견하였다. 이 방사선은 형광작용, 사진작용이 있었고 불투명한 물질을 투과하는 불가사의한 성질이 있었다. 여기에서 뢴트겐은 자신도 알지 못하는 미지의 방사선을 X선이라고 명명하였다.

뢴트겐에 의한 최초의 인공 방사선인 X선의 발견으로 우리는 방사선이란 존재를 알게 되었고 물리학, 공학 등의 과학 분야에 큰 영향을 끼쳤으며 인류에게 헤아릴 수 없을 만큼 커다란 이익을 가져다주었다. 특히 의학 분야에서 X선영상은 비관혈적이면서 비침습(non invasive)으로 인체내부를 볼 수 있기 때문에 임상 의료에 있어 꼭 필요한 요소로 자리잡아왔다. 진단에 있어서 X선영상이 차지하고 있는 비중이 크다는 것을 부인할 여지가 없다.

5.2.2 X선의 발생

X선은 고속으로 가속된 전자가 물질에 충돌할 때, 물질을 구성하고 있는 원자핵과의 상호작용으로 에너지변환을 일으켜 발생된다. 따라서 X선을 발생하기 위해서는 자유전자의 공급, 이 전자에 고속도의 운동에너지를 부여할 수 있는 에너지원, 그리고 전자가 충돌하여 X선을 발생할 저지물이 필요하다. 아울러 전자의 진행이 용이하게 높은 진공도를 유지시켜 주는 것이다.

일반적으로 전자(electron)는 고진공유리관(X선관)내에 설치된 음극필라멘트를 가열하여 (열전자)발생시키고, 여기에 고전압을 가하여 고속으로 텅스텐 양극(target)에 충돌시켜 X선을 발생시킨다. 양극에서 발생되는 X선 총에너지 I는

$$I = k V^2 i Z \qquad (5.1)$$

로 된다. 여기서 k는 상수, V는 가속전압, i는 전류 그리고 Z는 저지물의 원자번호이다. 그림 5-1은 현재 사용되고 있는 회전양극X선관의 구조이다.

표 5-3. 방사선과 방사성동위원소의 이용방법별 분류

<table>
<tr><th></th><th colspan="2">이용방법</th><th>이용(방법, 제품)</th></tr>
<tr><td rowspan="2">트레이서이용</td><td colspan="2">물리적 트레이서</td><td>유속·유량조사, 누설탐사, 표사·하천의 이동조사, 기계의 마모측정, 윤활유의 순환상황조사, 용광로의 감손량 측정, 공정해석</td></tr>
<tr><td colspan="2">화학적 트레이서</td><td>분석화학적 이용, 화학반응기구의 연구, 화학구조의 결정, 생체기능의 연구, 생화학 연구, 유전자 공학연구, 의학연구, 체내진단, 체외진단약, 신약개발</td></tr>
<tr><td rowspan="13">조사이용</td><td rowspan="3">투과, 흡수 산란작용</td><td>계측제어</td><td>두께계, 액면계, 레벨계, 밀도계, 농도계, 설량계, 지하검층계, 중성자 수분계, 유황계</td></tr>
<tr><td>비파괴검사</td><td>γ (X)선 라디오그래피, 중성자 라디오그래피</td></tr>
<tr><td>진단</td><td>X선촬영, X선투시, X선조영검사, X선 CT</td></tr>
<tr><td rowspan="3">전리, 여기 작용</td><td>이온발생</td><td>연기감지기, 형광등의 글로우방전관, 표시용 방전관, 진공계, 가스 크로마토그래피, 피뢰침</td></tr>
<tr><td>빛의 발생</td><td>자발광 도료, 베타라이트, 야광전화 다이얼표시, 텔레비전 형광, 야광라이트, 비상등구, 안전표시판, 해저수심 표지판, 군용 등명구, 야간 조준대, 경계표지판, 레저용 낚시찌</td></tr>
<tr><td>분석</td><td>형광X선분석, 유황분석계</td></tr>
<tr><td>화학적 작용</td><td>물성개선</td><td>내열성전선, 발포폴리오레핀, 열수축성 튜브, 경화도장, 강화플라스틱, 콘크리트 폴리머, 강화목재</td></tr>
<tr><td rowspan="4">생물학적 작용</td><td>살균, 살충, 방충</td><td>의료용구의 멸균, 검사용구, 실험동물 사료, 식품 등의 살균, 해충방지</td></tr>
<tr><td>보존</td><td>발아방지, 숙도조절</td></tr>
<tr><td>육종</td><td>품종개량, 생육조절</td></tr>
<tr><td>치료</td><td>암 치료, 갑상선항진증 치료</td></tr>
<tr><td rowspan="2">원 자 핵 반 응</td><td>분석</td><td>미량원소분석, 후 방사화(액티터블) 트레이서법</td></tr>
<tr><td>치료</td><td>뇌종양 치료</td></tr>
<tr><td colspan="3">열원이용</td><td>방사성동위원소 전지</td></tr>
<tr><td colspan="3">연대측정</td><td>고고학적, 지질학적 시료의 연대측정</td></tr>
</table>

5.2.3 X선의 작용

X선이나 γ선은 광자(photon)인 전자파로서 물체와의 상호작용은 본질적으로 같다. X선은 물질 속을 통과할 때 어떤 것은 흡수되고, 어떤 것은 산란되며, 어떤 것은 상호작용을 일으키지 않고 통과하는 형태로 산란과 흡수를 반복하면서 강도가 감약된다. 산란과 흡수에는 광전효과(photoelectric effect), 컴퓨턴 산란(compton scattering), 전자쌍생성(pair production), 간섭성 산란 등이 있다. 진단 영역에서 사용하는 저에너지 X선에서는 광전효과, 컴퓨턴 산란, 간섭성 산란이 대부분이다.

X선이 인체를 투과할 때는 뼈, 근육, 조직 등 구성 원자에 따라 각기 다른 흡수나 산란이 일어나게 된다. 이로 인한 X선 감약을 필름이나 검출기로 측정하여 X선 영상을 얻게 된다.

5.2.4 X선발생장치

X선발생장치는 크게 세부분으로 구성된다. X선을 발생시키는 부분인 X선관과 발생시킨 전자에 운동에너지를 부여하기 위한 고전압발생 장치부 및 X선질 · X선량을 임의로 선택하고 조절하는 제어장치부이다. 여기에 촬영이나 검사를 용이하게 할 수 있는 촬영대, X선TV 등과 같은 기타장비들을 부가함으로서 여러 X선 영상시스템이 구축된다.

X선발생장치는 일반적으로 고전압 회로방식에 의하여 크게 변압기식, 콘덴서식, 인버터식 등으로 분류되고 있다. X선 고전압장치는 대전류, 단시간촬영법에 의한 선예도가 좋은 X선상이 요구됨에 따라 2피크형에서 맥동이 적은 6피크형, 12피크형으로, 나아가 고전압회로에 전압제어소자를 이용하여 완전직류를 얻는 정전압형 X선장치도 많이 사용하게 되었다. 또한 단상전원으로도 3상12피크형 정도의 출력이 가능하게 하는 인버터식의 출현으로 이제는 사용목적이나 설치환경 등에 따라 최적의 X선장치를 선택할 수 있게 되었다.

5.2.4.1 변압기식 X선장치

변압기에 의해 고전압을 발생시켜 X선관에 인가시키는 X선장치이다. 정류방식에 따라, 자기정류방식, 단상전파정류방식, 삼상전파6피크정류방식, 삼상전파12피크정류방식 등이 있다.

그림 5-2의 단상전파정류장치 기본회로를 가지고 X선장치를 간단히 살펴본다.

① 단권변압기 : 전원전압, 관전압의 조정을 하고 X선관 필라멘트 가열회로 등 기타 보조회로의 전원으로 사용한다.

② 전원전압조정기 : 장치에 가해지는 전원전압이 항상 일정전압이 되게 조정한다.

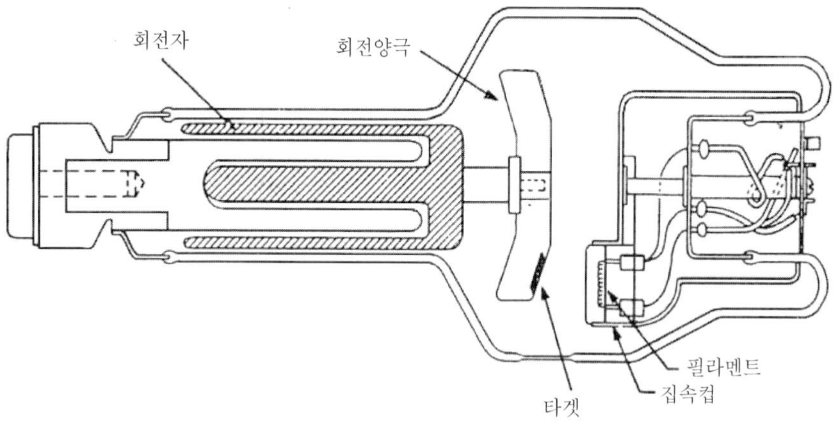

그림 5-1. 회전양극X선관

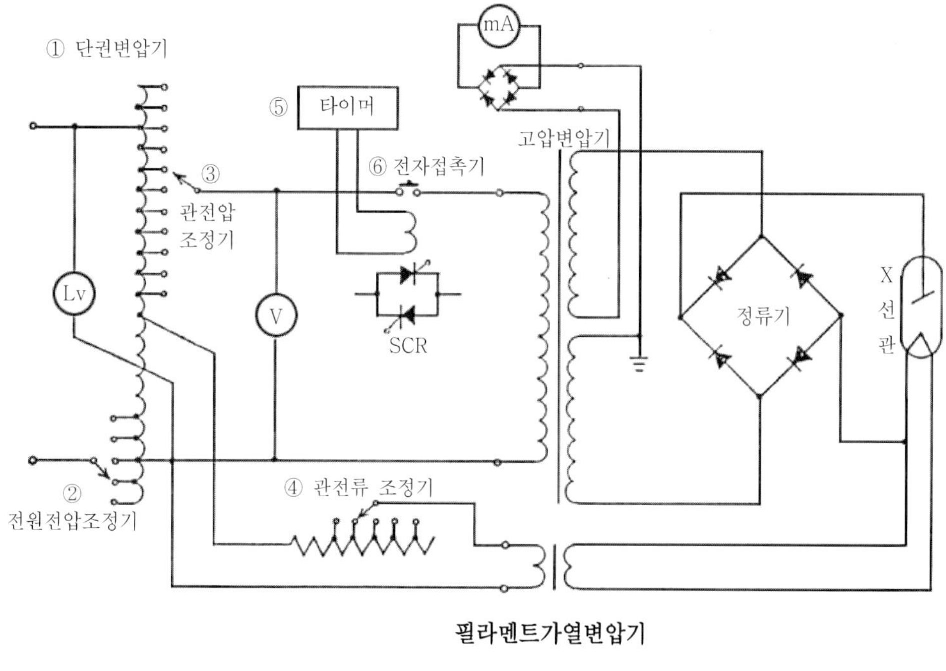

그림 5-2. 단상전파정류장치의 기본회로

③ X선관전압조정기 : 단권변압기의 tap을 조정하여 고전압변압기의 1차전압을 조정함으로서, 관전압을 변화시킨다.

④ X선관전류조정기 : X선관필라멘트가열변압기의 1차전압을 변화시킴으로써 관전류를 조정한다. 즉, 1차측에 직렬로 연결된 가변저항에 의한 전압변화로 필라멘트가열전류를 변화시켜 열전자량 발생을 증감한다.

⑤ 타이머 : 임의의 시간을 선택하여서 설정한 시간에 대한 X선 조사신호를 발생한다.

⑥ 전자개폐기 : 타이머로부터의 신호에 의하여 주회로의 개폐가 행해진다.

⑦ 고압변압기 : 권선비(turn ratio)에 의해 1차전압 변화에 맞는 관전압을 유도한다.

⑧ 정류기 : 고압변압기에서 유도된 2차 교류전압을 정류하여 일정방향의 전류가 X선관에 흐르도록 한다.

⑨ 지시계기 : 전원전압계, 관전압계, 관전류계 등이 설치되어 있다.

⑩ 안정회로 : 기타의 보조회로가 설치되어 있다.

그림 5-3은 삼상12피크정류장치의 기본회로로서 구성은 단상전파정류와 거의 다를 바가 없지만 전원이 삼상이므로 단권변압기는 각 상(相) 모두 연동으로 조절된다.

5.2.4.2 콘덴서식 X선장치

고전압 콘덴서를 미리 충전하여 두고 X선관을 통하여 전하를 방전시켜 X선을 발생시키는 방식이다. 촬영용 콘덴서의 용량이 2mF 이하로 X선조사의 개폐를 고전압쪽에서 행한다. 전원변동의 영향을 받지 않으며, 소용량 전원으로 대전류 단시간촬영을 할 수 있기 때문에 흉부X선 집단검진용이나 원내 이동용 X선장치 등에 널리 이용되고 있다.

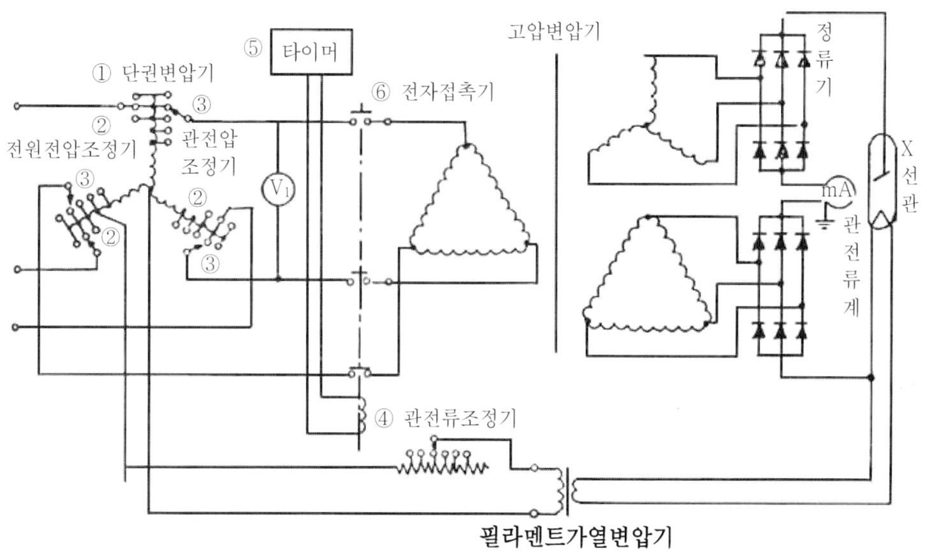

그림 5-3. 삼상 12피크정류 장치의 기본회로

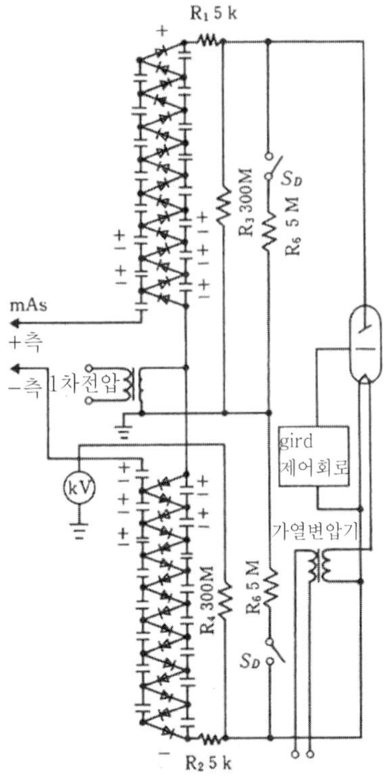

그림 5-4. Cockcroft 충전회로

고전압충전은 Cockcroft-Walton 충전회로방식이 주로 이용되고 있다. X선의 조사와 차단은 3극X선관의 그리드전압을 제어하여 이루어진다. 3극X선관의 그리드(grid)와 음극(cathode)간을 거의 단락상태로 하면 X선관에는 관전류가 흐르게 되어 X선이 방사된다. X선의 차단은 그리드를 음극에 대하여 마이너스로 함으로써 이루어진다. 이러한 그리드 제어회로는 X선관 필라멘트와 같은 전위로 되기 때문에 고전압절연을 해야 한다.

5.2.4.3 인버터식 X선장치

인버터(inverter)식은 단상전원으로 12피크형 X선 고전압장치와 동등이상의 X선 출력을 가지면서 소형으로 고정밀도, 고재현성의 X선고전압장치의 사용이 가능한 것이 특징이다. 이 방식의 기본원리는 단상 또는 삼상의 상용전원전압을 정류하여 직류전압으로 변환하고, 이 직류전압을 인버터 회로에 의하여 상용전원보다도 높은 주파수의 교류로 변환해 고전압 변압기로 승압하고, 다시 정류하여 직류의 고전압을 X선관에 인가하는 전력변환방식에 근거하고 있다.

그림 5-5, 5-6, 5-7은 인버터식장치의 기본회로도의 예이다.

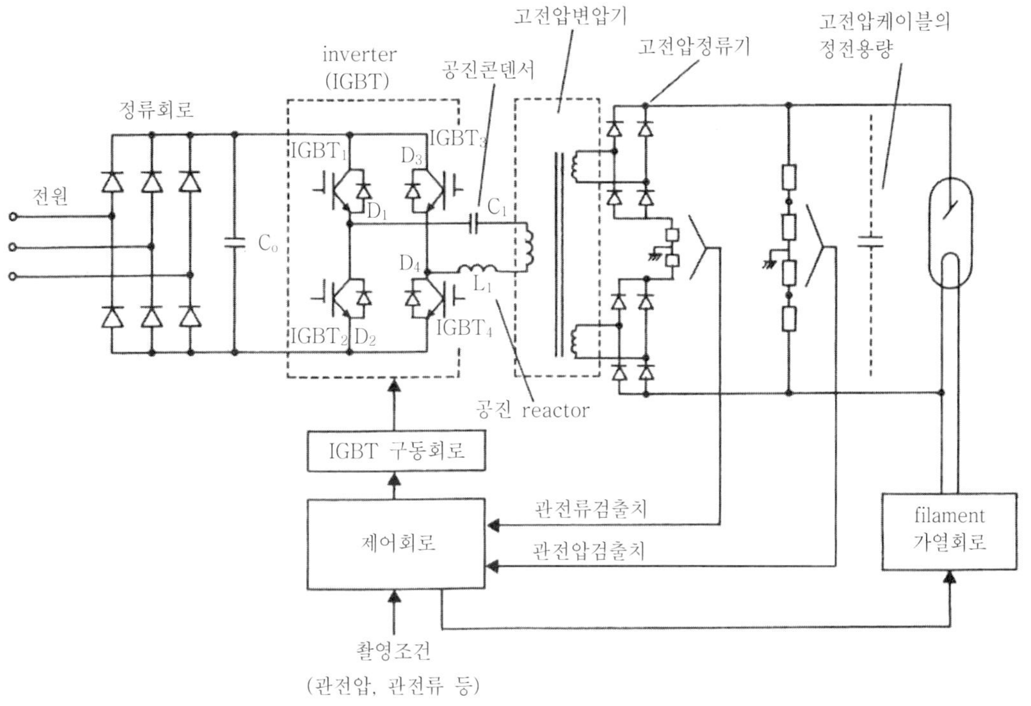

그림 5-5. 공진형 인버터식 X선장치의 기본회로(주파수가변방식)

5.3 X선 영상시스템

5.3.1 X선 영상시스템의 분류

X선 영상장치를 직접 X선 필름상에 기록하는 직접촬영시스템, X선 TV를 이용하여 X선 영상을 브라운관을 통해 관찰하는 투시시스템, 형광판이나 영상증배관 등에서 변환된 영상을 특수한 카메라로 촬영하는 간접촬영시스템 등으로 분류하였으나, 이와 같은 구분은 오늘날 별다른 의미는 없다. 예를 들어, 심장혈관 조영검사는 투시를 시행하면서 시술되고 모니터에 나타난 영상을 녹화하기도 하며, 컴퓨터에 저장하거나 필요에 따라 직접촬영도 이루어진다.

따라서 영상을 어떠한 방식으로 얻느냐 보다는 필요로 하는 진단이나 X선 검사를 효과적으로 수행하기 위한 목적에 맞추어 시스템이 구성되고 있다. 그러므로 위장관검사용 X선장치, 흉부진단용 X선장치, 순환기진단용 X선장치, 비뇨기계검사용 X선장치, 유방촬영용 X선장치, 외과용 X선장치 등과 같이 진단 및 검사 목적에 따라 분류하는 것이 합리적이다.

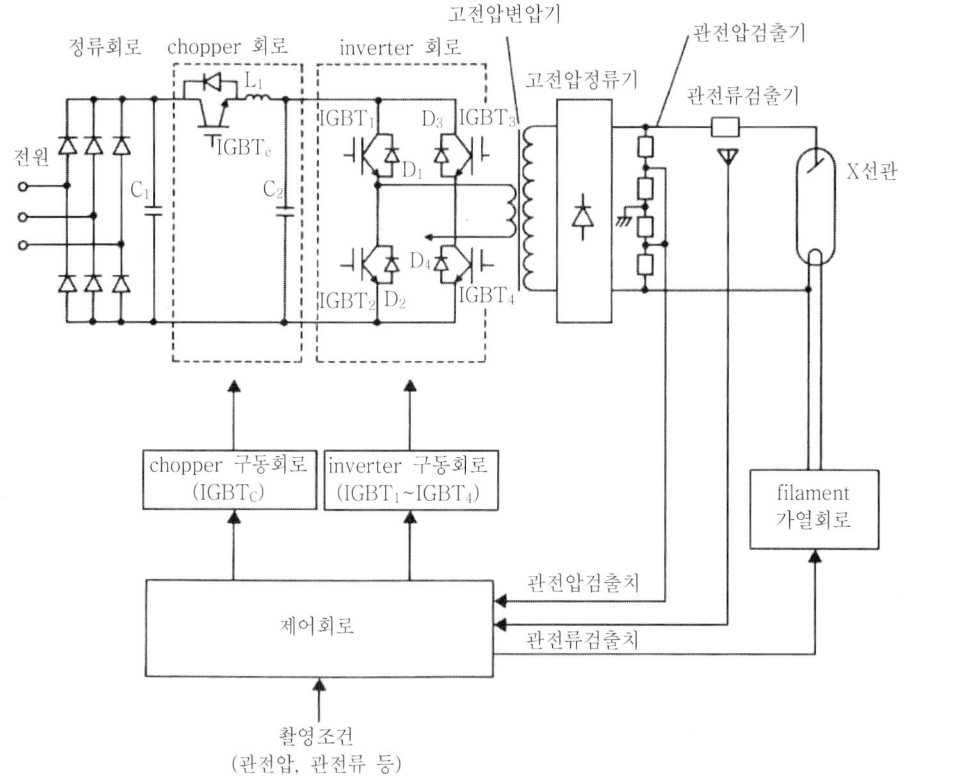

그림 5-6. 비공진형 인버터식 X선장치의 기본회로

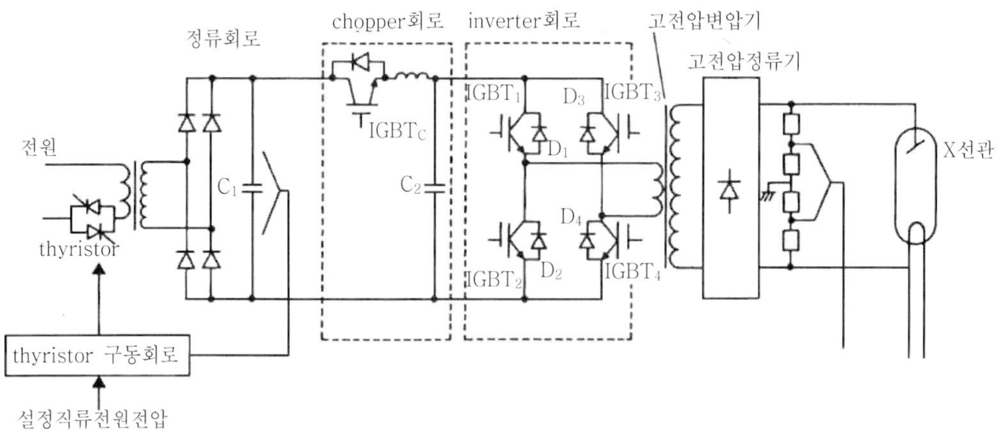

그림 5-7. 콘덴서에너지축적형 회로(비공진형 인버터식의 예)

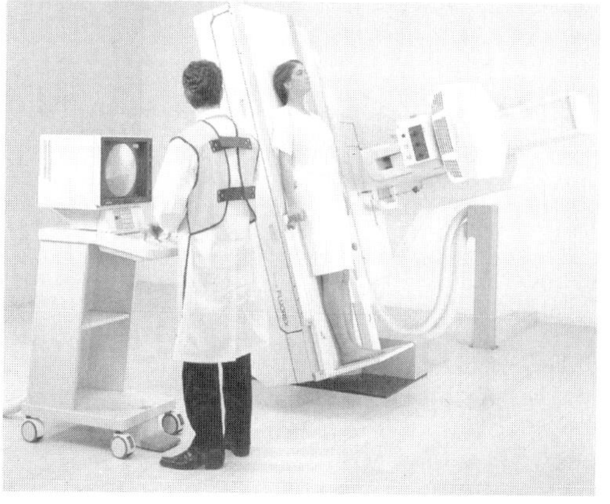

그림 5-8. 위장관검사용 X선장치

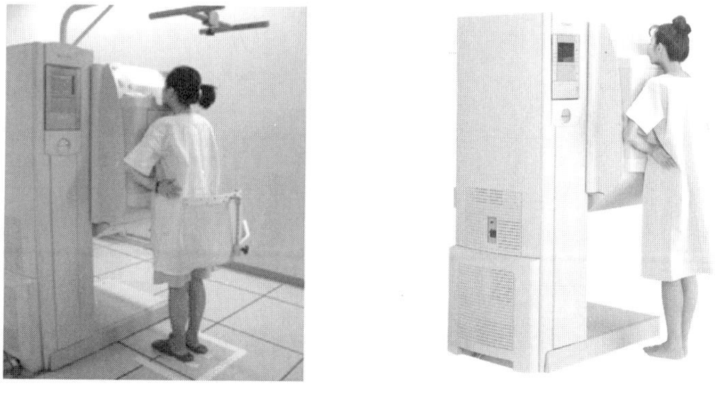

그림 5-9. 흉부진단용 X선장치

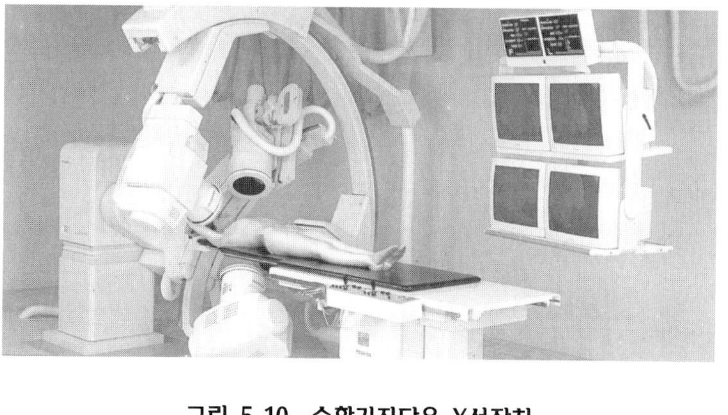

그림 5-10. 순환기진단용 X선장치

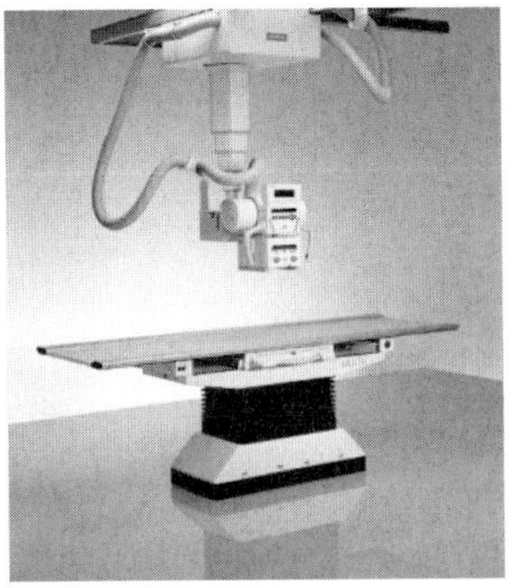

그림 5-11. 일반촬영용 X선장치

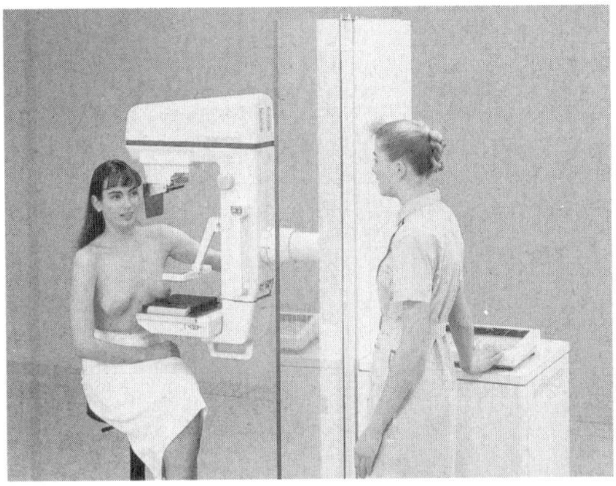

그림 5-12. 유방촬영용 X선장치

5.3.2 아날로그 시스템과 디지털 시스템

X선 영상은 오랜 역사와 의료에서 큰 비중을 차지하고 있는 기본적인 영상진단방법이라 할 수 있다. X선 영상을 얻는 방법은 종래부터 이용되고 있는 X선 필름법과 컴퓨터를 이용한 DR(digital radiography)법이 있다.

X선 필름법은 증감지와 필름(screen-film)을 조합시킨 방법으로 오랫동안 X선 촬영의 주류를 이루어 온 아날로그 방식이다. 아날로그 방식보다는 진단정보가 부족할 수 있으나, 영상을 진단가치 범위 내에서 디지털화하면 진단의 질을 향상시킬 뿐만 아니라 우리에게 많은 이점을 가져다준다. 따라서 아날로그 X선 영상을 디지털화하기 위하여 새로운 디지털 X선 영상시스템(digital radiography system)이 개발되고 있다. DR의 방법으로

는 여러 가지가 발표되어 있지만, CR(computed radiography) 시스템과 평판형 검출 DR(realtime digital radiography) 시스템이 기대되고 있는 방식이다.

5.4 DR

영상진단 분야에 컴퓨터 기술의 도입으로 많은 디지털 영상을 접하고 있으며, 모든 기술 동향이 디지털화되고 있다. DR(digital radiography)은 CT, MRI, DSA 등 모든 디지털 방사선영상을 말하는 것이지만, 일반적으로 단순 X선촬영을 디지털화한 것으로 국한시키고 있다. 때로는 DR을 더욱 좁게 이야기해서, TFT(thin film transistor) 등을 이용한 평판형 검출기 방식의 단순촬영만을 의미하기도 한다. 이렇게 매우 좁은 의미로서의 DR은 CR(computed radiography)과 대조적인 의미로 사용하기도 한다.

5.4.1 DR의 기초

DR에서는 인체를 투과한 X선의 강약에 따른 정보를 전기신호로 변환시킨 후, 아날로그-디지털 변환 과정을 거쳐 픽셀(pixel)의 그레이 스케일(gray scale) 값을 얻는다. 이렇게 얻은 초기 상태의 데이터를 컴퓨터 영상처리과정을 통해 잡음이나 불균일성을 제거하고 이를 다시 아날로그 신호로 변환하여 모니터에 표시하게 된다.

5.4.1.1 그레이 스케일 값

디지털 영상은 픽셀들의 2차원적 매트릭스(matrix)로 정의할 수 있다. 각 픽셀들은 위치 정보와 함께 각 픽셀의 그레이 스케일 값을 갖는다. 각각의 픽셀이 가지는 그레이 스케일 값의 범위는 'bit depth'로 나타낸다. 예를 들어 8bit의 경우 0(most bright)~255(most dark)까지 28(=256)단계의 값을 가진다.

사람의 눈으로 인지할 수 있는 그레이 스케일의 단계는 약 28(=256)단계로 알려져 있다. 하지만 인체를 투과한 X선은 강도 차이가 매우 커서 수백~수천 배에 이르기 때문에 8bit로는 수용할 수가 없어 이보다 넓은 그레이 스케일이 필요하다. 최소한 10bit(1,024)의 그레이 스케일이 필수적이며, 최근에는 12bit(4,096)가 많이 사용되고 있다.

5.4.1.2 공간해상도

DR에서 공간해상도(spatial resolution)는 픽셀 크기에 의해 좌우된다. 대부분의 필름 증감지 시스템의 공간해상도는 5lp/㎜(line pairs/㎜)인데, 이는 픽셀의 크기가 0.1㎜에 해당한다. 흉부 X선 사진의 경우, pulmonary interlobular septal line(흉부 폐엽간 격벽선)이나 미세한 pneumothorax(기흉) 등을 묘출하기 위해서는, 픽셀 크기 0.2㎜(2.5lp/㎜)이상의 해상도가 필요하다. 이는 1,760×2,140 픽셀의 매트릭스에 해당한다.

현재 4k pixel(5lp/㎜)해상도를 가지는 시스템이 개발되어 있으므로 DR에서 공간해상도 문제는 사실상 해결되었다고 볼 수 있다. 공간해상도가 2배로 증가될 경우 영상 데이터양은 4배로 증가함으로, 데이터 저장과 모니터(display monitor)의 가격 상승의 요인이 된다.

5.4.1.3 필름-증감지 시스템과 DR의 차이

예를 들어 단순흉부X선촬영에서 좋은 영상이란 X선 감쇠가 많은 종격동 구조물로부터 X선의 감쇠가 가장 적은 폐 내부의 공기까지 한번의 촬영으로 적절한 대조도를 유지하면서 나타내야 한다. 기존의 필름-증감지(film-screen) 시스템에서 필름 특성곡선(characteristic curve)은 S자 모양으로서, 투과된 X선 강도의 좁은 범위 내에서만 필름 농도(optical densithy)가 직선적 반응을 보인다. 즉 필름-증감지 시스템은 동작범위(dynamic range)가 좁아, 폐의 미세구조를 잘 보이게 촬영할 경우는 종격동과 겹쳐있는 폐가 저투과(underpenetration)되고, 반대로 종격동과 겹쳐있는 폐를 잘 보이게 촬영할 경우는 폐가 과투과(overpenetration)되어 역시 대조도가 저하된다. 이에 반해 DR은 동작범위가 필름-증감지 시스템보다 매우 넓어서 폐와 종격동 모두를 잘 볼 수 있는 일정한 화질의 영상을 얻을 수 있다.

필름-증감지 시스템에서 필름은 영상의 획득, 표시, 저장의 기능을 동시에 가지므로 가격이 싸고 휴대성이 뛰어난 장점이 있다. 반면에 하나의 필름만 존재하므로 진료과정에서 필름흐름의 효율성이 떨어지고, 필름소재를 알 수 없는 경우가 종종 발생한다. 또한 복사시에도 원래의 필름보다 화질이 떨어지게 된다. 이에 반해서 DR은 영상의 획득, 표시, 저장 기능들을 분리함으로써 각각의 단계를 최적화하여 진단율의 향상을 기대할 수 있으며, 동작범위가 넓어 재촬영율을 1/10이하로 줄일 수 있다. 또한 복사시에도 화질의 저하가 없는 동일한 영상을 얻을 수 있고, 필름 흐름의 장애가 없다.

5.4.1.4 DR의 종류

일반 X선촬영 분야에 디지털 방식이 도입되기 시작한 것은 일본 Fuji사가 1983년 최초로 CR(computed radiography)시스템인 FCR(Fuji computed radiography)을 상품화하고부터이다. Fuji의 CR기술은 오랫동안 일반촬영의 디지털 영상장비분야에서 독보적인 위치를 차지해왔었다.

DR기술은 X선 정보를 검출하는 방식에 의해 좌우 된다. FCR에 이어 드럼 방식의 셀레늄 검출기를 이용한 DR(Philips사의 Thoravision)이 출현하게 되었고, 뒤를 이어 TFT 방식의 평판형 검출기(Direct Radiography사)가 출현하여 차세대 DR의 유망기술로 인식되고 있다. 그리고 형광판과 CCD 카메라가 결합한 간접형 DR도 사용되고 있다. X선 검출기술의 발전에 따라 DR도 장래에 급격히 변화할 것이다. self-scanning direct-read out 디지털 검출기는 CCD(charged-coupled device)가 도입된 후 이용되어 왔고, TFT 검출기도 이용된다. 이러한 새로운 기술이 관심을 불러일으키는 원인은 기존 X선 장비를 갖춘 곳에서는 쉽게 설치할 수 있다는 점과 영상의 질이 기존의 필름-증감지 시스템이나 CR 시스템보다 우수하다는 기대 때문이다.

검출과정에서 X선의 흡수율을 나타내는 detective quantum efficiency는 TFT 시스템이 65% 이상이다. 이는 CR 시스템(20~35%)이나 필름-증감지 시스템(25%)보다 우수하여 같은 X선 조사량에서 신호대 잡음비가 높은 영상을 얻을 수 있음을 알 수 있다(그림 5-13). TFT DR이 일반 상품화되기 위하여 풀어야 할 가장 중요한 기술적 사항은 고품질 TFT-평판형 검출기의 대량 생산이다. TFT 방식의 DR은 해상력이 높기 때문에 흉부 X선에 적용되고 이후 유방촬영술, 투시 및 혈관조영술에도 적용될 가능성이 높다.

이미 촬영된 필름으로부터 디지타이저를 이용해 디지털 데이터를 얻는 방법도 DR의 일종으로 볼 수 있다. 현재 전 세계적으로 가장 많이 보급된 시스템은 필름 디지타이저와 CR종류이다.

DR 시스템이 영상진단에서 그 효과를 발휘하기 위해서는 진단방사선부서 환경이 디지털 네트워크 환경으로 갖춰져 있어야 한다. 즉 디지털 데이터가 필름 생성 없이 직접 PACS로 전송되고 PACS 환경에서 판독과 저장 관리가 이루어져야 하는 것이다. 따라서 PACS와의 통합을 위한 DICOM 전송기능이 필수로 요구될 뿐 아니라 방사선 정보시스템과 환자정보, 검사정보 등을 주고받을 수 있는 기능 또한 요구된다.

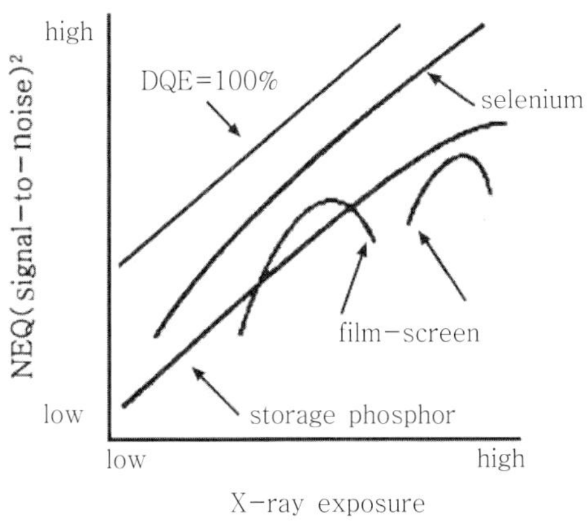

그림 5-13. detective quantum efficiency

5.4.2 DR 시스템 방식

DR(digital radiography) 시스템은 인체를 투과한 X선 정보를 어떻게 검출하고 디지털화하는가에 따라 달라진다.

5.4.2.1 필름 디지타이저

기술적으로 가장 먼저 개발된 방식으로 이미 촬영한 필름으로부터 디지털 영상데이터를 얻는 방식이다. 1μm pixel 크기의 디지타이저가 개발되어 있어 해상도 측면에서는 단연 최고라고 할 수 있다. 하지만 진단 방사선 영상에서는 픽셀 크기가 80μm~200μm 범위의 레이저 또는 CCD 방식의 디지타이저(digitizer)가 사용된다.

5.4.2.2 CR

가장 처음 개발된 DR 시스템으로서, 일본의 Fuji사가 FCR이란 이름으로 처음 상품화하였었다. CR(computed radiography, storage phosphor radiography)의 특징은 X선 필름 대신에 X선 검출기로서 IP(imaging plate)를 사용한다.

① IP

IP에는 photostimulable storage phosphor인 BaFX:Eu(europium activated barium fluorohalide compounds, X는 Cl, Br, I) 등이 이용되고 있다. IP는 마치 필름-증감지 시스템에서 필름 카세트와 같으며 반복해서 사용할 수 있다. 인체를 투과한 X선은 storage phosphor에 흡수되어 8시간 후에도 75% 정도의 X선 에너지가 그대로 저장된다.

② CR 시스템의 구성

그림 5-14는 CR 시스템의 기본구성을 나타낸 것이다. X선 조사에 의해 정보가 축적된 IP는 영상판독기(image reader)에 보내진다. 영상판독기에서 IP는 정밀한 이송대 위를 일정 속도로 이동되면서 휘진형광에 적합한 레이저를 직각방향으로 조사받아 X선 영상정보가 광정보로 변환된다(그림 5-15). 영상판독은 우선 낮은 에너지의 레이저로 예비스캔을 하여 히스토그람 분석을 하고, 인체 부위에 따라 이미 정해진 파라미터로 다시 스캔하여, 자동으로 대조도를 조절하여 최종 영상데이터를 만들어 낸다. 생성된 광정보는 광섬유를 지나 광전자증배관에서 전기신호로 변환되고 A/D 변환기(converter)를 거쳐 디지털신호로서 컴퓨터로 들어간다.

입력된 디지털 영상정보를 계조처리, 공간주파수처리, 영상간의 가감처리 등을 통해 진단 목적에 적합한 형태로 만든다. 만족된 처리 후의 영상은 영상기록기에서 다시 레이저를 이용하여 필름에 감광 기록할 수도 있다. 영상판독기에서 판독이 끝난 IP는 소거용 광원에 의해 남아있을 수 있는 X선정보가 소거되어 처음 상태로 돌아간다. IP는 이와 같은 방법으로 되풀이 사용된다.

CR 시스템에서 매트릭스의 크기는, 14×17inch의 경우 1,760×2,140pixel(0.2㎜ pixel 크기)이며 그레이 스케일 값은 10bits 또는 12bits이다. CR 시스템에서 공간 분해능이 제한되는 것은 storage phosphor의 phosphor grain의 크기에 기인하는 것이 아니고 레이저 스캔시의 spot크기와 이동시의 기계적인 문제에서 기인한다. storage phosphor에 저장된 dynamic range는 실제로 display에 필요한 range보다 훨씬 넓다.

③ CR의 특징

CR의 특징은 IP의 X선강도에 대한 직선성이 필름에 비해서 100배 이상으로 넓다는 것이다. 이렇게 넓은 dynamic range를 갖고 있기 때문에, 항상 일정한 화질의 영상을 얻을 수 있어 재촬영율을 1% 이하로 줄일 수 있다. 특히 이동(portable) 촬영에서 진가를 발휘한다. 또한 모니터로 영상을 볼 경우 CT에서와 같이 window width/level을 조절하며 볼 수 있다. 또 하나의 장점은 환자에 조사하는 방사선 양을 줄일 수 있다는 점이다. 하지만 실제로는 방사선 양을 줄일 경우 noise가 증가하여 영상 질이 저하된다. 그리고 IP방식의 CR법은 종래의 X선촬영장치를 그대로 적용할 수 있으면서 디지털영상처리를 할 수 있다는 장점이 있다.

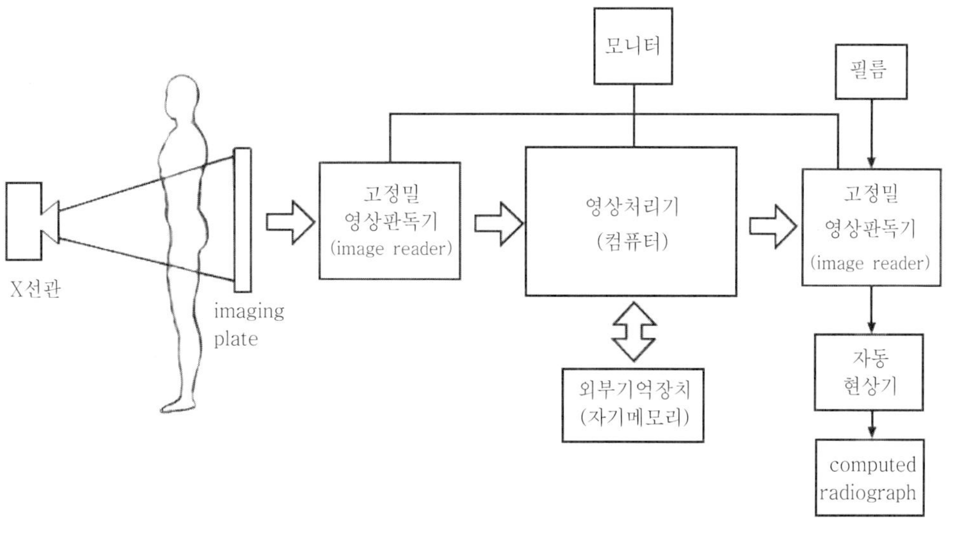

그림 5-14. CR 시스템의 구성

CR의 단점은 noise가 많은 것인데 이것은 gadolinium과 같은 희토류 phosphor에 비해 barium fluorohalide나 barium fluorobromide의 k-absorption edge가 낮기 때문에 주로 발생하고, 카세트에 납 등의 backing material을 사용하지 않음으로 발생하는 후방 산란선(back scatter)이 증가함에 기인한다. 또 다른 단점은 가격이 비싸고 storage phosphor의 수명이 상대적으로 짧다는 점을 들 수 있다.

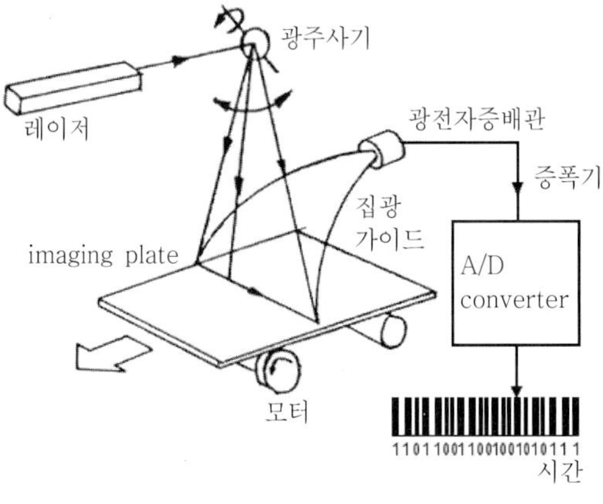

그림 5-15. 영상판독기에서 IP의 영상 판독 원리

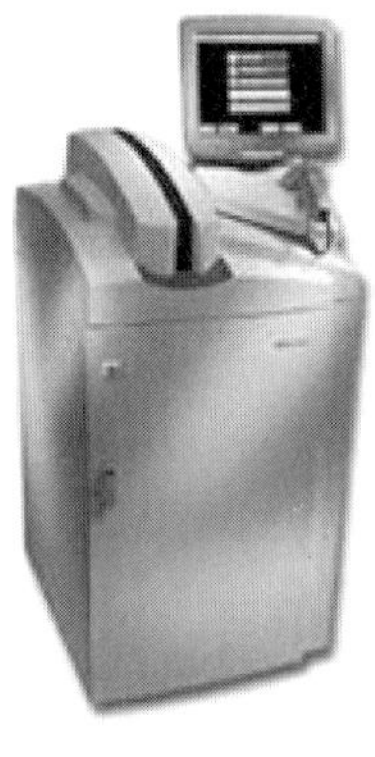

그림 5-16. CR 시스템

5.4.2.3 drum형 셀레늄 검출기를 이용한 DR

Philips사에서 Thoravision이란 상품명으로 개발한 방식이다. 검출기로 비정형 셀레늄 층을 이용하며, X선을 바로 전기적 신호로 변환시킨다. 먼저 고압의 전기를 셀레늄 표면에서 방전시켜 강한 전기장을 형성시키고, 촬영을 하면 X선 광자가 셀레늄에 흡수되면서 자유전자를 방출하고 방출된 자유전자는 이미 형성된 전기장의 영향으로 셀레늄 등 표면으로 이동하여 중화시키고 국소적인 표면 전기장의 변화를 초래한다. 셀레늄 층으로부터 100μm 떨어진 거리에서 표면 전하의 크기를 읽어 전기신호를 포착하고, 아날로그-디지털 변환 후 영상처리를 하면 된다.

storage phosphor 시스템과는 달리 흡수된 X선 광자의 에너지를 바로 전기적 신호로 변환하므로 잡음이 적은 것이 장점이다. 반면에 한번 촬영한 후 다음 촬영을 할 때까지 소요되는 시간은 표면 전하의 변화로부터 전기적 신호를 얻는 단계이므로 여러 개의 probe를 동시에 사용하고 원통형의 알루미늄 판에 셀레늄을 발라 빠른 속도로 회전시킨다(그림 5-17). 단점은 기계적 장치가 추가로 필요하므로 이동 시스템에서는 이용할 수 없는 점과 기존의 시스템을 이용할 수 없는 점을 들 수 있다.

5.4.2.4 평판형 검출기를 이용한 DR

평판형 검출기를 이용한 DR은 X선이 전기신호로 변환되는 과정에 따라 간접방식(indirect DR)과 직접방식(direct DR)으로 나뉜다. 간접방식 DR은 조사된 X선을 형광물질을 사용하여 일단 가시광선으로 변환한 뒤 광검출기를 사용하여 이를 다시 전기신호로 변환하는 방식을 말한다. 이에 반해 직접방식 DR은 X선에 의해 전자-홀 쌍(electeron-hole pair)을 생성시키는 물질(예를 들어 비정형 셀레늄)을 사용하여 직접 전기신호를 얻는 방식이다(그림 5-18).

① 간접방식

간접방식은 TFT의 맨 위층이 섬광체(scintillator)와 광검출기로 이루어진다. X선이 섬광체에 부딪히면, X선량에 비례하여 가시광선이 발생된다. 가시광선은 광검출기(amorphous silicone 성분의 photodiode 또는 CCD)에 의해 전기 신호로 바뀌고 디지털화된다.

전통적인 섬광체는 가시광선이 주위 픽셀로 퍼져나가 선예도를 감소시킨다. 이러한 문제를 해결하기 위하여 CsI(cesium iodide) 성분의 structured scintillator를 사용한다(그림 5-19, 5-20). 이러한 결정 구조는 light pipe 묶음처럼 행동하므로, 가시광선의 퍼짐이 감소하기 때문에 섬광체층을 더 두껍게 만들 수 있어 에너지 변환효율을 높일 수 있다.

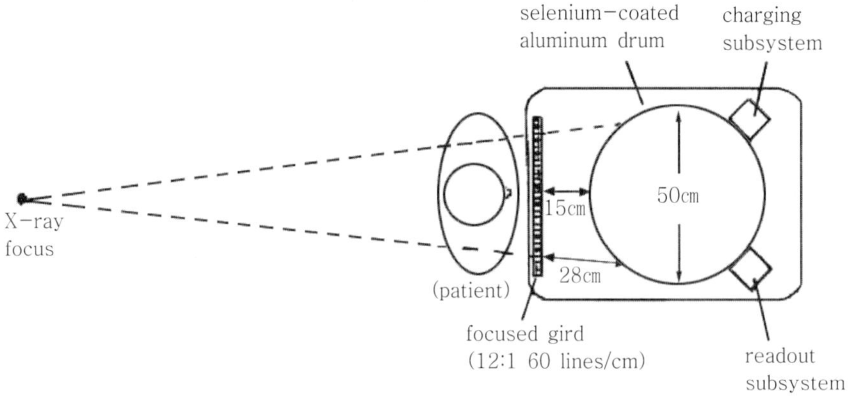

그림 5-17. drum형 셀레늄 검출기를 이용한 DR 촬영

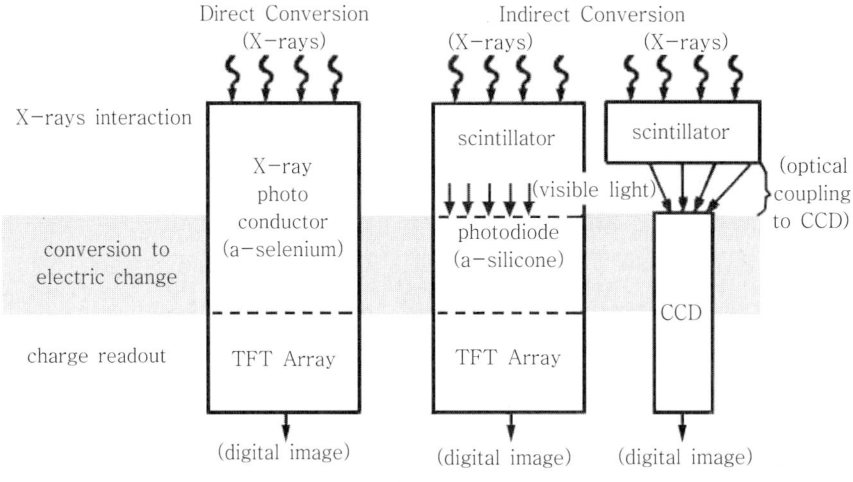

그림 5-18. 간접방식과 직접방식 DR의 원리

② 직접방식

직접방식으로 사용될 수 있는 물질로서는 a-Se(amorphous selenium), CdTe, CdZnTe등이 있다. 이중에서 전세계적으로 a-Se을 사용하는 DR에 대한 연구가 집중되고 있다. 이는 a-Se이 xeroradiography와 복사기 등에서 널리 사용되어 오면서 물리적 특성에 대해 많이 알려져 있고 관련기술이 발전되어 있기 때문이다. X선에 대한 a-Se의 에너지 변환 특성은 진단용 X선 범위에서 희토류계의 형광물질에 비해 전반적으로 우수하다.

검출기는 a-Se판과 TFT matrix가 서로 맞대어 붙어 있다. a-Se판의 제일 앞면에는 top electrode가 있고, 이에 의해 a-Se판은 약 5,000V로 대전되어 있다. 입사한 X선 에너지가 a-Se의 내부에서 전자-홀 쌍으로 변화되며, 전자는 top electrode로 흡수되고 홀은 하층부 TFT로 흡수된다. TFT matrix는 이 전하를 축전기에 축적하였다가 각 픽셀에 대한 스캔 신호가 왔을 때, 이 전하를 실어 보내는 역할을 한다(그림 5-20, 5-21).

직접 방식으로 X선을 검출하기 때문에 해상도의 손실이 거의 없고, 픽셀 크기에 의한 한계 해상도(Nyquist frequency)인 3.6lp/㎜에서도 MTF가 이론상의 한계치에 육박하는 수준을 나타낸다.

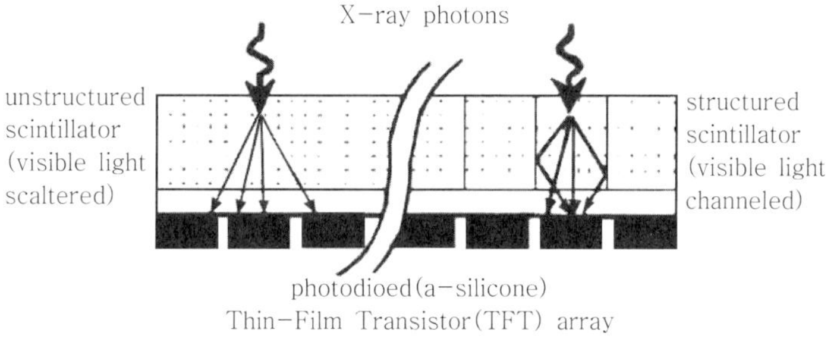

그림 5-19. structured scintillator의 원리

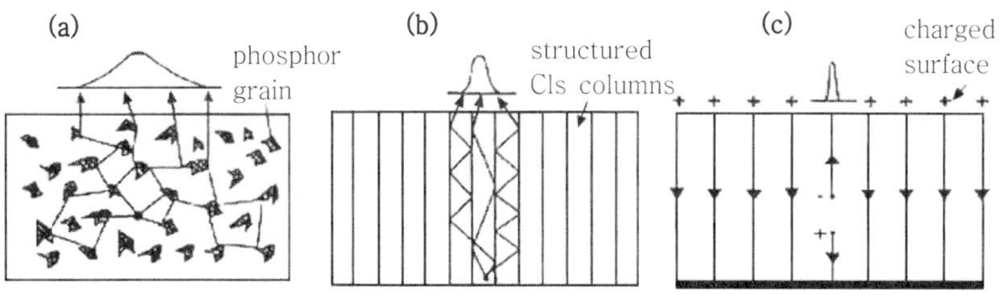

그림 5-20. phosphor screen(a), cesium iodide(b), amorphous selenium(c)을 이용한 검출기의 신호형성과정의 비교

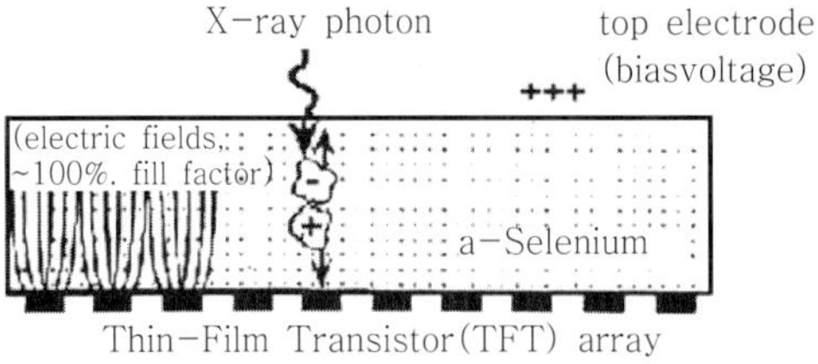

그림 5-21. amorphous selenium을 이용한 검출기의 신호형성과정

③ 간접방식과 직접방식의 비교

간접방식은 쉽게 제조할 수 있는 반면, 'X선→가시광선→전기신호'의 변환과정을 거치므로 이 과정에서 가시광의 산란이 일어나게 되어 해상도의 저하가 따르고, 에너지 변환효율도 떨어지는 단점이 있다.

직접방식은 'X선→전기신호'의 직접적인 에너지 변환이 일어나므로 에너지 변환효율이 우수하며 해상도도 뛰어나다. 에너지 변환효율이 높다는 것은 그만큼 적은 X선 조사량으로도 우수한 영상을 얻을 수 있다는 것을 의미한다. 직접방식에 있어서 한가지 문제점은 비정형 셀레늄의 반응 회복 특성으로 인해 촬영과 촬영사이에 일정한 시간 간격이 필요하다는 것이다.

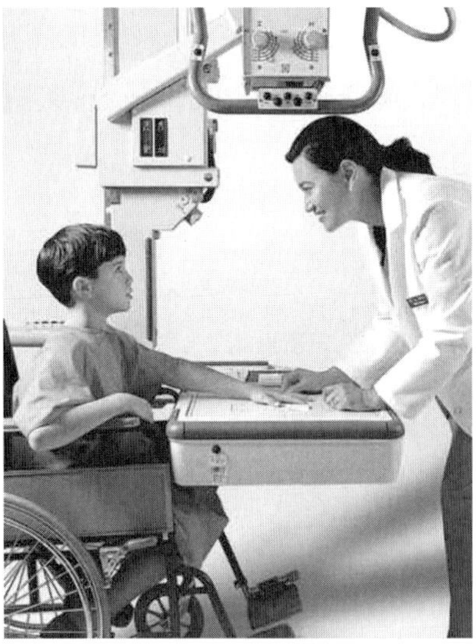

그림 5-22. DR 장치

④ CR과 DR의 비교

사용자 입장에서 CR과 DR의 가장 큰 차이점은, 필름-증감지 시스템에서의 필름대신에 CR에서는 IP(imaging plate)를 사용하고, DR에서는 평판형 검출기를 사용한다는 점이다. 즉, CR에서는 X선 촬영 후 IP를 판독기(reader)에 넣어야 IP에 저장된 영상을 디지털영상으로 볼 수 있고, DR에서는 이런 과정 없이 평판형 검출기로부터 직접 디지털영상이 얻어진다.

그러나 이렇게 번거롭게 보이는 'IP를 판독기에 넣는 과정'이 오히려 CR의 장점이 될 수도 있다. CR의 경우에는 IP와 X선 발생 장치만 있으면 촬영이 가능하고 판독기는 몇 개의 촬영실이 공유할 수 있다. 따라서 각 촬영실마다 고가의 평판형 검출기가 있어야만 촬영이 가능한 DR에 비해서, CR은 경제성이 높고 이동 X선촬영도 가능하다.

5.5 DSA

DSA(digital subtraction angiography)는 컴퓨터처리로 혈관만을 실시간(on line real time)으로 선명히 묘출하는 시스템이다.

5.5.1 DSA의 구성

DSA는 X선 TV 시스템의 비디오신호(vidio signal)를 디지털화한 digital fluorography 시스템을 이용하여 혈관조영을 subtraction하는 방식이다. X선 TV 카메라의 비디오신호를 디지털화해서 컴퓨터처리로 조영제를 혈관에 주입하기 전과 후의 영상 간에 subtraction하여 혈관만을 실시간으로 선명히 묘출하는 것이다. subtraction법이란 사진영상에서 원하지 않는 음영을 삭제하기 위한 방법으로 진단적으로 필요한 부분을 쉽게 관찰할 수 있게 한다. 그림 5-23은 DSA 시스템의 하드웨어 구성을 나타낸 것이다.

5.5.2 subtraction 기법

DSA의 subtraction 기법은 표 5-4와 같이 분류된다. 그림 5-25는 이들 DSA 기법의 원리를 그림으로 나타낸 것이다.

5.5.2.1 temporal subtraction

temporal subtraction은 시간적으로 틀리는 2매의 영상사이에서 감산을 하는 것이다. 조영제가 도달하기 전과 후를 뺄셈하여 혈관상의 대조도를 잘 묘출시키게 강조한다. 현재 이용되고 있는 DSA는 대부분 이 방법을 쓰고 있다.

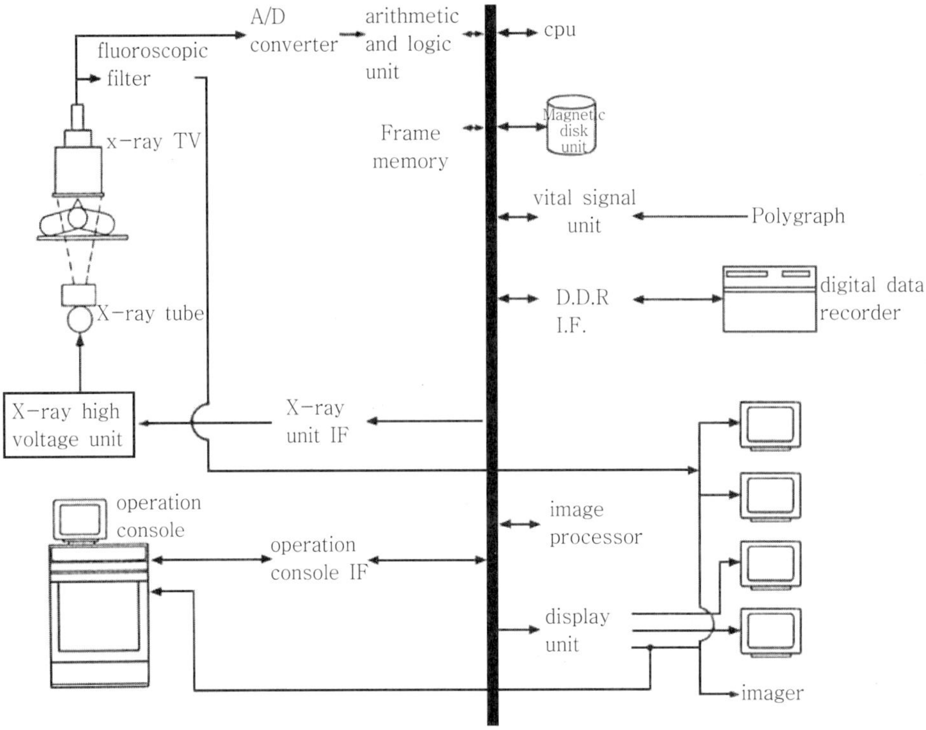

그림 5-23. DSA 시스템의 하드웨어 구성

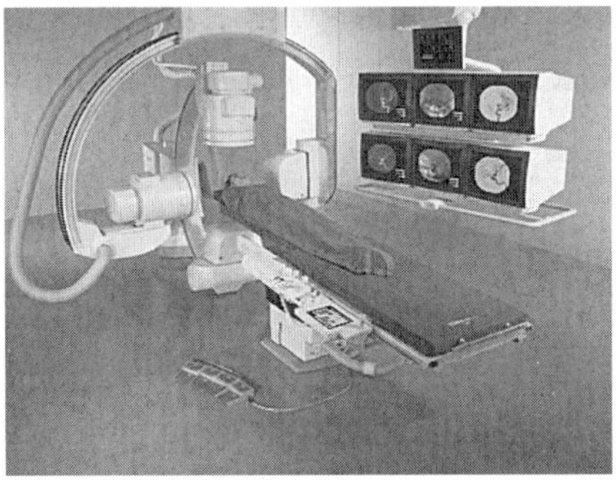

그림 5-24. DSA

① 펄스모드

펄스모드는 검사목적에 따라 펄스폭을 선택하는 모드이다. 처음에 마스크 상(mask image)

을 거둬들이고, 다음에 조영제 주입후의 angio 상을 거둬들여 실시간으로 subtraction 상을 CRT에 표시하는 시스템으로 되어 있다.

② 연속모드

연속모드는 연속하여 X선을 조사하는 방법으로 1초간에 최대 30매의 영상을 얻을 수 있다. sub상의 가산 판수를 조정하여 두경부, 복부, 사지 등에 쓰인다. 이 방법은 X선장치에 부하가 크며 촬영프로그램에 관계없이 피사체 피폭이 증대하는 단점이 있다.

③ 시간차모드

시간차모드는 연속해서 X선을 조사하고 동시 또는 조금 먼저 조영제를 주입하여, 최초의 영상으로부터 다음의 영상을 subtraction, 또 다음의 영상으로부터 그 다음의 영상을 subtraction 하는 식으로 이것을 되풀이 하는 방법이다. 따라서 조영제의 동태를 잘 알 수 있어 심장이나 대혈관계의 동맥의 동태를 관찰하는데 적당하다.

5.5.2.2 energy subtraction

에너지 subtraction은 특정부위를 단시간 사이에 고에너지와 저에너지의 X선으로 촬영하고 2매의 영상에 적당한 하중을 주고 뺄셈을 하는 방법이다.

① k-edge subtraction

k-edge subtraction 법은 조영제의 흡수단을 이용한 것으로 마스크상을 Ce 부가 필터를 써서 흡수시키고 다음에 조영제 주입후의 angio 상을 흡수시켜, 그 흡수차를 subtraction하여서 DSA를 얻는다.

② non edge subtraction

non edge subtraction은 저에너지와 고에너지를 사용하여 촬영을 하면 양자의 콘트라스트는 변화한다. 이 투과율의 subtraction을 이용하여 소거하는 방법이다.

5.5.2.3 hybrid subtraction

hybrid subtraction은 말 그대로 temporal subtraction과 energy subtraction을 조합한 방법이다. 이의 원리는 에너지subtraction으로 마스크 상을 작성하고 그다음 조영제가 도달된 후의 영상에 대해서 에너지subtraction 상을 만들어 전에 만든 마스크상과 뺄셈을 한다. 이것으로 근육은 소거시키고 뼈만 남게 되는 마스크상을 만들고 조영제 도달 후의 상에서는 뼈만이 남아 있는 것을 처리하여 마스크상과 뺄셈을 하면 뼈는 소거되고 조영제가 있는 혈관음영만이 남게 된다. 가장 좋은 방법이라고 말하고 있으나 아직 완전하지는 않다.

표 5-4. DSA 기법의 분류

- DSA 기법
  - temporal subtraction
    - serial mode (pulse mode)
    - continuous mode
    - time interval difference mode
  - energy subtraction
    - k−edge subtraction
    - non k−edge subtraction
  - hybrid subtraction

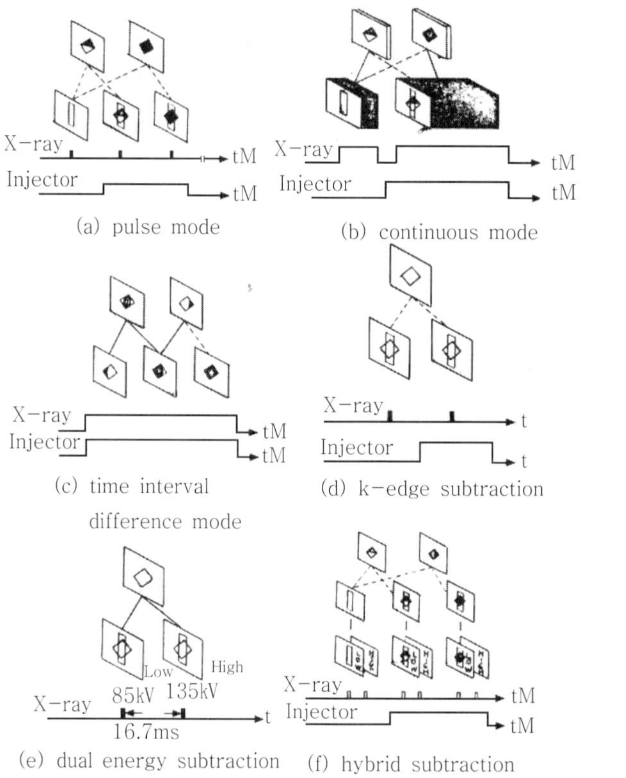

그림 5-25. DSA 기법의 원리

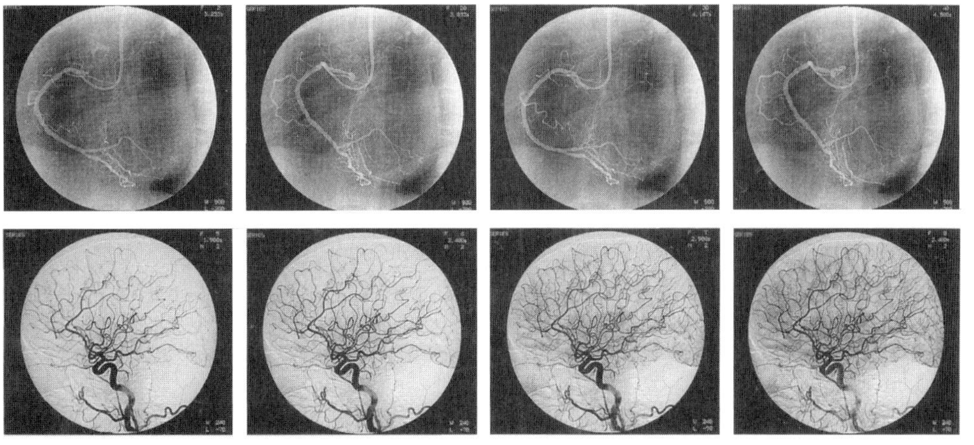

그림 5-26. DSA 영상의 예

5.6 CT 시스템

1972년 4월 영국 EMI 사의 G. N. Hounsfield는 X선 장치에 컴퓨터를 조합시켜 생체의 단층을 촬영하는 새로운 영상기술인 CT(computed tomography)의 발명을 발표하였다. CT의 출현은 영상진단 분야에서 1895년 X선 발견이후 최대의 발명이라 일컬어졌으며, 이로 인해 영상기술에 많은 변화를 가져오게 되었다.

CT는 종래의 X선 영상으로는 불가능했던 인체의 단층상을 선명한 대조도 분해능으로 그려 냄으로써 영상진단의 질을 현저히 증가시켰고, SPECT, PET, MRI 등의 개발이나 의료용 영상의 디지털화를 촉진시키는 계기가 되었다.

5.6.1 CT 원리

CT의 원리는, 피사체를 서로 다른 각도에서 X선조사하여 각조직의 투영(投影)데이터를 검출기로 수집한 다음에 컴퓨터 연산처리로 영상을 재구성하는 것이다.

지금 그림 5-27과 같이 생체에 세기 I_i의 X선을 입사시켰을 때, I_o인 X선이 출사되었다고 가정한다. X선이 단일에너지라고 하면 I_o와 I_i의 관계는

$$I_o = I_i e^{-\Sigma \mu i \Delta xi} \quad (5.2)$$

로 된다. 여기서 μ_i는 X선이 통과하는 조직의 흡수(감약)계수이고 이는 부위에 따라 다른 값을 가지고 있다. Δx_i는 그 흡수계수를 갖는 조직의 미소 영역의 길이를 나타낸다.

이것을 log 변환하여 Δx_i=constant로 놓으면

$$\ln (I_i/I_o) = \Delta xi\Sigma\mu i = f_\theta(s) \qquad (5.3)$$

로 된다.

따라서 I_i와 I_o를 검출기로 측정하면 그 X선 통로에 따른 흡수계수의 총합에 비례한 양을 구할 수 있다. 또한 여러 방향으로부터 투영의 각 점에 대해 측정하면 (5.3)식의 연립 방정식을 풀어 μ_i를 구할 수 있다. 즉 횡단면 내의 흡수계수의 분포가 얻어진다.

다시 생각하면 여기에서 f_θ는 각도 θ의 방향으로 구한 투영이고, X선의 진행경로에 연한 흡수계수 μ_i의 총합이다. 또 s는 투영 위(上)의 거리(좌표)를 나타낸다. f_θ를 측정하여 횡단면의 μ_i를 재구성(reconstruction)하면 생체단면의 X선 흡수계수의 농담(濃淡)표시, 즉 CT상이 얻어진다.

5.6.2 CT number

그림 5-28은 여러 생체조직에서 흡수계수의 값을 물을 0으로 한 상대치로서 나타낸 것이다. 이 값은 일반적으로 CT number라고 하며, 다음 관계식에서 얻는다.

$$\text{CT number} = 1000\times(\mu_t-\mu_w)/\mu_w \qquad (5.4)$$

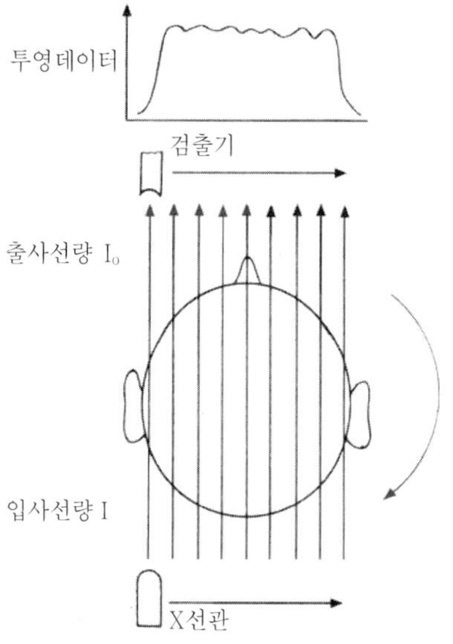

그림 5-27. CT의 원리

여기서 μ_t는 어떤조직의 흡수계수, μ_w는 물의 흡수계수를 나타낸다. 이 CT number를 Hounsfield unit[H]라 부르고 있다.

μ_t는 물리적으로 측정되는데 예를 들면 물이 0.19/cm , 지방 0.17/cm , 공기는 0이다. 각각의 CT number는 그림에서와 같이 물이 0, 지방이 −100H(−10%), 공기는 −1000H(−100%), 뼈는 +1000H(+100%) 이다. 그림으로부터 뇌 백질(2.4%)이나 회백질(3.6%), 혈액(1.2%) 사이에는 극히 근소한 CT number의 차 밖에 없는 것을 알 수 있을 것이다.

이와 같이 극히 미소한 X선 흡수계수의 차를 검출하기 위하여 CT 장치에서는 가능한 가는 X선 빔을 사용하여 산란선에 기인하는 영향을 방지하고 있다. 오늘날 사용되고 있는 CT 장치의 밀도분해능(density resolution)은 약 0.5% 정도 되므로, 뇌실질과 종양조직 정도의 X선 흡수계수차는 충분하게 식별된다.

5.6.3 재구성의 원리

CT로 생체 단층영상을 재구성한다는 것은 X선의 1차원 분포인 투영상에서 2차원 분포(CT image)를 복원하는 일이다.

5.6.3.1 영상의 디지털화

영상을 컴퓨터로 구축하기 위해서는 우선 컴퓨터로 처리할 수 있는 모양, 즉 영상신호를 디지털화해야 한다. 이를 위해서는 먼저 생체 단면적을 일변 길이가 가로 a, 세로 t 인 작은 사각형의 바둑판 눈금처럼 세분한다. 이 한 구획을 픽셀(pixel, picture element)이라고 한다.

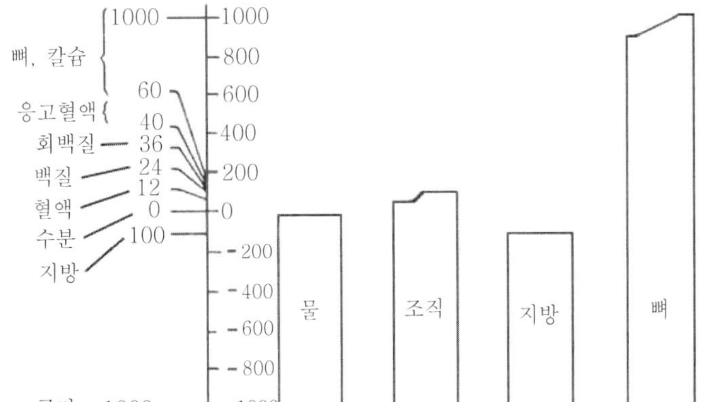

그림 5-28. 인체 조직의 CT number

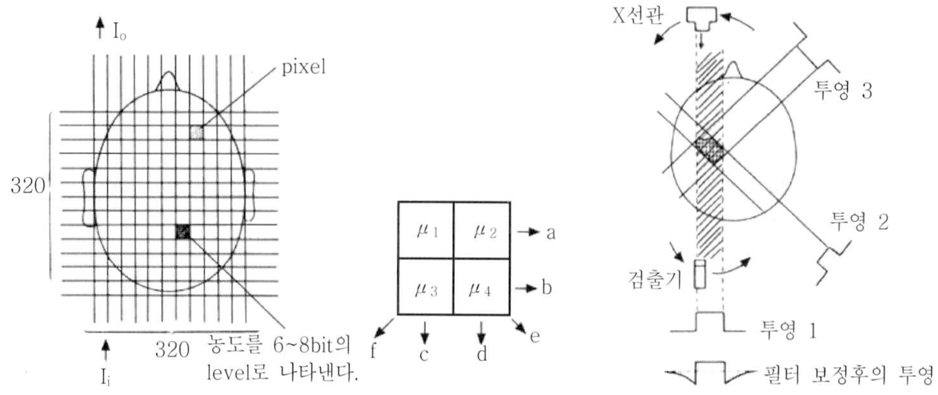

(a) 픽셀을 나타내는 그림 (b) 역 매트릭스 법의 원리 (c) 역 투영법의 원리

그림 5-29.

그림 5-29 (a)는 1화면을 픽셀들로 분할한 것이다. 이와 같이 가로열과 세로열의 2차원적으로 정렬되어 있는 픽셀들의 배열을 매트릭스(matrix)라 한다. 동일화면에서 매트릭스를 증가시킬수록 각 픽셀의 크기는 작아지므로 영상을 세분화시킬 수 있어 공간분해능(spacial resolution)이 향상된다. 그러나 그만큼 데이터수가 많아지므로 컴퓨터의 기억용량을 많이 필요하게 된다. 예를 들어 320×320matrix는 102,400pixel(100k pixel)로 되므로 64k words정도의 적은 용량의 컴퓨터로서는 1word에 2pixel의 데이터를 채워도 픽셀 데이터만으로도 용량이 가득차 버리고 만다. 영상처리에 기억용량이 큰 컴퓨터가 필요한 이유 중의 하나가 이것이다.

다음에 각 픽셀의 X선 흡수도(사진음영의 농도)를 디지털화하는데는 픽셀의 농도를 64단계 정도(이것을 level 이라고 한다)로 수치화하여야 한다. 일반적으로 컴퓨터로 수(數)를 나타낼 때 bit를 사용하고 2^n을 n bit라 한다. 그러므로 64는 6bit이다. 통상 사람의 눈은 4~5bit(16~32level) 정도의 농도 식별능이 있으므로 level을 6~8bit로 나누면 충분하다.

5.6.3.2 영상 재구성의 연산방법

X선의 1차원적 분포를 2차원적 분포로 재구성한다는 것은, 이를테면 어떤 미지의 물체에 X선 빔을 조사하고 투과한 X선의 세기만을 측정하여 어떤 물체의 단면상을 얻으려고 하는 것과 같은 것이다. 이와 같은 1차원 투영상의 집합체로부터 2차원상 재구성의 가능성을 증명한 사람은 오스트레일리아의 수학자 J. Radon(1917)이었다.

제공된 문제를 풀기 위한 수학적 방법을 연산(algorithm)이라 한다. 영상 매트릭스 내 픽셀의 흡수계수는 수천 개의 방정식을 이용하여 풀어야 하는 난해한 수학적 기법에 의하지만 컴퓨터에 의해서 쉽게 처리될 수 있다.

영상 재구성을 위한 수학적 연산방법은 여러 이론이 있는데, 크게 나누어 축차근사법(逐次近似法, iterative approximation technique)과 해석적재구성법(解析的再構成法, analytic reconstruction technique) 등이 있다.

역 매트릭스법(matrix inversion)은 축차근사법에 속하는 방법의 한가지이다. 그 원리를 간단히 설명하기로 한다. 그림 5-29 (b)와 같은 매트릭스를 생각하고, 각 픽셀에서의 흡수계수를 미지수 $\mu_1 \sim \mu_4$라고 가정한다. 여기서 화살표 방향의 a~f의 순으로 측정한 X선 투영 데이터를 각각 A~F로 한다. 이로부터

$$\mu_1 + \mu_2 = A\ ,\quad \mu_3 + \mu_4 = B\ ,\quad \mu_1 + \mu_3 = C\ ,\ \mu_2 + \mu_4 = D \qquad (5.5)$$

인 4개의 연립방정식에, 대칭선상의 투영 $E=\mu_1+\mu_4$를 추가하여 풀면 $\mu_1 \sim \mu_4$가 구해진다. 연산에는 역 매트릭스를 이용하므로 이 이름이 붙어 있다. 그러나 매트릭스가 320× 320의 예만 보아도 미지수는 10만을 넘어 대형계산기로서도 연산은 쉽지 않아 실용적으로는 이용되고 있지 않다. 그러나 이 방법은 모든 구성이론의 기초가 되는 것이다.

실용적으로 쓰이고 있는 방법으로 해석적재구성법에 속하는 필터보정 역투영법(filtered back projection technique)이 있다. 그림 5-29 (c)에 나타낸 것 같이 어떤 생체단면(예를 들어 뇌)에 X선 흡수율이 높은 조직(예를 들어 종양 등)이 하나 있다고 하자. X선관과 검출기를 회전시킴으로서 그림에 나타낸 제 1~3의 투영상이 각 부위에서 검출된다. 이 투영상들을 컴퓨터에 일단 기억시켜 두었다가 1회전의 스캔이 끝난 뒤에 각 투영상을 역투영(back projection)하여, 이것을 1회전시키면 종양의 단층상을 재구성할 수 있다.

투영파형을 그대로 투영시키는 것보다도 필터를 사용하여 그림에 나타낸 것 같이 상의 주변부가 중앙부에 대하여 음성으로 되도록 파형처리를 시행하여 영상이 흐려지는 것을 수정할 수가 있다. 생물의 시각계에서 볼 수 있는 외측 억제(lateral inhibition)의 원리를 응용한 기술이다.

5.6.4 CT 장치의 구성과 영상표시

최초의 EMI-CT가 개발된 이래 CT장치는 스캔시간 단축, 자료수집방법, 자료처리와 표시 등에서 개선을 거듭하여 많은 발전이 이루어졌다.

5.6.4.1 CT장치의 세대별 원리

초기의 CT장치는 pencil형 빔(beam)을 사용하며 X선관과 마주하여 1~2개의 검출기를 배치하여서 체축에 직각으로 직선운동시켜 스캔하고(translation), 다음에 일정 각도만큼 회전(rotation)하여서 다시 직선으로 스캔하는 동작을 되풀이하여 180°회전하는 방식

이었다(제1세대). 이어서 pencil형 빔 대신에 3~15°의 narrow fan beam을 사용하고 검출기도 빔의 형상에 대응하여 여러개 사용함으로서 translate와 rotate의 횟수를 적게 한 제2세대 방식이 나왔다. 다음으로 전체 촬영영역을 포함할 수 있는 30~50°의 fan beam과 이에 마주하여 수백개의 검출기를 원호상으로 배열하고, 그 전체를 하나로 하여 피사체를 중심으로 360°회전시켜 투영데이터를 수집하는 제3세대장치가 개발되었다.

다음의 제4세대장치는 수백 내지 수천개의 검출기를 원주상에 배치하고 그 내측의 원주상을 X선관이 fan beam을 연속으로 조사하면서 360°회전하는 방식이다. 또한 원주상 검출기 배열의 외측을 X선관이 회전하는 방식도 있다. 이 방식은 검출소자 증가에 따른 문제를 줄이기 위해 검출 ring을 작게 만들고 외측 X선관 회전 조사시 방해가 되는 검출기를 X선관 회전과 동기시켜 대피시키도록 slip ring을 채용한 것이다.

이에 따라 스캔시간이 고속으로 짧아졌으며 촬영영역 전체에서 균일한 데이타 수집이 가능하여, cine CT, 3D CT 등의 다양한 검사가 이루어지고 있다. 이러한 방식은 CT검사가 마치 나선형으로 진행되고 있음으로, helical CT 또는 spiral CT라고 한다.

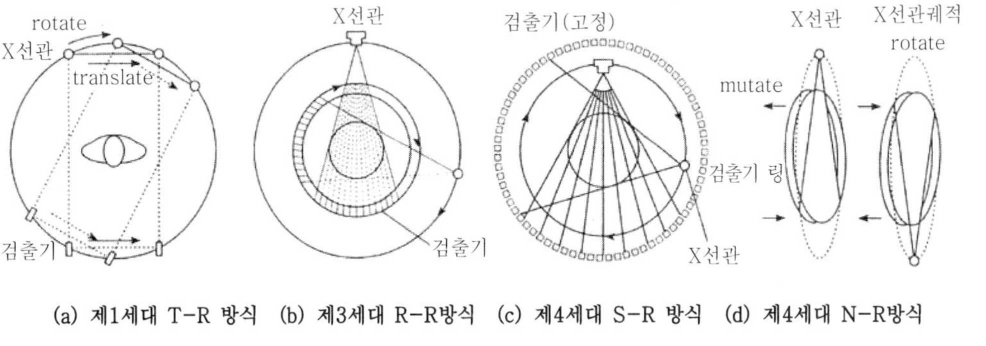

(a) 제1세대 T-R 방식 (b) 제3세대 R-R방식 (c) 제4세대 S-R 방식 (d) 제4세대 N-R방식

그림 5-30. CT의 스캔방식

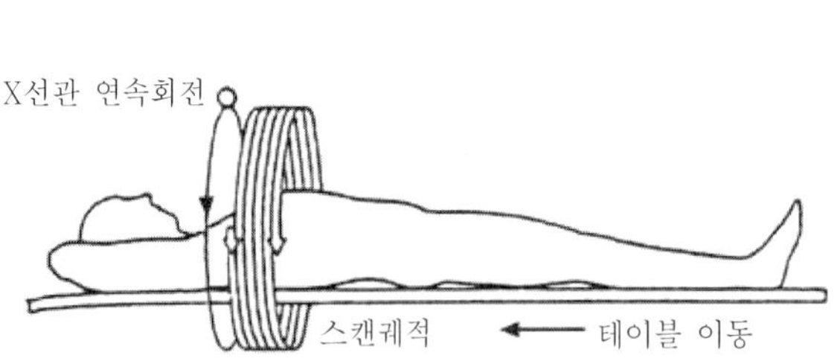

그림 5-31. helical scan

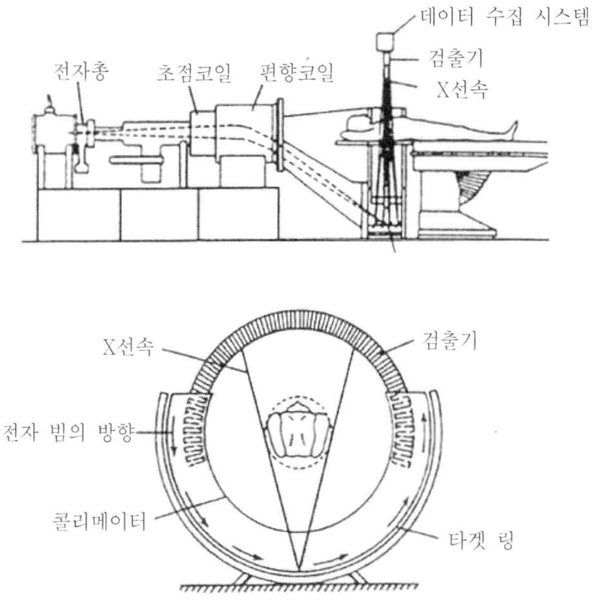

그림 5-32. 점자빔 스캔방식

제5세대 전자빔 스캔방식은 X선관이 회전하는 기계적인 움직임을 없애고, 전자빔의 회전으로 X선을 발생시킨다. 갠트리(gantry)에 원호 모양으로 배열된 전자총에서 방출된 전자빔을 집속 편향시키고, 이동하면서 타깃에 충돌시켜 X선을 발생한다. 이로서 초고속 스캔이 가능하여 심장검사 등과 같은 동태기능검사나 삼차원 재구성이 훨씬 양호해졌다.

이와 같이 CT장치는 dynamic scan과 thin slice(1mm)의 실현, 데이터 sampling 수의 증가, matrix size의 증가로 분해능의 향상, X선관의 대용량화, 고품위 CRT의 탑재 등 개선을 거듭하며 발전되고 있다.

5.6.4.2 CT의 구성

X선 CT장치는 기본적으로 그림 5-33과 같이 구성된다. control console에서 CT 스캔에 필요한 지시를 입력하면 이에 따른 제어신호가 컴퓨터시스템을 거쳐 scanner, table, X선발생제어기 등으로 보내지고 스캔 개시(start)신호를 받아 스캐닝(scanning)을 하게 된다.

스캐닝에 의해 각점에서 측정된 X선 투영데이터의 검출기 전기신호는 검출회로부에서 증폭되고 A/D 변환기에서 디지털 변환되어 컴퓨터(영상처리장치)에 입력된다. 얻어진 각각의 X선 투영데이터는 컴퓨터에서 영상 재구성 연산의 영상처리를 거쳐 단층상으로 CRT에 표시된다.

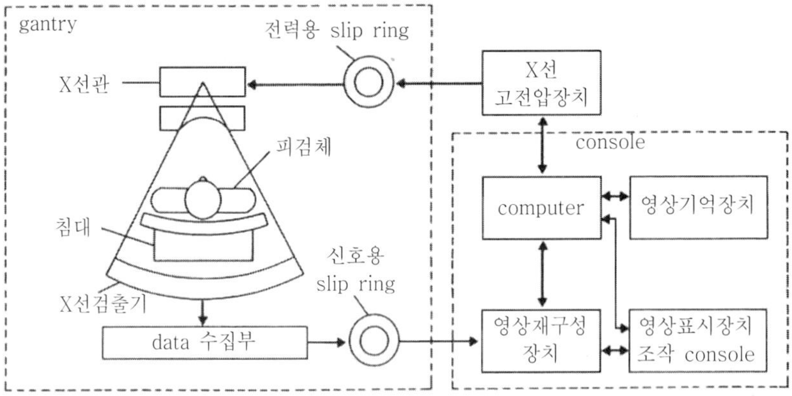

그림 5-33. CT 장치의 구성

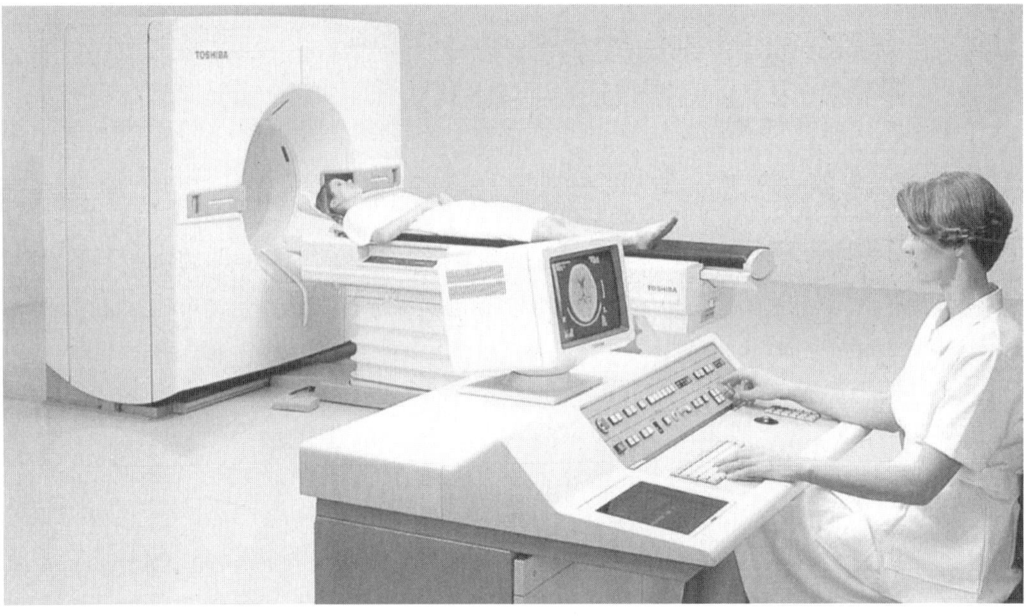

그림 5-34. CT scanner

5.6.4.3 CT 영상의 표시

모니터의 일반적인 gray scale 표시에 있어서 CT영상은 ±1,000인 CT number의 2차원적 배열이다. 이와 같은 수치를 사용하여 눈으로 관찰할 수 있는 영상으로 변환하기 위해 CT number가 작은 부위는 어둡게, 큰 부위는 밝게 표시하며 그 중간은 회색의 농담으로 표시하고 있다. 그러나 진단상 필요한 부위는 CT number가 좁은 범위에 있는 경우가 많아 대조도의 차를 눈으로 구별하기가 곤란하다. 사람의 눈에 의한 흑백 패턴(pattern)의 식별능력은 32~64단계이므로 CT number의 전범위를 식별할 수 없다는 것은 당연하다.

그러므로 CT 영상의 표시장치는 표시하는 CT number 범위와 그 중심값을 임의로 조정할 수 있도록 되어 있다. CT number의 범위를 축소하여 다시 gray scale을 부여할 수 있게 한다. 이와 같이 gray scale의 증폭을 위해 선택하는 CT number의 범위를 window width라 하며 그 중심 CT number를 window level이라 한다.

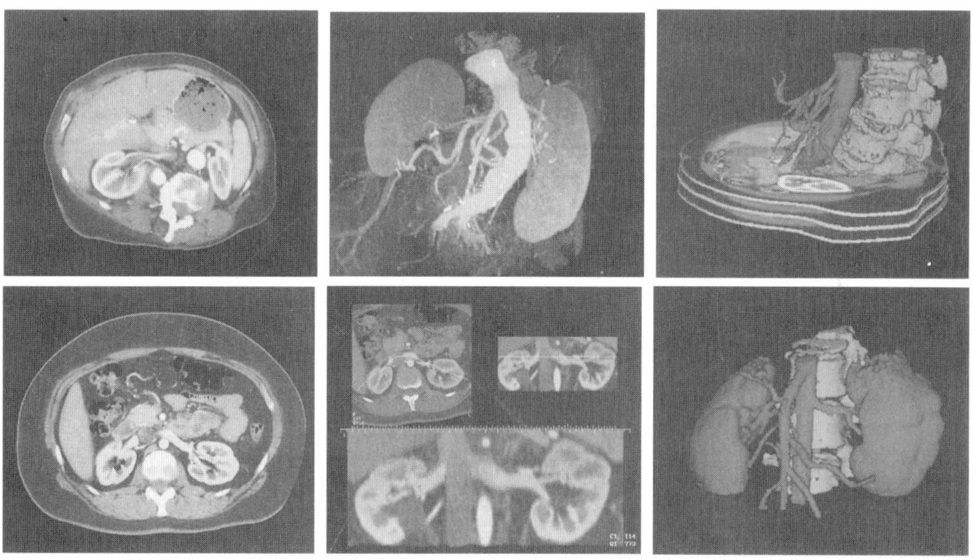

그림 5-35. CT 영상의 예

5.7 핵의학 영상 시스템

5.7.1 핵의학

핵의학(nuclear medicine)은 방사성동위원소(radioisotope, RI)를 이용하여 질병의 진단, 치료 및 질환의 병태생리·생화학적 연구를 하는 임상의학이다. 오늘날 의료에 이용되고 있는 RI는 약 30여종에 이르고 있다. 핵의학은 원자력의 평화이용면에서 가장 성공하고 있는 분야의 하나이다.

핵의학을 표 5-5와 같이 크게 분류할 수 있다.

5.7.1.1 in vivo 핵의학 검사

in vivo 법은 RI를 체내에 투여하여 생리적 추적자(tracer)로 사용함으로서 각 기관(organ)의 시간에 따른 기능이나 형태 등을 해석·분석하는 것이다. 섬광카메라(gamma camera, scintillation camera), PET(positron emission tomography) 등의 핵의학 기기의 개발로 X선으로 묘사하기 힘들던 인체의 기관을 그 기관에 선택적으로 모이는 방사성의약품을 사용하여 묘사할 수 있게 하였다. 그리고 컴퓨터의 적용으로 고도의 각종 기관 기능의 분석, 진단이 가능하게 되어 in vivo 핵의학은 비관혈적(non invasive), 정량적(quantitative) 진단법으로 중요하게 이용되고 있다.

표 5-5. 핵의학의 분류

- 진단
  - in vivo 검사
    - 체외계측
      - 동태계측 (dynamic study)
        - 연속 scintigraphy
        - 동태기능검사
      - 정태계측 (static study)
        - scintigraphy
        - 섭취율
    - 시료계측
      - 대사율
      - 배설율
      - 회석법
      - 기타
  - in vitro 검사
    - 방사면역측정(radioimmuno assay)
    - 면역방사계수측정(immunoradiometric assay)
    - 방사수용체측정(radioreceptor assay)
    - 기타
- 치료
  - 체내투여
  - 체외투여

5.7.1.2 in vitro 핵의학 검사

in vitro 법은 1959년 Berson과 Yallow에 의하여 항원과 항체 사이의 특이반응을 이용한 방사면역측정법(RIA)의 개발로 시작되었다. 이후 항체이외의 특이결합물질도 이용하게 되면서 여러 가지 RIA의 변법들이 개발되었다. 이 radioassay에 의하여 종래의 화학정량법이나 bioassay 법 등으로는 불가능하였던 극미량의 생체물질의 정량이 가능하여졌다.

5.7.1.3 방사선 치료

핵의학에서는 비밀봉 RI의 체내투여에 의한 치료를 중심으로 이루어지고 있다. 체내대사를 이용하여 체내에 투여한 RI가 일정장기 또는 조직에 집적됨으로써 선택적으로 방사선 조사가 이루어져 질환을 치료하는 것이다. 앞으로 암 친화성 RI 또는 RI화합물의 개발이 진전되고, RI 표지항체의 이용 등에 의해 특이적인 종양의 조사가 가능하게 되면 이러한 요법은 악성종양치료에 크게 기여하게 될 것이다.

5.7.2 핵의학 장치의 종류

핵의학검사를 위해서는 방사선 측정의 임상적 응용이 필요하다. 표 5-6은 핵의학 검사에 이용되는 주요 장치를 나타낸 것이다.

표 5-6. 핵의학 장치의 종류

장치의 구분	주요 사용목적
시료측정용장치(in vitro measurement)	
1. well type scintillation counter	혈액, 뇨, 대변 등의 시료 중 방사능 측정
2. auto well type scintillation counter	RIA 등에서 다량의 시료를 자동 교환 측정
3. 대시료용 scintillation counter	대량의 대변, 요 및 작은 동물 등의 측정
4. 액체 scintillation counter	저에너지 β선 (^{3}H, ^{14}C 표지시료 등)측정
체외측정용장치(in vivo measurement)	
1. 지향성 scintillation counter	갑상선섭취율측정, 동태기능검사 등
동태기능검사장치	: 1차원적 RI 분포측정
2. scintillation camera	2차원적 RI 분포 측정(scintigraphy)
ECT 장치	
3. human counter	전신계측

5.7.3 섬광검출기

현재의 대부분의 핵의학 기기는 섬광검출기(scintillation detector)를 응용한 것이다. 따라서 핵의학 기기를 이해하기 위해서는 섬광검출기의 구조 및 측정원리를 숙지하는 것이 중요하다. 섬광검출기란 섬광체(scintillator)에 방사선이 조사되면 빛을 내는 현상을 이용하여 방사선을 계측해서 시료의 정량적 계측이나 또는 출력 펄스를 파고분석으로 입사된 방사선에너지를 측정하는 검출기이다. 그림 5-36은 섬광검출기의 구성을 나타낸 것이다.

현재 핵의학에서 많이 사용되고 있는 섬광체는 γ선에 검출효율이 좋은 NaI(Tl) 결정이다. 섬광체에 방사선이 조사되면 흡수에너지에 비례하여 섬광을 발한다. 이 섬광은 미약하므로 이것을 광전자증배관(photomultiplier tube, PM tube)의 광전음극에서 전자로 변환해서 2차전자 방출전극(dynode)으로 증배하고 양극에서 수집한다. 이 결과로 증배된 전자수에 비례한 출력으로서 전기적 펄스를 형성한다. 즉, PM tube는 광전변환 트랜스듀서이다. 형성된 펄스는 다시 증폭회로를 통하여 증폭되며 파형 조형을 한 뒤에 파고분석기에서 여러 종류의 파고 펄스전압으로부터 특정의 파고전압펄스 만을 선택하여 계수기 또는 기타의 기록방법으로써 방사선을 측정하는 것이다.

5.7.4 섬광카메라

체내에 섭취된 RI 분포를 묘사(scintigraphy)하기 위해 쓰이는 핵의학 기기는 주로 섬광카메라(scintillation camera, gamma camera)이다. 섬광카메라는 그림 5-37과 같이 검출부, 위치신호연산회로, 전자회로(파고분석기, 계수기 등) 및 영상표시장치 등으로 구성된다.

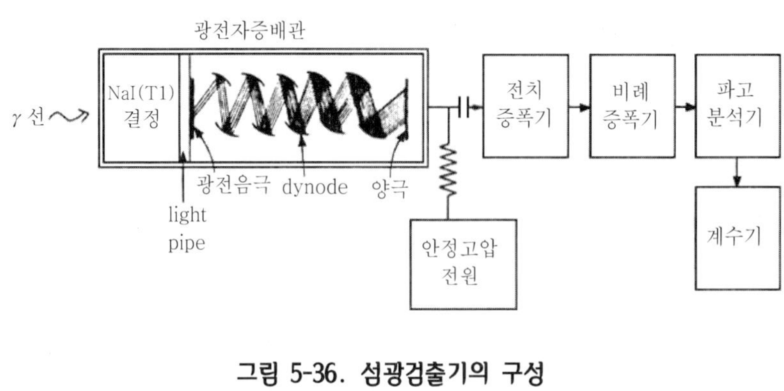

그림 5-36. 섬광검출기의 구성

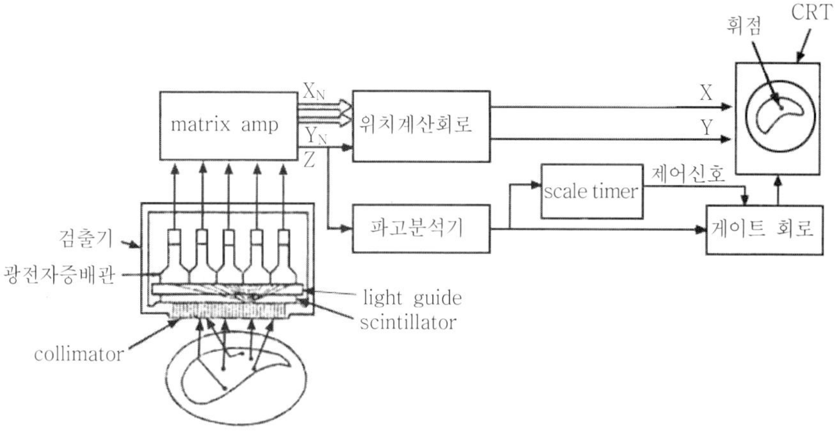

그림 5-37. 섬광카메라의 구성

섬광체는 직경이 약 50cm 정도의 커다란 NaI(Tl) 단결정이 사용되고, 생체와의 사이에는 조준기(collimator)를 설치한다. 조준기는 일종의 필터로서 검사목적과 RI의 에너지에 따라 선택한다. NaI(Tl) 섬광체위에는 다수의 광전자증배관이 광학적으로 배치되어 있다. 광전자증배관에서는 입사방사선의 에너지에 비례한 펄스신호를 발생시키는데, γ선이 입사한 위치에 가까운 광전자증배관은 큰 신호로 출력하지만 멀어져 감에 따라 출력이 작아진다. 이 신호의 대소의 비로 γ선 입사위치를 계산에 의해서 구할 수 있다. 이로서 입사위치에 따른 X-Y 좌표신호가 만들어지며 이에 대응하여 CRT상의 위치에서 휘점이 만들어 진다. 휘점의 분포를 광학적으로 기록한 것이 신티그래피이다.

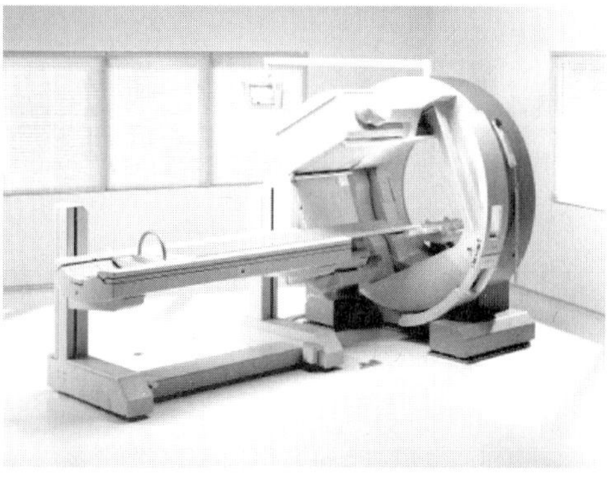

그림 5-38. 섬광카메라

섬광카메라를 사용하여 직접 생체 RI 분포상을 기록할 수 있으므로 정태상(static image) 뿐만 아니라 경시적 변화도 시각화 할 수 있어 장기의 동태 관찰(dynamic image)로 생리적 기능진단이 가능하게 된다. 또한 디지털화로 컴퓨터와 조합 처리됨으로써 영상의 질(quality)과 신뢰성이 향상되면서 새로운 기능 검사방법도 다양하게 개발되고 있다.

표 5-7은 신티그래피에 쓰이는 방사성의약품이다. 정도의 차는 있지만 각기 다른 장기나 조직에 생리적인 집적기전에 의하여 섭취된다. 그림 5-39는 ^{99m}Tc-MDP를 이용한 뼈 신티그래피의 한 예이다.

표 5-7. scintigraphy용 방사성 의약품

장기	방사성의약품	장기	방사성의약품
뇌	^{133}Xe, ^{123}I-IMP, ^{99m}Tc-HMPAO, ^{99m}Tc-ECD	심혈관	^{99m}Tc-HSA, ^{99m}Tc-RBC
뇌척수액	^{111}In-DTPA, ^{99m}Tc-DTPA	심근	^{201}Tl-chloride, ^{99m}Tc-sestamibi
갑상선	^{123}I, ^{131}I, ^{99m}Tc	폐	^{99m}Tc-MAA, ^{133}Xe
간	^{99m}Tc-sulfurcollid ^{99m}Tc-DISIDA,	뼈	^{99m}Tc-MDP
간담도	^{99m}Tc-BrIDA	신장	^{99m}Tc-DTPA, ^{99m}Tc-DMSA, ^{99m}Tc-MAG3
종양	^{201}Tl, ^{67}Ga	고환	^{99m}TcO$_4$

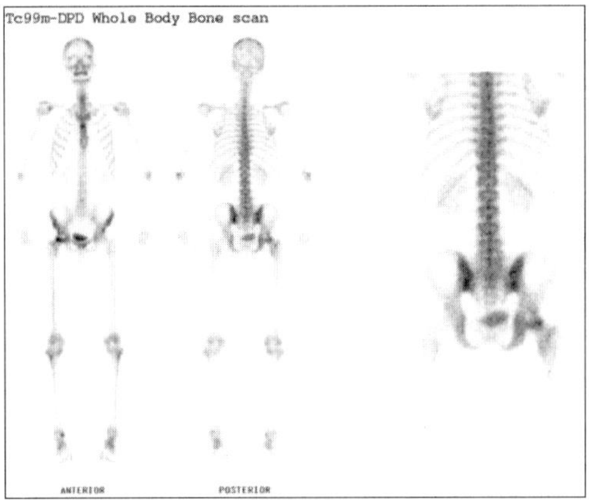

그림 5-39. bone scintigraphy

5.7.5 ECT

Hounsfield에 의해서 발표된 X선 CT는 의료영상에 일대 변혁을 가져왔다. 핵의학 분야에도 큰 자극을 주어 emission CT(ECT)의 개발을 촉진시켰다.

X선 CT는 체외에서의 X선조사로 단층촬영이 되는 것에 반해, ECT는 체내장기에 RI를 분포시키고 체외로 방사되는 γ선을 측정하여 컴퓨터단층촬영을 하는 것이다. ECT를 하기 위해서는 X선 CT와 같이 단층상 부위의 바깥 주위로부터 다방향의 투영 데이터를 수집하여야 한다. ECT는 SPECT(single photon emission computed tomography)와 PET(positron emission computed tomography)가 있다.

5.7.5.1 SPECT

SPECT에서 스캔상을 획득하는 것은 각 회전 각도에 대하여 일정시간동안 또는 일정량의 계수를 설정하여 스캔상을 얻는 것을 제외하면 보통의 감마카메라에 의한 스캔상 획득 방법과 동일하다. 단층촬영에 사용되는 섬광카메라는 회전을 위한 기계적 구동장치와 섬광검출기의 배열방식에 따라 다르게 구성된다.

SPECT 장치는 여러개의 검출기를 이용하거나 대향형 검출기로서 스캐닝(scanning)하여 단층상을 얻는 방법 또는 섬광카메라에 평행다공형 조준기(parallel multi hole collimator)를 부착하고 체축 주위를 회전하면서 투영 데이터를 수집하여 단층상을 만드는 방법 등이 있다. 특히 다검출기형 SPECT 카메라는 높은 해상력과 3차원 동시 데이터 수집으로 transaxial, sagittal, coronal 3방향 단층상의 연속성과 분해능의 방향성을 확보할 수 있는 특징 때문에 주목을 받고 있다. 최소 스캔 시간이 10초로 대단히 짧으며 고속 동태계측도 가능하다.

5.7.5.2 PET

① PET의 원리

원자핵이 β^+붕괴를 하여 방출한 양전자(positron, β^+)는 물질 중에 있는 전자와 결합하여 소멸(annihilation)되면서 동시에 서로 반대방향의 소멸 방사선을 방사한다. PET는 양전자방사체(^{11}C, ^{13}N, ^{15}O, ^{18}F 등)를 추적자로 표지한 방사성의약품을 이용하여, 양전자 소멸 현상에 의해 동시에 발생한 511keV 에너지의 γ선 쌍을 고리모양의 γ선 검출기로 측정함으로써 양전자 방출 핵종의 체내 분포에 대한 공간적 위치 정보를 영상으로 표현하는 것이다.

SPECT와 비교할 때 PET는 양전자방출용 방사성동위원소를 현장에서 생성하기 위하여 사이클로트론(cyclotron)을 함께 설치하여야 한다.

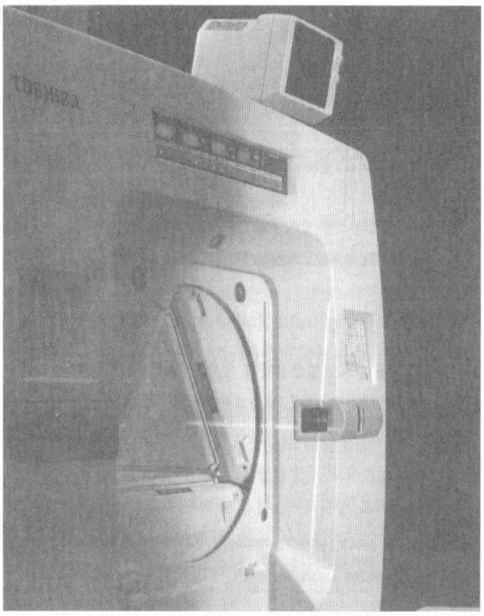

그림 5-40. 3검출기 방식의 SPECT 전용 시스템

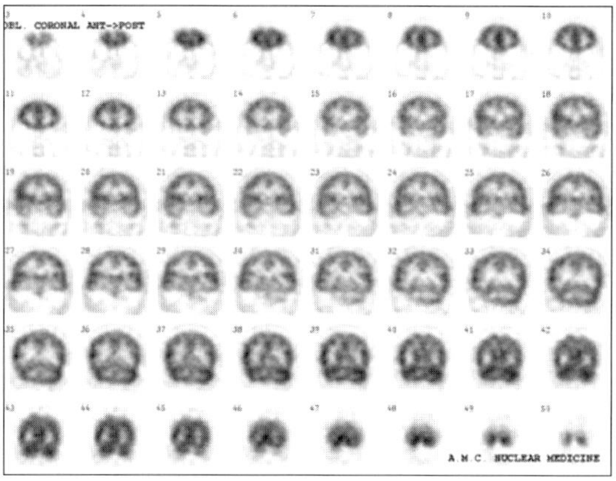

그림 5-41. SPECT 영상의 예

② PET 장치의 구성

PET 장치는 카메라 대향형이나 다결정검출기의 대향형(PETT, ring positron camera 등) 등 여러 가지가 있지만 다수의 검출기를 6각형, 8각형 또는 고리(ring)상으로 배열한 것이 많이 사용되고 있다(그림 5-42).

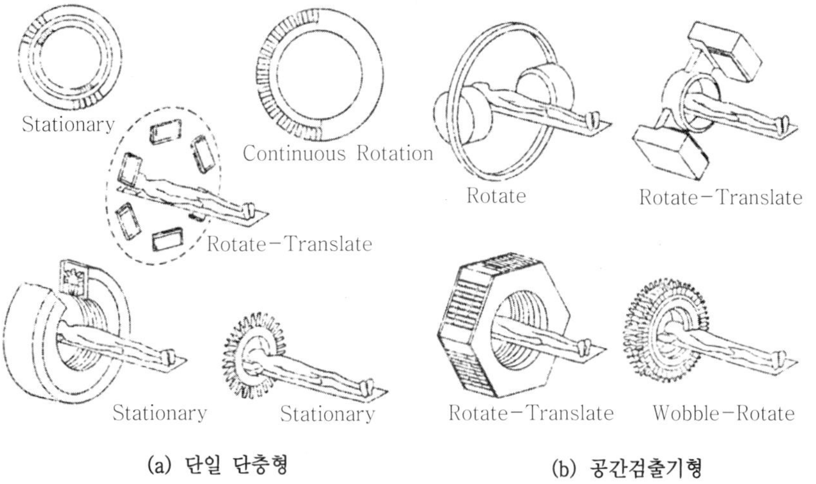

그림 5-42. 여러 가지 PET 방식

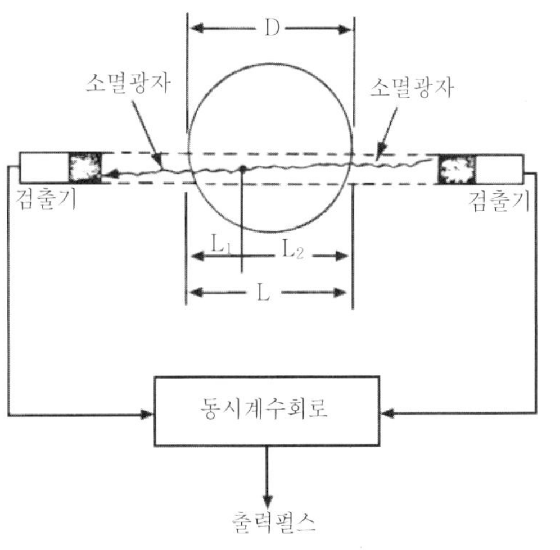

그림 5-43. 동시계수법에 의한 소멸방사선의 위치결정

양전자방사체에서 발생하는 γ선을 검출하는 PET 스캐너 검출 시스템은 수만개의 섬광체, 광전자증배관 그리고 동시계수회로 등으로 이루어져 있다. 상용화된 PET 스캐너의 섬광체로는 밀도와 유효원자번호가 크고 511keV γ선에 대한 저지능(stopping power)이 우수한 BGO(bismuth germanate oxide)가 현재 많이 사용되고 있다.

그림 5-43에서와 같이 PET는 마주보고 있는 2개의 검출기에서 동시에 입력신호가 들어왔을 때만 출력펄스를 내어 보내는 동시계수회로(coincidence circuit)가 사용된다. 이에 의해 양쪽 검출기를 맺는 직선상에 양전자 방출핵종이 존재하는 것을 알 수 있고 이것을 여러 검출기 쌍에 대해 실시하면 위치정보가 얻어져서 방사능분포의 투영데이터를 얻게 된다. PET가 정량성이나 해상력이 우수한 것도 이 때문이다.

③ 영상 재구성 원리

PET에서 단층영상을 재구성하는 기본 원리는 X선 CT, SPECT에서 사용되는 원리와 유사하다. PET는 마주보고 있는 검출기 사이의 광자들의 합으로 투사 프로파일을 획득한다. 이 투사 프로파일을 여러 각도에서 얻어 2차원 투사 데이터를 만들고 재구성 단층촬영의 입력자료로 사용한다. 획득한 투사 데이터로 2차원 방사능 분포를 평면에 재구성하기 위해 역투사를 해야 한다. 역투사는 각 각도에 따른 투사 데이터의 값을 재구성하고자 하는 영상의 화소에 동일한 값으로 입력한다. 모든 투사 프로파일들의 역투사를 합하면 본래의 대상 생체의 방사능 분포를 나타내는 단층영상이 구성된다.

PET에서 영상재구성은 X선 CT에 비하면 데이터 량이 적고 그만큼 통계변동이 크기 때문에 통계 noise를 감쇠시키는 각종 필터 처리를 해야 한다. 여과후 역투사(filtered backprojection, FBP) 재구성방법은 역투사에 의해 발생한 주위 잡음과 성상효과(star effect)를 제거하기 위해 각 프로파일에 여과기를 써서 역투사하여 준다. 반복 계산하는 기대값 최대화 재구성방법은 투사와 역투사를 번갈아 반복하면서 방사능 분포를 영상화한다.

④ PET의 특징

PET의 특징은 상의 재생에 있어서 유리한 점이 있는 외에 생리학적으로 중요한 생체 구성원소로 치환할 수 있는 방사성핵종은 거의가 양전자방사체라는 것이다. 따라서 인체 조직의 구성물질 또는 유사물질의 RI를 이용할 수 있으므로 그 표지화합물을 사용해서, 보다 생리학적 대사과정에 접근할 수 있다는 것과 기능진단에 필요한 고감도 특성 및 기능정보를 정량적으로 더욱이 3차원적으로 영상을 만들 수 있다는 특징이 있다.

이와 같은 PET의 특징으로 인체 내 기관의 물질대사, 약물반응 등의 생체활동의 연구나 진단 등에서 독자적인 응용분야가 개척되고 있다. 또한 여러 가지 신경전달 물질이나 그 유사물질, receptor 표지에 의한 뇌생리의 영상화, 정량화는 정신병리, 노화 등을 규명하는데 크게 기여하리라 기대하고 있다.

5.7.6 섬광카메라를 이용한 PET

PET검사에 이용되는 방사성의약품 중, 가장 널리 이용되고 있는 FDG(fluoro-2-deoxy-D-glucose)가 뇌신경계, 심장질환 뿐만 아니라 종양 진단에도 우수한 성적을 보이는 사실이 밝혀지면서 널리 보급되어 있는 섬광카메라를 사용하여 FDG 영상을 획득하려는 필요성이 대두되었다. 이러한 필요성은 섬광카메라-PET 겸용 또는 SPECT-PET 겸용 핵의학 영상기기 개발을 유도하고 있다.

간단한 겸용 기기는 기존 섬광카메라에 고에너지 조준기(high energy collimator)를 장착하여 FDG 영상을 얻는 방법이다. 이 방법은 간편한 반면, 예민도가 PET에 비해 현저히 떨어지기 때문에 영상의 질 저하가 심해서 유용성이 낮다. 또 다른 겸용 핵의학 영상 기기로 이중헤드 동시측정 기기가 있다. 유용성을 높이기 위해 이중헤드 동시측정 영상 기기에 두꺼운 섬광체를 이용하는 방법이나 민감도를 증가시키기 위하여 컴프턴 산란(compton scatter)된 광자를 동시측정의 한 자료로 이용하는 방법 등 여러 연구가 수행되고 있다.

새로운 PET용 섬광체로서 LSO(cerium-doped lutetium oxyorthosilicate), YSO(yttrium oxyorthosilicate)와 반도체 물질인 CdTe(cadmium telluride), CZT(cadmium zinc telluride) 등이 개발되고 있다. 특히 LSO나 YSO는 기존에 사용되는 BGO나 NaI TI)보다 대부분의 물리적인 특성이 우수하여 기존의 섬광 검출기를 개선할 수 있을 것으로 기대된다.

그리고 LSO와 YSO 또는 LSO와 다른 섬광체를 함께 이용하여, ^{99m}Tc의 140keV γ선과 양전자 소멸 511keV γ선을 동시에 검출할 수 있는 SPECT-PET 겸용 카메라 개발도 진행 중에 있다. 이 이중접합 검출기는 LSO 결정체와 YSO 결정체를 결합시킨 형태로 되어있으며, YSO 결정체 층은 저 에너지 단일 광자를 검출하고 LSO 결정체 층은 고 에너지 소멸광자를 검출하도록 구성된다.

5.7.7 PET-SPECT-CT-MR 영상의 동시획득

기능영상과 해부학적 영상을 동시에 획득하려는 연구로 PET-CT, PET-MRI 겸용 영상 기기 개발 연구도 꾸준히 진행되고 있다. 특히 LSO 섬광체, 광섬유, 다중 채널 광전자증배관을 사용하여 강력한 자기장내에서도 광전자증배관을 사용한 PET 영상을 MR 영상과 동시에 획득할 수 있는 PET-MRI 겸용 영상 기기 개발이 큰 관심을 불러일으키고 있다.

이러한 영상 기기는 우수한 해부학적 정보를 제공하는 MR 영상과 생체기능 정보에 뛰어난 PET 영상을 동시에 획득할 수 있게 한다. 뿐만 아니라 정확하게 등록(registration)된 두 개의 영상은 관심영역에 대한 정확한 해부학적 위치를 제공하며, PET 영상의 부분용적효과나 감쇠 보정도 MRI를 이용하여 보다 정확하게 수행할 수 있을 것으로 기대된다.

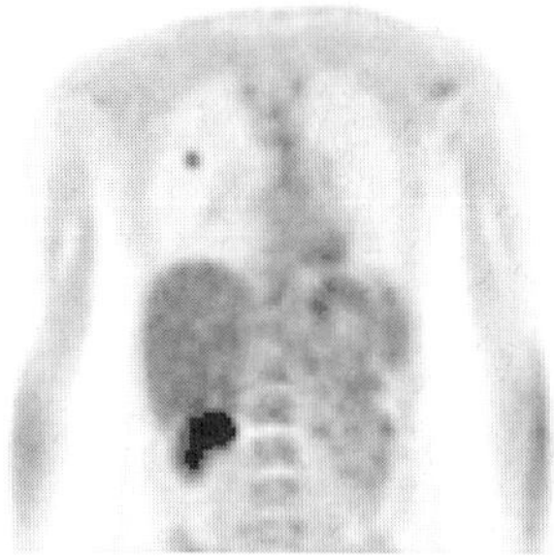

그림 5-44. PET영상의 예

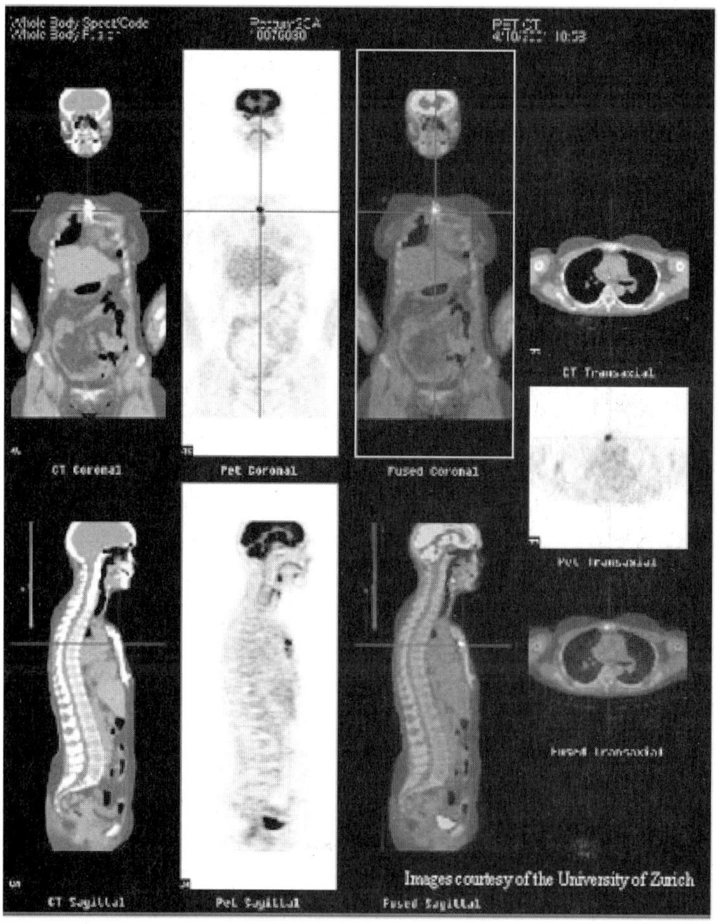

그림 5-45. PET-CT 동시영상

제6장 의료영상 (II)

지금까지 영상진단의 주류는 X선, γ선 등의 전리 방사선을 이용한 것이었다. 방사선의 이용은 우리에게 많은 혜택을 부여하고 있지만, 반면에 이용에 따른 위해 또한 적지 않다. 따라서 'cost benefit' 라는 생각을 도입하여 'as low as reasonably achievable(ALARA)' 개념으로 이득과 손실의 적정선을 따져 방사선을 사용하고 있는 것이다.

그러나 X선이나 RI를 이용한 영상이 우리 몸의 모든 부분을 원하는 것만큼 완벽하게 진단정보를 제공하는 것도 아니다. 그래서 이러한 방사선 영상진단에서의 단점을 보완하고, 보다 많은 진단정보를 얻기 위한 새로운 영상기술이 개발되고 있다. 의료영상진단기기에서 현대과학은 지금 'zero defect' 개념의 입장에 서있다고 할 수 있다. 이 장에서는 방사선을 이용하지 않는 영상진단 시스템 중에서 MRI, Thermography, Moiretopography, 내시경(endoscope)에 대해서 살펴보기로 한다.

오늘날 컴퓨터에 의한 화질 향상(image enhancement)이 시도되고 있다. 이것은 우주과학기술의 커다란 성과 중 하나이다. 이 성과를 발판으로 컴퓨터를 사용한 자동 패턴인식(pattern recognition) 기술도 의학분야에 도입되고 있다. 백혈구 상(像)의 분류, 염색체 식별, 세포진(細胞診, cytodiagnosis of cancer) 등을 이것으로 자동적으로 할 수 있다. 이러한 기술을 총칭하여 의료영상 처리공학(medical image processing)이라고 한다. 이 또한 오늘날 의료영상진단에 있어서 중요한 부분이므로, 이에 대해서도 간단히 언급한다.

6.1 MRI

MRI(magnetic resonance imaging, 자기공명영상)는 NMR현상과 컴퓨터 응용기술이 결합하여 이룩한 영상기법으로, 영상의학분야에서 가장 혁신적인 발전이라 일컬어지고 있다. 1946년 미국의 Bloch와 Purcell에 의하여 각각 연구 발견된, NMR(nuclear magnetic resonance)현상이란 원자핵이 자장(磁場)내에서 특정파장의 전자파에너지를 공명흡수하여 이것을 전자파로 방출하는 현상이다. 초기에는 원자핵의 자기적 성질을 써서 화학적정보를 얻는 방법으로 이용되어 왔으나 1973년 Lauterbur에 의해 영상진단기로서의 가능성이 제시되면서 새로운 영상진단법으로 부각되기 시작하였다.

의료에서 NMR의 이용은 크게 MRI분야와 MRS(magnetic resonance spectroscopy) 분야로 나눌 수 있다. 최근에는 이 두 분야에 대한 정보를 동시에 얻는 연구가 활발히 진행되고 있다. 여기서는 MRI를 중심으로 원리와 영상기법 및 장치에 대해서 설명한다.

6.1.1 MRI의 원리

6.1.1.1 NMR현상

홀수의 양자와 중성자를 갖는 원자핵은 자전하는 spin운동과 자기 모멘트(magnetic moment)를 가지고 있어 미세자석과 같은 성질을 가지고 있다(그림 6-1). 그림 6-2에서처럼 이들 원자핵은 외부 자장이 없는 상태에서는 스핀 축(spin axis)이 제멋대로 배열되어 있으나, 정자기장(靜磁氣場) H_0 아래서는 자기장의 방향을 축으로 하여 주파수 ν로 회전운동을 시작한다(그림 6-3).

이를 라머 세차운동(Larmor precession)이라하며, ν를 라머 주파수(Larmor frequency)라 한다. ν와 H_0사이에는

$$2\pi\nu = \gamma H_0 \tag{6.1}$$

의 관계식이 성립한다. 이 식을 자기공명의 조건식이라 한다. 여기서 γ는 물질의 자기 모멘트에 의해 결정되는 핵종 고유의 상수이다. 따라서 라머 주파수는 원자핵에 따른 특정 수치를 가지며 외부 자장강도에 비례하여 변화한다.

이 식에 따라 라머 세차운동을 하는 원자핵에 자기장H_0의 방향과 직각인 방향으로, 라머 주파수와 동일한 주파수ν(resonant frequency)의 고주파(radiofrequency wave)를 가하면 원자핵은 고주파에너지를 흡수하여 높은 에너지 상태로 된다(공명흡수). 이것이 자기공명(magnetic resonance)이다. 이 현상을 이용하면 각종 원자핵의 자기 모멘트 크기를 정밀 측정할 수 있으며, 자기 모멘트의 크기를 알고 있는 원자핵을 써서 물질에 대

해 자기공명을 관측하면 이들 물질 내부의 미시적인 성질을 알 수 있다. 현재 MRI에서는 생체조직에 가장 많이 포함되어 있고, 영상화에 있어서 감도가 높기 때문에 수소 원자핵 (^1H, proton)이 주로 이용되고 있다.

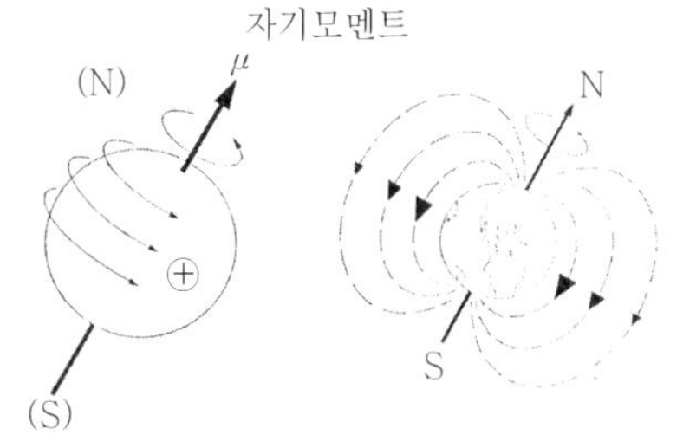

그림 6-1. 원자핵의 스핀운동

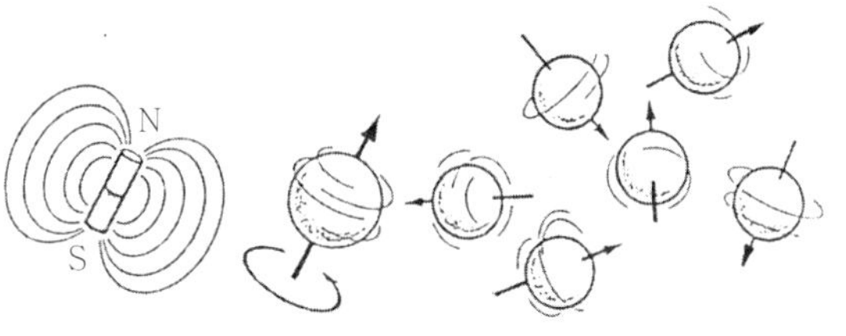

그림 6-2. 외부자장이 주어지지 않았을 때의 스핀 축 배열

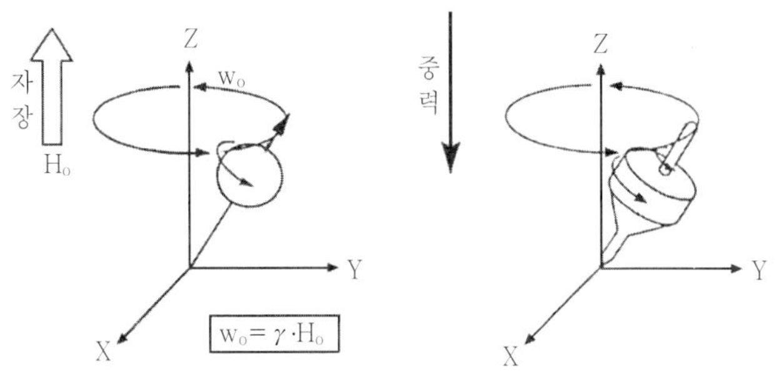

그림 6-3. 세차운동

6.1.1.2 원자핵의 이완

공명상태에서 고주파 펄스를 끊으면 고에너지 상태의 원자핵들은 흡수하였던 고주파 에너지를 다시 방출하면서 원래의 상태로 돌아가는데 이를 이완(relaxation)이라고 한다. 이때 방출하는 고주파에너지가 MR신호가 된다. 이 신호는 시간이 지남에 따라 감소(free induction decay, FID)하여 사라지고, 이것은 T_1, T_2, T_2^* 이완 현상에 의한다.

① T1 이완

자기장내에 있는 원자핵들은 자기장이 없을 때와는 다른 에너지 상태를 갖게 되며, 그들이 갖고 있는 자기 모멘트는 가해준 자기장의 방향과 일치하려는 성질을 갖는다. 이렇게 일치해서 생긴 자화를 평형 자화(equilibrium magnetization)라고 한다.

이렇게 평형을 이룬 상태에서 90° RF 펄스를 가하게 되면 자기장 방향(Z방향)과 수직인 면(XY면)으로 평형 자화가 회전하고, 자기장 방향에는 평균 자화는 존재하지 않는다. RF 펄스를 끊고 시간이 지나면 원래의 평형상태로 되돌아가게 된다. 이 과정을 T_1 이완(spin-lattice relaxation, longitudinal relaxation)이라 한다. 또 자기장 방향으로 재자화(remagnetization) 되면서 처음상태의 63%의 순자화(net magnetization)가 형성될 때까지 걸리는 시간을 T_1 이완시간이라 한다.

T_1 이완에 영향을 주는 요소로는 물질의 물리적 화학적 상태, 자기장의 세기, 온도, 측정조건(in vivo 혹은 in vitro) 등이 있다. MRI에서는 T_1 이완으로 인하여 RF 펄스를 빨리 반복하여 가할 수 없게 되어 영상시간이 길어지나, T_1은 중요한 영상대비 정보를 주는 주요 변수(parameter)이다.

② T_2 이완

90° 펄스에 의해 순자화가 XY 평면상에서 회전하게 되고, 처음은 원자핵들의 회전속도와 위상(phase)이 같다. 이것을 in-phase상태라고 한다. 이와 같은 in-phase 상태에 있을 때 방출되는 에너지 신호가 가장 크다. 그러나 시간이 감에 따라 in-phase상태의 원자핵들은 자장의 불균질성과 원자핵 간의 상호작용으로 점차 coherence를 잃고 dephase 상태가 된다. 이러한 과정을 T_2 이완(spin-spin relaxation, transverse relaxation)이라 하며, XY 평면의 순자화가 dephasing에 의해 처음의 37%까지 감소하는데 걸리는 시간을 T_2 이완시간으로 하고 있다.

원자핵들이 dephasing될수록 방출되는 에너지 신호는 급속히 감소하게 된다. 실제로 MR 신호를 얻으면 T_2 이완과는 다른 T_2^* 이완으로 빨리 감소하게 된다. 이와 같은 T_2로 감소하는 것은 자기장의 불균일로 인한 것이다. 즉, T_2 이완은 물질의 특성에 따라 다르며 T_2^* 는 영상을 얻는 장치에 따라서 영향을 받는다. 이와 같이 MR 신호가 얼마나 빨리 사라지는가를 결정하는 요소가 T_2 이완 과 T_2^* 이다. MRI에서 T_2로 인하여 신호를 추출하는데 제한을 주지만 T_2는 T_1과 함께 중요한 영상대비 정보를 제공한다.

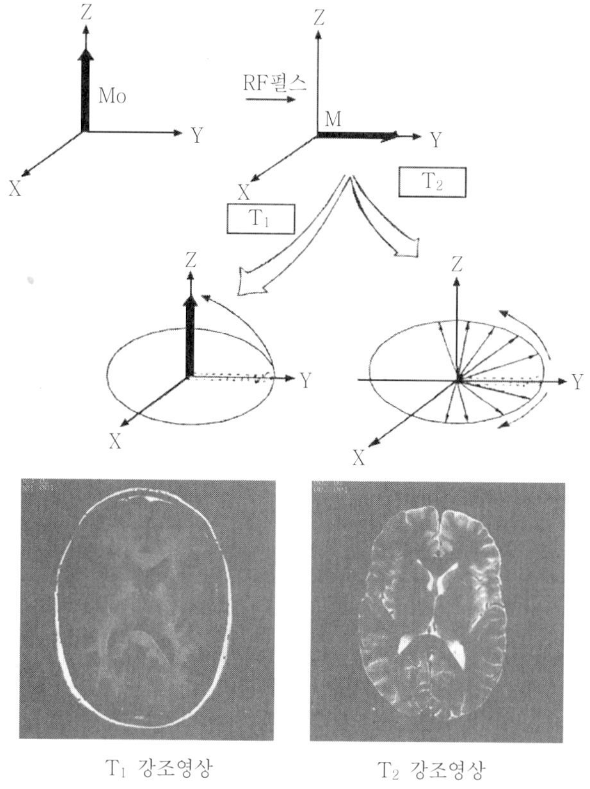

그림 6-4. T_1 이완과 T_2 이완

6.1.1.3 MR pulse sequence

순 자기모멘트(net magnet moment)의 방향이 원래의 방향에 대해서 어느 정도의 각도(flip angle)로 회전하는가는 가해주는 RF 펄스의 시간에 비례한다. 그리고 한번의 RF 펄스의 신호로는 영상이 이루어지지 않는다. 따라서 RF 펄스를 적당히 나열하여 여러 번 가해줌으로써 정보축적의 효율을 증대 시키거나 MR 영상의 T_1, T_2 효과가 차지하는 부분을 강조시킬 수 있다.

이의 방식에는 포화회복법, 반전회복법, 스핀에코법 등이 있다.

① 포화회복법

포화회복법(saturation recovery technique)은 90° RF 펄스를 일정 시간간격(repetition time, TR)으로 반복하여 발사하고, 그 직후에 FID 신호를 포착하는 방법이다. TR이 짧을수록 T_1 효과가 강조된 영상(T_1 weighted image)을 얻게 되고, TR이 길수록 spin density weighted image를 얻게 된다.

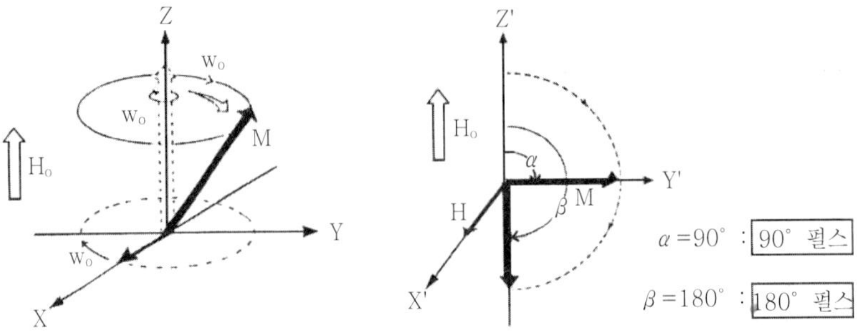

그림 6-5. RF 펄스

<table>
<tr><th>방법</th><th>pulse sequence</th><th>얻어지는 정보</th><th>영상</th></tr>
<tr><td>S-SE
(SR법)</td><td>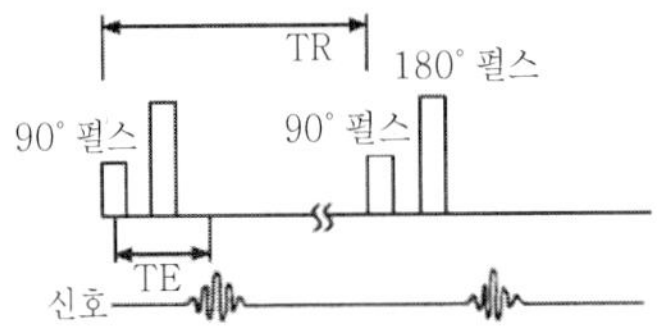</td><td>스핀밀도 : ρ
+
종이완 : T_1
+
횡이완 : T_2</td><td>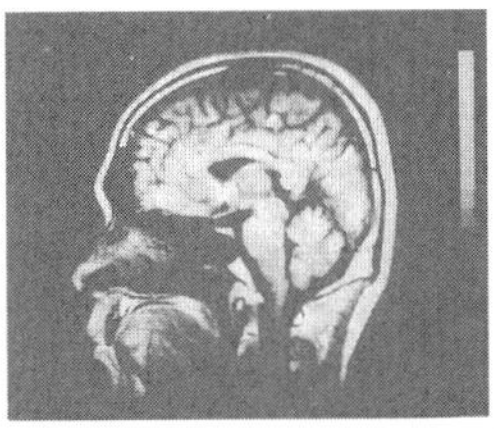</td></tr>
<tr><td>L-SE
(SE법)</td><td>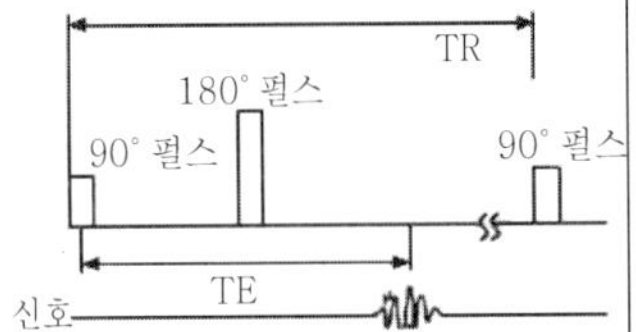</td><td>스핀밀도 : ρ
+
종이완 : T_2</td><td>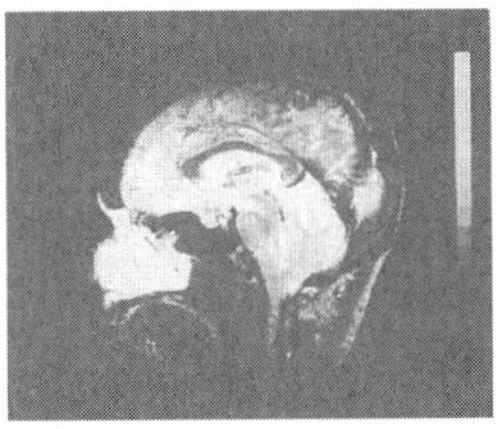</td></tr>
<tr><td>IR법</td><td>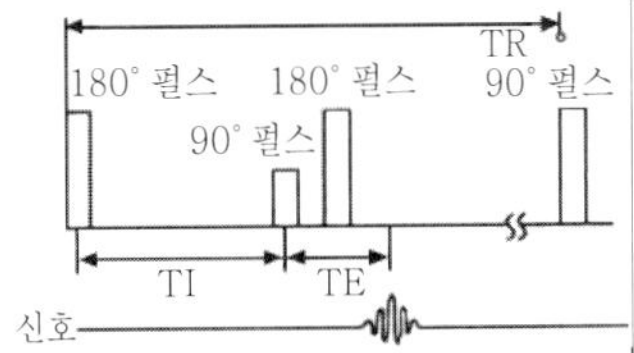</td><td>스핀밀도 : ρ
+
종이완 : T_1</td><td>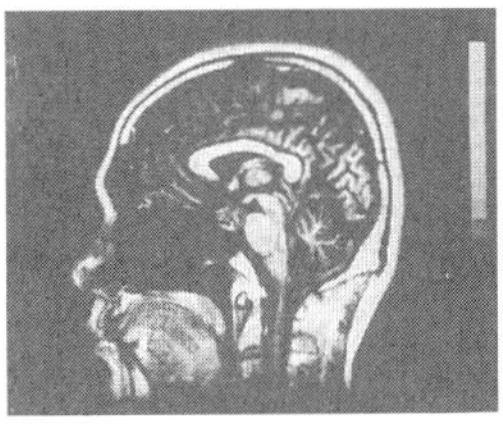</td></tr>
</table>

그림 6-6. 펄스 시퀀스(sequence)와 영상

② 반전회복법

반전회복법(inversion recovery technique)은 먼저 180° RF 펄스를 가해 net magnetization을 반대방향으로 반전(inversion)시킨 다음, 일정시간 후에 90° 펄스를 가하여 이로부터 FID 신호를 얻는 방법이다. 따라서 포화회복법에 비해 이완시간의 dynamic range를 2배로 늘림으로써 T_1 효과를 극대화시킬 수 있으나, 시간이 많이 걸리는 단점을 갖는다.

③ 스핀에코법

스핀에코법(spin echo technique)은 90° RF 펄스를 가한 후 180° 펄스를 주면 에코 신호가 나타나는데 이 에코신호를 포착하는 방법이다. 90° 펄스를 준 직후에는 평균 자화가 XY 평면에 눕게 되고 시간이 경과하면서 스핀이 dephasing하여, 일정시간(τ) 후에는 빠르게 도는 원자핵과 느린 원자핵으로 분산된다. 이때 Y축에 180° 펄스를 가하면 순간적으로 위치가 뒤돌아 지면서 돌게 되므로 일정시간(τ)후에는 다시 원자핵들이 출발점에 나란히 서게 된다. 이것을 refocusing이라고도 하며 이때 강한 에코신호가 나타나게 되는 것이다.

스핀에코 방식은 TR과 90° 펄스로부터 시작하여 180° 펄스를 준 후 에코 신호가 나올 때까지의 시간(echo time, TE)을 다양하게 변화시킴으로서 T_1 강조영상, T_2 강조영상, $T_1 \cdot T_2$ 혼합영상(mixed image), spin density weighted image 등을 다양하게 얻을 수 있다.

④ fast spin echo법

fast(turbo) spin echo법은 스핀에코 영상을 상대적으로 빠른 시간에 얻을 수 있다. echo train을 16으로 하면 각 펄스마다 phase encoding step을 얻을 수 있기 때문에 16번의 데이터를 얻게 되어 스핀에코법보다 1/16정도 시간 감소를 가져온다.

이 기법은 스캔 시간을 줄일 수 있으나 SNR을 향상시키기 위해 신호 수집수를 증가시켜야 하고 해상력을 향상시키기 위해 matrix size를 증가해야 하는 단점이 있다.

⑤ gradient echo법

스핀에코법에서 스핀에코 신호를 얻는데 180° 펄스를 사용하였으나, 180° 고주파 대신에 자장 기울기(gradient)를 반전시켜도 스핀에코 신호를 얻을 수 있다. 이러한 방식을 gradient echo법이라고 한다. 이 방식은 90 flip angle로 최대신호를 얻는데 비해서 스핀의 여기각도를 90° 보다 적은 flip angle의 고주파를 가한 후 TR과 TE을 짧게 하여 영상을 얻고 있다. 그러므로 transverse magnetization은 적게 일어나나 빨리 반복할 수 있으므로(fast scan), 시간당 신호는 더 많이 얻을 수 있다.

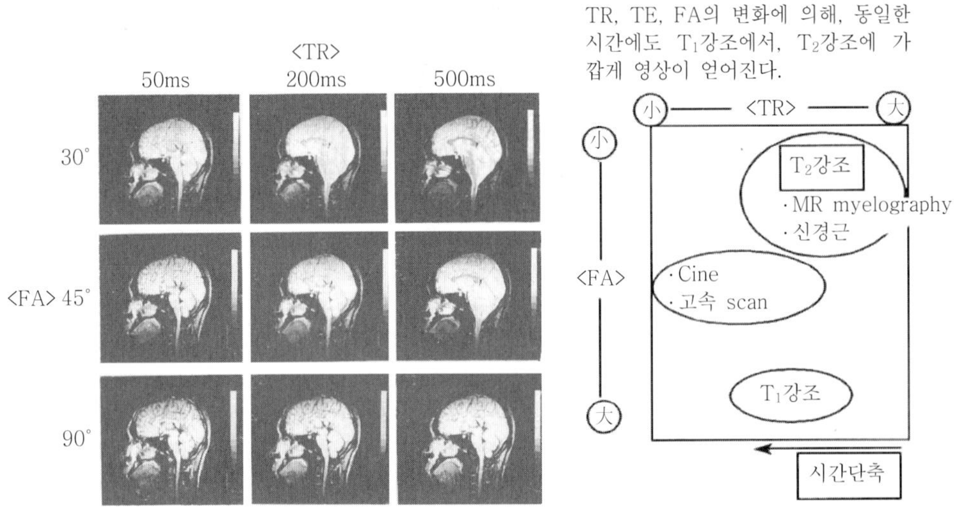

그림 6-7. GE법에서 TR과 flip angle을 변화하였을 때의 화질 변화

⑥ EPI법

EPI(echo planar imaging)법은 한번의 TR 동안 모든 정보를 얻는 방법이다. 이러한 것을 기초로 확산영상(diffusion image), 관류영상(perfusion image), 기능영상(functional image) 등의 방법이 이용되고 있다.

6.1.1.4 영상 파라미터

pulse sequence에 추가하여 여러 파라미터(parameter)들을 스캔 전에 설정하게 된다. 선택단면의 두께, 단면사이의 간격, FOV, NEX, TR, TE, bandwidth, matrix size 등이 있다. 부가적으로 숙임각, 반전시간, saturation pulse 등을 선택할 수 있다.

① 단면두께

단면의 두께(slice thickness)는 영상의 화질과 해상력에 영향을 준다. 두께가 증가하면 SNR(signal to noise ratio)의 증가로 영상 관찰은 수월하나 너무 큰 단면두께는 임상정보 제공은 부족하여 적합하지 않다.

② NEX

NEX(number of excitation)는 스핀의 여기 횟수를 의미하는데 각 voxel로부터 신호를 얻는 횟수이다. 신호 수집을 1회만 하면 잡음(noise)에 의해 신호가 변경될 수 있지만, 신호 수집의 횟수가 증가하면 잡음을 최소화할 수 있다. SNR은 NEX의 제곱근에 비례한다.

③ matrix size

위상 부호화 수를 좌우하는 매트릭스 크기의 선택은 검사시간, 신호 대 잡음비 해상력을 결정하는데 매우 중요하다. 매트릭스의 크기를 고정시키고 FOV를 크게 하면 픽셀의 크기가 증가되어 해상력은 저하되나 반대로 FOV를 작게 하면 해상력은 증가한다.

④ bandwidth

bandwidth를 조절하면 잡음을 줄이면서 SNR은 증가시킬 수 있다. 넓은 bandwidth는 voxel에서 나오는 신호 외에 잡음까지 포함하지만 좁은 bandwidth를 사용하면 수신되는 잡음을 줄일 수 있다.

⑤ TR

TR(repetition time)은 다음 펄스가 적용되기 전까지 시간의 길이를 의미한다. TR이 길수록 종축 자기화의 회복이 더 많아지게 되기 때문에 다음 펄스가 적용되었을 때 횡축으로의 이동이 더욱 커지게 된다.

⑥ TE

TE(echo time)는 RF펄스가 모이는 시간을 결정한다. 횡축자기화의 붕괴는 RF펄스가 멈추면서 시작되므로 TE가 길수록 신호를 만드는 횡축자기화 성분이 Mxy면에 조금밖에 남지 않게 된다. 때문에 TE가 짧을수록 SNR은 높아지고 TE가 길수록 신호가 작아져 SNR이 낮아진다.

6.1.1.5 영상의 구성

MRI에서 영상구성 기법은 2차원적 방법이나 3차원적 방법 등 여러 방법들이 개발되어 있다. 그중에서 목적 단면을 먼저 선택(plane selection)하고 푸리에 변환(fourier trans form)법으로 영상을 구성하는 방식이 가장 일반적으로 쓰이고 있다.

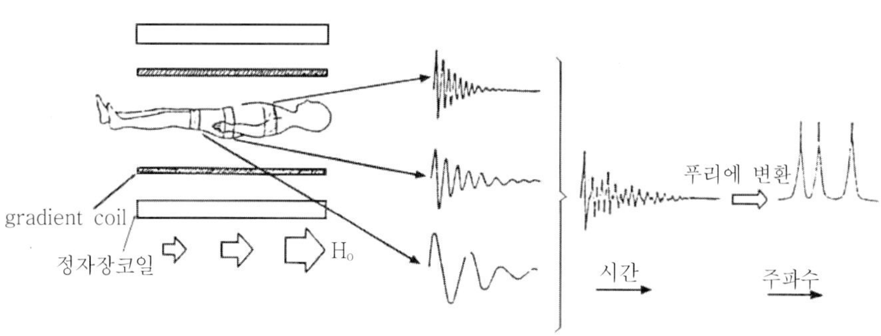

그림 6-8. 영상단면의 선택

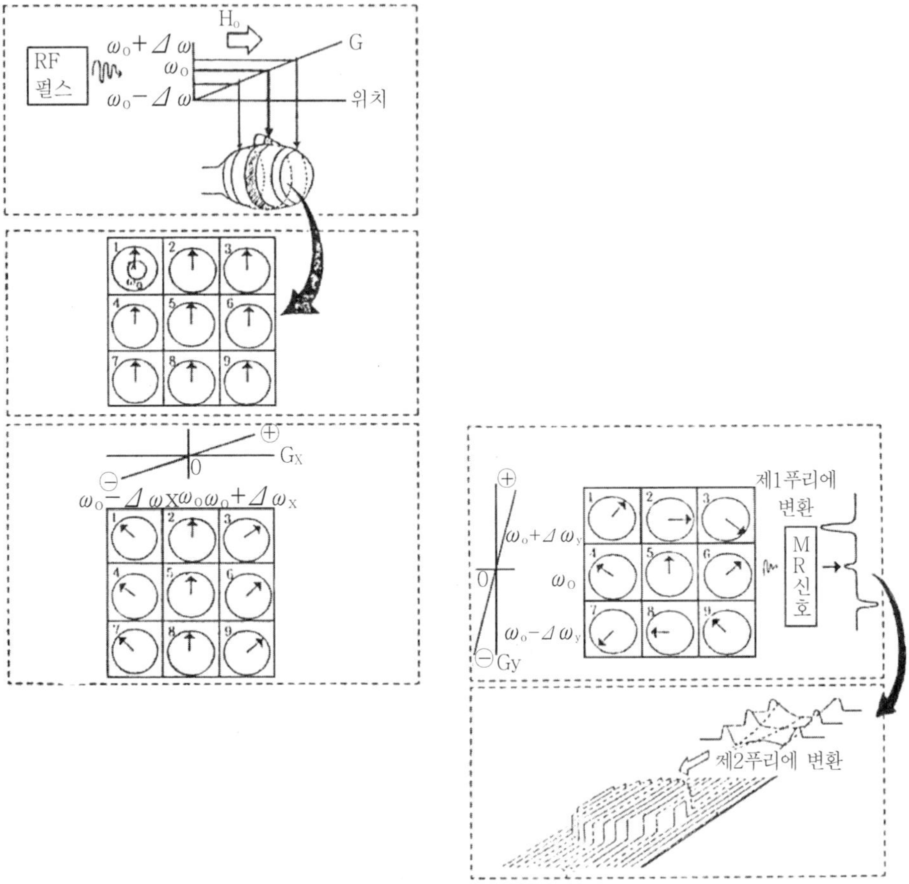

그림 6-9. 2차원 푸리에 변환법

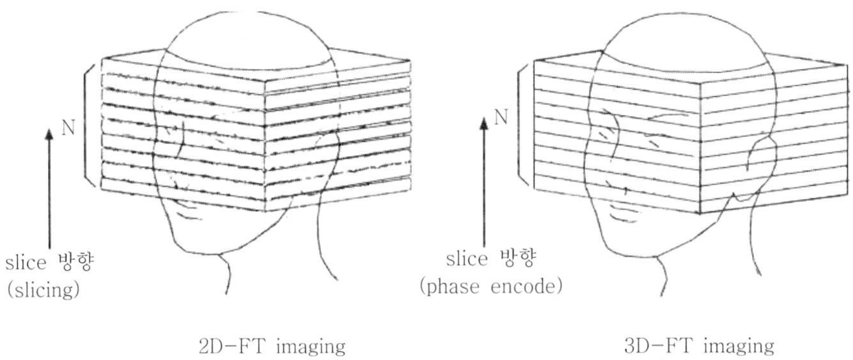

그림 6-10. 3차원 푸리에 변환법

어떤 원자핵을 자기공명시키기 위해서는 이의 라머 주파수와 일치하는 고주파를 가하여야 하며, 또 라머주파수는 정자장의 세기와 비례하여 변화한다는 것을 알고 있다. 만일 정자장(외부자장)의 세기가 인체 전부분에서 모두 같을 경우에 수소원자핵의 라머 주파수로 수소 원자핵을 공명시키면 인체 모든 부분의 수소 원자핵이 공명되어 단면상이 얻어지지 않는다. 그러므로, gradient coil을 이용하여 외부자장의 세기를 다르게 일정 간격으로 기울기를 만들어 자장세기에 따른 라머 주파수에 변화를 준다. 여기서 필요로 하는 단면(Z)의 수소원자핵 라머 주파수에 해당하는 공명 주파수를 가하면 해당 단면의 수소 원자핵만이 공명을 일으키게 된다. 이렇게 일정 방향으로 자장의 기울기(gradient)를 만들어 줌으로써 단면상은 선택된다.

Z방향의 단면이 선택되면 그 단면 내의 각 픽셀들의 위상(phase)은 모두 같으므로 각 픽셀에서 나오는 신호(MR signal)는 모두 같게 나온다. 그러므로 이의 공간적 분해를 위해 또다른 gradient coil을 이용하여 X방향과 Y방향으로 자장의 기울기를 두어 세기를 달리하면 단면(Z)의 각 pixel에서 나오는 신호는 각각 위상과 주파수가 다르게 된다. 이 신호를 푸리에 변환의 과정으로 처리하면 각 픽셀에서 나오는 신호 강도를 분리할 수 있게 되어 공간적으로 나타낼 수 있게 된다.

6.1.2 MR 영상시스템

MRI에 필요한 장비들은 MRI의 원리로부터 생각할 수 있다. 그림 6-11은 MRI 시스템의 기본구성이다.

6.1.2.1 정자장 발생장치

정자장 발생장치는 MRI 시스템의 기본성능을 결정하는 것으로서 높은 자장 균질성(high homogeneity)과 자장이 시간적으로 안정되고, 누설자장 및 소비전력이 작아야 하는 등의 특성을 요구한다. 정자장 발생에는 영구 자석, 상전도 자석, 초전도 자석 방식이 있다.

① 영구 자석 방식

영구 자석(permanent magnet)은 강자성 물질로 일단 자기 에너지가 주어지면 영구히 자속을 발생하는 자석이다. 따라서 전기를 사용하지 않아 운전경비가 적게 드는 장점이 있으나 자장강도가 0.3T(tesla)정도로 제한되고 있다. 자석의 재질로는 Sm-Co, Nd-Fe-B 등의 합금(alloy)이 사용된다.

② 상전도 자석 방식

코일에 전류를 가하여 자장을 만드는 전자석에 의한 방식이 상전도 자석(resistive maagnet) 방식이다. 코일의 전기저항으로 고 자장 형성에 따른 전력소모가 크고 열발생에 따른 냉각시스템이 필요하다. 전류에 의한 전자석이므로 일정 자장 유지에 따른 안정화 전원이 요구된다. 이러한 이유와 포화자기장(그 이상은 강하게 되지 않는 자기장의 한계) 등으로 상전도 방식은 0.002~0.4T의 범위 내에서 장치가 만들어지고 있다.

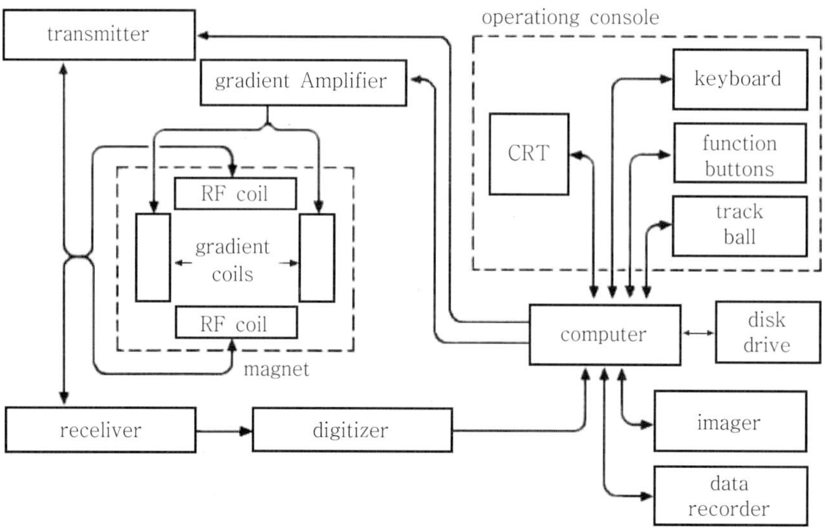

그림 6-11. MRI 시스템의 구성

표 6-1. 정자장 발생방식에 대한 비교

종 류	장 점	단 점
영구자석	누설자장이 적다. 유지비가 적게 든다. 냉각재가 필요 없다. 자장방향이 인체에 수직이다.	자장의 한계(~0.3T)가 있다. 상대적으로 무겁다. 온도계수가 크다.
상전도자석	자장 균질성이 좋다. 경량 냉각재가 필요 없다. 인체에 수직의 자장방향 가능	자장강도의 한계(~0.48T:철심형) 전력소비가 크다. 자장의 안정성이 부족하다. 누설자장 문제
초전도자석	매우 고자장 가능(0.3~2.0T 이상) 높은 자장 균질성 자장의 안정이 높다.	장치가격 및 시설비가 많이 든다. 유지경비가 크다. 냉각재가 필요하다. quenching의 가능성

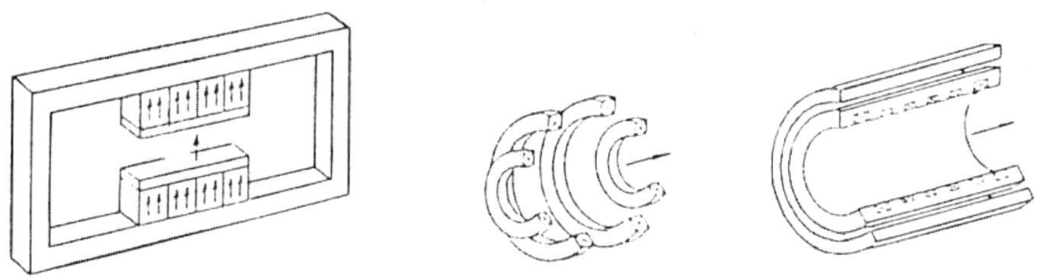

a) 상전도 자석(air core) b) 초전도 자석 c) 영구자석 (yoke type)

그림 6-12. 자석 방식과 정자장 방향

③ 초전도 자석 방식

초전도(super conductivity)란 전기저항이 제로가 되는 상태를 말한다. 따라서 전기저항이 없기 때문에 발열에 의한 전기손실이 없다. 그러므로 초전도 현상이 일어나는 초전도물질로 고리를 만들어 전류를 흘리면 소모됨이 없이 영구 자기장을 만들어 낼 수 있다. 영구자기장이 만들어지는 만큼 보통의 전자석과는 달리 강력한 자기장을 만들어내는 것이 가능하다.

그러나 이러한 초전도 현상은 절대온도에 가까운 극저온에서 일어난다는 점이다. 따라서 초전도 물질을 냉각하기 위해, 값비싼 액체 헬륨(4.2K)을 냉각재로 사용하고 있다. 현재 극저온이 필요 없는 신초전도 물질이 잇달아 발견되면서 최고온도도 올라가고 있다.

이렇게 초전도상태를 유지하기 위해서는 초전도물질이 초전도 현상이 일어나는 임계온도 이하가 되어야 한다. 또한 임계온도보다 낮은 온도에서도 초전도체를 흐르는 전류의 크기나 주위의 자기장의 강도가 어느 한계를 초월하면 초전도 상태가 무너져 보통의 상전도 상태로 옮겨가 버린다. 이 한계치를 임계전류밀도, 임계자기장이라고 한다. 이들 임계조건이 무너지면 초전도체는 초전도성을 상실하고 상전도 상태가 되는데 이 현상을 quenching이라 한다. quenching이 발생하면 상전도 상태의 전기저항으로 대량의 열이 발생하고, 초전도체를 용해시키거나 값비싼 냉각재를 증발시키는 손실이 발생하므로 초전도 자석의 설계나 설치에 있어서는 충분한 대책이 강구되어야 한다.

현재 상품화된 MRI용 초전도 코일재료로는 Nb−Ti합금(9K)이나 Nb_3Sn화합물(18K) 등이 있다. 그림 6−14는 초전도 자석의 구조이다. 액체 헬륨(helium) 내에 초전도 코일이 들어가고, 그 바깥쪽은 진공상태에 있으며 또 액체 질소(nitrogen)에 둘러 싸여 있는 보온구조이다. 이 저온 용기를 일반적으로 cryostat이라 한다. 액체 질소가 사용되는 이유는 고가의 액체 헬륨이 증발되는 것을 방지하고 냉각 상태를 보호하기 위해서이다.

초전도 자석 방식은 주기적으로 고가의 액체 질소와 액체 헬륨을 공급해야 하므로 운영비가 많이 드는 등의 단점이 있으나 높은 자장을 발생시킬 수 있어 영상의 고해상도, 짧은 스캔 시간, spectroscopy, microscopy 등의 많은 장점이 있다. 현재 가장 각광을 받고 있는 방식이다.

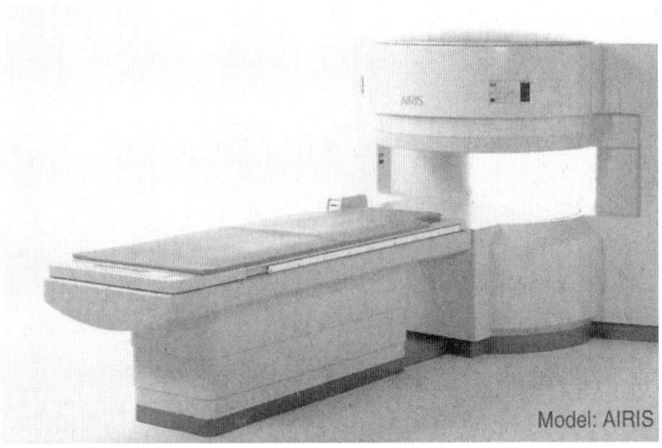

그림 6-13. 영구자석 방식의 MRI 장치

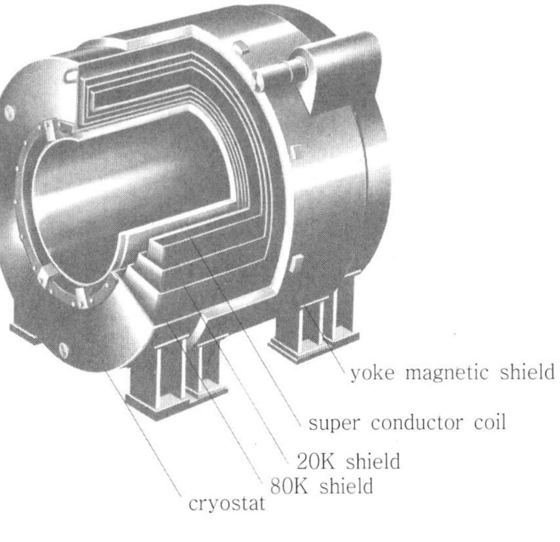

그림 6-14. 초전도 자석의 단면도

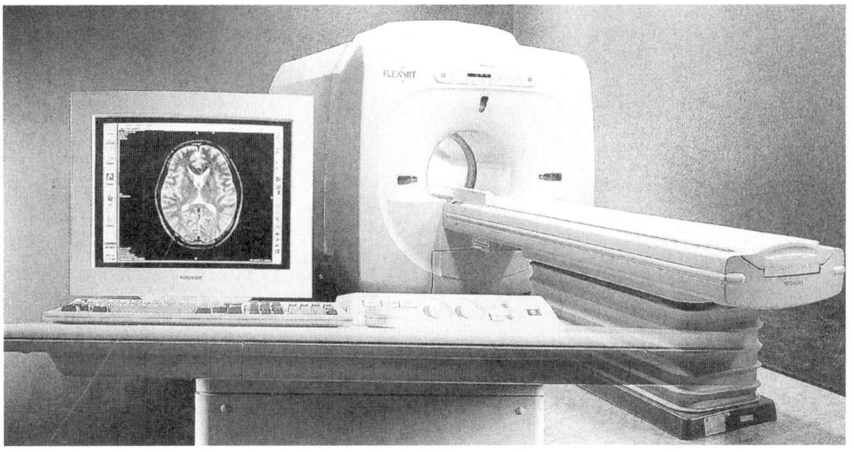

그림 6-15. 초전도 자석 방식의 MRI 장치

6.1.2.2 shim 코일과 gradient 코일

shim 코일은 정자기장 내부에 놓여져 정자기장의 비균질성을 부분적으로 수정하기 위해 낮은 자장을 만들어 내어, 더욱 균일하게 만드는 shimming을 하기 위한 코일이다. shimming은 shim 코일을 이용한 방법 외에 정자기장 내부나 냉각장치 외부에 철편(iron plate)을 설치하여 이루어질 수도 있다.

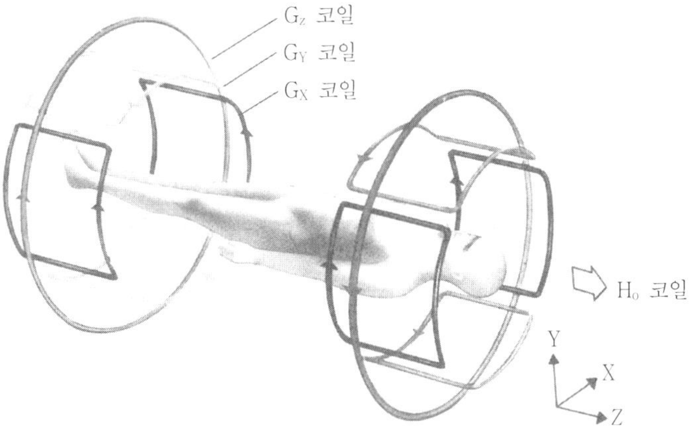

그림 6-16. gradient 코일의 배열

gradient 코일은 정자장 자석 내의 shim 코일 내부에 X, Y, Z축을 따라 나란히 설치되어 전류를 흐르게 만든 코일이다. 자장 gradient는 영상을 구성하는 데에 위치를 정해주며 slice selection, frequency encoding, phase encoding의 기능을 가지고 있다. gradient 코일은 세개의 gradient amplifier가 설치되어 작동시켜 주며, 자장 기울기의 크기와 변화율은 컴퓨터의 제어로 정확하게 조절된다.

6.1.2.3 RF 코일

RF(radiofrequency) 코일은 고주파의 발신과 생체에서의 MR신호를 수신하기 위한 코일이다. 고주파의 발신과 수신은 시간적으로 엇갈리기 때문에 하나의 코일로 발신과 수신을 겸용하는 방식(single type)과 별개로 설치하는 방식(cross type)이 있다. 주로 cross형이 많이 쓰이고 있다.

MRI에서의 RF 코일은 크게 whole-volume coil과 surface coil이 있다. whole-volume 코일은 커다란 검사부위에서 여기된 MR 신호를 받아들이는 것으로 코일 안에 환자가 들어가기 때문에 원통형에 가까운 구조로 되어 있다. 코일의 형태는 solenoid형과 saddle-shaped형 코일이 있다. RF 코일은 정자기장과 직교하는 자장을 만들어야 하므로 정자기장 방향에 따라 선택된다. surface coil(local coil)은 일종의 수신 안테나로서 검사하고자 하는 관심부위에 인접해 사용할 수 있게 한 코일이다. 따라서 인체의 작은 단면을 영상화시킬 수 있으며, 월등한 신호강도를 발생시키므로 분해능을 증가시킬 수 있다. 종류로는 spine, neck, breast, extremity, orbit용 등의 surface coil과 다용도용이 있다.

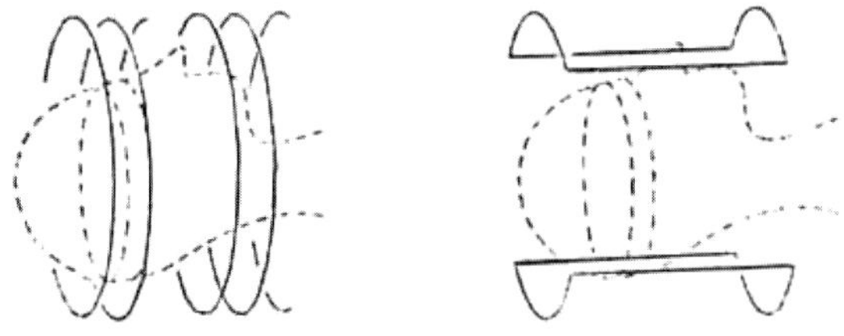

a) solenoid형 b) saddle-shaped형

그림 6-17. whole volume coil

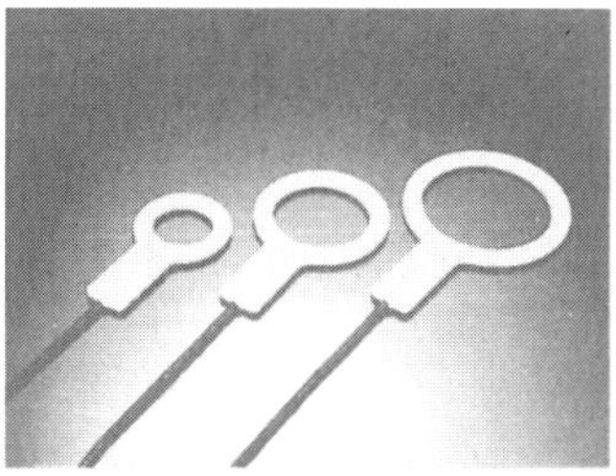

타게트 코일

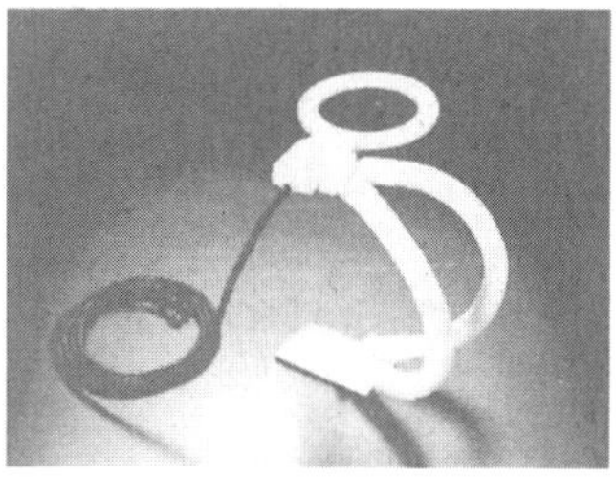

팔목용 코일

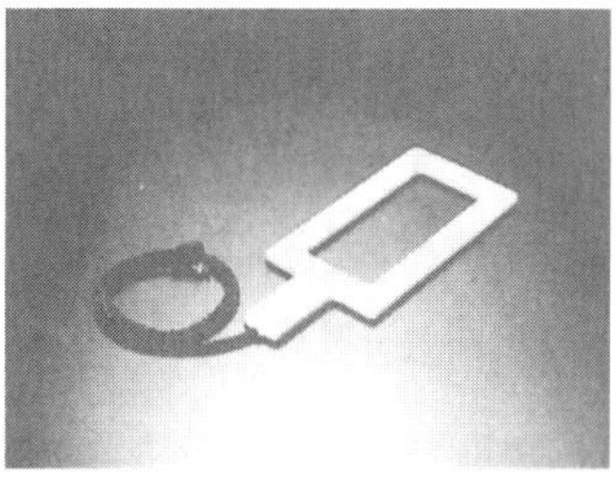

척추용 코일

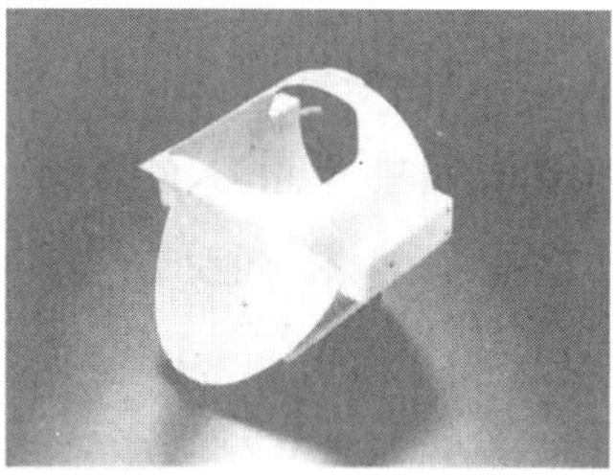

경부용 코일

그림 6-18. surface coil의 종류

6.1.3 MRI 시스템 운영에 대한 안전성

MRI 시스템은 강한 자기장과 고주파의 발신 및 미약한 MR 신호를 취급하게 되므로 주변 환경에 영향을 주게 되고, 또 설치된 주위조건에 의해 시스템이 영향을 받는다. 따라서 MRI 시스템에 대한 안전성이 충분히 검토되어야 한다.

정자기장의 균질성유지와 외부로의 자장 영향을 차단하기 위해 철판 등으로 자기 차폐(shield)를 할 필요가 있다. 주변 기기와 시스템과의 영향에 대한 자장강도 허용기준은 그림 6-19와 같다. 또한 외부로부터의 고주파잡음의 혼입방지 및 외부에 전파장애 억제를 위하여 RF shield를 한다. RF shield는 10~100MHz 정도의 모든 전자기파에 대해서 최소한 100dB 이하로 감쇠가 충족되어야 한다. 방법으로는 약 2mm 두께의 얇은 동판으로 MR검사실을 둘러싸서 차폐하고 있다. 그리고 검사실내로 들어가는 전원 공급은 filtering되어야 하고, 검사실 내에서의 모든 장비나 기구 등은 비자성 물질로 이루어져야 한다.

MRI 시스템을 설치하고 가동할 때는 무엇보다도 인간에 대한 안전성이 충분히 고려되어야 한다. 이를 위해서는 먼저 관련 종사자의 MR 이론 숙지와 장치에 대한 이해뿐만 아니라 환자에 대한 세심한 배려가 중요하다.

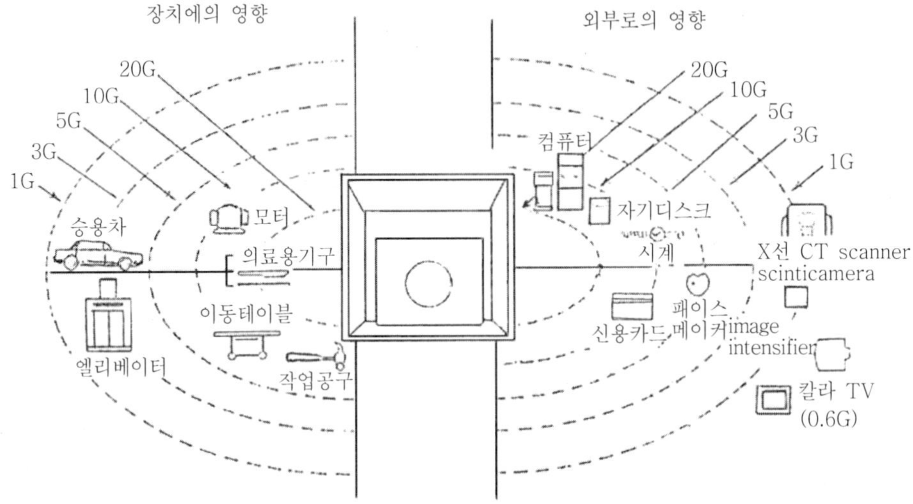

그림 6-19. 주변 환경에서 자기 방어기준

6.2 thermography

2,000여년전의 히포크라테스도 '만약 신체 일부의 온도가 다른 부분보다도 높거나 낮은 경우에는 그 부분에 병이 존재한다'고 기술하고 있다. 이처럼 체온의 변화가 질환과 관계가 있다는 것은 아주 오래전부터 알려져 왔다. 그러므로 임상에서 체온계로 체온을 정확히 측정함으로써 우선 질환의 존재를 조기에 파악하는데 기여하고 있다는 것은 두말할 나위가 없다. 현재 체온 측정에는 일반적으로 수은체온계가 쓰이고 있으며, 열전대나 서미스터와 같은 트랜스듀서도 이용된다.

thermography는 인체 표면온도의 미세한 변화를 감지하여 영상화함으로써 진단에 이용하려는 것이다. 이 미세한 온도변화는 일반적으로 체외로 방사되는 적외선에너지를 측정하여 검지하고 있어 적외선 체열 촬영(infrared thermographic imaging)이라고 한다.

북미(北美)에 서식하고 있는 side winder는 적외선검출기를 갖고 있는 것으로 알려져 있다. 적외선을 이용한 미사일 추적장치 side winder는 이것에 연유하여 이름 붙여진 것이다. 또 야간에도 총을 쏠 수 있는 적외선카메라 부착 소총 등도 있다. 이처럼 적외선기술은 지금까지 군사목적으로 연구되어 왔으나, 지금 의료에서 적외선이 평화목적에 이용되고 있는 것은 바람직한 일이다.

6.2.1 thermography의 원리

생물에 한하지 않고 어떤 물체일지라도 절대온도T가 0°K 이상이 되면 에너지를 방사한다. 즉, Stephan-Boltzman의 법칙으로 알려져 있는 것 같이 완전 흑체(完全 黑體)의 전 방사에너지W는 T^4에 비례하여 방사된다.

$$W = \sigma T^4 \qquad (6.2)$$

여기서 T는 절대온도이고, σ는 Stephan-Boltzman 정수로서 5.673×10^{-2}(Watt/cm² deg⁴)이다. 또, 방사에너지의 파장 극대점 λmax은 비인의 변위법칙(Wien's displacement law)에 의하여

$$\lambda max = 2897/T\ [\mu] \qquad (6.3)$$

로 표시된다. 지금 체온을 t=37°C로 하면, (6.3)식으로부터

$$\lambda max = 2897/310 = 9.3[\mu] \qquad (6.4)$$

로 파장λ가 약 10μ정도의 적외선이 인체 체표에서 방사되는 것이다. 이와 같이 생체에서 방사되고 있는 적외선에너지를 측정함으로서 체온이 측정된다.

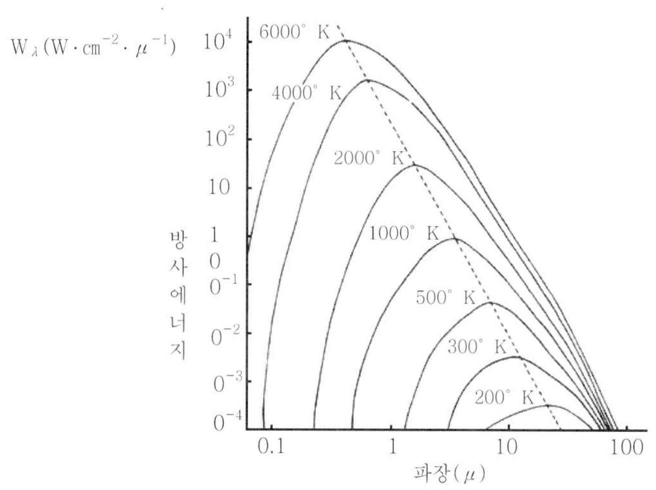

그림 6-20. 완전흑체의 에너지방사와 파장의 관계

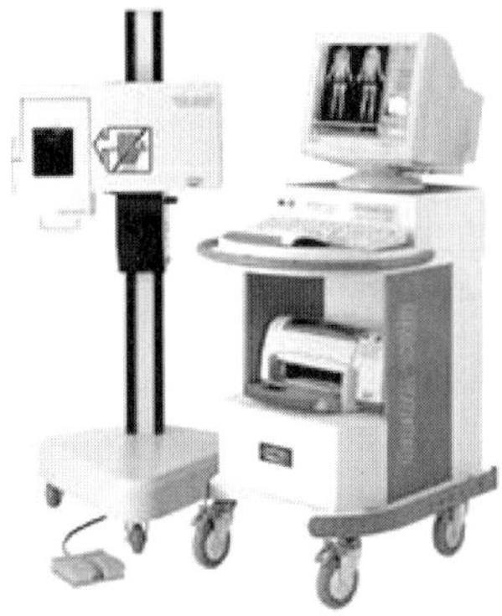

그림 6-21. 적외선 체열촬영기

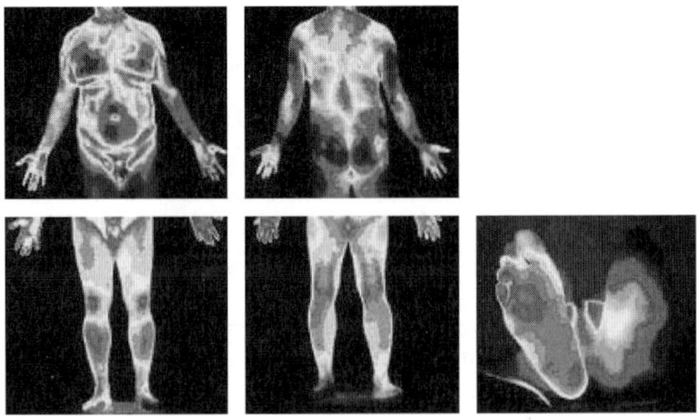

그림 6-22. 체열 영상의 예

6.2.2 적외선 검출소자

적외선 검출기로는 상온에서 사용 가능한 것과 저온으로 냉각하면서 사용하는 것의 두 종류가 있다. 전자에 속하는 것에 thermister-bolometer가 있다. 이것은 감도 극대파장이 $\lambda max \simeq 35\mu m$인데, 시정수 $\tau = 5000 \mu sec$로 응답이 매우 늦은 것이 결점이다.

후자에는 InSb($\lambda max \simeq 6\mu m$, $\tau = 2\mu sec$), Ge(Au)($\lambda max \simeq 10\mu m$, $\tau < 0.1\mu sec$), Ge(Hg)($\lambda max \simeq 10\mu m$, $\tau < 0.1\mu sec$) 등이 있다. 이들은 모두 동작온도가 $-190°C$ 이하이므로 액체질소로 냉각시켜야 하는 것이 결점이나, 광전변환소자이므로 사용하기가 쉽다.

6.2.3 체열촬영 시스템의 구성

thermography 장치는 피사체에서 방출되는 적외선을 검출하기 위해 피사체의 측정면을 스캔하는 검출계, 검출기에 집광시키는 스캔 집광부, 특정 파장영역의 적외선을 전기신호로 변환하는 적외선검출기, 전기신호의 증폭·온도교정 등의 처리를 하고 장치 전체의 동작을 제어하는 제어처리부(컴퓨터) 및 온도분포상을 영상화하는 영상표시부로 구성된다.

인체 적외선을 스캔하여 입사열량에 따라 검출기에서 전기신호로 변환하고 증폭후 디지털처리로 컴퓨터에 입력된다. 컴퓨터에서 영상처리를 거쳐 브라운관에 체표 체온분포가 전시된다. 이것으로 등온분포도를 그릴 수 있으며 필요한 부위의 온도 측정 및 온도에 따른 변화를 색깔로 기록 표시할 수 있다.

적외선 체열촬영 방법은 초기에는 콜레스테롤 유도체인 액정(liquid crystal)을 도포한 플라스틱 필름을 직접 신체에 접촉하여 체열의 변화를 측정하는 방법(contact thermography)을 사용하였으나 신체 굴곡부위 측정의 어려움, 체열변화에 대한 색체 예민도가

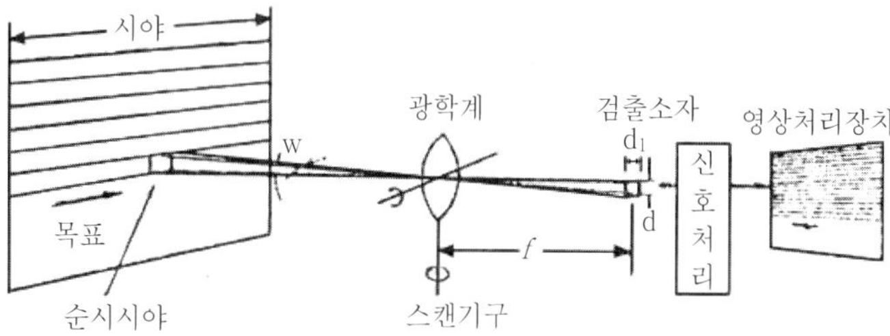

그림 6-23. thermography 장치의 동작 원리

떨어지고 색체의 종류도 적었다. 지금은 검출부를 체표에서 떼어 촬영하는 tele thermography 방식이 일반적이며, 컴퓨터 기술로 미세한 온도변화도 측정할 수 있는 디지털 적외선 체열 촬영 시스템(digital infrared thermographic imaging system)이 이용되고 있다.

6.2.4 임상이용

적외선 체열 촬영의 임상응용은 유방암이나 피부의 악성종양, 신경통 관절염 등의 통증 부위, 말초순환장애(Burger 병, 백랍병 등)의 진단 등에 이용되고 있다. 그 적용범위도 넓혀지고 있는데 예를 들면, 이비인후과는 코로 숨쉬는 공기온도를 측정하여 축농증, 비염 등의 질환을 진단한다거나, 비뇨기과에서는 남성성기의 온도를 검출하여 고환 정맥류, 임포텐스 등의 질환을 찾아낼 수 있다. 또한 인체의 감정 변화와 밀접한 관련이 있는 혈류의 변화를 측정하여 정신질환을 객관적으로 진단하려는 시도도 이루어지고 있다.

6.3 moire topography

인체는 3차원 공간을 점하는 물체이다. 그러므로 의료영상도 입체영상의 등장을 기대하는 것은 당연하다. 오래전부터 행해지고 있는 것에 스테레오 사진이라든가 편광안경을 사용하는 입체사진 등이 있었다. 어느 것이나 영상을 비켜놓은 두장의 사진으로 입체감각이 생기게 하는 것이다. 레이저나 초음파를 이용하여 3차원 영상을 그리는 홀로그램(holo gram)기술은 최근에 큰 진전을 이루고 있다. 지형도도 2차평면에 3차원상을 그리는 방법의 하나이다.

인체 표면을 지형도처럼 moire 줄무늬를 이용하여 등고선을 그리는 시도도 행해지고 있다. moire는 프랑스어의 파형이라는 뜻에서 유래된 단어이다. 모아레 줄무늬(moire fringes)라고 하는 것은 좌우 한 쌍의 광원 앞에 격자(格子)를 놓고 물체를 조사하였을 때 물체표면에 생기는 줄무늬 문양을 말한다. 모아레 줄무늬를 이용하여 3차원 측정에 이용하는 방법을 moire topography라고 한다.

moire topography에는 크게 그림자식 모아레 토포그래피와 영사(projection)식 모아레 토포그래피로 나눈다. 그림자식 모아레법은 측정하고자하는 물체의 바로 앞에 기준 격자를 위치시키고 조명을 하여, 일정한 각도를 가지고 이를 관찰함으로써 기준격자와 측정물체위에 형성된 기준격자의 그림자가 겹쳐진 영상을 얻게 된다. 이 영상에는 두 개의 격자가 겹쳤을 때 나타나는 모아레 무늬가 담겨있게 된다. 영사식 모아레는 기준격자를 물체와 근접하게 위치하는 그림자식 모아레와는 달리, 영사기를 이용해서 측정하고자하는 물체면에 격자를 투영시킨다. 그리고 측정물체에 투영된 변형격자의 영상을 결상렌즈를 이용하여 기준격자위에 결상시키고, 이때 변형격자의 영상과 기준격자의 영상이 겹쳐져서 발생되는 모아레 무늬를 카메라로 포착하게 된다.

현재로서는 moire topography를 임상이용의 예는 적지만, 미소한 형태학적 변화를 체표면으로부터 검지할 수 있다는 이점이 있어 thermography 등과 조합하여 사용하면 장래 유용한 기술의 하나가 될지 모른다. 지금의 이용은 임상에서 척추측만증 검사정도이며, 여성의 내의(內衣) 생산업체가 이것을 활용하여 내의가 몸에 잘 맞는지(fit)의 여부를 판정하는데 응용하고 있다.

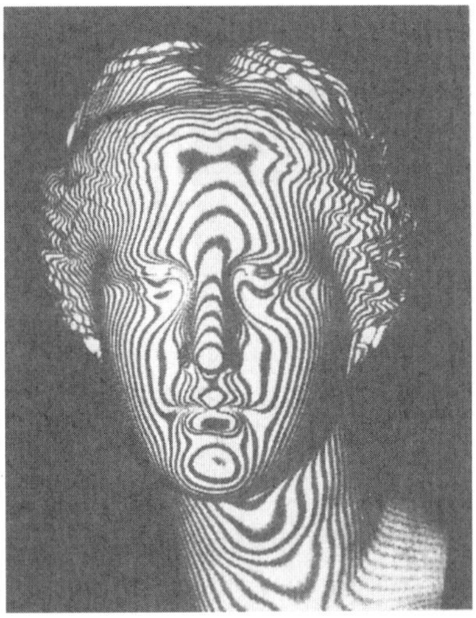

그림 6-24. moire topography

6.4 내시경

생체 체강내를 외과적인 수술에 의하지 않고 가시광으로 관찰하는 기구를 총칭하여 내시경(endoscope)이라 한다. 내시경에 의하여 거의 모든 소화기관 내벽을 관찰할 수 있으며, 대혈관이나 심강내를, 뇌나 뇌실, 뇨도를 통한 방광과 신장 등 체강내를 육안으로 볼 수 있게 되었다. 내시경은 인체내부를 지금까지의 간접적인 영상으로 보는 것과는 달리 의사가 직접 들여다봄으로써 새로운 영상진단의 계기가 되었다.

6.4.1 내시경의 원리

내시경은 굴곡되지 않는 경성 내시경(rigid endoscope)과 연성 내시경(flexible endoscope)으로 나눌 수 있다. 경성내시경은 내시경의 직경이 크기 때문에 관찰시야가 넓고 흡인 배출능력이 좋으나, 마취에 따른 문제, 삽입의 어려움, 천공의 위험 등의 단점이 있어 지금은 이러한 단점을 해결하여 주는 연성내시경이 이용되고 있다.

광학유리섬유(optical glass fiber)는 직경이 20~200㎛인 유리섬유로 한쪽 단면에 빛을 입사시키면 빛은 유리의 내벽을 전반사하면서 계속 진행하여 다른쪽 단면에 도달하는 훌륭한 빛 가이드(light guide)이다. 따라서 직경 30㎛이하의 가는 광섬유를 적어도 1만개 이상 묶으면, 이것으로 물체의 영상을 전송할 수가 있다. 이를 영상 가이드(image guide)라고 한다(그림 6-25).

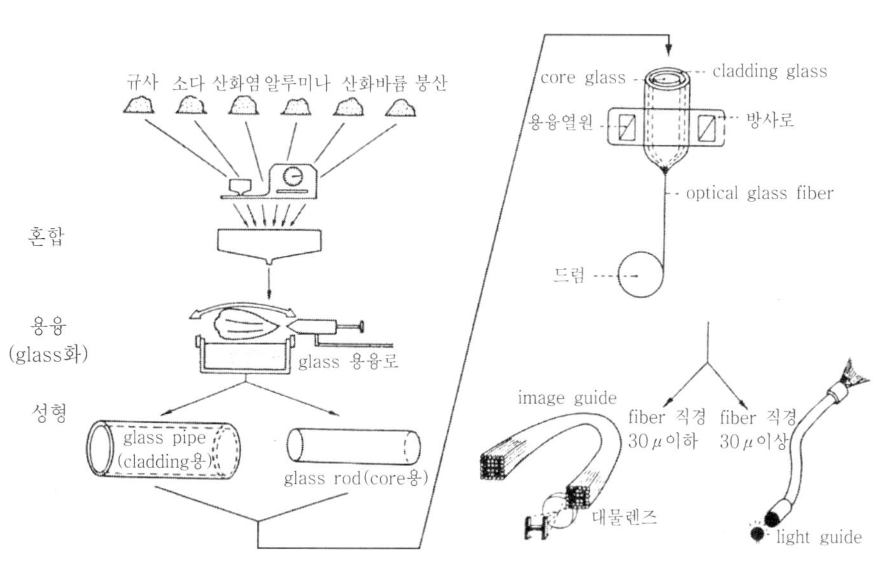

그림 6-25. 광섬유 제조과정의 한 예

내시경은 이 광섬유를 사용하므로, fiber scope라고 부르기도 한다. 광섬유에 의해 자유로이 구부릴 수 있는 연성내시경이 가능하게 되었다. 그리고 크세논(xenon) 램프 등으로 강한 조사광을 얻을 수 있으므로 관찰뿐만 아니라 사진이나 cine촬영도 가능하다. 또 광각렌즈(wide angle lens) 등을 선단에 장착시킴으로서 넓은 각도의 시야가 얻어진다. 전방시형(end-viewing instrument)은 위, 십이지장 등의 관찰에 쓰이고 측방시형(side-viewing)은 담도 개구부(ampulla of vater)를 관찰하거나 담도 등의 조영을 위하여 사용되고 있다. 또한 생검 겸자(biopsy forceps)를 붙이면 종양의 생검이나 이물제거를 할 수 있다.

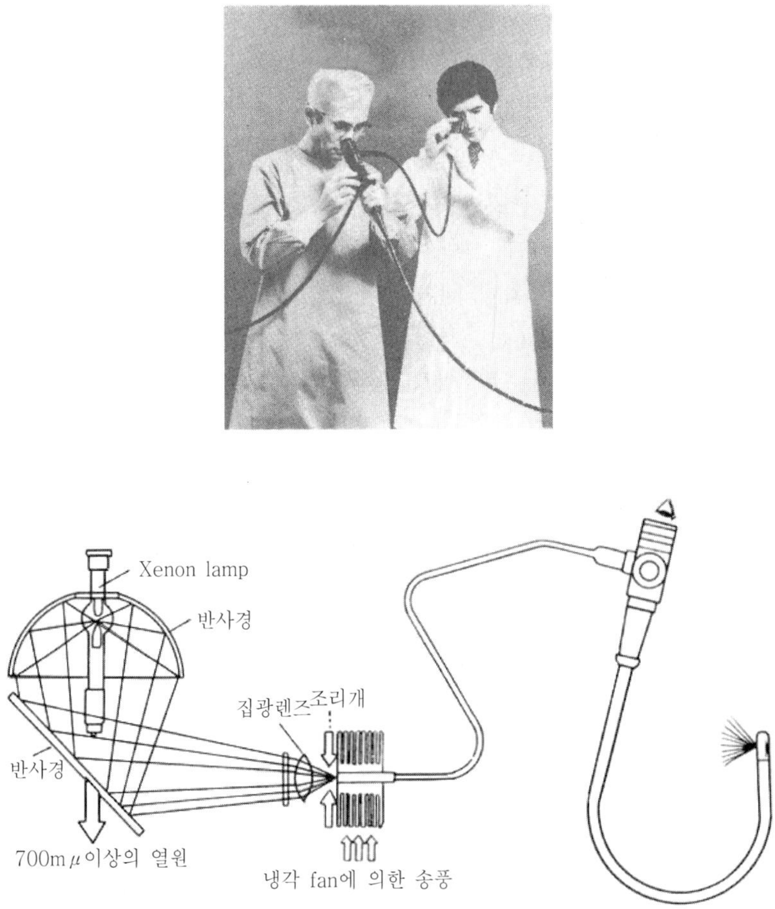

그림 6-26. fiber scope 사용과 원리

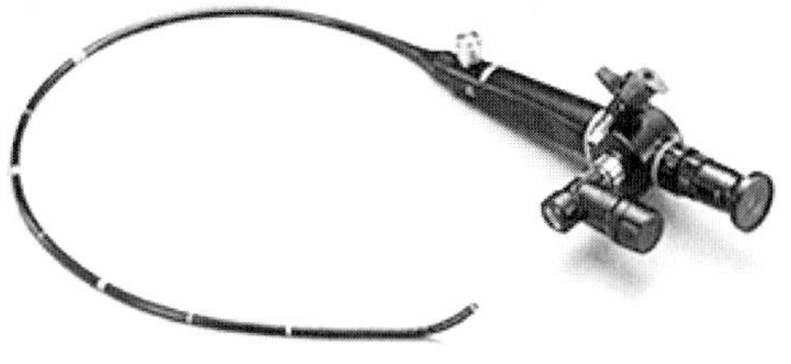

그림 6-27. 내시경

6.4.2 전자 내시경

내시경의 발전으로 TV endoscope 또는 video endoscope라고 부르는 전자내시경(electronic endoscope)이 개발되었다. CCD(change coupled device)라고 하는 초소형 고체 촬상소자를 사용하여 시야를 수만개로 나누어 집광을 한 후, 모니터를 통해 물체를 볼 수 있다. CCD는 내시경의 선단렌즈에 부착하여 사용하는데 영상이 종래의 내시경처럼 섬유를 통하지 않고 전선으로 연결된다. 따라서 섬유경에서 섬유가 절단되면 시야에 흑점이 나타나는 것과 같은 현상이 없고 항상 깨끗한 영상을 얻을 수 있다.

전자내시경은 접안부를 통하여 관찰하는 것이 아니고 TV 모니터를 통하여 영상을 보기 때문에 원격조정이 필요하므로 익숙해지는데 시간이 걸릴 수 있다. 모니터 영상을 비디오로 기록할 수 있고, 필요에 따라 재생하여 볼 수 있으며 동시에 여럿이 함께 관찰 할 수 있으므로, 보다 정확하고 객관적인 진단이 가능하게 되었다. 또한 비디오신호를 컴퓨터로 처리하면 한가지 색조를 강조하는 등 특수영상효과도 얻을 수 있다. 앞으로 적외선이나 레이저를 이용한 내시경 및 형광내시경이 개발될 것으로 기대되고 있으며, 반사광을 이용하여 위장관 점막의 혈류측정 등 여러 방면에서 전자내시경이 새롭게 이용될 것이다.

현재의 내시경은 더욱 개량될 것이다. 섬유를 quartz로 대체하면 내시경은 더욱 가늘어질 수 있다. 그러나 너무 가늘어도 충분한 빛을 내는데 지장이 따르므로 제약이 따른다. 따라서 궁극적으로 미래의 내시경은 섬유다발을 사용치 않는 것이다.

6.4.3 캡슐 내시경

이스라엘의 Givenimaging사는 캡슐형 내시경을 개발하여 미국 FDA를 획득했다. '캡슐내시경'은 캡슐안에 카메라를 담아 신체 내부를 촬영하여 질병을 찾아내는 것이다. 지름이 11mm, 크기가 26mm 정도인 이 제품은 소장·대장의 연동운동에 의해 소화기관을 돌아다니면서 초당 2장씩 7~8시간 동안 5만여장을 촬영하여 무선송신기를 통해 몸밖에 있는 수신기에 송신하면 모니터로 영상을 보면서 진단하게 된다. 앞부분에는 넓은 각도로 촬영하는 렌즈가 부착되어 있고, 등에는 촬영한 내용을 전송하는 안테나가 장착되어 있다. 검사가 끝나면 캡슐 내시경은 대변을 통해 배출된다.

그동안 소장은 길이가 6~8m에 이르고 위나 대장에 비해 연동운동이 빠른 특성으로 인해 질환진단에 어려움을 겪어왔다. 소장은 폭이 좁아 입이나 항문을 통해 투입된 기존 내시경으로는 접근하기 까다로운 부위다. 따라서 기존 일반 내시경으로 찾아낼 수 없었던 소장질환을 손쉽게 찾아낼 수 있는 장점이 있다.

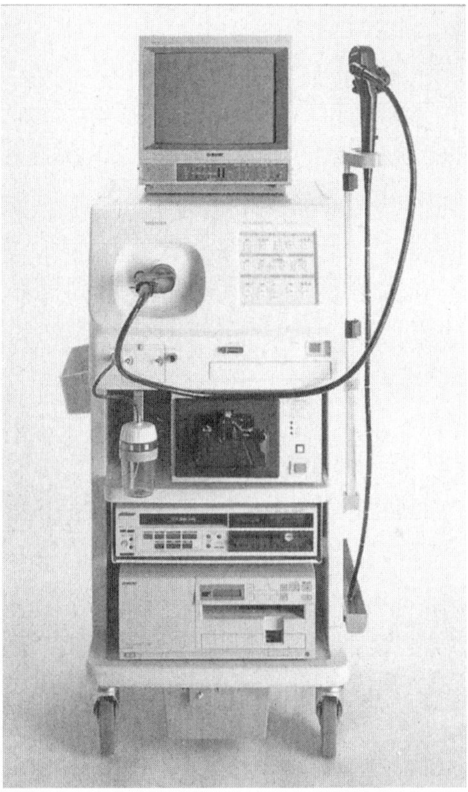

그림 6-28. 전자내시경

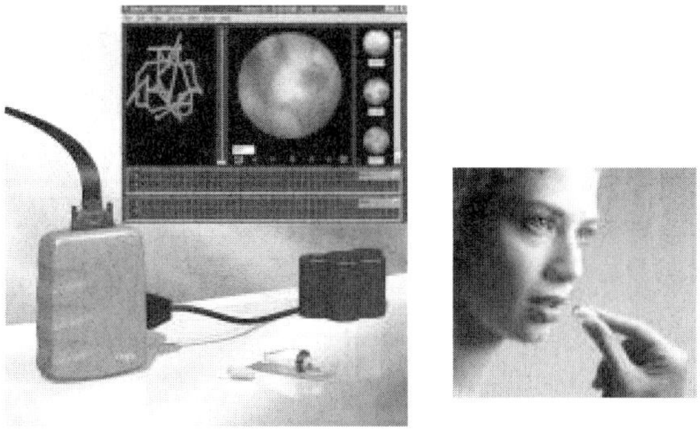

그림 6-29. 캡슐내시경

6.4.4 내시경 수술

내시경은 주로 진단 목적으로 임상에 도입되었으나 최근에는 내시경을 이용하여 치료하는 치료내시경술이 급격히 발전되고 있다. 따라서 과거에는 외과적 수술로서만 치료하던 질환들이 간편하게 내시경을 이용하여 치료하게 되었다.

수술실에서 사용되는 Bovie를 내시경에 연결하여 소화관 출혈의 지혈과 용종 절제(polypectomy)에도 효과적으로 사용되고 있다. 레이저를 내시경에 결합시킨 레이저 내시경(laser endoscope)도 이용되고 있다. 레이저를 내시경에 적용하는 데는 레이저 광섬유를 내시경의 생검겸자용 channel을 사용하여 목적으로 하는 부위를 레이저 조사한다. 레이저 내시경의 치료원리는 레이저의 열에너지에 의하여 암조직을 응고, 연소, 파괴, 증발시키는 것과 레이저의 광화학작용에 의한 광화학 치료(photodynamic therapy)가 있다.

또, 내시경적 마이크로파 응고법(endoscopic microwave coagulaation therapy)이 있다. 마이크로파의 에너지를 모노폴라(monopolar)형의 안테나에 집속시켜 응고효과와 강한 지혈효과를 나타냄으로써 소화관 출혈의 지혈, 종양의 응고, 악성협착의 고식적인 치료 등에 이용되고 있다. 그리고 복강경(laparoscopy 또는 peritoneoscopy)에 의한 담낭절개술(laparoscopic cholecystotomy), 충수돌기절제술(laparoscopic appendectomy), 복막투석환자에서 CAPD(continuous ambulatory peritonial dialysis)도관의 교정, 내시경에 의한 결석제거, 난관 난소의 내시경적 수술 등 여러 임상분야에서 많은 내시경 수술이 시행되고 있다. 최근에는 내시경만의 신장 적출, 전립선 적출 등의 장기적출술도 시행되고 있다고 한다.

6.5 의용영상정보처리

영상정보처리공학(image information processing technology)이란 주어진 영상에 여러 가지 연산이나 정보처리를 하여 특정정보를 추출한다든가 어떤 목적에 적합하도록 영상을 만들어 내는 기술이다. 오늘날에 있어서는 주로 컴퓨터를 이용한 영상처리법을 의미하고 있다. 영상정보처리공학은 위성사진이나 항공사진뿐만 아니고 의학 분야에서도 없어서는 안 될 기술이다. 또한 새로운 장치 또는 도구의 출현으로 응용분야가 급속히 확대되고 있다.

6.5.1 영상정보처리의 목적

영상처리의 목적은 첫째 화질의 향상(image enhancement)이다. 영상이 얻어지면, 관찰자가 해석하기 쉽도록 개선시킬 필요가 있다. 여러 기법에 의해서 특징묘출을 쉽게 하고, 불분명하거나 불선명한 영상, 왜곡된 영상 등을 처리하여 화질을 향상시키는 일이다. CT나 MRI의 3차원 영상처리로 3차원구조(three dimensional structure)의 화질에 관심이 증가되었다. 둘째는 영상 측정 정밀도의 향상이다. 영상을 수 단위까지 분해할 수 있으므로 정밀도는 크게 향상되며, 아울러 정량화(quantification)가 가능하게 된다. 셋째는 패턴인식(pattern recognition) 등에 의한 영상측정의 자동화 등을 목적으로 하는 것이다. 최종적으로는 모든 영상처리의 목적은 이것에 귀결된다고 할 수 있다.

오늘날 임상의학분야에서 실용화되고 있는 것은 X선영상, 핵의학영상, 초음파영상, MR 영상 등에서의 영상 처리 외에 혈액 영상(hemogram), 염색체의 자동분석, 세포진(細胞診)의 자동화, 지문 해석 등을 들 수 있다. 이처럼 많은 의용 영상정보처리가 행해지고 있으며 그 적용은 점차 확대되고 있다. 아울러 집단검진 등의 예방의학의 확대와 함께 그 중요성도 높아지고 있다.

6.5.2 영상처리의 원리와 방법

영상처리 방법으로는 광학적인 방법과 컴퓨터를 사용하는 디지털처리 방법이 있다.

6.5.2.1 광학적방법

광학적 방법은 종래 사진기술에서 하고 있었던 방법이 주이다. 대조도를 변화시키기 위해서는 인화지의 종류(경조나 연조)를 적당히 선택한다. 간단한 예로서 보통의 사진을 복사기로 복사하면 대조도는 강조된다. 부분적으로 흐린(농도 부족)사진은 흐린 부분만 오래 조사하여 인화하면 된다. 일정방향의 상처가 나 있는 것은 특수한 필터를 쓰면 광학적으로 소거할 수 있다. 전체 면이 불선명한 사진이 주어졌을 때는, 이사진의 positive와

negative를 만들고 두 상을 포개어서 인화처리하면 영상이 선예화된다. 이러한 방법은 subtraction으로서 자주 사용되고 있는 사진기술의 하나이다. 이들 광학처리는 주로 컴퓨터 처리의 전단계로 시행되고 있다.

6.5.2.2 영상의 디지털화

컴퓨터에 의한 영상처리의 첫번째는 영상정보를 디지털 전기신호로 변환시키는 일이다(그림 6-30). 즉, 영상을 먼저 1과 0의 조합으로 표현할 수 있는 전기신호 형태로 바꿀 필요가 있다.

이를 위해서 영상을 픽셀(pixel)들로 매트릭스(matrix)처리한다. 하나의 픽셀에는 위치(X, Y 좌표), 농도, 색조, 시간 등의 요소로 구성된다. 이 5차원의 요소를 갖고 있는 데이터가(예를 들어 320×320matrix에서) 픽셀 각각에 포함되어 있다고 한다면 엄청난 bit 수가 된다. 이것을 처리하기 위해서는 컴퓨터 용량을 크게 차지한다. 단지 흑백 농담만의 정보를 컴퓨터처리 대상으로 하더라도, 문자 등의 패턴인식에는 흑백 두개의 level(1bit)로 충분하지만, RI 영상 등에서는 적어도 3bit(8level)는 필요하다.

6.5.3 영상처리과정

영상처리과정의 실제 적용 예를 살펴본다(그림 6-31).

6.5.3.1 영상획득(image acquisition and sampling)

처음부터 CT, MRI와 같이 디지털신호로 영상이 얻어지지 않는 아날로그 영상데이터를 컴퓨터에 입력시키기 위해서는 scanning technique가 쓰인다. 이에 의하여 TV영상 신호와 같이, 영상은 연속적인 전기신호로 변환된다. 이 전기신호는 A/D 변환기에 의하여 디지털화되어 컴퓨터에 저장된다.

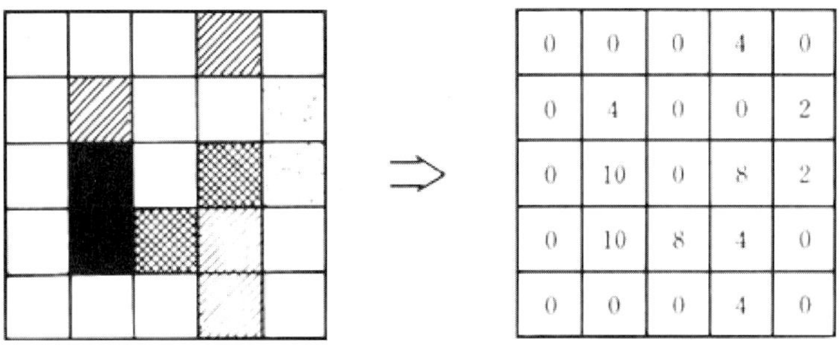

그림 6-30. 영상 디지털화의 원리

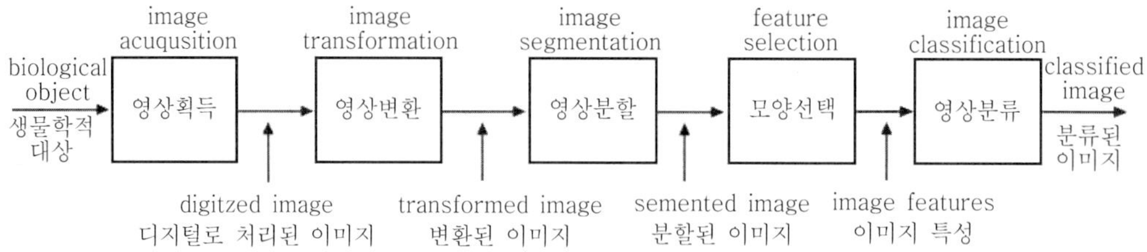

그림 6-31. 영상처리 단계

① 영상데이터 획득장치

가장 편한 영상획득장치는 TV 카메라이다. 음영(X선 사진포함)을 통해 전달된 빛이 텔레비전 카메라 표면에 투사된다. TV 카메라를 현미경에 장착할 수도 있다. 위성 및 항공영상에서는 보통 적외선카메라를 사용한다. 오랫동안 흑백 TV카메라를 사용해왔으나 컬러 TV 기술이 진보하여, 영상 정량화 과정과 같은 응용분야에서도 컬러카메라를 사용할 수 있게 되었다. 3개의 부호(붉은색red, 녹색green, 푸른색blue : 빛의 삼원색 RGB신호라 함)로 각각 추출하고 디지털로 처리하여 장면 전체를 컬러내용으로 나타낸다.

CCD(charge-coupled device)도 영상센서(image sensor)로 사용된다. 고체상태의 센서는 빛에 민감한 실리콘 요소를 배열시켜 만들며, 각 요소는 그 요소에 입사하는 빛의 강도와 비례한 전기출력(electrical output)을 생산한다. CCD의 배열로 선 센서(line sensor)나 면 센서(area sensor)를 형성할 수 있다.

② 해상도

영상처리에서는 해상도(resolution) 또는 샘플링 밀도를 선택하는 일이 중요하다. 영상은 2차원의 신호이기 때문에 신호처리에 적용되는 법칙이 똑같이 영상처리에도 적용된다. 따라서 장면을 충실하게 나타내려면 장면내의 적절한 최고공간주파수를 두배로 하여 영상을 샘플링해야 한다.

공간해상도 샘플링 밀도(spatial resolution sampling density)가 영상을 인식하는데 영향을 미친다. 해상도가 어느 정도 dpi(dot per inch) 이하로 내려가면 의미있는 정보내용이 사라지게 된다. 256×256pixel 정도에서 해상도가 중간인 센서로 정돈된 영상이 산출된다. 방사선 영상에서 필요한 고해상도를 산출하려면 2,048×2,048pixel이 필요하다.

③ grey-level quantization

영상이 공간축을 따라 디지털로 처리되는 것과 마찬가지로 이미지강도도 디지털로 처리되어야 한다. TV카메라나 CCD에서는 아날로그전압으로 산출되는데, 그 아날로그 전압은 입사광(incident light)과 관련된다. 검은색일 때 제로(0)에서 광선이 최고 강도인 최대치에 이르기까지 전압범위는 동일한 간격으로 수없이 분할된다. 이 수가 많을수록 디지털영상에 보존된 여러 가지 강도등급(gray levels)이 좋아진다. 보통 256수준(1바이트로 코드화할 수 있는 수준)이면 grey scale 전체를 망라할 수 있다.

공간해상도와 grey scale resolutrion를 고려하면 512×512pixel, grey scale resolution 8비트인 이미지는 저장 용량이 0.25Mbyte가 필요하다. 전체 색상을 나타내려면 저장공간이 3배(0.75Mbyte)가 되어야 한다.

6.5.3.2 영상복원(image restoration)

영상획득을 하는 과정에서 영상의 질이 저하된다. 이런 이미지 저하를 수정하는 일은 저하 처리모델에 기반을 두고 있다. 영상재생의 목표는 영상의 품질을 개선시키는 것이다. 그런 의미에서는 영상재생이나 영상강조는 목적이 같다. 차이점은 결과로 산출되는 이미지가 저하과정의 역순서로 원래 영상에 작용해서 얻어진다는 데 있다. 그러므로 재생을 객관적 영상강조라고 부르기도 한다.

재생기술은 광역적(global)일 수도 있고 국소적(local)일 수도 있으며 주파수구역(domain)이나 공간구역 내에서 작동한다. 예를 들어 주파수구역내에서는 이미 알고 있는 주파수로 간섭하고 있는 모양을 제거하기가 더 좋으며, 이 과정은 푸리에 변환(fourier transform), 필터링(filtering), 역푸리에 변환(inverse fourier transform)이라는 순서를 거쳐 진행된다. 기하학적으로 일그러지는 현상을 제거하는 일은, 일반적으로 공간구역내에서 진행된다. 이 필터링은 신호를 조직하는 일과 마찬가지이다.

6.5.3.3 영상강조(image enhancement)

영상강조는 어떤 방식으로든지 영상 품질을 개선시키는 것이 최종 목표이다. 응용 프로그램에 따라 각종 강조기법을 적용할 수 있는 시각검사용 영상이라면 대비시켜 강조하는 것이 좋은 작업방법이다. 디지털 처리를 더욱 진행시킬 목적이라면 반드시 영상효과가 더 나아진다고 볼 수는 없어도 분할기법 segmentation(영상 구성요소와 영상 내의 선 구조 사이의 경계선을 강조하는 기법)을 사용한다.

영상강조는 상이한 목표를 마음속에 두고 진행하기 때문에 주관적 이미지 강조라고 부른다. 재생기법과 마찬가지로 강조기법도 광역적일 수도 있고 국소적일 수도 있다. 또한 주파수 구역이나 공간구역(spatial domain)에서 진행된다

6.5.3.4 모서리 또는 윤곽탐지(edge or contour detection)

모서리 또는 윤곽탐지기법은 영역내의 선형(line-like)구조를 감지하는데 사용된다. 보통 영상분할의 전처리(preprocessing) 단계로 진행된다. 모서리(edges)는 영상내에서 회색도 수준이 다른 두 지역 사이의 경계선이다. 그러므로 윤곽탐지기법에는 대부분 기울기

연산자(gradient operator)형식을 어느 정도 적용해야 한다. 수평이나 수직 또는 대각선 방향으로 기울기에 민감한 기울기 연산자를 적용할 수 있으며, 결과는 임의의 방향으로 모서리를 탐지할 수 있도록 결합된다.

실제 응용프로그램에서는 윤곽탐지가 대부분 국소 필터링 작업으로 수행된다. 윤곽을 탐지한다고 하여 반드시 영상전체를 분할해야 하는 것은 아니다. 탐지된 윤곽은 연속적이 아닐 수도 있으며, 일반적으로 어느 관심대상의 윤곽을 폐쇄시키는 것도 아니다. 반대로 영상 분할기법이 언제나 사전에 영상 탐지과정을 거쳐야만 하는 것도 아니다.

6.5.3.5 영상분할(image segmentation)

영상분할의 목적은 영상을 구성요소로 분해하고, 그 구성요소를 각각 측정하려는 것이다. 영상분할로 진행되는 측정결과의 질은 분할과정의 질에 전적으로 달려 있다.

영상분할에는 두 가지 접근방법이 있다. 하나는 구성요소내의 강도(intensity) 수치가 동일하다는 가정을 활용하는 방법이다. 또, 한 가지는 구성요소 사이의 경계선을 찾아내어 영상내의 구성요소가 동일하지 않은 속성을 활용하는 방법이다.

① 막대그래프 분할(histogram segmentation)

가장 간단한 절차로는 강도 수치를 막대그래프로 분석하면 된다. 영상이 배경은 어둡고 대상은 밝게 구성되어 있다면 명암표 수준의 막대그래프는 두 가지 극대점(대상의 점에서 산출된 극대점, 배경의 점에서 산출된 극대점)을 나타낼 것이다.

대상과 배경이 두드러지게 대비되면 막대그래프내의 두 극대점은 잘 분리되므로 강도의 임계치(threshold value) T가 두 극대점을 분리시키고 있음을 알 수 있다. 원래 영상에서 명암표의 수치가 모드 T보다 크면 수치 1로 대체하고, 수치가 T보다 작거나 같으면 수치 0으로 대체한다. 그렇게 되면 대상내의 점들을 수치 1로 나타낸 이진(binary) 이미지가 산출된다. 영상이 구성 요소 둘 이상으로 되어 있으면 막대그래프는 복수 극대점을 나타내므로 복수역치법(multiple thresholding)으로 분할이 이루어질 것이다(threshol-ding - 흑색으로 표현되는 정보에서 회색성분을 줄여가는 작업).

② 영역점증법(region growing)

영역점증법 역시 지역내의 동질성을 활용한다. 이 과정은 이미지내에서 시드 점(seed point)을 하나 또는 그 이상 선택함으로써 시작하는데, 시드 점의 수는 감지된 지역수와 같아야 한다.

그 다음으로 픽셀 사이의 유사성에 관한 기준을 마련한다. 가장 간단한 형태는 픽셀 명암값(grey values)에 기반을 둔 기준이다. 예를 들어 명암값 사이의 차이에 대한 절대치가 주어진 역치(임계값)보다 작으면 두 픽셀은 유사하다고 한다.

이어서 시드 점을 둘러싸고 있는 점을 모두 검사하면 구역증과 과정이 시작된다. 어떤 점이 시드 점과 충분할 만큼 유사하면 시드 점 지역으로 할당된다. 이미 지역에 할당된 점주위의 점들을 모두 검사하면 각 지역에서 처리가 진행되어 영상내의 점이 모두 할당될 때까지 계속된다.

③ 그레디언트 방법

세 번째 영상분할방법은 영상 내의 불연속성에 기반을 두고 있다. 이 접근방법에 앞서 보통 gradient 작업(윤곽 탐지)을 약간 진행한다. 윤곽 연결절차를 밟아 경계선이 만족스러울 정도로 연결되도록 해야 한다.

6.5.3.6 영상에서의 측정(measurements of in images)

영상이 분할되면 고립된 대상을 측정할 수 있다. 측정할 특징에 따라 여러 가지 그룹으로 구분할 수 있다.

㉠ 기학학적 특징 : 지역, 둘레, 형태 등 대상의 속성을 기술한다.

㉡ 강도(intensity) 특징 : 평균값, 표준편차, 차수가 더 높은 moment 등 grey scale 수준의 분포를 기술한다.

㉢ 색깔특징 : 대상의 색깔이나 대상내 색깔의 분포를 객관적으로 기술한다. 이런 특징을 측정함으로써 분명히 영상을 복수로 검사할 수 있다. 또 여러 가지 색깔이 나타난 데에서 픽셀의 grey values라는 함수관계를 활용함으로써 픽셀의 색깔을 정량화하여 기술할 수도 있다.

㉣ 조직 texture 특징 : 영상의 미세구조를 기술한다. 이것으로 작은 간격에 걸쳐 있는 grey values의 변화를 정량화할 수 있다. 대상의 grey values 유형이 반복되는 특징이 있으면 조직특성을 사용하여 그 유형을 기술한다.

6.5.3.7 영상압축(image compression)

영상압축기법(image compression technique)을 이용하면 저장공간을 줄일 수 있으며, 영상 전송을 효율적으로 할 수 있다. 영상 압축 후, 압축풀기 기법을 적용하면 원래 영상이 정확하게 나타나거나 거의 정확하게 재구성되어 나타나야 한다. 영상을 가능한 정확하게 재구성할 수 있어야 한다는 조건이 있으므로 공간해상도 또는 강도해상도(intensity resolution)를 감소시키는 것과 같이 불필요한 접근방법을 사용할 수 없다. 그런 작업을 하면 원본영상을 회복시킬 수 없기 때문이다.

압축기법의 예로, 실행길이 코드화(run length coding)를 살펴본다. 이 기법에서는 동질성이 더 작건 더 크건 동질부분이 포함된 영상이 많다는 사실을 활용한다. 영상을 한줄한줄 판독하면 그 내용은 쌍으로 이어져(곧 명암도와 픽셀수가) 나타난다. 이 기법으로 저장 요구조건을 감소시킬 수 있는 요인은 평균 실행 길이에 달려 있다. 이 기법은 작업

순서를 역으로 하면 이미지가 정확하게 재구성되기 때문에 손실 없는(loss-less)기법이다. 또 한 가지 손실 없는 압축기법은 일반적으로 연속적인 픽셀 사이의 grey levels이 grey levels 그 자체보다 차이가 작으므로 그 차이가 나는 부분은 더 작은 비트수로 저장할 수 있다는 사실을 활용한다. 압축을 해제한 영상이 원본보다 조금 저하되더라도 괜찮다면 데이터손실이 있는 압축기법을 사용할 수도 있다. 병원네트워크나 www(world wide web)과 같이 이미지를 전송할 컴퓨터 네트워크수가 증가한다면 압축기법은 영상처리 방법에서 중요한 위치를 차지하게 될 것이다. 방사선영상이나 기타 의료영상을 압축하는 표준은 DICOM(digital imaging and communication in medicine)표준이다.

6.5.3.8 영상 등록(image registration)

영상을 두 가지 이상 상대 비교해야 할 필요가 있다. 유용하게 비교하려면 영상을 결합시켜야 한다. 이를 위해서는 translastion, rotation, scaling, stretching이 한 영상에서 수행되어야 한다. 이러한 과정을 영상등록이라고 한다. 때로는 이 작업의 매개 변수를 이미지내에 있는 특정표시점(기준표시점, fiducial marks)의 도움을 받아 발견할 수 있다. 그런 점을 활용할 수 없으면 상관(correlation)기법을 사용하여 최상의 변환방법을 찾아내야 한다. 그렇지만 될 수 있는 대로 기준표시점을 사용한다. 왜냐하면 상관기법은 잡음에 민감하기 때문이다.

6.5.3.9 영상 편집과 가시화

컴퓨터를 쓰면 화면 일부를 잘라 낸다든가, 이것을 다른 영상에 삽입시킨다든가 등 여러 방법으로 영상을 재편집할 수 있다. 그리고 디지털 단층상을 편집하여 3차원 영상으로 표시할 수 있다. 또 염색체의 현미경사진을 처리하여 크기 순으로 나열하게 하는 염색체상(idogram)의 자동해석도 이루어지고 있다.

X선 CT. MRI, PET 등으로 2차원 횡단면을 3차원으로 재구성할 수 있게 됨에 따라 가시화기법에 대한 연구가 활발하게 진행되고 있다. 가시화(visualization)란 그래픽 모니터의 2차원 평면상에 3차원 구조를 만드는 기술이다. 실시간(real time)내에 한층 한층 벗겨 내거나 회전시킬 수 있는 3차원 구조를 나타내기는 어려운 일이 아니 되었다. 이런 정교한 방법에 매우 빠른 컴퓨터 장비를 사용해야 함은 말할 나위도 없다.

6.5.3.10 영상보관(picture archiving)

영상 보관이 영상처리의 목적은 아니더라도 점점 중요해지고 있다. 특히 방사선분야에서는 더욱 그렇다. 이제는 방사선 영상장비가 영상을 디지털형태로 산출하기 때문에 사진에 의존하는 아날로그방식은 사라지게 될 것이다. 이러한 디지털 환경에서는 디지털 이미지를 대량으로 저장해야 하는 문제가 뒤따른다. 그러므로 PACS(picture archiving and communication system)가 개발되었다. 영상은 대량으로 저장되어야 하고, 쉽고 신속하게 검색할 수 있어야 한다. 이것은 영상 보관에 영상 압축기법을 사용해야 한다는 점을 알 수 있게 해준다.

6.5.4 PACS

PACS(picture archiving and communications system)란 디지털 의료영상 관리 및 전송 시스템을 말한다. 즉, 의료영상(특히 방사선 진단영상)을 디지털 형태로 획득(acquisition)한 후, 네트워크를 통하여 전송하고, X선 필름 보관 대신에 디지털 정보 형태로 의료영상을 저장하며, 임상의사들이 모니터 등의 영상조회 장치에 나타난 영상을 이용하여 환자를 진료하는 시스템이다. PACS의 목표는 필름없는(filmless) 병원시스템을 구축하는 것이다.

6.5.4.1 PACS 구축

PACS를 신뢰성(reliability)있고 무장애(fault-tolerant) 시스템으로 구축하려면, 방사선부서의 업무와 병원 환경에 대한 완전한 이해를 바탕으로 한 종합 시스템 접근 방식(total systems approach)이 필요하다.

PACS를 효과적으로 구축하기 위해서는 첫째, 임상적으로 수용 가능한 우수한 기술을 도입하고 유지하여야 하며, 둘째, DICOM 표준 방식을 따라야 하며, 셋째, filmless systems을 cost effective로 만들고 유지하여야 하고, 넷째, 병원 정보 시스템의 기대에 부응하는 성능을 제공하여야 한다. 이렇게 되었을 때, 장차 PACS는 기존의 필름 중심의 방사선과 운영보다 비용을 절감하고 영상 관리 업무를 향상시키며 궁극적으로 환자 진료의 질을 향상시킬 수 있다.

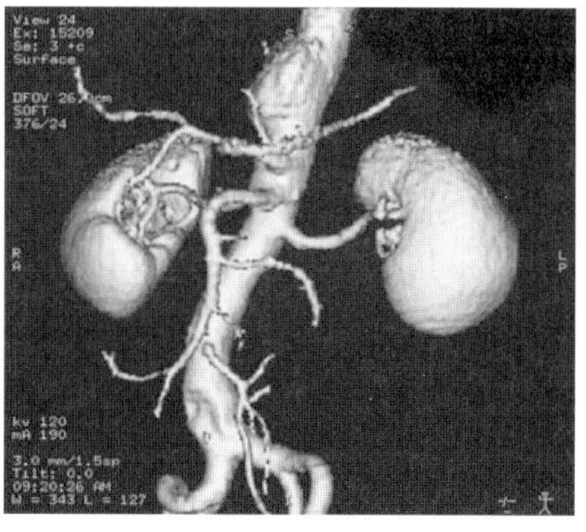

그림 6-32. 3차원 영상

PACS를 구현하기 위해서는 영상 표시 및 처리(image display and processing), 정보 통신 및 네트워킹(data communications and networking), 데이터베이스(database), 정보관리(information management), 사용자 인터페이스(user interface), 정보 저장 관리(data storage/archive management) 등의 기술들이 종합되어야 한다.

PACS와 거의 유사한 개념이지만 PACS보다는 다소 넓은 의미로 사용되는 용어로 MDIS(medical diagnostic imaging support), IMAC(image management and communication), DINS(digital imaging network system), TDRS(total digital radiology service), IDIS(integrated digital imaging system) 등이 있다. 이들은 디지털 영상 장치에 근거한 통합적이고 전병원에 적용되는 방사선과 업무를 의미한다. 몇 가지 특수한 경우를 제외하고는 기존의 전통적인 X선 필름을 사용하지 않는 시스템이다. 병원 정보시스템(hospital information system, HIS) 이나 방사선과 정보시스템(radiology information system, RIS)과 디지털영상 시스템(PACS)을 연결하여, 영상 정보에 문자로 된 환자의 임상 정보를 추가하는 포괄적인 병원 정보시스템을 의미한다.

6.5.4.2 PACS의 구성

PACS는 크게 소프트웨어와 하드웨어로 구성된다. 하드웨어는 서버, 네트워크, 저장장치, 터미널 스테이션(terminal station), 특수 모니터 등으로 이루어진다. 소프트웨어는 영상을 획득, 압축, 분배하는 서버 프로그램과 터미널에서 영상을 조회하는 viewing software 그리고 영상의 index정보와 검사 및 환자관련정보를 관리하는 데이터베이스 엔진(database engine) 등이 있다.

시스템적인 면에서 PACS는 영상 획득부(image acquisition system), 데이터베이스를 포함한 영상 저장부(database and storage/archive devices), 영상 조회 및 출력부(display and output) 및 이들을 연결시켜 주는 통신망(network and communications) 등의 하부 시스템으로 구성된다.

6.5.4.3 DICOM

DICOM(digital imaging and communications in medicine)은 의료영상을 서로 간에 주고받을 수 있도록 고안된 영상 정보 및 통신의 표준이다. ACR-NEMA(america college of radiology, national electrical manufacturers association)에서 고안된 표준이 네트워크 시대를 거치며 DICOM3.0으로 발전하였다. 현재는 의료영상전송의 확고한 표준으로 자리 잡았다. 따라서 의료영상에서는 DICOM을 지원하는 통신프로토콜을 준수하여야 한다.

DICOM은 정지된 표준안이 아니고 기술발달과 함께 계속 빠르게 진화하는 프로토콜이다. DICOM 표준안은 상당히 복잡하다. 그중 DICOM storage, DICOM query/retrieve,

DICOM print, DICOM worklist, DICOM JPEG compression, DICOM CD-R, structured reporting 등이 중요한 개념이다.

앞으로는 의학과 관련한 모든 영상들이 DICOM 표준을 따르게 될 것이다. 그러므로 PACS와 teleradiology는 물론이고 CT, MR 등의 의료장비 및 프린터 등을 구매할 경우에도 반드시 DICOM conformance statement를 요구하고 전문가에게 판단을 의뢰한 후 구매를 결정할 필요가 있다. 특히 일부 의료영상관리 프로그램을 제조 판매하는 업체들이 DICOM을 지원하지 않는 경우가 있으므로, 시스템 구매시 주의를 하여야 한다.

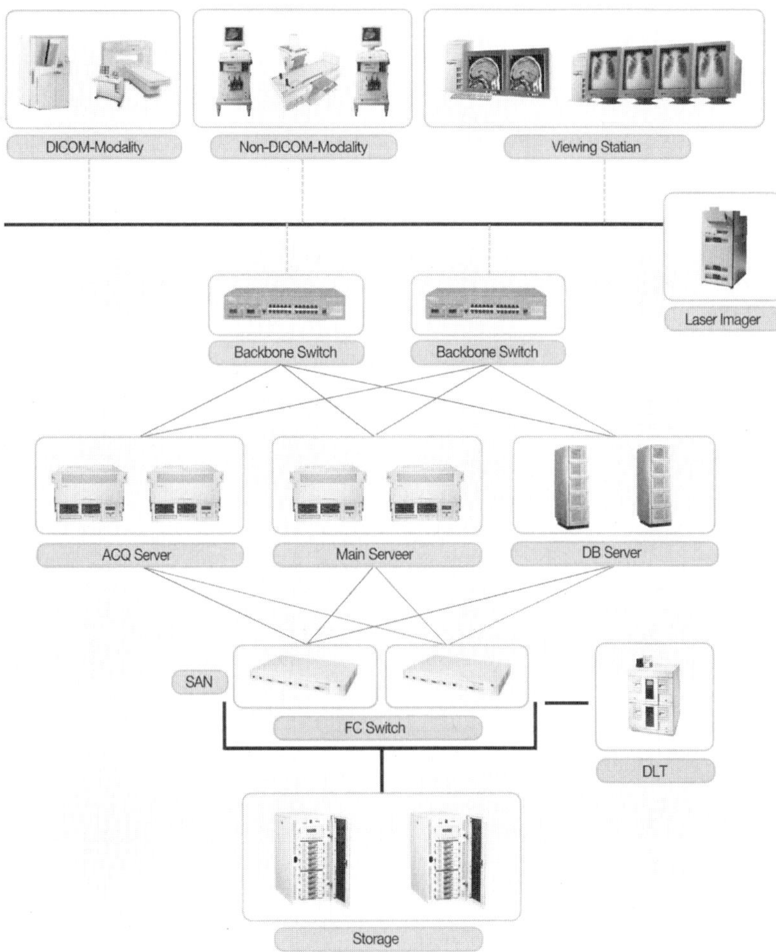

그림 6-33. PACS

6.5.5 패턴인식

컴퓨터에 의한 패턴인식을 자동 세포진 장치를 예로 들어 설명한다. 세포진(cytodiagnosis of cancer)은 자궁경부암 등의 조기발견 목적으로 시행된다. 특히 암연령 30~40세 이상의 여성은 적어도 년 2회 정도 정기적으로 시행하는 것이 바람직하다. 이와 같은 정기검진을 위해서는 방대한 표본수를 처리하여야 한다.

이를 컴퓨터로 자동화함으로서 대량의 표본을 단시간에 처리하는 장치들이 개발되고 있다. 그중 하나가 CYBEST(Cyto-Biological Electric Screener : Toshiba)이다. 이것으로 자궁경부세포진의 screening이 시행되고 있다. 한장의 표본을 평균 6분이내에서 연속 50매 까지 자동적으로 처리 할 수 있다. 이것은 normal(정상), suspicious(정밀검사 요), reject (조건부적합의 경우, 재검사 요) 중에서 어느 하나의 답이 나오는 짜임으로 되어 있다.

생체세포가 암인가 아닌가는 병리학자에 의하여 다음의 직접소견에 기초하여 판정되고 있다. 즉 ⓐ 세포 용적의 증대(특히 핵의 증대), ⓑ 핵/세포질 비의 상승, ⓒ 세포질(cytoplasm)의 이염색성, ⓓ 핵염색질(chromatin)의 증량과 거칠고 큰 과립상 응집화, ⓔ 핵막의 비후와 윤곽의 불규칙성, ⓕ 핵소체의 비대와 핵소체 수의 증가, ⓖ 거대다핵 및 거대다핵 핵의 형성, ⓗ 유사 및 이형 핵분열상의 출현 등이다. 또 이에 더하여 여러가지 간접적 소견도 고려되어 이형도(異型度)가 판정된다.

papanicolau의 PAP로 염색된 1000매 이상의 표본을 써서 수명의 전문가로 하여금 자궁경부세포상을 class Ⅰ(정상), class Ⅱ(경도 이상), class Ⅲ_a(이형, 아마도 양성), class Ⅲ_b(이형, 악성에 가깝다), class Ⅳ(악성 의심이 농후), class Ⅴ(악성)로 미리 분류하여 둔다. 컴퓨터에는 ⓐ핵 염색성, ⓑ핵 면적, ⓒ세포질량, ⓓ핵/세포질(N/C) 비, ⓔ핵 형상의 다섯 가지 특징을 묘출할 수 있도록 설정하여, 이것을 식별 판정의 기준으로 프로그래밍한다.

그림 6-34는 자동세포진장치 CYBEST의 구성도이고, 그림 6-35는 세포진의 flow-chart이다. 장치에 50매의 표본을 수납하면 차례로 1매씩 장치에 들여보내져 자동으로 초점이 맞추어진 후 스캐너에 의하여 영상이 디지털화된다. 이 장치에서 스캔 면적은 40×20mm, 해상도는 스캔 밀도에 따라 4㎛/pixel이나 1㎛/pixel로 되게 설계되었다. 영상처리를 한 다음, 세포·핵 영상의 검출과 이어서 다섯가지 요소의 측정과 특징묘출이 행해지고 이에 근거하여 normal, suspicious, reject 판정이 출력된다. 통계에 의하면 이 검사를 받고 음성으로 판정된 사람 중에서 양성은 0.1~0.3% 정도로, screening 전단계인 pre- screening으로서는 충분히 실용적이라고 보고되고 있다.

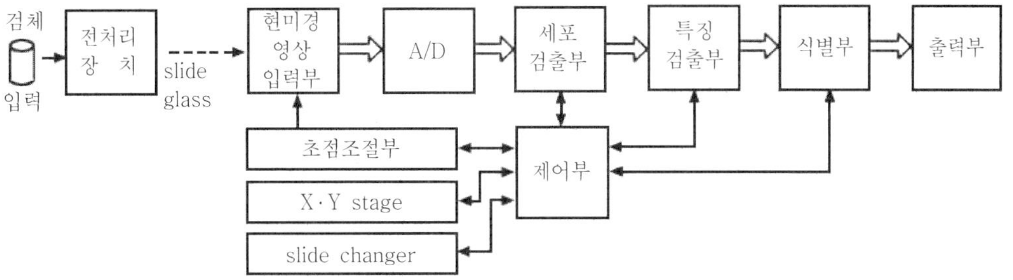

그림 6-34. 자동세포진단장치의 구성

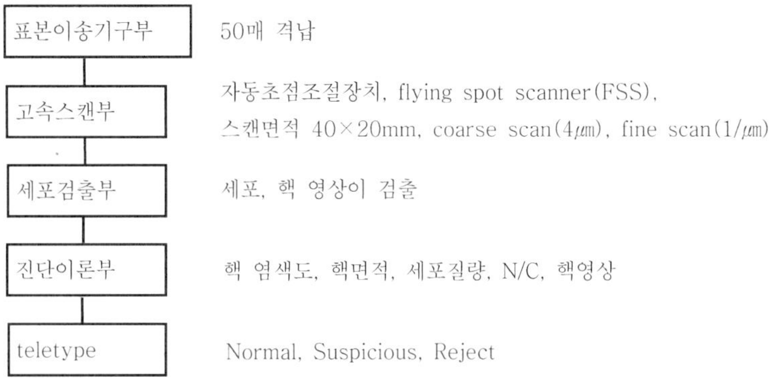

그림 6-35. 자동세포진단장치의 flowchart

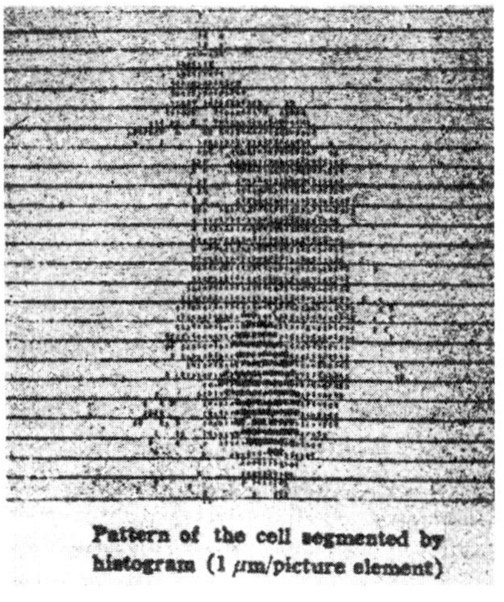

그림 6-36. 세포의 패턴 처리도형

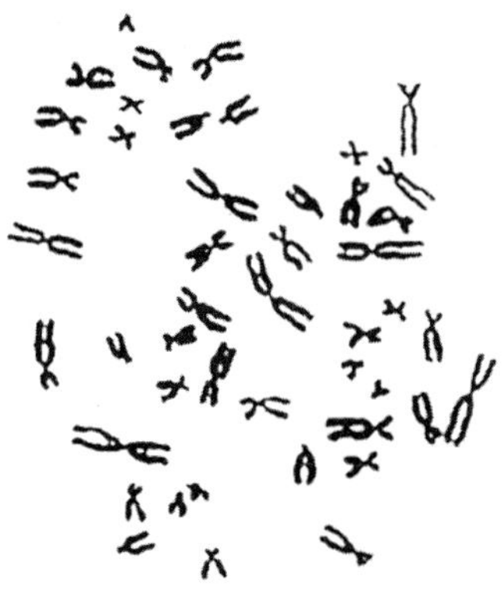

(a) 염색체의 현미경상

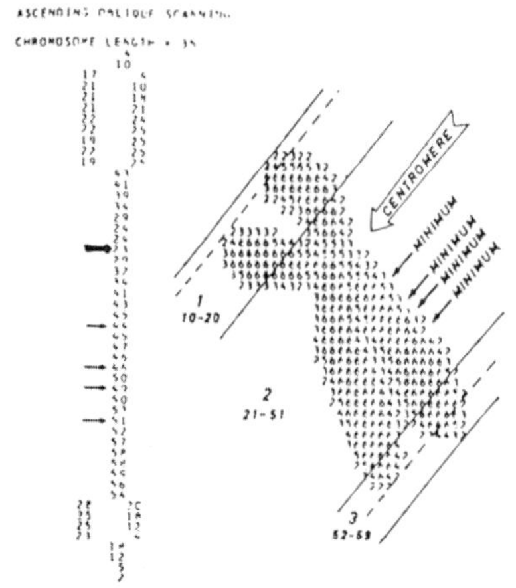

(b) 컴퓨터에 의한 염색체 계측과 패턴인식

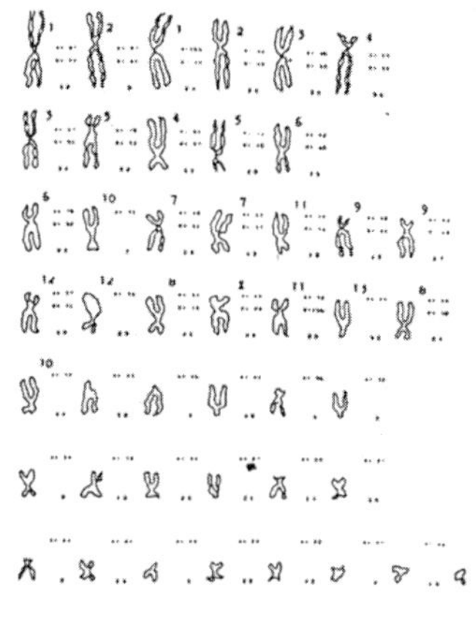

(c) 염색체의 배열

그림 6-37. 컴퓨터에 의한 염색체상의 해석

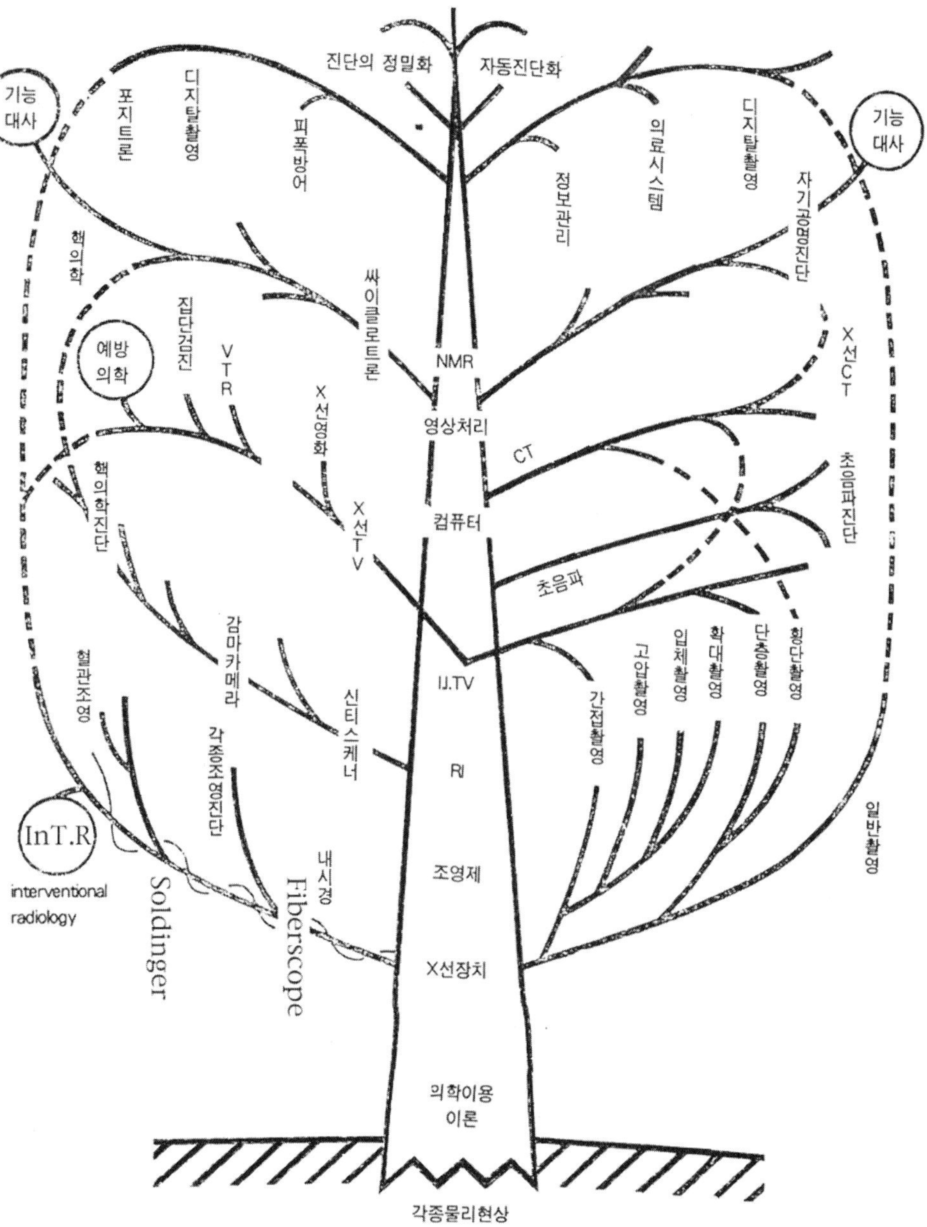

그림 6-37. 영상진단의 발전

제7장 의료에서 초음파의 이용

아기들의 새근새근 잠자는 소리로부터 고요한 들판의 풀벌레 소리, 싱그런 해변의 파도 소리, 산들바람 소리, 낙엽 밟는 소리, 사람들이 싸우는 고함소리, 개 짖는 소리, 자동차 경적 같은 갖가지 기계들의 소음까지 우리를 둘러싸고 있는 세계는 소리로 가득 차있다. 이와 같은 소리의 세계에서 동물들은 어떤 방법으로든 소리를 느끼고 또한 소리를 내면서 살아가고 있다. 이러한 기능을 갖는다는 것은 각 동물이 생존하는데 필요 불가결한 조건의 하나일 것이다.

그런데 동물들이 느낄 수 없는 소리도 많다. 들리는 소리와 들리지 않는 소리의 구분은 서로 간에 경계가 분명하지 않고, 동물들은 제각기 자기의 방식으로 소리를 듣는다. 사람이 귀로 들을 수 있는 소리는 사람마다 차이가 있지만 대략 20Hz에서 20,000Hz정도의 주파수 범위이다. 이중에서 사람의 귀는 1,000Hz에서 3,000Hz에 걸친 주파수를 가진 소리를 가장 잘 느낀다고 한다. 여기서, 우리는 인간이 들을 수 있는 소리를 기준으로 하여 20Hz 미만의 사람이 들을 수 없는 소리를 초저음파(infrasound)라 부르며, 가청음역 이상의 높은 주파수를 갖는 소리를 초음파(ultrasound)라고 한다.

사람은 들을 수 없어 인간에게 관계없다고 생각되던 이러한 소리들이 오늘날 우리의 생활에 큰 영향을 주고 있다. 초저음파가 사람의 생활에 영향을 미친다는 점이 최근 밝혀졌고, 소음 공해와 함께 들리지 않는 소리의 공해로서 연구 대상이 되어있다. 초음파는 빙산과 충돌로 침몰된 titanic호의 탐색에 시도된 이후, 눈으로 보기 어려운 영역에서의 이용법으로 대두가 되면서 2차대전 중에 잠수함을 탐지하는 sonar(sound navigation and ranging)로서 실용화되었다. 전후에는 sonar 외에도 어군탐지기나 초음파세정기 등의 여러 산업기술이 실용화되었고, 아울러 의학적 이용에 관한 연구가 활발하게 진행되었다. 이후 초음파 이용기술은 눈부시게 발전하여 의료영상진단, 금속탐상, 용접, 절단, 교통관제, 자동차나 투구의 속도 측정 등 현대의 여러 분야에서 널리 응용되고 있다.

이처럼 여러 분야에서 우리에게 들리지 않는 소리들이 적용되고 있다. 그 중에서 여기서는 초음파와 충격파를 가지고 의료에서 이용되고 있는 소리에 대해서 살펴보기로 한다.

7.1 초음파의 물리적인 특성

사람에게 들리는 소리나 들리지 않는 소리나 그 물리학적 본질은 같다. 초음파를 중심으로 그 기본적 특성을 살펴보자. 초음파의 성질을 알고 적절히 이용하여야 초음파 의료의 질을 높일 수 있기 때문이다. 표 7-1은 의료에서 이용되고 있는 초음파 기술의 종류를 나타낸 것이다.

표 7-1. 의용 초음파기술의 종류

	응용의 기술적 방법		응용예
진단 계측적 응용	펄스법	반사법 A-mode B-mode C-mode	종양 혈종, 암 등의 진단 자궁내 태아의 계측 등.
		투과법	감쇠량의 변화에 의하여 두부외상의 경과관찰
	연속파	반사법(도플러법)	심장벽운동의 관찰 혈류의 측정
		투과법	초음파 영상
치료적 응용	펄스파	수10㎒	맹인용 보행 보조기(초음파 안경)
	연속파	1㎒ 정도의 약한초음파를 체내에 조사	염좌, 신경통 등의 치료
		1㎒ 중정도의 초음파를 내이에 조사	메니에르(Meniere)병의 치료
		1㎒의 집속 강력초음파를 파괴 국한하여 조사	파킨슨(Parkinson)병, 종양 등의 치료
		수10Hz의 정도의중정도 초음파에 의한투석막의 투과성 촉진	인공 신장
		수10Hz 강력 초음파기계진동에 의한 체내결석의 파괴	방광 결석, 신장 결석의 파괴
기타 응용	연속파	수10㎑~수100Hz강력초음파에 의한 세포막 파괴	박테리아의 독소, 효모의 효소 추출
		수㎑~수100Hz강력초음파에 의한 의료기기의 세정	메스, 주사기 등의 세정

7.1.1 음파

소리는 파(wave)의 특별한 한 형태이다. 음파는 전파하는데 있어서 양적인 변화를 가지고 있다. 이것을 음향 변수(acoustic variables)라 부른다. 이들 음향변수에는 음압

(pressure), 밀도(density), 온도(temperature) 및 입자운동(particle motion) 등이 있다. 즉, 음파는 음향변수의 전파변동(trevelling variation)이다.

음파는 전파하는데 매질을 필요로 한다. 진공 중에서는 통과되지 못한다. 음파는 기계적(mechanical) 종파(longitudinal wave, 소밀파, 압축파)로서, 다른 파처럼 음파도 몇가지 파라미터에 의하여 표현된다. 주파수(frequency), 주기(period), 파장(wavelength), 전파속도(propagation speed), 진폭(amplitude), 강도(intensity) 등이다. 주파수, 주기, 진폭, 강도는 음원(sound source)에 따라 결정된다. 전파 속도는 매질에 따라 정해지며, 파장은 음원과 매질의 쌍방에 따라 결정된다.

7.1.2 전파속도

전파속도는 파가 매체를 통과하는 속도(speed)이다. 전파속도는 음향변수가 이동할 때의 특별한 값으로, 주파수와 파장의 곱과 같다.

$$전파속도(m/s) = 주파수(Hz) \times 파장(m) \qquad (7.1)$$

전파속도는 매체의 밀도(density)와 경도(stiffness, hardness)에 따라 결정된다. 밀도는 매질의 농도이다. 경도는 물질의 압력에 대한 저항이다. 경도가 증가하면 전파속도가 빨라진다. 또 밀도가 감소하면 전파속도가 빨라진다. 한 예로서 놋쇠 (brass)의 밀도는 알루미늄의 3배인데도, 전파속도는 알루미늄보다 느리다. 일반적으로 전파속도는 가스체에서 느리고, 액체에서는 가스체보다 빠르며, 고체에서 가장 빠르다. 이러한 증가는 밀도의 증가 때문에 일어나는 것이 아니라 경도의 증가 때문에 일어난다. 이는 경도차가 밀도차보다 크기 때문이다.

각 매질과 인체 조직에서 소리의 전파속도는 표 7-2와 같다. 초음파를 생체내에 발사하여 그 반사파를 수신하기까지의 시간을 측정해서, 전파속도와의 관계를 가지고 생체내 조직의 깊이를 추정할 수 있다.

7.1.3 음향 임피던스

소리는 매질이 없으면 전달이 안 되고 그 매질의 상태에 따라서 음속이 변화된다. 음속은 이와 같이 물질의 성질에 지배되고 있기 때문에, 매질의 밀도 ρ와 매질 중에서 음속 C와의 곱 ρC을 생각하면 소리의 전파특성을 이해하기가 쉽다. 음향공학에서는 이것을 음향 임피던스(acoustic characteristic impedance)라고 하고, 소리에 대한 매질의 전파특성을 나타내는 지표로 사용한다.

표 7-2. 매질별 소리의 속도

매 질	음속(m/sec)	매 질	음속(m/sec)
공기(20℃)	340	지방	1,450
물(20℃)	1,480	연부조직(평균)	1,540
폴리에틸렌(20℃)	1,900	간	1,549
아크릴	2,730	혈액	1,570
철	5,180	근육(평균)	1,590
알루미늄	6,260	두개골	4,080

7.1.4 소리의 지향성

소리는 주파수가 높으면 높을수록 더욱더 지향성(방향성)을 가진다. 예를 들어 Hi-Fi speaker system에서 높은 음(treble note)은 스피커 앞에서 가장 명확하게 들리는 반면에 낮은 음(base note)은 방안 어느 곳에서든지 골고루 들린다. 즉, 주파수가 낮은 소리는 퍼져나가고 주파수가 높은 음은 지향성이 크다. 그러나 소리의 경우에는 전자파와는 달리 주파수가 높을수록 에너지는 작고 주파수가 낮은 음일수록 에너지는 크다.

초음파는 진동자(초음파 발생원)의 직경을 수cm 이내로 하면 균질한 매질 내를 그다지 확산되지 않고 빔상으로 직진한다. 이것을 초음파의 직진성 또는 지향성 전파(straight or directional transmission)라 한다.

초음파 빔은 일정거리까지는 직진성으로 발생원에 평행한 형상으로 진행하나 그 이후는 급속히 넓게 확산한다. 이 평행한 빔의 범위를 근거리 음장(near field 또는 fresnel zone)이라 하며, 확산하기 시작하는 부분을 원거리 음장(far field 또는 franhofer zone)이라고 부른다. 검사하고자 하는 부분이 근거리 음장 내에 있을 때가 가장 좋은 상태가 된다. 근거리 음장의 길이는 사용주파수에 반비례하며 진동자의 크기에 비례한다.

7.1.5 소리의 감쇠

소리는 음원으로부터의 거리가 증가함에 따라서 점점 약해진다. 전파거리를 길게 하기 위해서는 전달하고자 하는 방향으로 농축하여야 한다. 우리가 멀리 있는 상대에게 소리가 잘 전달되도록 입가에 손나팔을 만들거나 메가폰을 이용하는 것은 좋은 예이다.

소리가 약해지는 것은 음파가 점차로 에너지를 잃어가기 때문이다. 이것은 매질에서 소리의 흡수가 이루어지는 것으로 음의 감쇠(attenuation)라고 한다. 음의 감쇠 단위로 데시벨(dB)을 사용하고 있으며, 음파가 매질을 통과할 때 단위길이당 음의 감쇠단위는 dB/cm로 표시한다.

소리의 흡수 정도는 매질의 질에 따라 달라진다. 솜이나 고무같은 점성이 높은 매질은 소리의 흡수가 크다. 흡수는 주파수에도 크게 의존한다. 소리의 주파수가 클수록 흡수 정도도 그만큼 커진다. 이의 좋은 예로서 거리 축제 때 악대의 행진을 들 수 있다. 처음에 플룻과 클라리넷의 고음이 사라지고, 뒤이어 알토 악기의 중간음이 사라진다. 그리고 악대가 멀리 사라지고 난 뒤에는 가장 낮은 큰 북소리밖에 들리지 않게 된다.

초음파도 이 원칙을 따른다. 감쇠는 주파수에 비례하므로 연부조직내에서 1MHz 주파수로서 감쇠계수가 주어진다면 2MHz는 2배, 5MHz에서는 5배가 될 것이다. 초음파 영상진단에서는 주파수가 증가함에 따라 공간 분해능(spatial resolution)은 향상되는 반면에 감쇠가 커지므로, 피부에 가까운 조직이나 장기를 검사하기 위해서는 높은 주파수의 초음파를 사용하는 것이 효과적이다.

7.1.6 소리의 반사와 굴절

소리는 매질이 다른 경계면에서 반사(reflection)하고 투과할 때에는 굴절(refraction)한다. 두개 매질의 경계면에서 반사나 굴절은 음향 임피던스 ρC값에 의해 결정되며 그 차가 클수록 반사율도 커진다. 오늘날 인체 각 조직의 음향 임피던스는 정밀하게 측정되어 있다. 표 7-3은 인체내의 여러 조직과 초음파 프로브 재질의 음향 임피던스이다.

표 7-3. 물질의 음향 임피던스

물 질	음향 임피던스 (rayls = g/cm^{2}sec × 10^{-5})
공기(20℃)	0.0004
지방	1.38
물(20℃)	1.48
뇌	1.58
혈액	1.61
신장	1.62
간	1.65
연부조직	1.70
두개골	7.80
알루미늄	18.0
PZT-4	30.0
강철	40.0

예를 들면, 생체에서 공기와 연부조직 간 음향 임피던스의 차가 크기 때문에 연부조직-공기의 경계 면에서 실질적으로 초음파가 전부 반사된다. 그러므로 생체에 초음파를 입사할 때에는 임피던스 차를 줄이기 위해 진동자를 대는 피부위에 접촉 매질(coupling medium)인 광물성 기름(mineral oil)이나 전용의 젤리(jelly)를 사용하는 것이 필요하다. 또, 복강내 장기의 초음파검사를 할 때에는 미리 관장하여 장내 가스를 배출하여 둔다.

7.1.7 도플러 효과

움직이고 있는 물체에 음파를 보내면 반사된 음파의 주파수는 그 물체의 속도에 비례하여 변화한다. 이때 그 물체가 음원에 가까워지는 방향으로 운동하면 반사음 주파수는 입사음보다 높아지고 반대로 물체가 멀어질 때는 낮아진다. 이러한 현상이 도플러 효과(doppler effect)이며, 반사음 주파수에서 입사음 주파수를 뺀 값을 도플러 시프트(doppler shift)라 한다.

이 원리를 이용하면 생체 내에서 운동하는 장기, 예를 들어 심장이나 심장판막, 혈관 등의 운동 상황을 관측할 수 있다. 그러나 실제 임상 응용에 대해서는 태아 도플러 법을 제외하고는 대부분이 혈류 정보 검출에 이용되고 있다.

7.2 초음파의 발생

공기중의 모든 물체의 움직임은 소리를 발생시킨다. 즉 소리를 만들기 위해서는 물체가 진동하여야 한다. 초음파를 발생시키기 위해서 초음파 진동소자 즉 트랜스듀서(ultrasonic transducer)가 쓰인다. 초음파를 발생시키는 진동소자는 전기적 에너지를 음파로 변환시키고(발신), 반사음을 받아 다시 전기적 에너지로 전환시키는(수신) 역할을 동시에 수행할 수 있다.

7.2.1 압전효과 및 자왜효과

1880년 프랑스 물리학자 Pierre Curie와 Jacques Curie 형제는 수정과 같은 어떤 종류의 결정체를 압축하거나 늘였을 때 결정의 양면에 전하가 생기는 현상을 발견하였다. 이와 같은 현상을 압전효과(piezoelectric effect)라 한다. 이러한 압전효과를 보이는 결정에 압력을 가했을 때 전압이 발생되고, 반대로 이들 물질에 전압이 가해지면 체적변화를 일으킨다. 의학적으로 사용되는 대부분의 초음파의 발생 소자는 압전효과를 이용하고 있다.

초음파의 발생에 압전효과와 마찬가지로 자왜효과가 이용된다. 자왜효과란, 강자성체가 그 길이 방향으로 자화할 때 길이가 자장 강도에 따라 축소하고 자화를 없애면 원래의 길이로 돌아오는 현상을 말한다. 또 이와 반대로 자화된 막대를 기계적으로 신축시키면 이에 따라 자화도 변화한다.

7.2.2 초음파 진동재료

압전재료로는 수정(quartz), 황산리튬(Li_2SO_4), 티탄산바륨($BaTiO_3$), 지르콘 티탄산 납(lead zirconate titanate, PZT)계 세라믹 등이 있다. 현재는 PZT와 같은 인공세라믹이 주로 쓰이고 있지만, PVF_2(poly vinylidene difluoride)막 등의 압전 유기재료도 사용하게 되었다. 진동 소자의 종류나 형상은 사용목적, 주파수에 따라 다르다. 보다 좋은 압전기 재료를 찾아내려는 연구는 계속되고 있다.

자왜효과가 가장 높은 것은 철과 백금의 합금이지만 값이 비싸므로 실제로는 쓰이지 않고, 니켈, 철, 알루미늄 합금류 등이 사용된다. 자왜식 트랜스듀서는 압전식 트랜스듀서와 비교하면 몇 가지 장점을 지닌다. 자왜식은 변형의 비율이 크고 기계적 강도가 크며 수명이 길다. 온도의 영향도 잘 받지 않는다.

압전식 트랜스듀서와 자왜식 트랜스듀서는 동작 원리와 구조가 매우 다르다. 그러나 이들은 서로 상대의 단점을 보완한다. 압전식 트랜스듀서는 비교적 높은 주파수(10만Hz 이상)의 초음파 진동을 만들거나 받을 필요가 있을 때 쓰인다. 자왜식 트랜스듀서는 비교적 주파수가 낮은 일에 사용된다.

7.2.3 초음파의 발신과 수신

PZT 등과 같은 세라믹(ceramics) 진동 소자에 1~2MHz의 고주파 펄스 발진기를 연결하고 고주파 전압을 가하면 소자는 동일한 주파수로 진동하여 초음파를 발생된다. 초음파의 수신도 역시 진동자를 써서 하고 있다. 진동자에 초음파가 주어지면, 진동자는 이에 응하여 미소한 전기현상이 발생한다. 이것을 증폭하면 전기신호로서 검출된다.

표 7-4. 초음파 진동 소자의 종류

동작원리	진동자 재료	주파수 범위	변환효율
압전효과	수정	0.5~20MHz	10~20%
	황산리튬	1~15MHz	40%
	티탄산바륨	0.3~2MHz	50~60%
	PZT	0.3~2MHz	70%
자왜효과	페라이트	20~100kHz	70~80%
	니켈	20~50kHz	20~50%

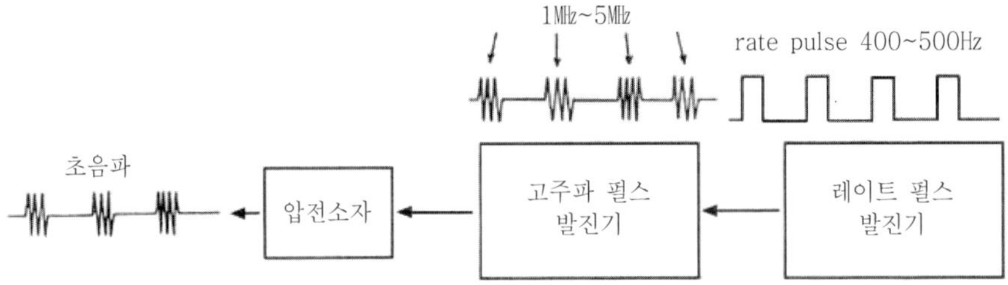

그림 7-1. 초음파 펄스 발사원리

레이트(rate) 발진기로 400~500Hz의 방형파 펄스를 발생하여 게이트(gate)회로로 고주파 펄스 발진기를 트리거(trigger)시키면 1~2MHz의 초음파 진동이 레이트 발진 주파수로 반복하여 발생한다.

의료용 초음파 영상을 얻는 가장 보편적인 방법인 초음파 펄스법(ultrasonic pulse method)은, 발생된 펄스와 펄스 사이의 휴지 시간 내에 생체로부터의 반사된 초음파를 진동자로 차례로 수신한다. 반면, 지속적으로 초음파를 발생시키는 방법을 초음파 연속법(continuous ultrasonic wave method)이라고 한다. 이 방식은 초음파 온열 요법에 주로 사용된다.

7.2.4 초음파 프로브

초음파 프로브(probe)는 다수의 초음파 변환기를 조합한 트랜스듀서 어셈브리(transducer assembly)를 지칭한다. 초음파 진동자를 수십 개 이상 배열하여 플라스틱 케이스에 넣어 제작된다. 초음파 프로브는 검사 부위 및 목적에 따라서 모양과 크기가 다르다. 그림 7-2는 임상적으로 사용되는 다양한 형태의 초음파 프로브를 도시하고 있다.

7.2.4.1 초음파 프로브의 구조

초음파 프로브는 초음파 진동자가 유효하게 작용할 수 있게 구성하여야 한다. 그림 7-3은 초음파 프로브의 기본 구조이다.

초음파 펄스를 효율적으로 발사할 수 있도록 진동자 앞면에는 결합층(matching layers)이 설치되고, 진동자 후면에는 뒤쪽으로 방사되는 초음파를 흡수하기 위한 흡음 물질(damping layer or backing material)이 채워져 있다. 이것은 뒤로 방사된 파가 앞쪽으로 반사되는 것을 억제하여 진동자의 Q-factor를 작게 하기 위해서다. 진동자의 양단에는 전극이 있어 외부 전선 케이블과 연결된다. 초음파 프로브는 matching coil을 통하여 진동자로 전기를 입력하고, 전기 신호를 효율적으로 초음파로 변환하도록 한다.

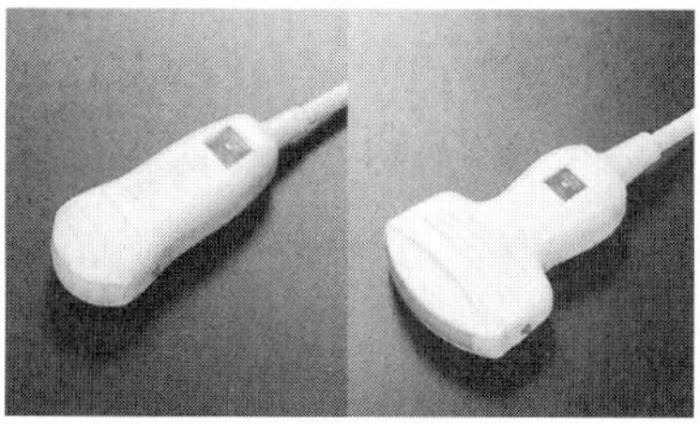

convex probes

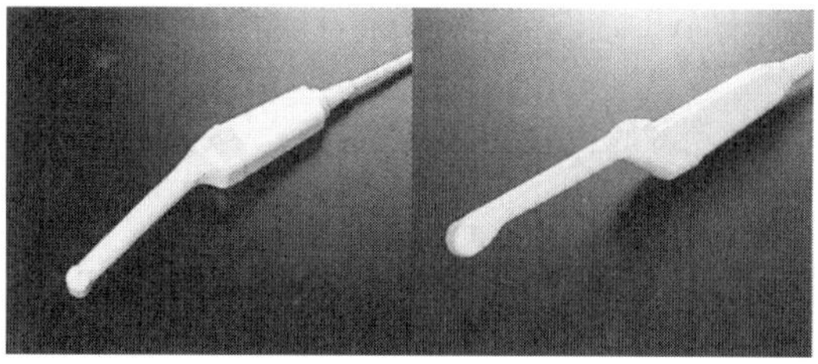

transvaginal probes

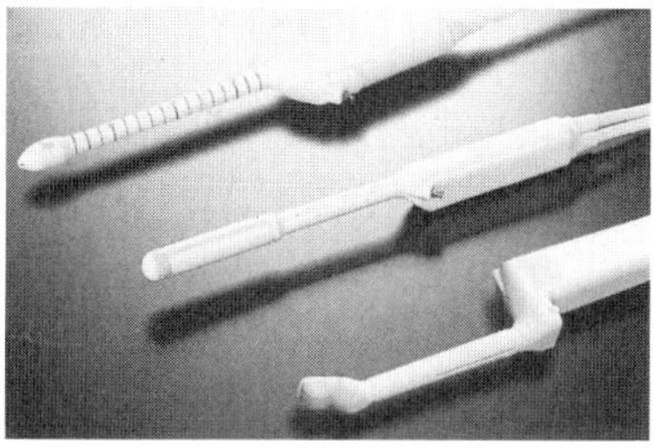

transrectal probes

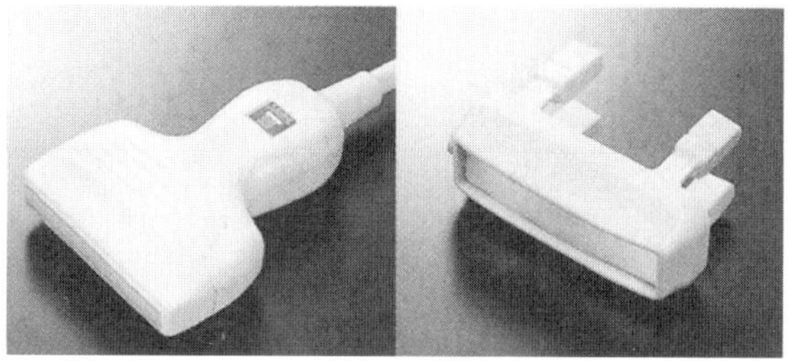

high-frequency linear probe

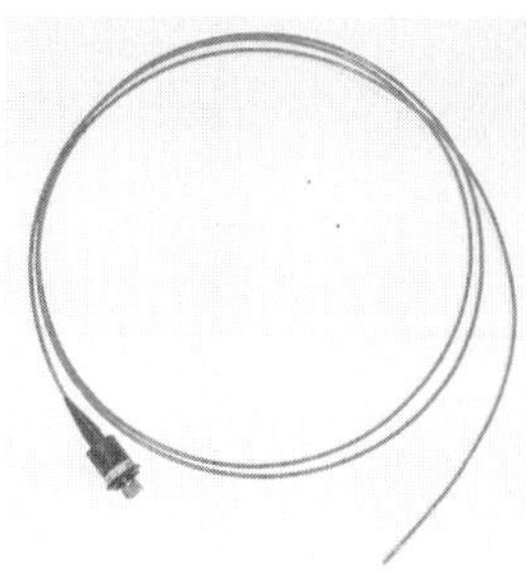

360° radial scan

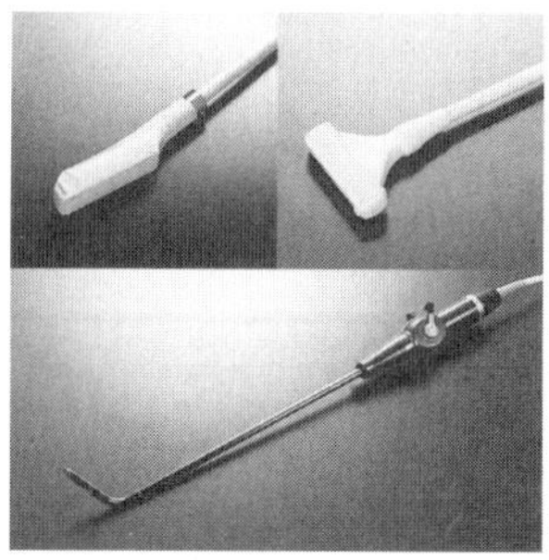

probe for use with endoscope

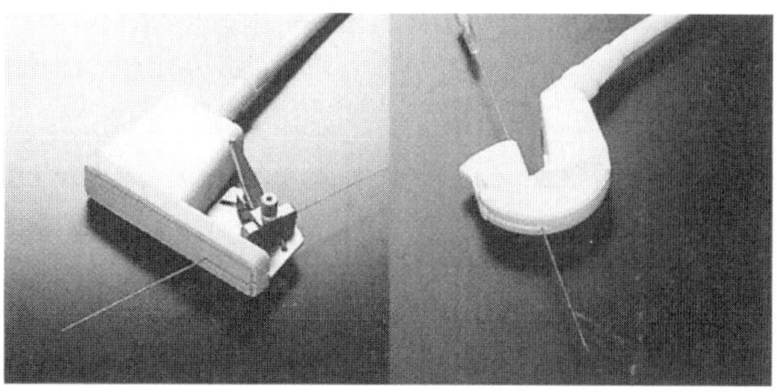

biopsy probes

그림 7-2. 각종 초음파 진단용 프로브

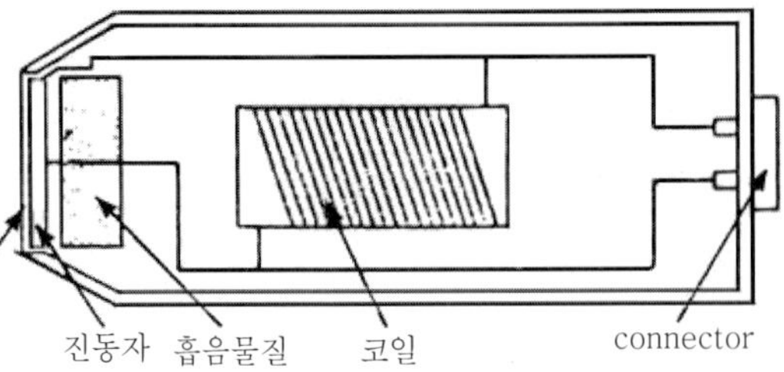

그림 7-3. 초음파 프로브의 구조

7.2.4.2 초음파 프로브의 주파수 선택성

초음파 진동자는 송/수신파 어느 것이나 특정한 주파수 성분만 통과시키는 성질을 가지고 있다. 즉 단일 펄스 파형의 전기 신호가 가해지면 진동자는 그 고유 진동수로 기계적으로 감쇠 진동하여 그 기계적 진동과 거의 같은 파형의 음파가 생체를 향하여 발사된다. 한편, 생체 조직에 입사된 초음파는 반사·산란되어 프로브로 돌아오면 여기서 다시 그 고유 진동수 부근의 주파수 성분만이 강조된 전기 신호로 변환된다(그림7-4).

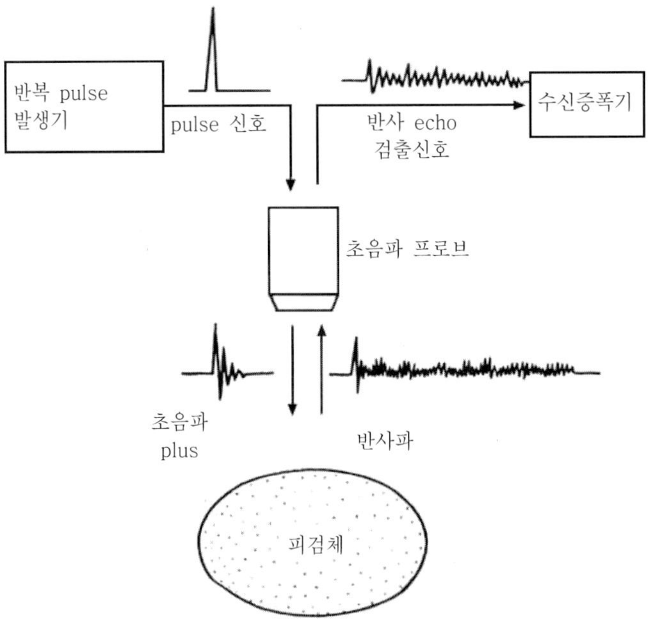

그림 7-4. 초음파 프로브에 있어서 신호의 흐름

프로브가 갖는 주파수 선택성을 나타내는 parameter를 Q-factor라고 한다. Q의 값이 클수록 진동자의 기계적 감쇠 진동의 감쇠 시간이 늦어지고, 그 고유 주파수에 가까운 성분을 보다 강조한다(그림7-5-a). Q는 펄스 입력에 대하여 어느 정도 진동하는가를 나타낸다. 초음파 펄스의 지속 시간은

$$1/\Delta f = 1/f_0 \times Q \tag{7.2}$$

에 비례한다. 초음파 변환기의 Q를 크게 하고 감쇠 시간을 길게 하는 것은 감도를 향상시키는데 기여하지만, 진동이 꼬리를 끌게 되어 공간 분해능을 저하시킨다(그림7-5-b).

7.3 초음파진단

진단용에 쓰이는 초음파는 보통 1MHz~10MHz 정도의 범위이나 3.5MHz~5MHz의 주파수를 가진 초음파 트랜스듀서가 주로 사용된다.

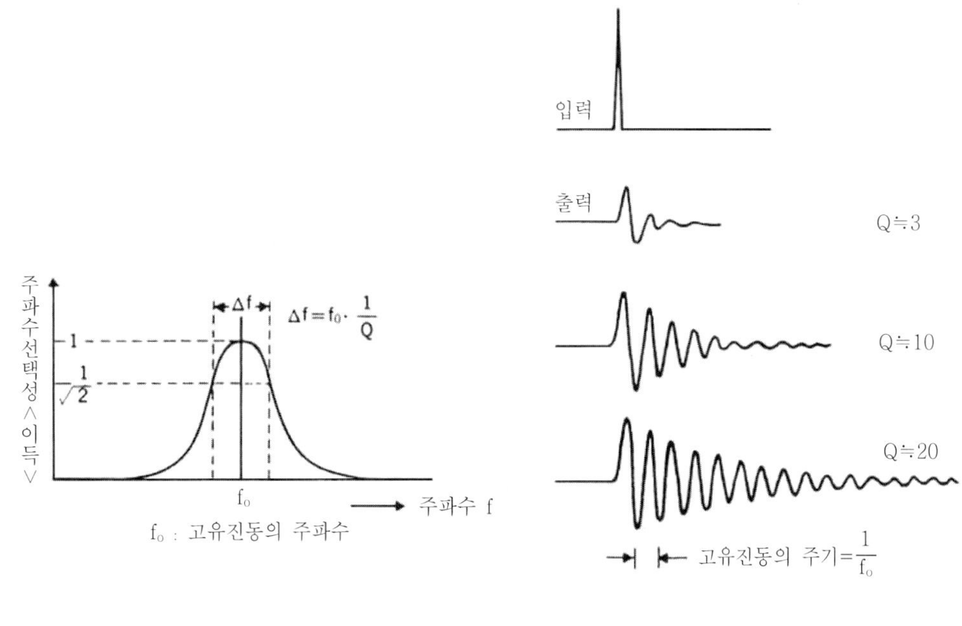

(a) 주파수 선택성과 Q의 정의　　(b) 펄스 입력에 대한 파형의 예

그림 7-5. Q-factor

7.3.1 초음파 진단장치의 구성

진단에 이용되고 있는 초음파 장치에서 초음파의 발생·제어 기전은 목적에 따라 다르다. 그러나 어느 것이건 미약한 전기 신호를 증폭하여 파형 또는 영상 표시를 하는 방법을 취하고 있다. 그림 7-6은 반사파를 이용한 펄스 초음파 진단 장치의 기본 구조이다.

초음파 변환 소자에 전압을 걸어주는 고주파 펄스 발신기는 반복하여 큰 진폭의 펄스를 발생한다. 초음파 펄스를 발생시키는 주기인 반복 주파수는 보통 0.5kHz~2kHz(반복시간 간격은 0.5~2msec) 정도이다. 초음파 프로브 진동자에서 발생된 초음파는 인체 내부로 발사되고 음향 임피던스가 다른 생체 조직의 경계 면에서 반사된다. 되돌아온 반사파는 다시 동일한 초음파 프로브 진동자에 의해 echo 신호로 수신한다. 초음파 프로브에 들어온 반사 echo신호는 50μV~1V 정도로 미약하다. 따라서 이 신호는 수신 증폭기에 유도되어 검파·증폭된다.

수신 회로에 들어온 신호는 반사 시간이나 깊이에 따라 gain controller로 적절히 조절하여 신호대 잡음비(signal to noise ratio)를 향상시키며, 궁극적으로 영상의 질을 좋게 한다. 보통 STC(sensitivity time control, time gain control)이라고 부르는 조절 기능이다. 그리고 어느 레벨 이하의 약한 반사 신호나 잡음은 rejection 회로 포함하는 신호 처리 과정에서 필요한 신호를 증폭하거나 잡음을 제거한다. 처리된 신호로부터, 초음파 프로브의 진동자 위치 신호와 펄스 발사의 timing 신호를 기준 값으로 하여 반사된 초음파 신호에 대한 반사 위치(점)을 구한다. 결과는 표시장치 모니터에서 생체 단층 면상에 대응하는 위치에 대한 반사파 echo 신호의 강도로 표시한다.

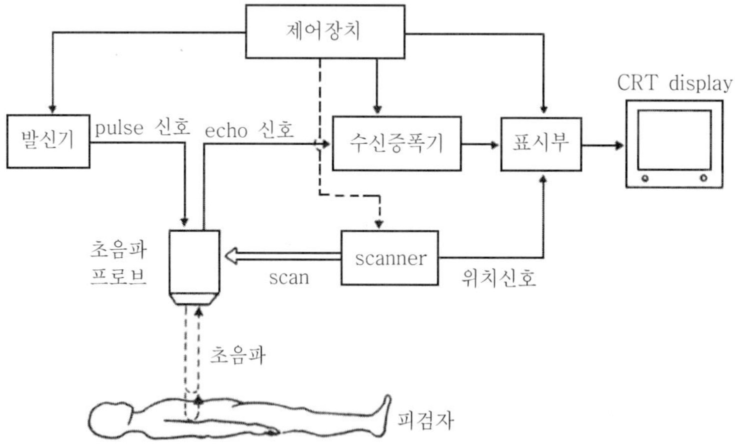

그림 7-6. 초음파진단장치의 기본 구조

7.3.2 초음파 진단방식

초음파 진단에는 생체 조직을 투과한 초음파를 수신하는 방법(transmission mode)과 생체 조직에서 반사된 초음파를 수신하는 방법(reflection mode)이 있다. 반사법에서 반사되어 온 초음파를 echo라 부른다. 일반적으로 프로브는 발신과 수신을 겸할 수 있지만 투과법에서는 발신용과 수신용으로 사용하는 한 쌍의 프로브가 필요하다.

현재 사용되고 있는 펄스법에 의한 초음파 진단 방식은 검사 장기의 위치, 크기, 형태 또는 검사 목적에 따라 초음파 프로브를 움직이는 스캔(scan)방법과 결과 및 영상을 기록하는 방법이 각각 다르다. 방법에 따라 A-mode, B-mode, M-mode 등이 있다.

7.3.2.1 A-mode

브라운관의 시간축(X축)상에 초음파 발사 시간을, 종축(Y축)에 반사파(echo)의 세기를 표시하는 방법이 A-mode이다. A는 amplitude에서 나온 것이다. 이 방법은 초음파가 임상에 쓰인 초기에 이용되었던 수기로 현재는 별로 이용되고 있지 않고 있다. 그림 7-7은 A scope장치와 그 프로브이다. 그림 7-8에 A-mode의 원리를 나타낸다.

7.3.2.2 B-mode

초음파 echo의 세기를 휘도 변조(brightness modulation)하여 단층상을 얻는 방법이 B-mode이다. 가장 일반적인 초음파 진단법으로 echogram이라고도 불린다. 우리가 보통 초음파 검사라고 하면 주로 B-mode를 일컫는 것이다.

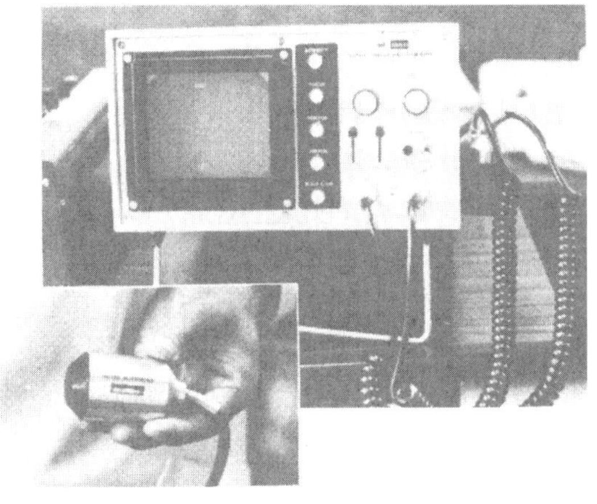

그림 7-7. A scope 장치와 프로브

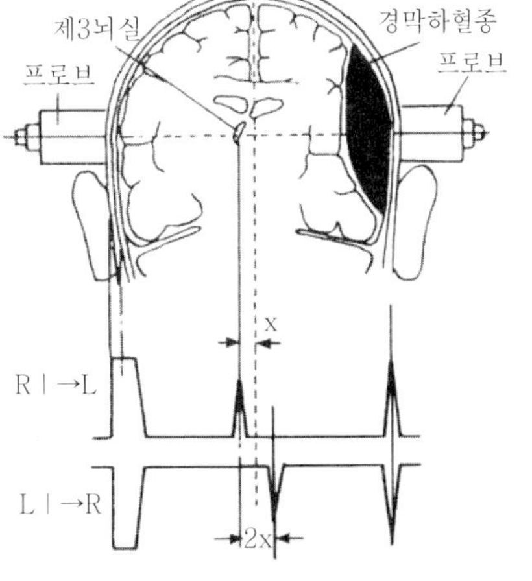

그림 7-8. A mode의 원리

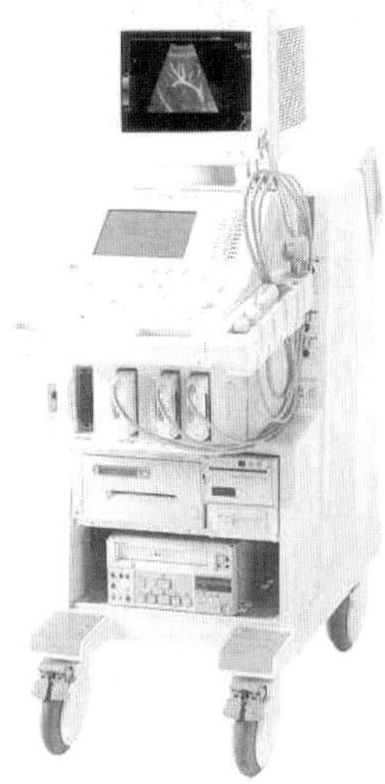

그림 7-9. 초음파 진단장치

① B-mode의 원리

B-mode의 원리는 그림 7-10과 같다. 초음파 프로브의 방향이나 위치를 이동시키면서 echo를 검출하여 단층면 상에서 빔이 향하고 있는 방향으로 브라운관 상의 휘점을 scanning하고, A-mode로 얻어진 반사 강도로 그 휘도를 제어하면 단층면 상의 반사 강도의 공간적인 확산이 영상화된다. 즉, 프로브의 위치를 오실로스코프의 횡(X)축에, 종(Y)축에는 echo의 반사시간(거리)을 입력하고 echo의 세기를 높이(Z)축에 입력하여 스크린 상에 프로브의 이동 선과 빔이 투사되는 면에 따른 단면상을 그릴 수 있다.

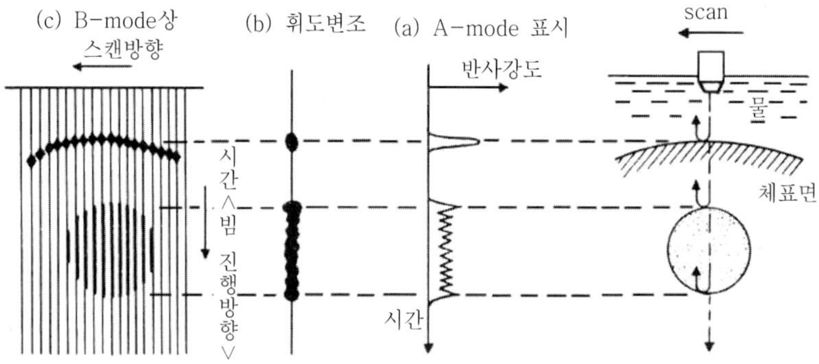

그림 7-10. B-mode의 원리

② B-mode 기법

B-mode 기법은 크게 1개의 단 소자 프로브를 이동시키는 수동 스캔법과 프로브에 여러 개의 진동자를 조합시켜 전기적으로 순차 이동시키는 전자 스캔법으로 생각할 수 있다. 전자 스캔법으로 인해 실시간(realtime) 영상을 얻을 수 있게 되었다. 스캔이란 프로브를 이동시켜 피검체를 초음파로 추적하는 것이다. scanning 방법에 따라 linear, sector, compound scan 등의 방식이 있다(그림 7-11).

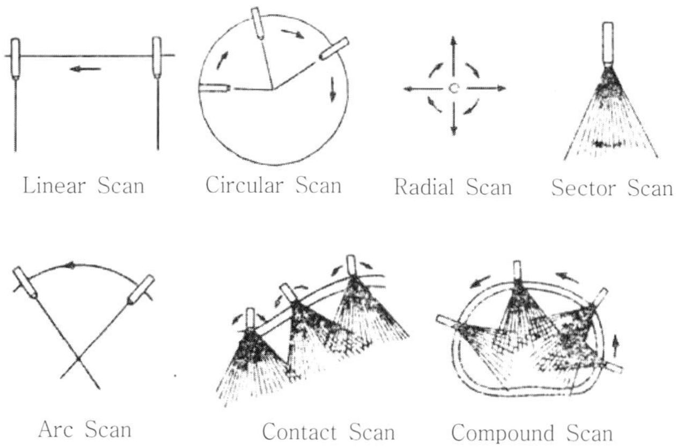

그림 7-11. 각종 B-mode scan

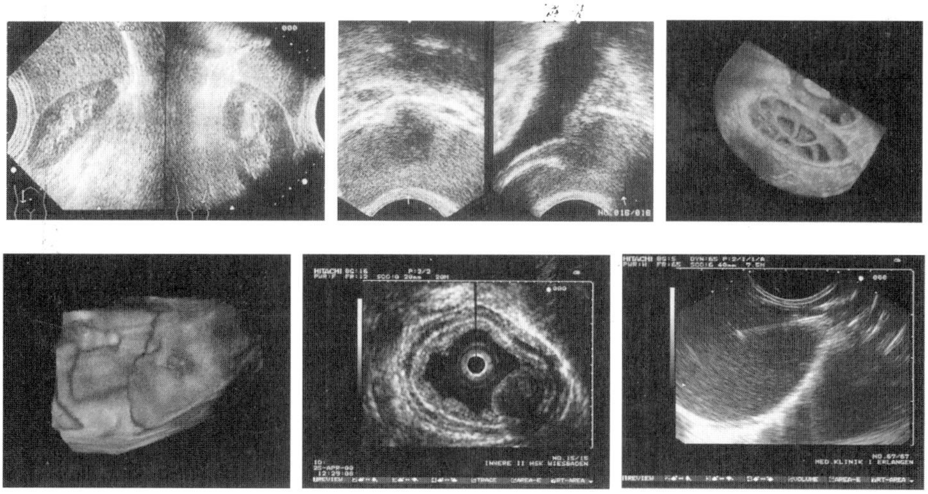

그림 7-12. B-mode 초음파 영상의 예

7.3.2.3 M-mode

심장과 같은 움직이는 장기의 운동 상태를 탐지하고, 이것을 표시하는 데는 M-mode가 이용된다. 대상이 되는 물체가 운동하고 있는 경우는 프로브의 위치를 고정하고 있어도 시시각각 다른 A-mode 파형이 관찰된다. 이것을 휘도 변조하여 브라운관에 세로 방향으로 표시하고, 시간과 더불어 천천히 가로 방향으로 스캔하면 시간에 따른 장기의 운동 상태가 영상화된다(그림 7-13). 이것을 M-mode(time-motion curve)라고 한다. M-mode는 심장 판막 움직임의 기록 등 심장 진단에 주로 이용되며, 이를 ultrasound cardiogram(UCG)라 부르고 있다. 그림 7-14는 UCG의 예이다.

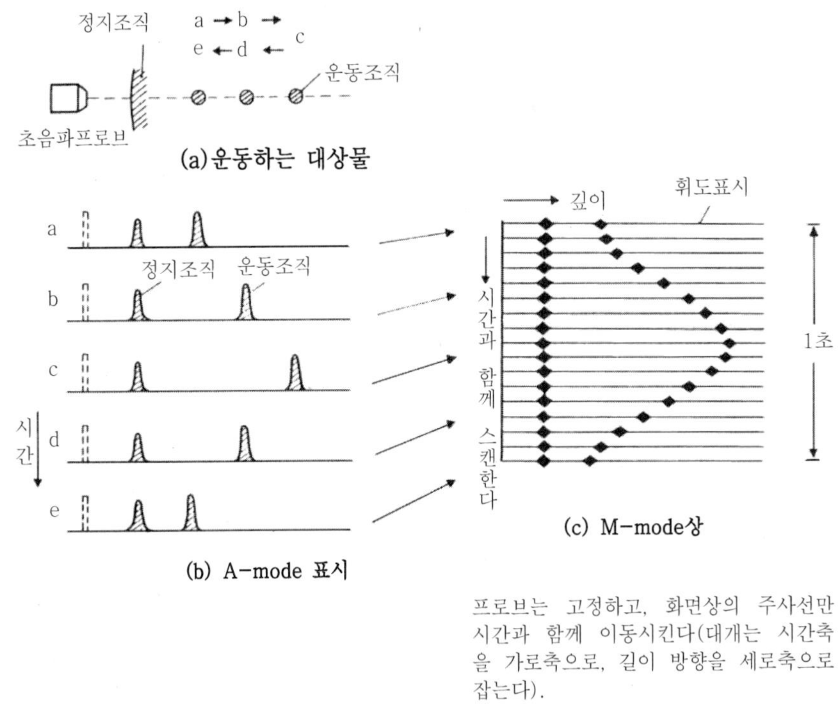

그림 7-13. M-mode의 원리

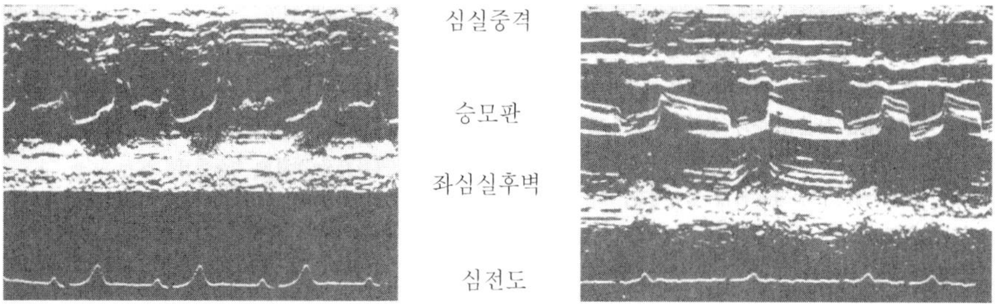

(a) 정상예 (b) 승모판협착증

그림 7-14. UCG의 예

7.3.3 초음파 도플러법

초음파를 이용하는 진단 장치에는 펄스 초음파를 쓰는 방법이외에 초음파의 도플러 효과(Doppler effect)를 이용하여 심장이나 심장 판막의 운동, 태아 심박동 또는 혈액 유량 등을 측정할 수 있다.

7.3.3.1 도플러 비트

음원(초음파 진동자)에서 발사된 음파가 반사체에서 반사될 때, 만일 반사체가 정지되어 있는 상태에 있을 때, 그 반사파는 입사파와 동일 주파수를 가진다. 그러나, 반사체가 움직이고 있을 때에는 반사체가 음원에 접근하는 경우에는 반사파의 파장이 짧아지고, 음원으로부터 멀어지는 경우에는 파장이 길어진다. 반사파 주파수 변화의 크기는 운동체의 운동 속도에 비례하며, 반사파 주파수 변화를 측정하면, 이로부터 운동체의 속도를 용이하게 추정할 수 있다.

생체내의 운동(반사)체의 속도는 발사 초음파 주파수와 반사 초음파 주파수의 미세한 차를 검출하여 산출한다. 이 주파수의 차는 파동 중첩 현상에서 보이는 일종의 beat로서 검출되므로 도플러 비트(doppler beat)라고 한다. 심장에 2MHz 정도의 연속 초음파를 투여하면 심장 벽의 움직임에 의하여 약 200Hz, 심장 판막의 움직임에 의해 약 1kHz의 도플러 비트를 검출할 수 있다.

7.3.3.2 초음파 혈류계

혈관에 초음파 빔을 투사하면, 혈관에 흐르는 혈구로부터의 반사된 초음파는 도플러 효과에 의하여 주파수 편이(doppler shift)가 생긴다. 만일 속도 v로 운동하고 있는 혈구에 주파수 f_0인 초음파 빔을 투영시킬 때, 반사파의 주파수가 Δf 변화하였다고 하자. Δf를 도플러 비트 주파수라 하며 Δf는 v에 비례한다. 그림 7-15에서와 같이 초음파 빔의 혈류 축에 대한 입사각을 θ, 혈액에서 초음파 전파 속도를 C라고 하면 Δf와 v의 관계는

$$\Delta f = 2\ f_0\ v\ \cos\theta\ /\ C \tag{7.3}$$

로 나타내진다. 따라서 Δf를 측정하면 v를 구할 수가 있다. 이것이 도플러 혈류계의 원리이다.

혈류 속도 v를 구하여 혈관의 단면적과 곱하면 혈류량 Q를 산출할 수가 있다. 식 7.3에서 보여 주듯이 도플러 주파수 편이는 프로브와 운동체의 각도 및 발사 주파수가 크게 영향을 받으므로 실제 환자에게서 정확한 값을 측정하기는 쉽지 않다. 그러나 도플러 방법을 이용한 혈류 방향, 속도 및 운동체의 검출의 측정 정도는 진단에 활용하기에 충분하며 임상적으로 매우 중요하다.

실제로는 혈관 내의 혈구가 모두 같은 속도로 흐르고 있을 리는 없으므로 도플러 비트는 여러 가지 주파수 성분을 갖게 된다. 평균적으로 혈류가 빨라지면 높은 주파수 성분이 많아지므로 혈류 속도가 빠른지 느린지 정도 도플러 방법을 이용하여 충분히 검출이 가능하다.

초음파 도플러 측정법은 설명한 것처럼 매우 미약한 음파의 주파수 차를 검출해야하며, 운동체로부터 반사된 반사파의 주파수 성분도 복잡하므로 주파수 판별기(spectroana-lyzer) 나 사운드스펙트로미터(soundspectrometer) 등을 사용하고 있다. 그림 7-16은 특히 빠른 혈류를 측정하는데 이용되는 연속파용 도플러 프로브(2.25MHz)를 이용하여 얻은 영상의 예이다. 현재 이용되고 있는 도플러 모드 프로브 중에는 B-mode와 도플러 모드(D-mode)가 함께 결합되어 있어 B 모드 영상과 도플러 영상을 함께 기록할 수 있다. 이를 종종 duplex 모드로 명명하여 사용한다.

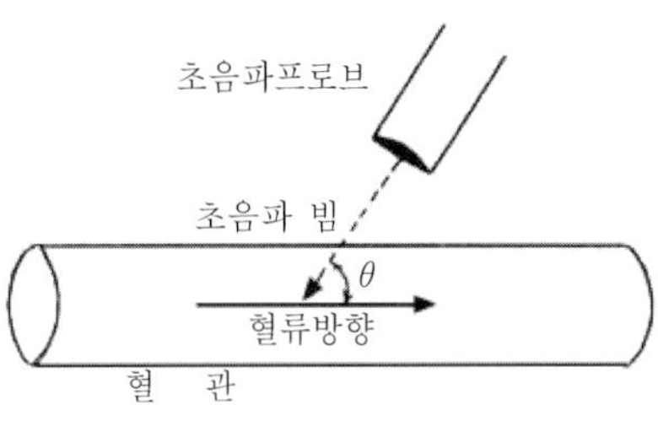

그림 7-15. 초음파 혈류계의 원리

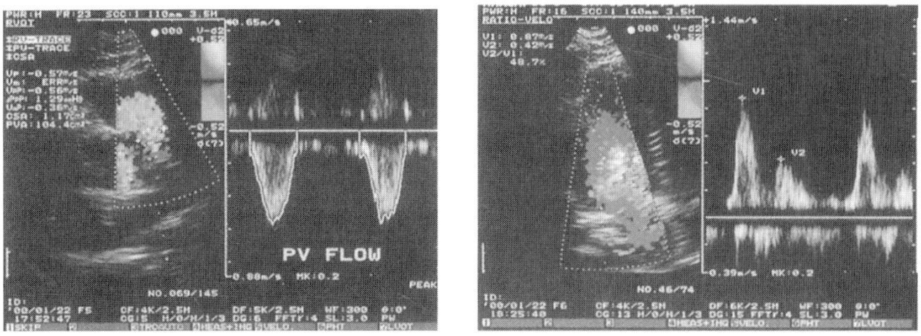

그림 7-16. 도플러 모드 영상의 예

7.4 초음파를 이용한 치료

초음파를 이용한 치료는 초음파의 생체 조직에 대한 열 및 기계적인 효과를 이용한다. 초음파 치료는, ㉠ 초음파 맛사지나 온욕기 등과 같이 생체 기능의 변화를 목적으로 하는 것과 ㉡ 초음파 메스, 치석 제거기 등의 생체 조직의 파괴를 목적으로 하는 것으로 구분할 수 있다. 이외의 용도로, 초음파 세정기나, 초음파 분무기(nebulizer) 등도 임상적으로 쓰이고 있다.

여기서는 고강도 집속형 초음파(high intensity focused ultrasound, HIFU)를 이용한 외과 수술에 대하여 간단히 다루어 보기로 한다. 초음파는 파동 이론에 의거하여 기계적으로 또는 전기적으로 공간상으로 에너지를 집속할 수 있다. 초음파 집속 이론에 의하면 에너지가 집속된 위치인 초점(focus)에서의 초음파 강도는 초음파 진동자 표면에서의 강도에 비하여 수십~수천배로 증가한다. 초음파 집속장치를 활용하면 주위의 정상 조직에 아무런 해를 미치지 않으면서 체외에서 발생한 초음파 에너지를 체내의 종양이 위치한 위치(초음파의 초점위치)에 조사하여 파괴할 수 있다. 이것이 체외 초음파 종양 치료기(extracorporeal ultrasonic cancer-therapy, EUC)의 기본 원리이다.

임상적으로 실용 가능성이 있는 집속형 초음파 치료기의 사양은 주파수가 1-3MHz, 초점에서 음향강도 500W/cm^2~2,000W/cm^2 범위이다. 이 정도의 초음파 강도에 노출된 종양 조직은 대략 1초 전후로 열 괴사된다. 초점거리는 기계적으로 또는 전기적으로 조절이 가능하므로 임의의 깊이에 위치한 부위를 치료의 대상으로 할 수 있다(그림 7-17).

초음파 종양치료 외에도 고강도 집속형 초음파 에너지를 이용하여 생체 조직을 파괴하는 것으로, 안구 수정체를 파괴하여 백내장 치료를 목적으로 하는 것이나 뇨로 결석을 파괴하는 것 등에도 시도되고 있다.

표 7-5. 초음파 치료의 원리와 장치

1. 생체 기능의 변화를 목적으로 하는 것.
    a) 초음파 치료기
    b) 초음파 온욕기
    c) 물 속 미세 기포군의 응용
    d) 초음파 인공신장
2. 생체 조직 파괴를 목적으로 하는 것.
    a) 초음파 메스(집속 초음파)
    b) 결석 파괴 장치(비뇨기과용)
    c) 치석 제거 장치(치과용)
    d) 백내장 수술 장치(안과용)
    e) Meniere병 치료 장치
3. 기타
    초음파 세정기, 초음파 세안기, 초음파 세균파괴, 유화(乳化)장치, 초음파 nebulizer 등

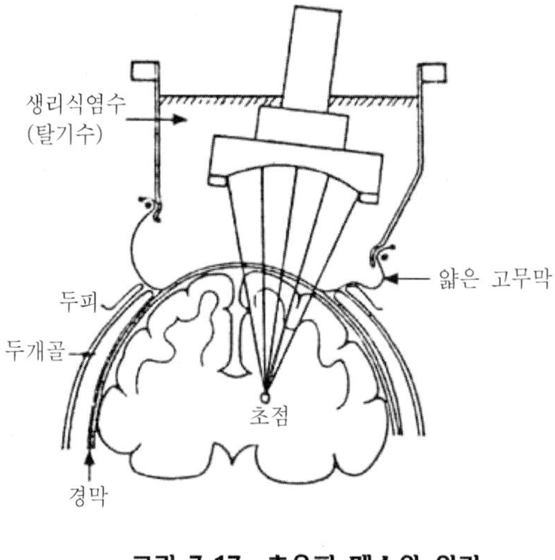

그림 7-17. 초음파 메스의 원리

7.5 맹인용 초음파 보행보조장치

박쥐나 돌고래 같은 동물은 (초)음파를 발사하여 반사된 (초)음파를 듣고 대상물의 존재 여부 및 위치를 확인한다. 이러한 행위를 echo location이라고 한다.

박쥐는 후두 내벽에 초음파 발생 장치를 가지고 있다. 여기서 약 20kHz~100kHz의 지속시간이 수msec로 펄스 초음파를 발사한다. 넓은 공간을 날고 있을 때에는 이 펄스 발사빈도는 1초에 수 회 정도이지만 장애물이나 곤충이 가까워지면 펄스 발생빈도를 급격히 증가시키는데 때로는 2,000Hz까지에도 달한다. 그때의 펄스 지속시간은 현저하게 짧아져서 약 0.5msec로 되고 발사 초음파 주파수는 15kHz~30kHz로 된다. 즉 먼 곳에 있는 물체를 탐지할 때는 주파수가 높은 초음파(약 100kHz)를 반복빈도는 적게 지속시간을 길게 발사하지만, 반대로 가까운 물체에서는 빈도를 빠르게 지속시간은 짧게 하여 가까이 있는 짐승이나 물체로부터 자신을 보호하거나 먹이를 민첩하게 포획할 수 있도록 한다.

이와 같은 방식은 오늘날의 레이더 기술에도 응용되고 있는 기술이다. 이렇게 해서 박쥐는 대상 물체를 파악하여 곤충 등을 잡아먹는데, 이 행동은 박쥐의 시력을 빼앗아도 조금도 변하지 않는 것이 확인되고 있다.

뉴질랜드의 L. Kay는 박쥐의 이 행동에 착안하여 초음파를 이용한 맹인용 보행 보조기구(Kay의 초음파 안경)를 고안하였다. 그림 7-18과 7-19는 이 초음파 안경의 사진이다. 안경 중앙부의 진동자로부터 주파수가 45kHz~90kHz의 톱니파로 변조된 초음파가 발사된다. 그리고 안경테의 상부에 장착된 한 쌍의 진동자는 반사된 echo 신호를 수신한다. 수신된 echo 신호는 가청음으로 변환되어 이어폰(earphone)으로 안경 착용자의 귀에 전달된다.

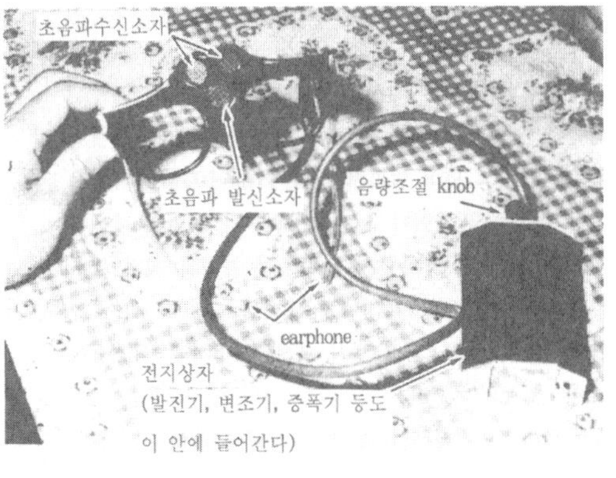

그림 7-18. Kay의 초음파 안경

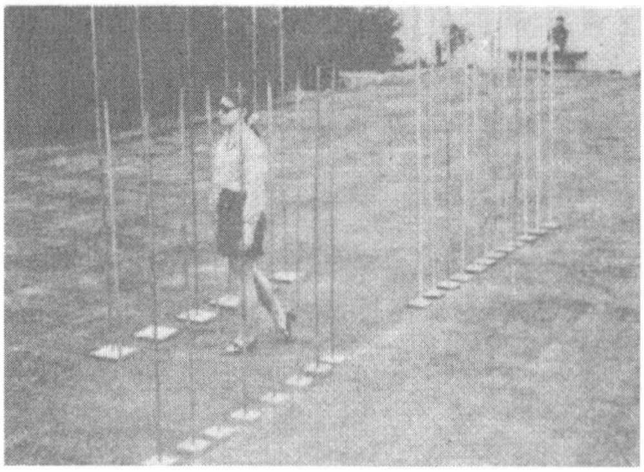

그림 7-19. 초음파 안경을 끼고 보행연습을 받고 있는 시력 장해자

대상 물체까지의 거리는(반사된 소리의 지연 시간) 높낮이(가청자의 주파수-pitch)로, 대상물의 방향은 좌우 소리의 차이로서, 대상물의 특징(硬·軟, 凹凸의 유무 등)은 음색(音色)의 차이에 의하여 판별 탐지할 수가 있다. 반사음의 주파수 변화는 물체가 움직인다는 것 즉, 멀어지거나 가까워지고 있다는 것을 보여준다.

안경을 착용한 맹인은 자기 주위에 있는 물체에 관한 지식이 수신된 반사파의 음향 특성을 통해 더욱 축적된다. 비유한다면 자기 주변의 세계를 주변 세계의 소리로 이루어진 그림으로 볼 수 있게 된다. 실용화된다면 시력 장애자에게 있어서 큰 도움을 줄 것으로 생각된다.

7.6 체외충격파 쇄석술

소프라노의 노래 소리가 여러분이 들고 있는 포도주 잔을 깨뜨릴 수 있다고 한다면, 이 말을 곧이들을 수 있을까? 하지만 이것은 오늘날 엄연한 사실로 등장하였다. 결석 치료의 일대 혁신을 몰고 온 체외충격파 쇄석술(extracorporeal shock wave lithotripsy, ES-WL)은 이러한 초음파의 기계적인 효과를 이용한 것이다. 초음파를 이용하여 체내 결석을 깨뜨리는 방식은 초음파 방식과 초점을 정확히 맞춘 충격파로 결석을 깨는 충격파 방식으로 나눌 수 있다. 여기서는 충격파 방식에 대해서 살펴보기로 한다.

7.6.1 체외충격파의 의료이용 배경

체외충격파 쇄석술은 초음파의 의료 이용과 마찬가지로 군사적 연구의 부산물이다. 제2차 세계대전 중 B-29 폭격기의 예상치 않은 공중 폭발 문제를 연구하면서 시작되었다. 모의실험 결과 비행기 유리에 부딪치는 빗방울이 물질을 분쇄하기에 충분한 충격파를 만들어내는 것을 발견하였다. 결국 비행기 조정석 덮개 유리의 경도를 변경시킴으로서 이 문제를 해결할 수 있었다.

전쟁이 끝난 후 이러한 정보는 잊혀지고 말았으나 비슷한 문제들이 제트 항공기에서 발생하였다. 1969년부터 독일의 항공기 제작회사 Dornier는 항공기가 음속을 돌파할 때 발생하는 충격파에 의한 비행기와 인체에 미치는 영향을 연구를 본격적으로 시작하였다. 연구 결과 Dornier 기술진들은 충격파가 물체에 작용하는 현상을 알아내고 비행기의 설계 변경을 건의하였다. 이 실험 결과에 관심을 가진 의사들의 제안에 따라 충격파의 의학적 활용 가능성이 구체적으로 검증되기 시작하였다. 1975년 독일 Munich 의학-산업 연합 회의에서 충격파를 이용한 결석 분쇄에 대한 실험 결과가 보고되면서 충격파의 임상 적용 가능성이 확인되었다. 그후 8년간의 기초 실험과 동물 실험을 거쳐 Dornier는 세계 최초의 충격파 결석 분쇄 장치인 Dornier HM-1(Human Model)을 개발하였다.

다수의 임상 시험을 거쳐 1982년 5월에는 Dornier는 HM-2를 출시하였고 800여명의 환자를 시술하게 되었다. ESWL이 본격적으로 상업적으로 병원에 보급되기 시작한 것은 1983년 10월에 Dornier HM-3이 개발되고 부터이다.

1984년 12월 미국의 FDA는 ESWL의 임상적 사용을 승인하였고, ESWL은 신장, 뇨관 결석에 대한 혁신적인 치료 수단으로 각광을 받게 되었다. 그러나 Dornier HM-3은 가격이 고가인데다, 특수한 방이 필요하고, 크기가 크며, 매우 큰 소음(최대 120dB 정도)을 발생하는 단점을 가지고 있었다. 1986년경부터는 이러한 문제점들을 개선한 다양한 기종이 여러 회사에서 제작되어 보급되기 시작하였다.

7.6.2 체외충격파의 특성과 결석 분쇄원리

7.6.2.1 충격파의 특성

소리는 일정한 진폭이 있는 압력파(소밀파)로 되어 있으나 우리가 듣고 있는 소리의 진폭은 매우 작다. 소리의 음압이 크게 되면 음파로서의 성질에서 벗어나 고압부는 다른 부분에 비해서 대단히 빨리 전달하는 비선형성(非線形性)을 보인다. 이러한 음파는 매질을 전파하면서 초기의 약한 압력 진폭은 급격히 증강되는 파형으로 된다. 이 이행 과정과 공기, 물과 같은 매체의 압축성, 점성 등의 경합과 조합의 결과로서 급격히 증대된 일정한 파형인 충격파를 형성하게 된다.

ESWL 충격파의 물리적 특성은 진단용 초음파 펄스와는 다르다. 그림 7-20은 ESWL 충격파와 진단용 초음파 펄스에서 압력-시간의 변화를 보여주고 있다. 진단용 초음파는 시간에 따라 주기적으로 음·양압이 변화하는 반면, 충격파는 급격한 압력 증가(shock front)와 상대적으로 매우 완만한 압력 감소가 이어진다는 파형의 특성을 보인다.

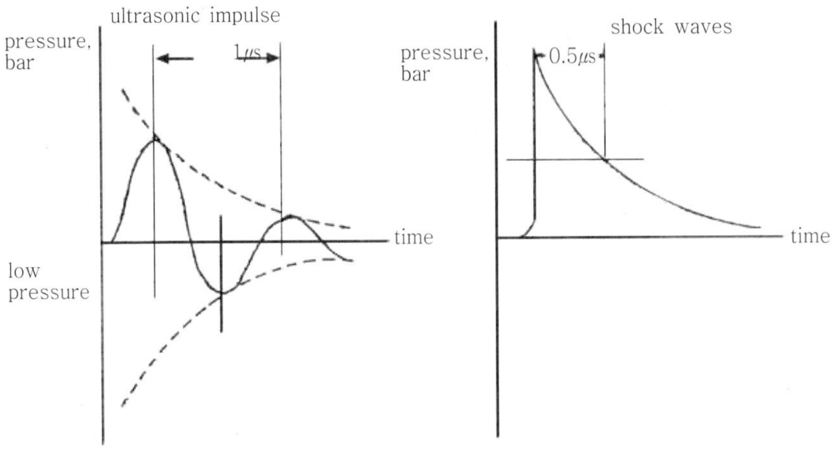

그림 7-20. ESWL 충격파와 진단용 초음파 펄스 파형

7.6.2.2 결석 분쇄원리

소리를 전달하는 매질사이의 음향 임피던스가 같다면 충격파는 반사되지 않고 통과된다. 표 7-6에서와 같이 생체 장기의 음향 임피던스는 뼈, 치아 및 폐와 같은 공기를 함유하는 장기를 제외하면 물의 음향임피던스와 비슷하다. 따라서 물에서 시작한 충격파가 물을 거쳐 인체 조직의 물리적 영향이 없이 결석에 도달하게 된다.

결석에 도달한 충격파는 결석과 조직(결석과 물)사이의 음향 임피던스 차이로 반사하면서 압축력이 가해지고, 또한 반대편 면에서(결석에서 조직으로 나갈 때)는 강한 장력이 작용하여 결석의 균열을 유발하게 된다. 이와 같이 충격파가 음향 임피던스가 서로 다른 물체를 지날 때에는 전면부에 압축과 후면부에 장력 확장을 나타내고, 이 압축력과 장력(compressive and tensile strength)이 결석 자체의 응집력을 초과하게 되면 결국 결석은 분쇄된다.

충격파가 통과하는 경로에 뼈나 공기 등과 같이 음향 임피던스 차가 큰 부위가 있다면 충격파 에너지에 의한 위험성이 있다. 따라서 결석의 위치와 충격파의 통과 경로를 확인하여 뼈나 가스층을 통과하는지를 확인하고 피해야 한다.

7.6.3 체외 충격파 쇄석기의 구성

ESWL 시스템은 충격파의 발생(generator)및 집속(focussing)장치, 충격파 전달 매체(coupling media), 결석 위치측정장치(localization), 환자 positioning장치 등으로 구성된다.

표 7-6. 물에 대한 생체장기와 결석의 음향임피던스 비

물질	음향임피던스 비
물	1
지방	0.9
근육	1.07
혈액	1.06~1.10
신장	1.08
간	1.1
뼈	2.3~4.4
담석	0.8~1.6
비뇨기 결석	2.4~3.7

7.6.3.1 충격파의 발생

수중에서 충격파를 발생시키는 방법은 크게 점선원(point source)과 편선원(extended source) 방식으로 나누어진다. spark gap, laser, microexplosion 등에 의한 충격파 발생이 점선원 방식이고 electromagnetic emitter, piezoelectric emitter 등이 편선원 방식이다.

spark gap에 의한 방식은 물 속에 두개의 전극을 설치하고 극히 짧은 시간에 고전압을 걸면 스파크가 발생함과 동시에 충격파가 발생하고 이를 타원 반사경으로 집속하여 결석에 조사한다. 고전압에 의해 충격파를 방출하므로 치료 중에 전극이 기계적·열적 압박이 심하여 18kV에서 1,500회 이상의 충격파를 발생하면 전극은 심하게 마모된다. 따라서 정상적인 스파크 방전 및 안전을 위하여 규칙적으로 전극을 갈아주어야 한다. 이 방식으로 얻어진 충격파는 초점부위에서 최대 160MPa(1,600bar) 정도의 최대 압력이 형성되고 타원형의 반사경에 의해 파가 모아지므로 통증이 심해 마취가 필요한 경우가 많다. 최근에는 반사경 구조의 개선으로 마취없이 시행할 수 있는 장치들이 개발되고 있다.

electromagnetic emitter에 의한 방식은 금속판과 코일사이에 자장을 형성하여 금속판을 떨게 해서 충격파를 만들고 음향 렌즈에 의해 충격파를 한 곳(초점)으로 집중시킨다. 이 방식으로 얻어진 충격파는 초점 부위에서 최대 120MPa(1,200bar) 정도의 압력을 가지며, 통증 없이 국소 마취 하에서도 치료할 수 있다.

piezoelectric emitter에 의한 방식은 많은 수의 압전기판을 구형 접시형으로 배열하여 압전 효과에 의해서 충격파를 발생시키고 자체적으로 한 곳에 파를 모을 수 있다. 초점부위에서 최대 70MPa(700bar)의 충격파 압력이 형성되며, 다른 방식에 비해 압력이 적으므로 상대적으로 통증이 매우 적다.

레이저나 미소 폭발에 의한 방법은 아직 임상 경험은 없고 개발 중에 있다.

7.6.3.2 충격파의 집속

충격파의 집속 방식은 타원모양의 반사경, 접시모양의 배열형과 음향렌즈(acoustic lens)형이 있고 발생 장치의 종류에 따라 선택된다.

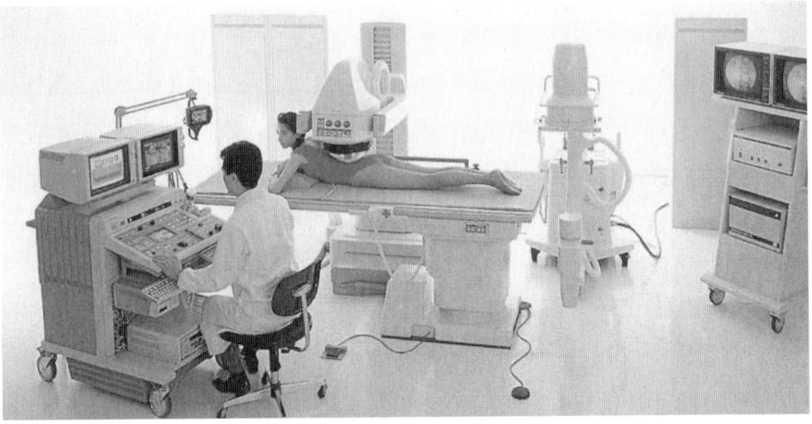

그림 7-21. 체외 충격파 쇄석기

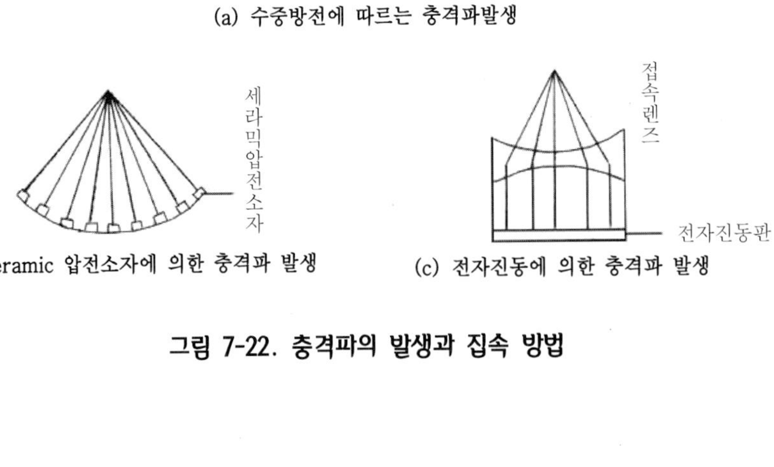

그림 7-22. 충격파의 발생과 집속 방법

7.6.3.3 충격파 전달매체

체외에서 발생된 충격파는 체내로 입사할 때 피부에서 반사될 수 있다. 충격파 전달매체는 충격파가 전달 도중에 감소가 없어야 하므로 인체 조직과 음향 임피던스가 비슷한 물을 사용한다. 이 때문에 충격파를 물 속에서 발생시키고 물을 통해서 조사하고 있다.

제1세대 기종인 Dornier HM-3은 환자가 완전히 물에 잠기는 욕조에서 치료가 시행되었다. 그러나 충격파의 안전성이 확인된 후 제2세대 기종은 환자의 허리 부분만 침수시키는 방법이나 물베개(water bag)를 대고서 물베개에서 발생시킨 충격파를 체내에 투여하는 방식이 쓰이고 있다.

전달 매체는 일정 기간 사용 후 갈아줘야 한다. 빨리 훼손되지 않는 매체를 찾고자 노력중이다. spark gap과 같은 발생기를 사용 시에는 물 속에서 스파크에 따른 기포가 발생되어 충격파를 흡수할 뿐 아니라, pseudocavitation을 형성하여 기생 파장을 발생시켜서 원래의 충격파를 방해하는 문제가 있다.

7.6.3.4 결석의 위치측정

결석의 탐사와 위치 결정 그리고 분쇄상태 확인에는 X선을 이용하는 방식과 초음파를 이용하는 방식이 있다. 초음파 방식은 X선 방식에 비해 영상의 질은 떨어지나 비전리 방사선을 사용하기 때문에 상대적으로 안전하다. 때로는 특수한 성분의 결석/담석은 X선 영상으로는 진단이 불가능하지만 초음파 영상으로 확인이 가능한 경우도 있다.

X선의 이용은 2방향에서(정면과 caudo-cranial방향) X선을 조사하여 X선 TV로 결석의 상황을 파악한다. 신 결석뿐만 아니라 작은 뇨관 결석도 위치에 상관없이 위치 측정을 할 수 있어 정확한 조준이 가능하다. 연속 투시에 의해 real time으로 파악할 수 있어 시술 중 결석의 분쇄 상태나 시술 후의 평가를 정확히 할 수 있다. 최근에는 시술 전, 시술 도중, 시술 후에는 정밀한 진단을 위해 X선 영상을 이용하고, 충격파로 결석을 분쇄하는 도중에는 초음파 영상을 이용한 관찰하도록 하여 환자에게 가해지는 방사선 피폭량을 최소화하고 있다.

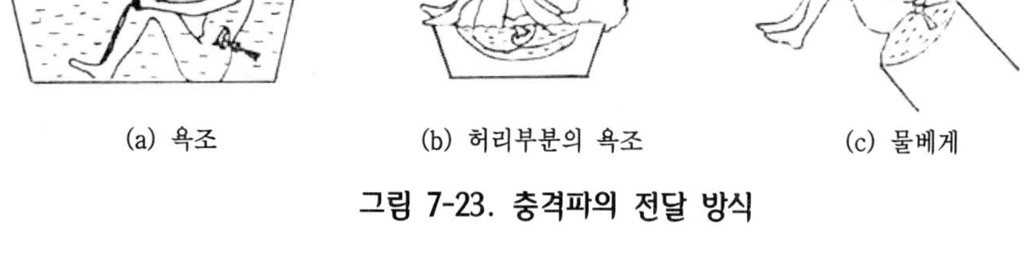

(a) 욕조 (b) 허리부분의 욕조 (c) 물베개

그림 7-23. 충격파의 전달 방식

초음파를 이용하는 장비는 방사선 노출 위험이 없으며 X선 투과성 결석도 발견할 수 있고 가격이 저렴한 장점이 있다. 그러나 영상의 해상력이 X선 영상보다 떨어지고, 시술 중 또는 후에 정확한 결과판정이 어려우며 뼈와 겹치는 부분의 결석 처리가 불가능한 단점이 있다. 뼈와 겹치지 않는 부위의 결석인 경우에 크기가 5mm 이하인 결석은 X선보다 초음파를 이용한 위치 측정이 더 편리한 것으로 보고되고 있다.

7.6.3.5 호흡·심박 동기

공기층을 만나면 경계 면에서 충격파는 큰 에너지를 남기며 반사하므로 폐에 충격파가 입사하는 것을 방지해야 한다. 폐에 충격파가 입사하면 폐포 내 파열을 유발한다. 호흡에 의하여 결석이 움직이므로, 충격파의 발사는 환자가 숨을 내쉴 때와 동기하여 이루어지도록 호흡 측정 장치(respiratory triggering system)를 사용하기도 한다. 이에 의하여 명중률이 높아지고 결석 이외에 작용하는 것이 없어 부작용도 경감된다. 또 충격파에 의한 전기적 심장자극으로 생길 수 있는 기외 수축을 방지하기 위하여 필요에 따라 심전도 동기법(ECG triggering system)이 쓰인다.

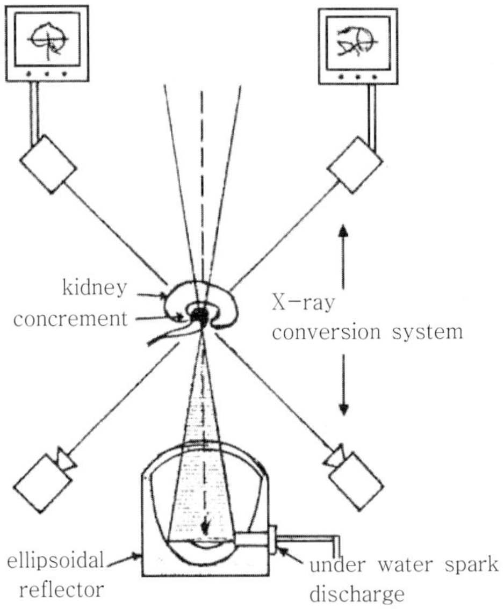

그림 7-24. X선에 의한 결석 위치결정

제8장 의료에서 레이저의 이용

레이저는 1917년 Einestein의 저서 Zur Quantum Theorie der Strahlung(The quamtum theory of radiation)에서 그 가능성이 언급되었다. 최초의 레이저는 1960년 미국 휴즈(Hughes) 항공사의 연구원으로 있던 Theodore H. Maiman의 루비(ruby) 레이저에 의해 실현되었다. 이 이후로 많은 연구진에 의하여 He-Ne 레이저, CO_2 레이저, YAG 레이저, 반도체 레이저 등 많은 종류의 레이저들이 개발되면서, 레이저의 개발과 이용은 순식간에 첨단과학의 중요한 부분으로 정착했다.

레이저는 서로 다른 물질들의 용접, 종류에 관계없는 절단, 초정밀 가공, 다이아몬드 박막 등 신물질의 창출과 초고순도 화학물질 정제, DNA나 효소 등의 정밀조작, 기존 측정기기의 정밀도 향상, 초고속 대용량의 광 컴퓨터의 개발, 광통신 및 꿈의 에너지라 불리는 핵융합 발전 등에 사용 가능하며, 이 이외에도 그 응용분야는 광범위하여 과학 전반에 걸쳐 있다.

레이저를 인간의 질병치료와 진단을 위해서 적용하고자 하는 시도는 이미 다양한 의료분야에서 광범위하게 실현되고 있다. 내과, 안과, 이비인후과, 피부과, 산부인과 그리고 외과에서 점차 기본 치료방법으로 자리를 잡고 있으며, 방사선 검사, 임상병리 검사 등의 진단 영역에서도 진단 능력향상을 위해 레이저가 이용되고 있으며 새로운 응용이 검토되고 있다.

의료에서 레이저 이용의 주요한 장점은 기존의 다른 방법으로 해결할 수 없었던 문제의 해결과 부작용이 적다는 것이다. 그러나 이것이 의료에 이용된 기간이 짧다는 것을 감안하면 앞으로의 연구는 레이저가 인체에 줄 수 있는 영향에 더 관심이 모아져야 되겠다. 그리고 레이저를 철저히 이해하여야 하고 이 이해를 기반으로 새로운 임상기술을 조심스럽고 신중하게 발전시켜야 할 것이다. 따라서 이와 같은 관점에서 레이저의 물리적 특성과 레이저 의료를 정리하고, 향후 의료에 있어 레이저의 새로운 이용 가능성을 검토하여 본다.

8.1 레이저의 원리와 특성

레이저(laser)는 'light amplication by stimulated emission of radiation'의 머리글자를 딴 것이다. 이렇게 레이저는 빛이 증폭되는 물리적 현상을 뜻하는 것이다. 그러나 지금은 한가지 색깔의 빛을 증폭하는 장치를 보편적으로 레이저라고 부른다.

레이저가 어떻게 동작하고 어떤 특성이 있는지를 이해하기 위해서는 원자의 물리적 이론이 필요하다.

8.1.1 레이저의 원리

원자는 중심부에 양전하를 띈 원자핵이 있고 주위에 음전하를 가진 전자가 돌고 있다. 원자의 에너지 준위(energy level)는 이들 전자의 상황에 따라 결정된다. 전자가 정상궤도를 돌고 있을 때를 기저상태(ground state)에 있다고 하며, 안정되고 열평형상태에 있는 원자는 대부분이 이 상태에 머물게 된다. 기저상태에 있는 원자에 외부로부터 에너지를 공급해 주면, 보다 높은 에너지 상태로 에너지상태가 이동한다. 이 상태를 여기상태(excited state)라 부르며 일정한 수명을 갖고 시간이 지나면 다시 기저상태로 돌아간다. 이때 에너지준위의 차이에 해당하는 에너지를 빛으로 방출하게 된다. 이것을 자연방출(spontaneous emission)이라 부르며

$$\Delta E = E_2 \sim E_1 = h\nu \qquad (8.1)$$

의 에너지를 갖는다. 여기서 h는 Plank상수, ν는 빛의 주파수를 E_1, E_2는 두 준위의 에너지를 나타낸다.

레이저와 다른 광원 사이의 큰 차이는 레이저 매질이 특수한 에너지 준위를 갖고 있어서 여기상태의 원자는 기저상태로 되돌아가기 앞서서 이 상태에 약간 머물고 있다는 사실이다. 원자들은 이 준안정(metastable) 상태에 머물고 있다가 외부자극에 의해 강력한 상호작용을 하면서 동시에 비로소 기저상태로 되돌아간다. 이 최후과정에서 원자는 기저상태로 되돌아가게 한 빛의 파장과 꼭 같은 파장의 빛을 발생한다. 이를 유도방출(stimulated emission)이라 한다. 이렇게 원자는 빛을 내도록 유도되었기 때문에 레이저에 stimulated emission라는 말이 들어가게 된 것이다. 다시 말해서 흡수된 에너지는 원자에 축적되었다가 어느 정도 뒤에 방출되는데 이때 원자는 준안정상태로부터 저준위상태로 변환하면서 단일파장의 빛을 낸다.

유도 방출되는 빛은 두 에너지상태의 차 ΔE와 크기가 같고 진행방향 주파수 및 위상도 똑 같다. 따라서 유도방출의 결과 빛은 2배로 불어나고 이것들이 다시 또 다른 유도방출을 일으켜 방출되며 빛은 기하급수적으로 불어나게 된다. 이러한 현상이 레이저의 발생과정이다.

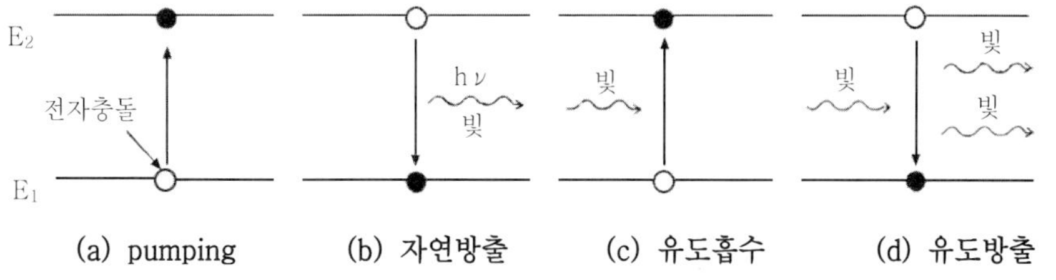

그림 8-1. 빛의 방출과 흡수

이런 현상은 Einstein이 이미 1917년에 예언한 것으로 E_1상태와 E_2상태의 매질이 섞여 있을 때, ΔE에 해당하는 에너지를 갖는 빛이 입사하면 유도방출과 유도흡수(stimulated absorption)가 일어날 확률이 같음을 이론적으로 밝혀냈었다.

8.1.2 펌핑

높은 에너지 준위(E_2)에 있는 원자의 수가 낮은 에너지 준위(E_1)에 있는 원자의 수 보다 많은 경우를 밀도반전(population inversion)이 되었다고 한다. 열평형상태에서는 열역학법칙에 따라 E_2상태의 수가 E_1 상태에 있는 원자들 보다 적기 때문에, 빛은 방출되는 양보다 흡수되는 양이 더 크다. 따라서 레이저 수를 더 얻기 위해서는 밀도반전을 형성시켜야 하는데 이것을 실현하기 위해서는 외부로부터 에너지를 공급할 필요가 있다. 이를 펌핑(pumping)이라고 한다.

펌핑에는 광펌핑(optical pumping), 전기방전(electrical discharge), 전자-홀 생성(electron-hole pair production), 화학반응(chemical reaction), 가스급속팽창(rapid expansion of hot gas) 등의 방법이 있다.

8.1.3 공진

레이저 매질이 펌핑되어 밀도반전이 형성되었다 할지라도 그 자체로는 아무런 레이저 동작을 하지 못한다. 왜냐하면 매질로부터 방출된 빛이 한번 매질 밖으로 나가 버리면 연쇄적인 빛의 증폭이 이루어지지 않기 때문이다. 따라서 레이저동작을 얻기 위해서는 밀도반전이 형성된 매질로부터 방출된 빛을 되돌려 연쇄적인 유도방출을 얻는 인위적인 조작이 필요하다. 이 과정을 위해 이용되는 것이 공진기이다.

레이저 공진기는 매질의 양끝에 반사거울을 놓아 방출된 빛이 이사이를 수없이 오가며 유도방출을 일으켜, 그 크기가 비약적으로 증대할 수 있도록 구성된다. 이때 한쪽거울은 100% 반사하도록 하고 반대쪽 거울에서는 일부분의 빛이 투과하도록 하면 공진된 빛의 일부가 밖으로 나오므로 레이저 광을 얻을 수 있다.

8.1.4 레이저의 구성

레이저는 그림 8-2와 같이 외부로부터 에너지를 흡수해 빛을 방출하는 레이저 매질(lasing medium), 레이저 매질이 빛을 방출할 수 있도록 에너지를 공급하는 여기(pumping)원, 레이저 매질로부터 방출된 빛을 모아 한 방향으로 내보내는 공진기(resonator)의 크게 세 부분으로 구성된다.

일반적으로 레이저는 매질로 이용되는 물질에 따라 이름이 정해진다. 레이저는 어떤 에너지를 흡수하여 빛을 방출시킬 수 있어야 하고 매질에 따라서 특이파장을 가진 빛이 생성된다.

8.1.5 레이저광의 특성

그림 8-3은 전자파의 종류이다. 이중에서 약 400~750nm 정도의 파장만이 사람의 눈에 보이는 가시광선(visible light)이다. 다른 전자파와 비교한 레이저 광의 특징은 코히런스(coherence)라는 한마디로 설명될 수 있다.

코히런스는 대단히 높은 규칙성, 즉 시간적이나 공간적으로 예측할 수 있는 성질을 말한다. 레이저 빔은 이러한 코히런스가 다른 광원에 비해서 대단히 높으므로 단색광(monochromaticity), 지향성(directionality), 고휘도(high brightness) 등의 특성을 가지고 있다.

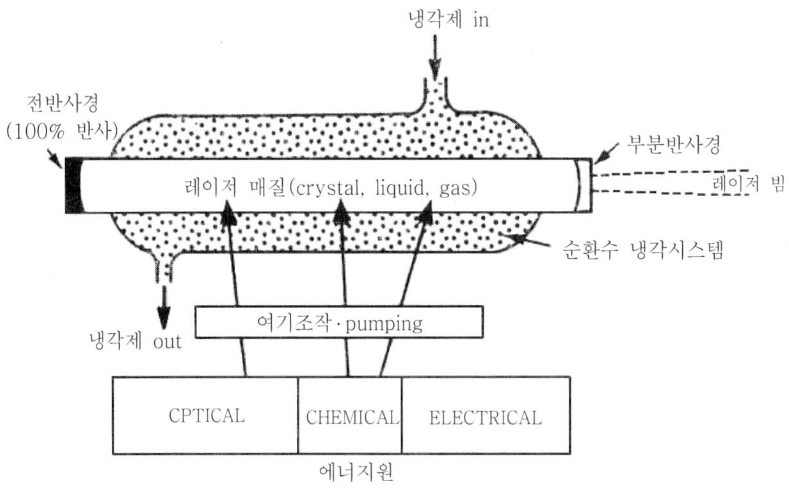

그림 8-2. 레이저의 기본 구성

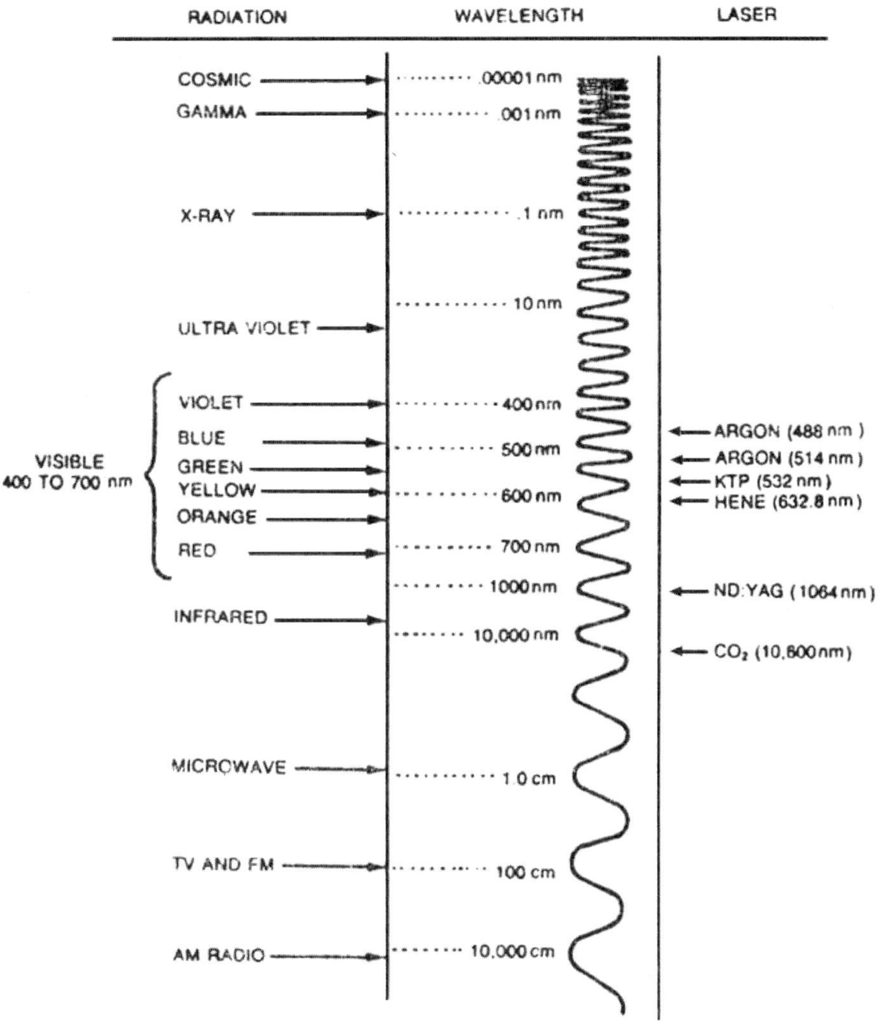

그림 8-3. 전자파의 종류

8.1.5.1 단색광

단색광이란 단일 주파수, 즉 단일색으로 구성된 빛을 말한다. 단색광을 얻는데 종래에는 프리즘(prism)으로 분광하여 얻었으나, 이것으로는 순수한 단색광은 얻어지지 않는다. 순수한 단색광은 레이저에 의하여 비로소 가능해졌다. 레이저 광이 단색성이 높은 이유는 유도방출현상에 의해서 선택적으로 방출된 특정파장의 빛이 두개의 반사거울로 이루어진 공진기에서 더욱더 광 여파(optical filtering)되기 때문이다.

레이저의 이런 성질을 이용하여 여러 가지 물리적 측정이나 분광화학분석 등이 행해지며 이성체의 분리나 레이저를 이용한 새로운 합성 등 화학분야에서도 응용되고 있다.

8.1.5.2 지향성

일반인이 호기심을 가장 끄는 것은 레이저의 지향성이다. 레이저를 모르는 사람도 길고 가느다란 레이저광을 보면 레이저가 보통의 광원과 다르다는 것을 알 수 있다. 이렇게 레이저는 코히런트한 빛인 것이다. 코히런트한 빛이란 파동의 진동방향이 일정한 빛이다. 이에 대하여 태양 빛이나 전등 빛은 파의 진동방향이 무작위(random)한 방향을 나타낸다. 이와 같은 빛을 non-coherent light라고 한다. 그러므로 레이저 광은 이상적인 평행빔으로서 지구에서 38만km나 떨어진 달에 도달하더라도 불과 3km이내의 확산밖에 나타나지 않는다고 한다.

이러한 성질을 이용하여 터널을 곧바로 파기도 하고 원거리에 있는 물체의 위치를 판단하거나 정밀한 측량을 하며 지진의 예견 등에 쓰이고 있다. 빛의 지향성 정도는 빔의 바깥부분이 중심축과 이루는 각인 발산각(divergence angle)으로 나타낸다. 이 발산각으로 빔이 얼마나 빨리 퍼지는가를 나타낼 수 있다.

8.1.5.3 고휘도

레이저를 무기나 외과수술용 메스로 사용할 수 있는 것은 고휘도 특성 때문이다. 휘도란 단위 입체각(solid angle, 단위;sterad)에서 나오는 빛의 출력밀도(단위; W/m^2 또는 $lumens/cm^2$)이다. 따라서 이것은 광원의 지향성 및 출력밀도에 의해서 좌우된다. 레이저는 빔의 평행도가 극히 우수하므로 렌즈로 집광하면 대단히 큰 에너지를 한 점에 집중시킬 수 있다. 이론적으로는 빛은 파장의 1/2의 길이까지 집속시킬 수 있으므로, 단색광이면 집속성은 현저하게 향상된다.

예를 들어 직경 1cm의 루비봉(ruby rod)으로부터 발사하는 레이저가 $100W/cm^2$의 에너지를 갖고 있고 이것이 루비레이저의 파장 6,943Å의 약 절반으로 집속되었다고 한다면 면적 비는 $(1)^2 : (3{,}471\times10^{-8})^2$이고 에너지는 이에 반비례하므로 약 $10^{10}W/cm^2$ 정도의 에너지로 된다. 완전히 1/2 파장까지 집속되지 않는다고 하더라도 실용적으로 10^8 W/cm^2 정도는 충분히 집속가능하다. 이것은 태양표면의 에너지 $7\times10^3W/cm^2$를 훨씬 넘는 에너지 밀도이다. 이 에너지 밀도를 이용하여 여러 가지 정밀가공이 행해지고 있다.

8.2 레이저의 응용분야

표 8-1은 레이저의 기본 특성에 입각한 주요 응용기술을 나타낸 것이다.

표 8-1. 레이저의 응용분야.

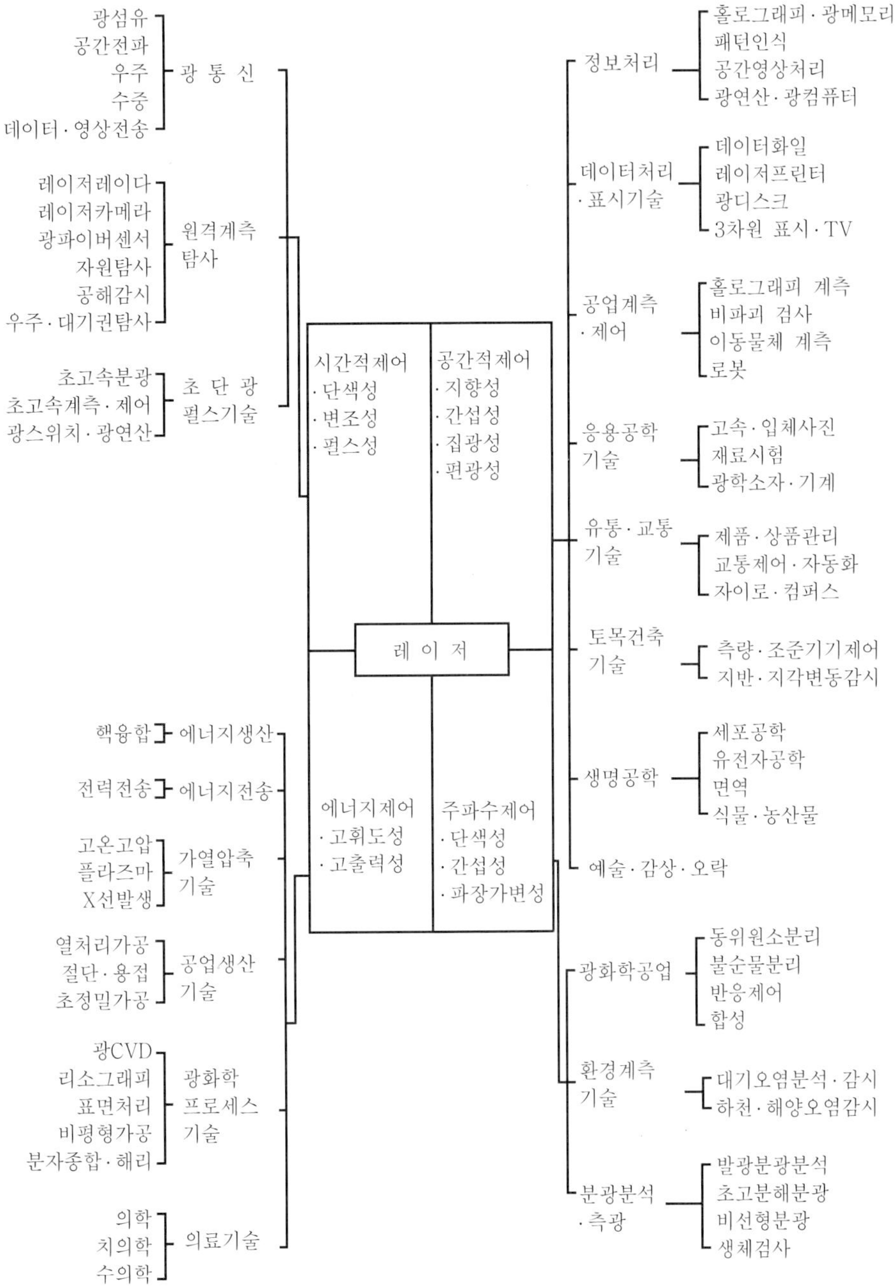

8.3 레이저의 종류

현재까지 개발된 레이저의 종류는 수 없이 많으며, 개발 중인 레이저까지 생각한다면 그 종류는 헤아릴 수 없을 만큼 많다. 레이저의 분류도 매질의 형태, 동작하는 파장 영역, 공진기의 모양, 동작 형태 등에 따라 다양하지만, 가장 일반적인 방법은 매질의 형태에 따라 분류하는 것이다. 여기서도 이 방법에 따라 각종 레이저에 대해 살펴본다. 그러나 이러한 분류방법은 어디까지나 편의적인 것으로 그 동작 메커니즘은 반드시 같지는 않다.

8.3.1 고체 레이저

고체 레이저는 결정이나 비결정 물질을 모체로 하여 여기에 미량의 활성이온을 혼합한 매질을 이용한다. 따라서 레이저 발진은 매질을 구성하는 중성원자가 아닌 이온의 전자천이에 의해 이루어진다. 매질의 형태로는 광펌핑 및 공진기 형성에 편리한 로드(rod)형이 가장 보편적으로 사용된다.

고체 레이저는 다른 종류의 레이저에 비해 기계적으로 견고하고 다루기 쉬운 장점이 있다. 하지만 안정된 연속동작의 면에서는 기체 레이저에 미치지 못하며 대부분, 광펌핑에 의한 여기방식으로 한정되어 있다.

8.3.1.1 루비 레이저

루비레이저는 Maiman에 의해 최초로 만들어진 레이저이다. 루비레이저의 파장은 상온에서 693.2nm이다. 루비레이저는 가시광선 영역에서 MW이상의 고출력을 낸다. 그러므로 높은 첨두출력의 가시광이 필요한 분야에 많이 이용되고 있다. 하지만 3준위계 레이저이기 때문에 비교적 효율이 낮다. 재료가공 등과 같이 많은 에너지가 필요한 응용분야에는 별로 사용되지 않는다.

8.3.1.2 Nd-YAG 레이저

Neodymium(Nd) 이온을 증폭매질로 사용하는 레이저는 모재의 종류에 따라서 몇 가지로 구분된다. Nd-YAG 레이저는 Yttrium-Aluminum-Garnet이라는 일종의 합성보석을 모재로 사용하는 레이저이다. 고체 레이저로서는 효율이 매우 높은 편에 속한다. YAG는 열전도율이 높으므로 실온에서의 고출력 연속발진도 가능하다.

비교적 소형으로 고출력을 얻을 수 있다. 산업용, 군사용, 의료용, 연구용 등 여러 분야에서 다양하게 쓰이고 있다. 의료분야에서는 주로 환부의 절개 및 소작과 광섬유를 통해 전달 가능함으로 내시경을 통한 수술 등에 이용된다. 1,064nm의 파장을 가지며 물을 통과해서 수cm 전달될 수 있다. 에너지의 대부분은 색소에 의해 흡수되고 조직을 통해 앞뒤로 산란된다.

8.3.1.3 Nd-glass 레이저

Nd-glass 레이저는 Nd-YAG 레이저와 같이 Nd 이온을 증폭물질로 사용하나, 모재로 결정체가 아닌 광학 유리를 사용한다는 점이 다르다. 광학 유리의 종류는 여러 가지가 있으므로 원하는 특성의 유리를 쉽게 선택할 수 있다.

열전도율이 낮아서 연속 발진은 불가능하고, 펄스 반복율도 YAG 레이저보다 낮다. 그러나 대형, 고출력화가 가능하여 고체 레이저 뿐만 아니라 모든 레이저 중에서 대표적 고출력 레이저로 손꼽힌다. 따라서 대단히 높은 첨두출력이 요구되는 핵융합용 레이저에 이용되고 있다. 또 최근 개발된 Ti-sapphire 레이저는 동작파장 영역이 근적외선에서 가시광선 영역에 걸쳐있어 색소 레이저의 대용으로 각광을 받고 있다.

8.3.2 기체 레이저

기체 레이저는 레이저 발명 초기부터 많은 연구가 진행되어 많은 종류가 개발되었다. 그래서 동작할 수 있는 파장영역도 원적외선 영역에서 X선 영역까지 광범위하다. 기체 레이저가 다른 레이저에 비해 뛰어난 점은 매질이 균일하다는 점으로 광학적으로 매우 균일한 고품질의 광속을 얻을 수 있다. 그리고 다른 레이저에 비해 매질의 부피를 마음대로 조절할 수 있어 얻고자 하는 출력을 자유자재로 얻을 수 있다.

기체 레이저의 여기방식으로는 광펌핑과 방전여기 방식이 선택적으로 사용된다. 기체 레이저는 이득매질로 사용하는 기체의 상태와 종류에 따라 중성원자 레이저와 분자 레이저, 이온 레이저 및 금속증기(metal vapor) 레이저 등으로 분류된다.

8.3.2.1 He-Ne 레이저

He-Ne 레이저는 중성원자인 헬륨 가스와 네온 가스의 혼합 기체를 매질로 사용하며, 방전여기 방식을 사용하는 중성원자 기체 레이저이다. He-Ne 레이저는 3,381nm, 1,154nm, 1,804nm의 적외선과 633nm, 612nm, 594nm, 544nm의 가시광을 낼 수 있다. 그리고 633nm에서 수십mW의 안정된 연속출력을 얻을 수 있고 단색성이 매우 높다.

He-Ne 레이저는 저출력이지만 높은 안정도로 동작할 수 있으며 가격도 비교적 저렴하다. 주로 계측용으로 이용된다. 의료용으로는 붉은선인 633nm을 주로 사용하고 있으며, 출력도 0.5~50mW로 한정되어 있다.

8.3.2.2 탄산가스 레이저

탄산가스(CO_2) 레이저는 고출력, 고효율의 원적외선 레이저이다. 주 발진 파장은 10,600nm이나 9,600nm에서도 비교적 쉽게 발진된다. 따라서 레이저에 사용되는 광학 부품은 원적외선 영역에서의 투과 또는 반사 특성이 좋아야 하며, 고출력 레이저용 광학에서는 열에 의한 손상을 주의하여야 한다.

산업응용 분야 중에서 중요한 레이저로 철판을 비롯한 각종 재료의 절단, 용접, 열처리 등에 널리 사용된다. 이러한 가공용 레이저로는 연속출력 10kW급까지 실용화되고 있는 상태이다. 의료분야에서는 수술용 레이저 메스 등에 이용되고 있다. 원적외선을 투과시키는 광섬유를 구하기 힘든 것이 문제이고, 거울을 이용해 특별히 고안된 방식(articulating arm)을 통해 병변부위에 전달된다. 10,600nm의 긴 파장을 가지고 있어 물을 0.3mm 밖에 통과 못하고 흡수되어 버린다. 표면에서 5% 미만의 빛이 산란된다. 조직의 절단과 증기화에 이상적이며 수술후 통증이 적고 악성종양세포를 태워 없애는데 적당하다. 강력한 레이저이지만 의료에서는 150W 이하의 기기만이 이용되고 있다.

8.3.2.3 아르곤이온 레이저

아르곤이온(Argon ion, Ar^+) 레이저는 비교적 높은 출력을 내는 가시광 기체 레이저이다. 아르곤 원자를 이온화시키기 위해서는 많은 에너지가 필요하므로, 아크(arc) 방전에 의한 여기 방식이 사용되기 때문에 높은 열이 발생한다.

아르곤이온 레이저는 효율이 낮고 장치가 복잡하여 상대적으로 경제성이 떨어진다. 연속 색소레이저 펌핑을 위해 많이 사용되고 레이저 쇼, holography 등에 이용된다. 의료분야에서는 응고장치(coagulator)나 피부치료 등에 이용된다. 파장이 480~514nm로 짧아서 물을 300cm 이상 통과할 수 있다. 에너지가 헤모글로빈과 같은 붉은 색소에 잘 흡수되어 지혈에 좋고 광섬유를 통해서 전달될 수 있으므로 내시경과 함께 사용할 수 있다.

8.3.2.4 엑시머 레이저

엑시머(excimer)란 excited dimer에서 나온 단어로 전기적으로 여기된 상태에서만 존재하는 분자를 뜻한다. 엑시머 레이저는 자외선 영역에서 동작하는 대표적 기체 레이저이다. 비록 펄스형태로 동작하지만 고출력 고효율이 가능하여 경쟁적으로 연구 개발되고 있다. 산업적으로 재료의 초미세 가공, 반도체 가공분야 등에 쓰이고 있으며, 동위원소 분리, 공기오염도 측정 등 다양하게 응용되고 있다.

자외선 빔은 조직에서 높은 흡수율을 나타내므로, 엑시머 레이저 빔은 표피조직층의 ㎛ 범위에서 흡수가 일어난다. 높은 에너지 밀도로 조직을 제거할 수 있고(광제거), 펄스 수에 비례해서 제거된 양이 결정되므로 정확한 방법으로 제거할 수 있다. 그러므로 근시교정 등의 각막수술이나 신경외과의 마이크로 수술에 적합하다. 엑시머 레이저 사용시의 문제점은 병변부위에서 지혈효과가 없고, 오직 혈액에 조사했을때 혈액을 제거할 수는 있다.

8.3.3 색소 레이저

색소(dye) 레이저는 대표적인 액체 레이저이다. 색소 레이저는 화학염료인 색소를 이득매질로 사용하는 레이저이다. 이득매질로 사용되는 색소의 종류는 매우 다양하며, 레이저 발진을 시키려면 적절한 용매에 타서 사용해야 한다. 여기방식은 고체 레이저와 같이 광펌핑이 이용된다. 여기용 광원으로는 질소 레이저, 알곤 레이저, YAG 레이저의 2차 고조파 등이 있다. 발진파장은 자외선으로부터 근적외선 영역까지 매우 넓다.

색소 레이저는 넓은 동작파장영역 때문에 연구용 광원으로 많이 사용된다. 핵연료인 우라늄(uranium)의 동위원소를 분리하는데도 이용되고 있다. 레이저 동위원소 분리법은 기존의 확산법이나 원심분리법에 비해 속도가 빠르며 효율이 좋기 때문에 생산단가를 크게 낮출 수 있다. 색소레이저 파장은 조직과의 흡수관계가 알맞아, 의료용으로는 피부과의 피부치료에 알맞다.

8.3.4 반도체 레이저

1970년 GaAlAs반도체 레이저의 실온연속발진이 보고된 이래, 반도체 레이저는 광섬유통신과 레이저 프린트, CD나 DVD 등의 광 정보처리용으로 각광을 받기 시작했다. 반도체 레이저는 다른 종류의 레이저가 기본적으로 원자, 분자 또는 이온의 비교적 좁은 에너지상태를 이용하는 것에 비해 결정 중의 자유전자나 자유정공(hole)과 같은 자유캐리어(carrier)를 이용한 레이저로 폭이 넓은 에너지 밴드(band) 간의 천이에 의해 동작한다.

반도체 레이저는 효율이 높고 간편하게 고속으로 변조할 수 있고 초소형이기 때문에 매우 편리하다. 또한 재료와 조성에 따라 발광파장도 가시광선으로부터 원적외선에 이르기까지 다양하게 선택할 수 있으며 수명도 수십 년을 보장할 수 있다. 다른 종류의 레이저에 비해 간섭성이 떨어지는 단점이 있으나 최근에 보완되고 있으며 광출력도 증가하는 추세에 있다. 따라서 응용범위가 급속도로 확장되고 있어 앞으로 레이저 응용분야에서 가장 중심적인 역할을 할 것으로 보인다.

대표적인 반도체 레이저로는 GaAs, InP, InAs 등이 있다.

8.3.5 자유전자 레이저

자유전자(free electron) 레이저는 언듈레이터(undulator) 또는 비글러(wiggler)라고 불리는 자기장속으로 전자빔을 보냄으로써 생성된다. 기존의 여러 레이저들은 이득매질이 갖는 에너지준위를 이용하고 있다. 그러나 자유전자 레이저의 경우는 가속 운동을 하는 전자는 제동복사의 형태로 전자기파를 방출하는 원리를 이용하여 주기적으로 변화하는 자장 안에서 움직이는 전자로부터 유도복사를 얻는다. 이와 같이 자유전자의 운동에너지를 레이저 광으로 변환시키는 자유전자 레이저는 근본적으로 그 동작 메커니즘이 다른 종류의 레이저와는 다르다.

자유전자 레이저의 장점은 이론적으로는 발진파장을 마이크로파에서 X선 영역에 이르기까지 전자의 속도를 제어함으로써 자유자재로 변환시킬 수 있다는 점이다. 최근 활발히 연구 개발되고 있는 레이저 분야이다.

8.4 레이저의 의료 이용

의료에서 레이저의 이용은 레이저가 발명된 이래로 큰 기대를 모았으나 다른 응용분야에 비해 상대적으로 뒤져 있었다. 그러나 지금은 새로운 레이저의 개발, 장비의 개선, 의료이용 기술의 발전 등으로 의학의 다양한 분야에서 광범위하게 사용되고 있다. 표 8-2는 이러한 의용 레이저에 대한 것이다.

8.4.1 레이저의 의료이용 배경

Maiman의 레이저 발명 이래로 의료에서 레이저의 이용은 큰 기대를 모아 여러 차례 의학적인 적용이 시도되기 시작하였으나, 60년대에는 기술적으로 의학목적에 부응하지 못하여 안과를 제외한 분야에서는 별로 이용되지 못하고 연구정도에 그쳤다.

1972년 이스라엘의 Sharon과 Kaplan이 CO_2 레이저를 외과수술에 이용하기 시작하였으며, 이후 미국의 Goldman과 이스라엘의 Kaplan에 의해서 피부수술의 여러 방법이 개발되었다. CO_2 레이저의 이용은 효과적인 절개를 가능하게 하였지만 지혈효과에는 기대에 못 미쳤다. 그러나 Nd-YAG 레이저의 발명으로 상당한 지혈효과를 이룩할 수 있었다. 1978년 Dwyer 등, Nath 등과 Fruhmorgon 등에 의하여 내시경을 통해 레이저로서 위장관 출혈의 성공사례가 보고되었다. 이어 종양에 의한 기도, 기관지, 위장관 폐색 치료가 시도되었으며 또한 소구경 광섬유 내시경(fiberoptic endoscope)의 개발로 피경하 내시경을 통해 레이저를 이용한 혈관 협착의 개통도 시도되었다. 이처럼 70년대 중반에 들어와서 본격적인 레이저 수술장비의 실용화가 시도되었지만 80년대 초까지 만해도 레이저의 이용은 떨어진 망막을 접합시키는 것과 같은 몇 가지 특수 외과용 도구로 한정되어 있었다.

1985년 7월 미국의 Dwyer가 소화기 악성종양의 고식적 치료로서 내시경을 통한 레이저의 많은 예를 발표하여 악성 협착 치료에 보편화의 길을 열었다. 특히 1985년 미국의 Daikunozo와 Joffe가 contact probe를 고안함으로서 현재까지의 레이저의 문제점을 해결하여 외과적 수술에서 Nd-YAG 레이저 하나만으로도 절개와 지혈을 모두 효과적 일 수 있게 하여 획기적인 전기를 마련하였다.

표 8-2. 레이저의 의료이용

A. 치료에의 응용
(열 응고,충격,절개, 증발,용접,자극,신호)

1) 레이저 메스
   망막 광 응고장치
   펄스 레이저 메스
   마이크로 외과용 레이저 메스
   연속파 레이저 메스
   광섬유 레이저 메스
2) 레이저 쇄석기
   뇨로 결석용 레이저 쇄석기
3) 생체용 레이저 용접기
   충치치료기기
   뼈 용접용
4) 생체용 레이저 자극기
   침구술에서 자극용
   창상치료촉진용
   종양변성용
5) 살균용 레이저 조사기
   하수처리용
6) 감각 보조용 레이저장치
   맹인용 레이저 지팡이
   홀로그램 안경

B. 진단에의 응용

1. 생체검사용
1) 조명용
   레이저광 투과조명
2) 분광분석용
   레이저발광분광분석
   혈액 O_2포화도측정
   호기중 알콜 검사
   on line 혈액성분동정
3) 레이저간섭계
   청각기진동검사용
   레이저청진기
   변형검출용
   망막해상력측정용
4) 레이저 도플러유속계
   망막혈관류계
   혈류 프로필(profile)계측
5) 자극역치 측정기
   통각계
   온감계
6) 레이저 홀로그래피
   안저 카메라
7) 초음파 holography
8) speckle pattern 응용
   안구굴절이상검출용

2. 검체검사용
1) laser flow microphotometry
   cytofluorometry
   cell sortor
2) 레이저 산란
   정자 영동도 계측
   현탁계
3) 레이저 도플러
   항원-항체 반응 검출용
4) 레이저 현미경
5) 레이저분광
6) 영상처리
   혈구판별
   세포진용

C. 기타

1) micro-irradiator
2) micro-stimulator
3) 인공 광합성
4) 효소 부활
5) 세포증식 부활
6) 레이저 구멍 뚫기 (봉합침)
7) 레이저용접(의치용 합금)
8) 입체시각용 홀로그래피
9) 의용 정보·영상 전송

접촉성 레이저의 장점은 의사들에게 시술시 조직의 촉감을 느끼게 해줌으로서 안정된 감각을 갖게 하고, 좁은 부위에만 에너지가 모아지므로 나머지 조직의 손상을 최소화할 수 있으며 적은 파워로도 강력한 에너지가 모아져서 조직의 절개와 증기화 및 지혈이 가능하다는 점이다.

근래에는 photodynamic therapy라고 부르는 phorphyrin제제(DHE)를 종양의 광선 반응제(photosensitizing agent)로 사용하는 비열성 레이저 치료가 개발되어 몇 몇 종양의 치료에 시도되고 있다.

이러한 직접적인 치료에의 적용의 변화이외에 레이저 과학의 발전은 영상정보처리, holography, 광 통신 등으로 의료에 직·간접적으로 많이 흡수되어 있으며 진료시스템 자체에 커다란 변화를 가져오고 있다.

8.4.2 레이저가 생체 세포 조직에 미치는 영향

레이저의 의료이용에서 주요하게 고려되어야 할 점은 인체에 어떤 작용을 하며, 부작용을 유발할 수 있는가 하는 것이다. 임상치료에 사용되는 레이저는 열작용(heat effect), 압력 작용(pressure effect), 광으로서의 작용(light effect) 또는 흡수효과(absorption effect), 전자 작용(electromagnetic effect), 혈액 응고 작용(coagulation effect) 등과 같은 효과를 가지고 세포조직에 영향을 미친다.

레이저 빔을 집속시키면 현저하게 높은 에너지 밀도가 얻어진다. 이에 의하여 생체조직의 미소한 부분에 200~1,000℃ 이상의 온도상승이 일어난다. 따라서 세포조직을 열로 파괴시킴으로서 섬세한 절단수술을 할 수 있다. 이것이 레이저의 열작용이다. 레이저광은 또 그 조사 면에 압력을 준다. 이 압력은 극히 미소하지만 집속점에서는 100만g(중력가속도g의 100만배)의 극히 큰 가속도가 생긴다. 그러므로 레이저의 집속점에서는 단시간에 빛에너지가 열에너지로 변환되는데 이와 동시에 세포막의 파괴, 세포로부터의 수분증발, 팽창, 세포의 파열 등이 짧은 시간에 일어난다(그림 8-4).

다음에 레이저는 빛으로서의 작용이 있다. 빛은 직진, 굴절, 집속 등을 나타내는데 빛의 흡수성(吸光度)은 물질의 화학구조에 밀접하게 관계된다. 레이저에 대한 세포조직의 흡수도는 그 조직의 색깔이나 빛이 침투하는 정도에 따라서 상당히 복잡한 양상을 나타낸다. 일반적으로 빛은 그 보색을 나타내는 물질에 최대의 흡수를 보인다. 예를 들면 알곤 레이저의 푸른빛과 초록빛은 붉은 색의 세포조직에 잘 흡수된다. 생체색소 중에 멜라닌(melanine)색소를 갖는 조직이나 이 색소를 갖는 악성종양에 대하여 레이저 조사에 의한 조직파괴가 극히 유효한 것은 이런 이유 때문이다. 또한 혈액응고 작용은 빛의 극히 유용한 작용이다. 이 작용을 이용하여 소화관을 위시한 내부장기의 지혈을 할 수 있다. 종래의 기계적인 메스로서는 곤란하였던 내부장기의 부분 절제술도 레이저를 이용하여 비로소 가능하게 된 것도 이 지혈작용에 기인한 것이다.

레이저 집속광 에너지에 의하여 강한 전자장이 발생한다. 이에 의하여 국소조직의 이온화라든가 양자(量子)의 원자나 분자에의 직접작용, 여기, 열 등에 의한 조직의 파괴가 생긴다.

8.4.3 의료 응용

레이저빔이 생체에 입사되면 세포조직에서 반사와 흡수 그리고 투과가 일어나고, 이로 인해 다음과 같은 상호작용이 일어난다.

㉠ 조직분리(photodisruption) : 노출시간이 원인
㉡ 조직제거, 절개효과(photoablation) : 흡수가 원인
㉢ 충격파효과(lithotripsy) : 충격펄스가 원인
㉣ 열적효과, 응고(coagulation) : 온도증가가 원인

이와같은 효과를 이용하여 의료에 응용하고 있다.

표 8-3과 표 8-4는 의료에 이용되는 레이저의 특성을 살펴 본 것이다.

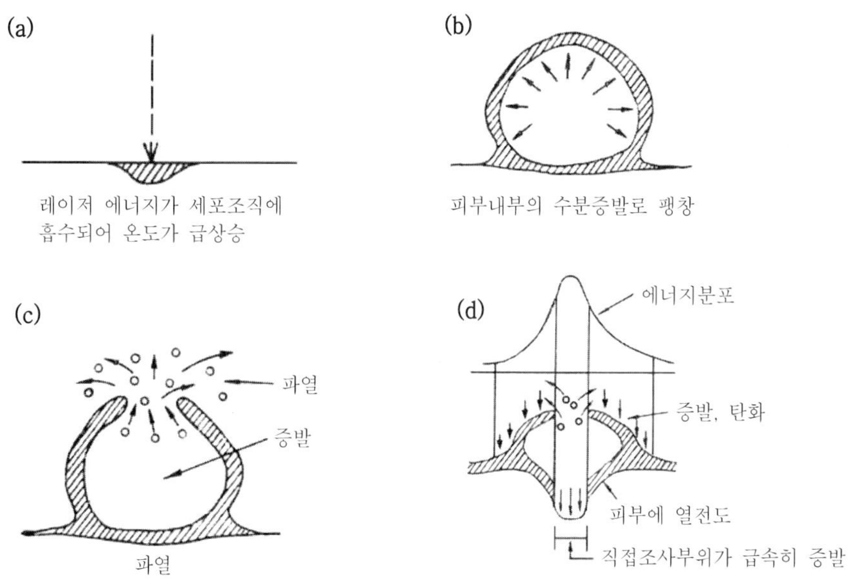

그림 8-4. 레이저에 의한 세포조직의 파괴과정

표 8-3. 열적효과의 의용 레이저

종류	파장(㎚)	동작종류 (펄스폭)	노출시간	출력(W)	빔 특성	조직의 효과
Ar	488 514	cw	0.01s~cw	0.3~10	헤모글로빈과 멜라닌에 흡수	응고
Ar-Dye	488 960	cw	0.02s~cw	0.2~3	인공적, 자연적 색소에 특성적 흡수	응고 광화학
Nd-YAG	1,060	cw	0.01s~cw	1~120	체적흡수	응고, 증발
Nd-YAG (superpulse)	1,060	1~30ms	0.1s/10Hz~cw	2~60	체적흡수	증발, 응고
CO_2	10,600	cw	0.05s~cw	0.03~60	물흡수	융합, 증발
CO_2 (superpulse)	10,600	0.05~5ms/ 50~1000Hz	0.05~cw	1~20	물흡수	증발

표 8-4. 비열적효과의 의용 레이저

종류	파장(㎚)	펄스	펄스에너지	반복주기 (Hz)	빔 특성	효과(응용분야)
Excimer	193	10ns	180mJ	20	이온화 물흡수	광제거(각막수술)
Excimer	308	100~250ns	5mJ~200mJ	1~200	물흡수	광제거(안과, 혈관외과)
Dye(램프)	504	1.4~2㎲	80mJ~140mJ	1~10	색소체흡수	광제거(결석제거, 혈관외과)
Dye	585	500㎲	4~6J	0.5	혈관흡수	광음향(성형외과)
Alexandrite (Q-스위치)	750~780	400~700ns	~150mJ	1~20	흡수	광제거(결석제거)
Nd-YAG (Q-스위치)	1,060	20~25ns	10~100mJ	1~20	광학적파괴	광제거(백내장, 결석제거)

8.4.4 의료에서 이용되는 레이저 장치

의료에 사용되는 레이저 장치에는 수많은 종류가 있겠으나 적용방법에 따라 약간의 차이가 있을 뿐 기본 원리는 비슷하다(표 8-5). 여기서는 대표적인 레이저 메스와 레이저 응고기에 대해서 살펴보고, 영상처리에 주목받고 있는 레이저 기술에 대해 생각해 보기로 한다.

표 8-5. 의학 생물학에서 사용되는 레이저의 종류

종류		발진양식	파장 [Å]	연속출력 [W]	피이크출력 [MW]	발산각 [mrad]	용도
고체	ruby	펄스 Q-switch	6943 3472 (제2고조파)	1.0	1~1000	0.5~20	안과용 광응고장치(소출력),세포미소외과, holography, 분광분석
고체	Nd-glass	펄스 Q-switch	10600 5300 (제2고조파)		1~500	0.5~1.0	피부·종양의 조사, 분광분석, 색소레이저 여기
고체	Nd-YAG	연속파	10610 5300 (제2고조파)	1~100	1~10	0.5~10	외과수술용 레이저메스
기체	He-Ne	연속파	6238 11500 33900	0.001~0.1		0.1~1.0	사진, 투과조명, holography유속계, 세포미소외과, 침구술
기체	He-Cd	연속파	3250 4416	0.001~0.05		~1.0	형광법, 유속계, 현미경
기체	Ar^+	연속파	4545 ~5145	0.5~20	10^{-4}	1.9~3.0	광응고장치, 레이저메스, 세포미소외과, holography
기체	CO_2	연속파	96200 106000	10~5000	10^{-2}	1.0~5.0	레이저메스, 치과용
기체	Kr	연속파	4762 ~6471	0.5~5			holography, 광응고장치
기체	N_2	준연속파	3371	0.25	10^{-2}~10^{-1}	1~10	생물학적연구
반도체	GaAlAs	준연속파	7000 ~9000	1~20㎽ 1~1000			레이저지팡이, 레이저 프린터, 광디스크, 광섬유통신, 정보처리

8.4.4.1 레이저 메스

레이저 메스는 레이저 방사에너지를 급격하게 열로 변환시키면 물의 비등점 이상으로 순간적 온도가 상승되므로 조직이 절단되고 증기화되는 것을 이용한다. 외과수술용 메스로서 현재 주로 이용되고 있는 것은 CO_2, Ar 및 Nd-YAG 레이저의 연속파이다.

그림 8-6은 레이저 메스(laser blade)에 대한 구조도이다. 2중 테이퍼(taper)구조이고 끝은 세라믹(ceramic)이나 사파이어 결정(sapphire crystal)을 사용하여 뾰족하게 만들어져 있다. 레이저 광이 광섬유 한쪽 끝에 입사되어 광섬유의 도파(wave guide) 원리인 전반사에 의해서 빛이 광섬유를 따라 도파한 다음 면도날의 뾰쪽한 끝에서 임계각을 넘어서게 되어 레이저 광이 밖으로 빠져 나오게 된다. 이렇게 레이저 빔을 극소광점에 집속할 수 있게 됨으로서 뇌나 내이(內耳) 등의 미세구조 장기의 수술이 가능하게 되었다. 즉, 극초미세외과수술(ultra-super-microsurgery)에의 길은 레이저에 의해 비로소 가능해 졌다.

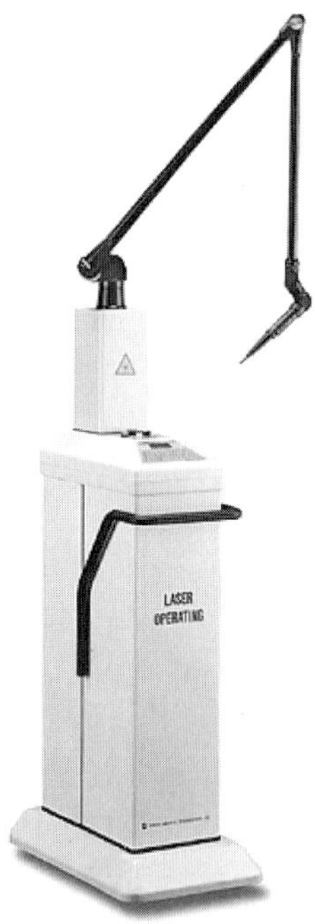

그림 8-5. 레이저 메스

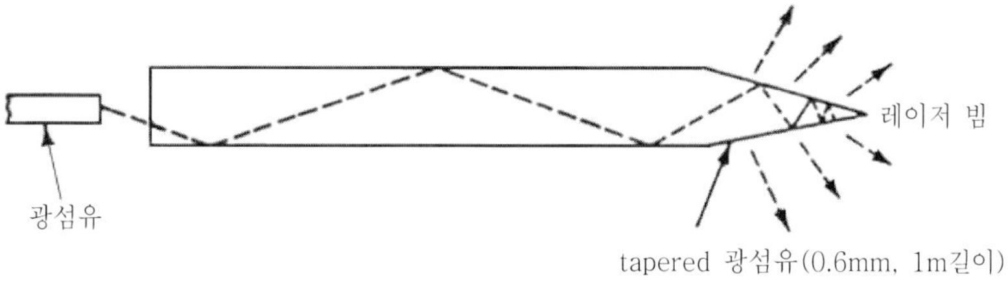

그림 8-6. laser blade의 구조

레이저 메스의 특징은 다음과 같다.

㉠ 모세혈관과 작은 혈관들은 잘리는 동시에 열 효과로 인해 자연적으로 응결되고 서로 달라붙게 된다. 그러므로 자동적으로 지혈작용이 이루어져서 출혈 없는 수술이 가능하게 된다. 따라서 수혈량을 최소로 줄일 수 있다.

㉡ 수술도중에 지혈작용을 하지 않아도 되고 수술한 부분이 출혈에 의해서 뒤덮여 버리지 않기 때문에 수술시간이 단축된다.

㉢ 장기의 어떤 부위는 작은 혈관들이 너무 많아서 종래의 메스로는 지혈을 시킬 수 없었기 때문에 일부 절단이나 제거가 곤란했던 수술도 가능하게 되었다.

㉣ 레이저 메스를 사용할 경우 절개로 말미암아 파괴되는 세포층의 두께가 매우 얇아서 (CO_2레이저의 경우 0.05mm) 회복기간이 빠르고 수술 후 통증이 적다.

㉤ 병소를 응고시키는 동시에 폐쇄시키기 때문에 살균이 되어 감염을 막는다.

㉥ 전기자극이 아니므로 측정 기기나 인공 심박동기 등에 전기적인 간섭이 없으며 전기쇼크 등의 위험에 따른 문제가 없다.

8.4.4.2 레이저 응고장치

레이저 방사 에너지를 보다 낮은 온도의 열로 서서히 변화시키면 열에 의해 단백 변성과 함께 혈액이 응고된다. 그러므로 출혈 혈관을 직접 응고시킬 수 있다. 온도가 너무 상승되면 지혈된 부분이 증기화되어 다시 출혈할 수 있으므로, 절개 때보다 훨씬 약한 강도의 레이저 응고장치(laser coagulator)가 사용된다.

① 안구기저 세포의 응고

레이저의 경우는 지향성이 높아서 집광능력이 높을 뿐만 아니라 빛의 강도도 높으므로 안과영역에서 망막수술 등 안구 치료에 매우 효과적이다. 이것은 각막, 수정체 등의 광전송로를 통과하여 망막에 도달하기 때문에 안구외부로부터 망막질환을 치료할 수가 있다. 여기에서 레이저 광은 뛰어난 광 응고 장치로서의 역할을 수행한다. 안구 기저치료에 사용되는 레이저는 외과수술용 레이저보다 출력이 작아도 되며 파장이 5,145nm인 Ar 레이저가 현재 가장 효과적이다.

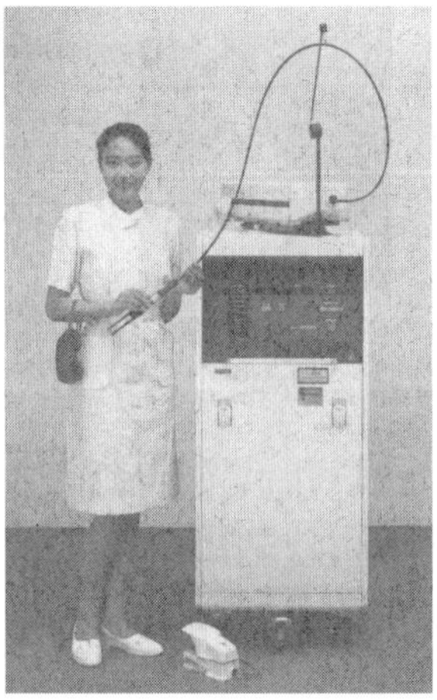

그림 8-7. 레이저 치료장치

② 소화기관의 응고

YAG 레이저는 다른 레이저보다 침투 특성이 좋아서 레이저 응고장치 제작에 적합하다. Nd-YAG 레이저의 발진파장인 1,064nm는 현재 광통신에 쓰이는 광섬유를 통하여 저손실 전송이 가능하다. YAG 레이저와 광섬유를 결합하여 만든 레이저 내시경은 소화관 출혈의 지혈에 쓰이며 소화기관의 종양치료에도 사용된다.

8.4.4.3 레이저 영상 처리

기존의 디지털 신호 및 영상처리 기술만으로는 어려운 대량정보의 실시간 처리를 빛을 이용하여, 특히 레이저 광의 시간적·공간적 제어를 통해 실현하고자 하는 것이 광 정보처리 기술이다. 이것은 빛이 지니고 있는 이차원적 병렬처리 및 비접촉 특성 그리고 외부 전자파에 무관한 것 등의 여러 가지 특성을 이용하는 것으로 새로운 형태의 정보처리 방식이 가능해진다.

여러 광 정보처리 응용기술 중에서 의용 영상 처리에 이용되거나 관계가 깊은 레이저 디스크, 레이저 프린터, 홀로그래피 등에 대하여 살펴본다.

① 홀로그래피

보통의 빛 대신에 코히런스가 높은 레이저광을 이용하여 물체에서 반사되어 나오는 빛의 세기(intensity)뿐만 아니라 위상성분까지도 기록하고 있는 기록매체를 홀로그래피(holography)라고 한다. '완전한(holo) 그림(graphy)'이라는 어원에서 알 수 있듯이 모든 사물의 시각정보를 완벽하게 재생하고자 하는 기술이다. 홀로그램은 레이저 광의 간섭 현상을 이용하여, 물체로부터 반사된 빛의 파동을 위상정보까지 필름에 기록하였다가 레이저를 이용하여 3차원 영상을 재생한다.

따라서 종래의 2차원적인 기록에서 발생할 수 있는 정보손실을 줄일 수 있어 의학이용에 크게 주목받고 있다. 그 중 한 예로 홀로그래피 현미경을 들 수 있다(그림 8-8). 이것은 종래의 현미경에 홀로그램 기술을 도입하여 피사체의 가시심도(focal depth)를 깊게 하고 분해능을 높여 물체의 3차원 상을 재생한 후 이를 확대하여 관찰하는 방법이다.

② 레이저 디스크

광 디스크(laser disk) 기술은 레이저의 집광성을 이용하여 원반형태의 기록매체에 음성, 영상신호 및 디지털 정보를 기록하는 기술이다. 음성 및 영상의 재현성이 우수하고 정보의 기록밀도가 높기 때문에 대용량 기록 매체로 이용되고 있다. 광 디스크는 기록되는 내용에 따라 CD(compact disk)라 불리는 음성신호기록의 DAD(digital audio disk), 영상신호를 기록한 DVD(digital video disk), 그리고 컴퓨터 정보 기록용의 OD[3](optical digital data disk)로 구별될 수 있다.

기본 원리는 레이저 디스크에 정보를 디스크의 트랙(track)에다 피트(pit)라고 불리는 작은 홈으로 기록한 뒤, 광 디스크를 일정 속도로 회전시키며 레이저 빔을 쏘아 반사되는 빛을 광 검출기로 읽어내어 재생하는 것이다.

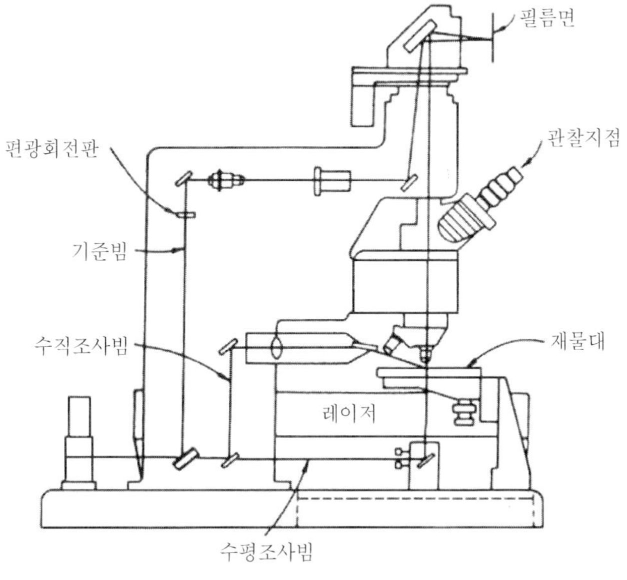

그림 8-8. 홀로그래피 현미경의 구조

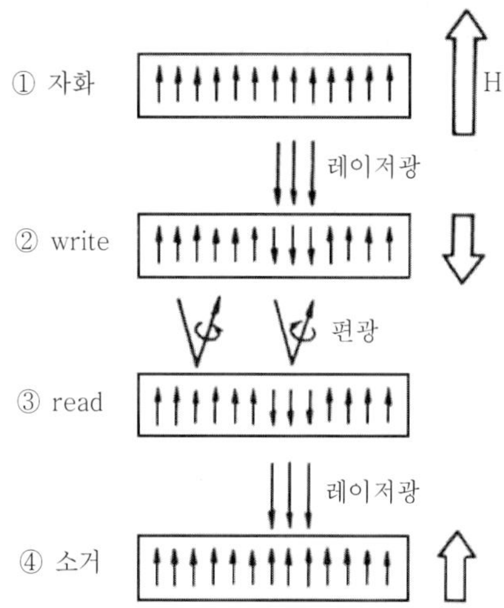

그림 8-9. 기록 및 재생의 원리

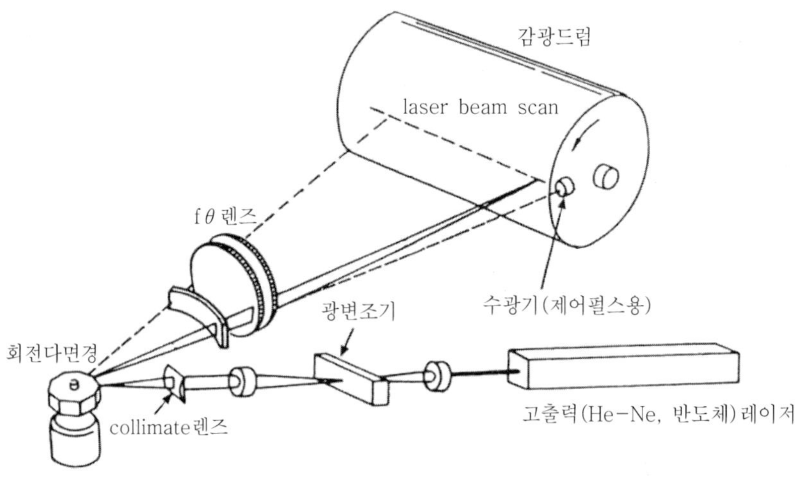

그림 8-10. 레이저 프린터의 구성

③ 레이저 프린터

레이저 프린터(laser printer)는 대용량 정보를 고속으로 인쇄하려는 목적으로 개발되었다. 그림 8-10은 레이저 프린터의 구조이다. 광원으로 He-Ne 레이저 또는 반도체 레이저, 고속 빔 변조를 위한 광 음향 변조기, 빔을 한 라인 감광 드럼에 편향시키기 위한 회전다면경, 그리고 초점거리 보정 등 미세한 광학정렬을 위한 $f\theta$ 렌즈 등의 광학장치와 전자사진원리를 이용한 비접촉 방식의 프린터이다.

레이저 프린터는 소음이 적고 속도가 빠르며 해상력이 뛰어난 점 등 많은 장점을 가진다. 영상의학과에서 영상처리를 위해 사용되는 레이저 이미저(laser imager)도 기록매체로 레이저 광에 감광되는 필름을 사용하는 것으로 이와 같은 원리이다.

8.5 레이저의 안전관리

출력이 수mW의 He-Ne 레이저로부터 수백W 이상의 CO_2 레이저에 이르기까지 많은 종류의 레이저가 의료분야에 이용되고 있다. 그러므로 환자, 의료종사자의 안정성이 충분히 고려되어야 할 것이다. 어떻게 사용하는 것이 안전한 것인가를 안전기준을 기초로 생각해 보기로 한다.

8.5.1 안전기준

미국은 오래 전부터 레이저의 안전취급을 위한 연구가 조직적으로 수행되고 있다. 미국규격협회(ANSI)에서는 미국내의 '레이저안전사용법'에 관한 기준을 제정하였고, 보건교육복지부(Departmant of Health, Education and Welfare)의 방사선안전국(BRH)에서는 레이저 제품에 대한 시행기준을 공포하여 시행하고 있다.

미국 이외에 영국, 독일, 캐나다, 러시아 등의 많은 나라에서도 레이저의 안전기준이 제정 시행되고 있다. 또한 각국의 독자적인 제정기준을 국제적으로 통일하려는 시도로 국제전기표준회의(IEC) 내에 레이저에 관한 기술위원회(TC-76)가 설치되어 IEC 기준을 내고 있다. 그러나 ANSI의 규정은 국제기준의 기초가 되고 있는 것이 현실이다.

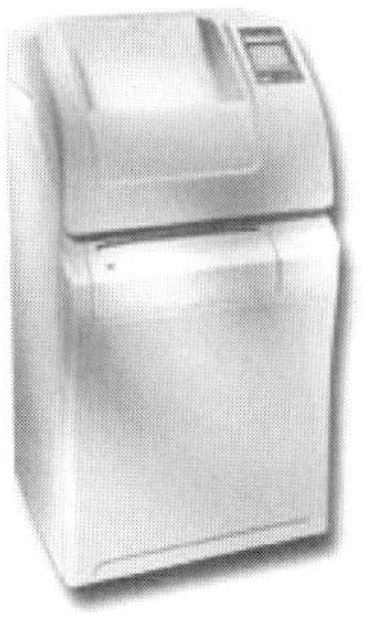

그림 8-11. laser imager

8.5.2 레이저의 위해성

레이저광이 눈이나 피부에 조사되어 흡수되면 조직에 손상을 일으킬 수 있다. 그 손상 정도는 레이저의 출력과 파장, 펄스지속시간, 조직세포의 부위, 노출시간에 관계된다. 조직에 흡수된 레이저광은 구성분자의 진동을 증가시켜 열을 발생하게 하고 조직이 가열되어 손상을 입게 된다. 열적 손상은 레이저 에너지가 흡수된 영역까지 제한적인 범위를 갖고 있다.

그러나 레이저 펄스지속시간과 관련되어 조직의 열이 시간 경과에 따라 반응하면 레이저로 인한 2차적인 손상이 발생한다. 연속파이거나 장시간의 펄스 레이저가 조직에 조사되면 열이 전도되어 조사영역의 온도가 점차 증가하고 손상부위를 점점 확대시킨다. 단시간의 펄스 레이저가 고출력으로 조직에 조사되면, 에너지가 매우 짧은 시간에 고강도로 전달되므로 조직의 온도가 급상승하여 세포내의 액체성분이 기화하게 된다. 이러한 급격한 위상전이는 폭발적인 세포파괴를 유발한다. 레이저광이 눈과 피부에 과다 노출되어 발생하는 병리학적 현상을 표로 나타내었다(표 8-6).

눈은 특히 레이저광에 민감하다. 자외선영역의 레이저가 눈에 조사되면 각막에 염증이 생기거나 수정체를 혼탁하게 한다. 원적외선도 각막을 손상시키고 가시광선과 근적외선은 망막까지 도달하여 손상시킨다. 즉, CO_2 레이저, 엑시머 레이저는 각막과 수정체를 손상시키고 연속파발진 Ar레이저, He-Ne 레이저, Nd-YAG 레이저는 망막을 손상시키고, 펄스출력 Nd-YAG 레이저는 눈의 안쪽에 파열이나 열상을 유발한다.

피부는 눈보다는 레이저에 대하여 민감도가 감소하여, 자외선영역에서는 햇빛에 쪼인 것과 같은 효과가 일어난다. 가시영역과 적외선영역에서는 홍반 형성부터 수포형성까지 일어날 수 있다.

8.5.3 레이저의 안전등급

IEC를 비롯한 국제기구에서는 레이저의 위해로부터 인체를 안전하게 보호하기 위하여, 레이저의 파장, 출력 등의 특성에 따라 안전도를 등급으로 분류하고 있다. 이에 따른 피폭방출한계 또는 최대허용노광량 등의 기준치를 설정하여 레이저안전에 대한 경계를 강조하고 있다.

레이저의 안전을 판정하고 등급을 분류할 때 참고하는 기준치로는 피폭방출 한계치와 최대허용노광량이 있다. 피폭방출한계(accessible emission limit, AEL)는 레이저의 분류등급에 따라 허용되는 레이저광의 방사 수준을 뜻한다. 등급 1, 2, 3A, 3B의 레이저 기기에 대한 피폭방출한계치는 국제규격 IEC 825-1의 표 1, 2, 3, 4에 레이저파장과 방사시간에 따라 계산된 레이저 에너지 값으로 명시되어 있다. 최대허용노광량(maximum permissible exposure, MPE)은 눈이나 피부가 레이저에 노출되었을 때 위험한 영향이나 생물학적 부작용이 발생하지 않을 정도의 레이저광 방사수준을 뜻한다. 최대허용노광량은 국제규격 IEC 825-1의 표 6과 8에서 레이저파장, 펄스지속시간 또는 노출시간에 따라 계산된 에너지 밀도 값으로 명시되어 있다. 레이저의 안전등급은 1, 2, 3A, 3B, 4로 분류되어 있다.

8.5.3.1 레이저등급 1

레이저등급 1은 레이저 출력이 적어 레이저 기기가 작동 중에 인체에 아무런 손상도 주지 않는다. 등급 1 AEL은 MPE와 레이저 조사구(limiting aperture)를 사용하여 계산할 수 있고, 레이저의 방사선원이 작은 경우에는 MPE와 조사구의 곱으로 나타낸다. 등급 1 AEL값을 기준으로 사용하여 나머지 레이저등급 2, 3A, 3B의 안전성을 나타내기도 한다.

8.5.3.2 레이저등급 2

레이저 등급 2는 레이저장치가 가시영역의 400~700㎚의 방사광을 방출하며 밝은 빛에 대한 반사적인 눈의 깜빡임(0.25초)으로 눈을 보호할 수 있는 정도이다. 등급 1 AEL을 초과하는 연속발진, 반복펄스발진 레이저를 방출할 수 있으나, 펄스폭이 0.25초 이상인 펄스레이저에 대해서는 등급 1 AEL을 초과하는 에너지를 방출할 수 없고 평균출력도 1mW이하로 제한되어 있다.

표 8-6. 레이저광의 과다 노출시 발생하는 병리학적 현상

<table>
<tr><th>파장영역</th><th>눈</th><th>피부</th></tr>
<tr><td>자외선C
180㎚~280㎚</td><td rowspan="2">각막염증</td><td>홍반 생성, 노화가속</td></tr>
<tr><td>자외선B
280㎚~315㎚</td><td>노화가속, 색소 침착증가</td></tr>
<tr><td>자외선A
315㎚~400㎚</td><td>광화학적 백내장</td><td rowspan="6">색소 흑색화,
광 민감성반응,
피부화상</td></tr>
<tr><td>가시광선
400㎚~780㎚</td><td>광학적, 열적 망막손상</td></tr>
<tr><td>적외선A
780㎚~1,400㎚</td><td>백내장, 망막화상</td></tr>
<tr><td>적외선B
1,400㎚~3,000㎚</td><td>물집생성, 백내장, 망막화상</td></tr>
<tr><td>적외선C
3,000㎚~10,000㎚</td><td>각막화상</td></tr>
</table>

8.5.3.3 레이저등급 3A

레이저등급 3A는 400㎚이하 또는 700㎚이상인 파장에서는 등급 1 AEL의 5배까지의 출력이 허용되고, 400~700㎚ 파장에서는 등급2 AEL의 5배까지의 출력(5mW)이 허용된다. 눈의 깜빡임으로 눈을 보호할 수 있으나, 장시간동안 레이저광을 직시하면 눈에 손상이 올 수 있다. 망원경, 쌍안경, 광학장치 등을 통해 레이저광을 장시간 직시하게 되면 위험한 결과가 초래될 수 있다.

8.5.3.4 레이저등급 3B

레이저등급 3B는 자외선(180~400㎚)과 적외선(1,400~10,000㎚)파장영역에서 등급3 AEL을 초과하는 출력이 허용되나, 펄스폭 0.25초 이하일 때는 평균출력이 0.5W를 초과할 수 없고, 펄스폭 0.25초 이상일 때는 방사에너지가 0.125J을 초과할 수 없다. 그리고 가시영역(400~700㎚)과 근적외선(700~1,400㎚) 파장에서는 펄스폭 0.25초 이하일 때 평균출력이 0.5W를 초과할 수 없고 펄스당 에너지가 0.03J을 초과할 수 없다. 등급 3B의 레이저광이 눈과 피부에 직접 조사되는 것은 위험하다.

8.5.3.5 레이저등급 4

레이저등급 4는 등급 3B AEL을 초과하여 레이저가 방사되며, 인체가 직접 레이저광에 조사되는 것은 물론 산란광에 접촉하는 것도 위험하다.

8.5.4 최대허용노광량

ANSI에서는 인체에 상해를 일으킬 염려가 없는 레이저 광의 최대출력을 최대허용노광량(MPE)이라는 수치로 정의하고 있다. 이 수치는 동물과 인체에 대한 레이저 상해실험과 사례조사를 통해서 상해를 일으킬 가능성이 50%인 레이저 출력의 1/10을 기준의 하나로 삼고 있다.

MPE의 값은 ANSI Z 1361~1973에 상세히 기술되어 있다. 그 중에서 표 8-7에 현재 많이 쓰이고 있는 레이저의 노출한계를 나타낸다. 레이저 사용시는 안전을 위해 이 MPE 이하에서 사용해야 한다. 그러나 MPE를 초과한 출력의 레이저라도 올바르게만 사용한다면 결코 위험하지 않다.

8.5.5 안전사용법

레이저를 사용할 때의 기본적인 주의사항을 출력등급에 따라 살펴본다.

계산대에서 사용되는 바코드 리더(bar cord reader)와 같은 1mW 이하의 가시광선 레이저 출력은 MPE 이하이므로 직접 쬐어도 위험이 없다고 알려져 있다. 따라서 특별한 주의가 필요하지 않다.

레이저 계측, 검사 등에 많이 사용되는 5mW 이하의 가시광선 레이저는 사용할 때의 특별한 주의는 없다. 하지만 레이저 빔의 높이를 사람 눈높이 이하로 낮추고, 고의로 사람을 향해서 조사하지 않도록 주의하도록 한다. 일반적으로 가장 많이 사용되는 레이저 등급이다.

500mW 이하의 레이저 등급이 되면 인체에 대한 위험이 증가한다. 일반인이 접근하지 못하도록 사용하는 장소를 제한하고 불필요한 장소에는 레이저를 조사하지 않아야 한다. 차폐판 등으로 레이저 광의 확산을 막고 반사가 예상되는 곳은 차양을 설치한다. 어쩔 수 없이 빛이 나오는 경우에는 보호안경을 사용하는 등의 주의가 필요하다.

500mW 이상의 레이저 등급이 되면 눈 및 피부에 대한 상해는 물론, 레이저로 인한 화재도 일어날 수 있다. 이 등급의 레이저는 광 자체뿐만 아니라, 반사되는 빛도 위험하다. 대표적인 레이저로 CO_2 레이저, YAG 레이저 등이 있으나, 이 두 레이저는 파장이 적외선이므로 눈으로 직접 감지할 수 없어서 더욱 위험하다. 따라서 레이저 사용시설이 주의와 완전히 격리될 수 있도록 인터록(interlock) 장치 등을 설치하는 것이 필요하다. 특히 대출력 레이저를 사용할 때는 레이저를 잘 아는 전문가가 작동하도록 하며, 감전사고에 주의하고, 레이저 위험을 알릴 수 있는 표시와 경보등, 경보 부저 등을 설치한다. 의학적인 치료에 사용되는 레이저는 이러한 고출력이므로 잘못 사용하면 인체에 치명적인 손상을 줄 수 있다.

따라서 레이저 의료 시술 시에는

표 8-7. 각종 레이저의 노출한계 (ANSI)

레이저	파장	노출한계
Ar 레이저	488nm, 514.5nm	3.2mW/㎠ for 0.1sec 2.5mW/㎠ for 0.15sec
He-Ne 레이저	632.8nm	1.8mW/㎠ for 0.1sec 1.0mW/㎠ for 0.1sec
YAG 레이저	1,064nm, 1,334nm	5.0μJ/㎠ for 1nb to 100ns t 〈1ns이면 노출한계 없음 5mW/㎠ for 10sec
CO_2 레이저	10.6㎛	100mW/㎠ for 10sec to 8hrs (1,000㎠보다 작은 피부표면적에 제한됨) 10mW/㎠ for 〉 10sec (신체 전부 노출시)

㉠ 사용하는 장소를 제한하고 출입문에 인터록 장치나 위험주의 표지판을 부착하여 주의하도록 한다.

㉡ 망막의 손상을 방지하기 위하여 환자를 포함하여 모든 시술 종사자들은 보호안경을 착용해야 한다.

㉢ 불필요한 곳에 레이저가 조사되지 않도록 주의하며 반사광에 의한 피해가 있을 수 있으므로 반사광이 예상되는 곳에 차양을 설치한다거나 기구 등 반사가 예상되는 물체는 무광 무택의 검은 색으로 만들어야 한다.

㉣ 레이저 광에 의한 화재를 예방하기 위해 가연성 가스나 발화 가능성 물질은 시술도구에서 배제되어야 한다.

㉤ 레이저 시술시 발생되는 연기를 흡입할 수 있는 강력한 흡입기를 준비해야 한다.

이 외에도 여러 가지 필요한 안전관리에 유의하여야 한다. 레이저를 안전하게 사용하는 방법은 레이저 자체가 가진 성질을 충분히 파악하고 그에 대응하는 안전수칙을 지키는 일이다.

8.5.6 레이저 사용자의 보호

레이저광으로부터 사용자를 보호하기 위해서는 기기의 안전장치, 적정한 환경 시설, 사용자와 관리자의 주의가 필요한, 국제규격 IEC에 의하면, 모든 의료용 레이저장치는 보호외장을 갖추고 있어야 하고 레이저 방사에 대한 경고표시를 부착하여 사용자가 위험성을 인지할 수 있도록 하여야 한다.

8.5.6.1 레이저 기기의 안전장치

안전에 대한 특별한 주의를 필요로 하는 레이저등급 3B와 4에 대해서는 국제규격 IEC 601-2-22에서 전기·기계적 안전성 및 성능요구사항을 제정하여 공고하였다. 이 규격에 의하면, 등급 3B와 4에 해당되는 레이저장치는 원격 인터록 커넥터, 열쇠제어장치, 관찰용 광학장치, 대기/준비완료 장치, 레이저방사 준비완료 표시기, 레이저 방출 경고 장치, 목표물 표시장치, 비상레이저정지장치 등을 구비하여야 한다.

각각의 안전장치를 설명하면 다음과 같다.

㉠ 원격 인터록 커넥터(remote interlock connector) – 레이저 기기와 별도로 설치된 외부 조절기와 연결시켜 주는 커넥터를 말한다.

㉡ 열쇠제어장치(key control) – 열쇠가 레이저 기기로부터 분리될 수 있어야 하고 분리되었을 때는 레이저 방사가 허용되지 않아야 한다.

㉢ 관찰용 광학장치(viewing optics) – 레이저 기기에 부착되어 있는 디스플레이 스크린과 같은 장치로서 등급 1 AEL을 초과하는 레이저광에 대해서 사용자가 접근시

충분히 주의를 기울이도록 하는 기능을 제공한다.

㉣ 대기/준비완료(standby/ready)장치 – 조사 빔이 동작되지 않도록 하는 기능을 하며, 대기상태에서는 전원케이블이 연결되고 전원스위치가 동작되는 상태이나 레이저 제어스위치가 동작되더라도 조사 빔이 방출되지 않도록 한다. 준비완료상태에서는 제어스위치가 동작되면 레이저출력의 방출이 가능하게 된다

㉤ 레이저 방사 준비완료 표시기(LASER ready indicator) – 레이저 기기가 레이저방사 준비완료상태라는 것을 가시적으로 표시하는 눈에 보이는 수단이다.

㉥ 레이저방출 경고장치(LASER emission occurring indicator) – 작동레이저의 레이저출력이 방사구를 통해 방출되고 있다는 것을 표시하는 가시/가청 신호를 말한다.

㉦ 목표물 표시장치(target indicating device) – 치료 또는 진단목적을 수행할 수 있는 조사 빔의 초점을 나타내는 지시장치이다.

㉧ 비상레이저 정지장치(emergency LASER stop) – 비상시 레이저의 출력을 즉각 정지시키기 위해 손이나 발로 동작시키는 장치이다. 이 장치는 다른 모든 레이저정지시스템과는 독립적으로 설계되어야 하고 스위치는 빨간색 누름 버튼 방식이어야 하며 조작자의 눈에 잘 보이고 조작자가 동작위치에서 신속, 용이하게 도달할 수 있는 장소에 있어야 한다.

㉨ 발판스위치가 있는 경우, 발동작형 노출제어스위치는 비의도적인 동작을 막기 위해 덮개로 싸여 있어야 한다. 스위치를 동작하기 위해 요구되는 힘은 발판스위치를 동작하는 표면 어디에서든 625㎟ 면적에 대해 적용시 10N 이상이어야 하나, 이 힘은 50N을 초과해서는 안 된다.

㉩ 피폭의 종료가 타이머로 이루어지는 경우, 단일고장상태를 막기 위한 보호장치로서 타이머와는 별개로 설정시간의 20%를 초과하면 작동하는 안전장치가 있어야 한다. 이 장치는 레이저출력을 중지시키고 더 이상 기기가 동작되는 것을 막아야 한다.

8.5.6.2 레이저 경고표시

레이저등급 2, 3A, 3B, 4에 해당하는 의료용 레이저 기기는 국제규격 IEC825-1에 의하여 레이저 방사를 주의하도록 경고하는 표시를 기기 본체에 부착하여야 하고, 레이저 방사구 경고 표시를 부착하여야 한다.

㉠ 등급 2의 경우 : “레이저방사, 빔을 직시하지 말 것, 등급 2 레이저 기기” 라고 표기한 레이저 방사설명표시와 레이저 방사경고 표시를 기기 본체에 부착하여야 한다.

㉡ 등급 3A의 경우 : “레이저방사, 빔을 직시하거나 광학부분을 보지 말 것, 등급 3A 레이저 기기” 라고 표기한 레이저 방사설명 표시와 레이저 방사경고 표시를 기기 본체에 부착하여야 한다.

㉢ 등급 3B의 경우 : “레이저 방사, 빔에 조사되는 것을 피할 것, 등급 3B 레이저 기

기" 라고 표기한 레이저 방사설명 표시와 레이저 방사경고 표시를 기기 본체에 부착하여야 한다. 또한, 레이저광의 방사구에 "레이저 방사구" 또는 "노출방지-이 방사구에서 레이저가 방출됨" 라고 표기한 설명표시를 부착하여야 한다.

㉣ 등급 4의 경우 : "레이저방사, 빔과 산란광에 눈과 피부가 노출되는 것을 피할 것, 등급 4 레이저 기기" 라고 표기한 레이저 방사설명 표시와 레이저 방사경고 표시를 기기 본체에 부착하여야 한다. 또한, 레이저광의 방사구에 "레이저 방사구" 또는 "노출방지-이 방사구에서 레이저가 방출됨" 라고 표기한 설명표시를 부착하여야 한다.

배경 : 노란색
그림 및 테두리 : 검은색

(a) IEC 가 제안한 레이저의 위험 주의 표시

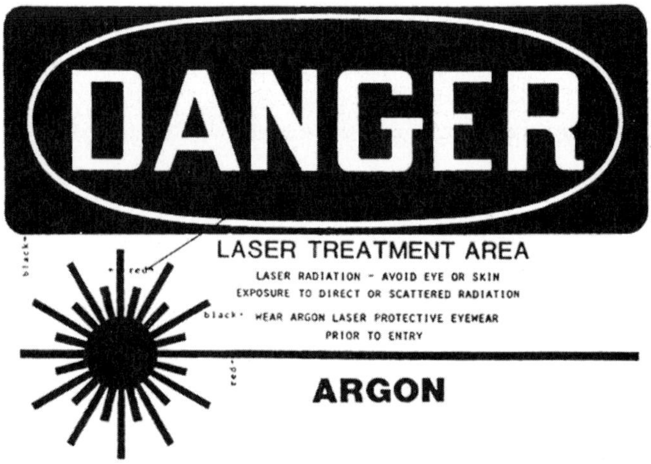

(b) 레이저 치료구역의 표시(ANSI)

그림 8-12. 레이저에 대한 경고 표시

제9장 전기자극에 의한 치료

의료에서 전기는 크게 두 가지 관점에서 이용되고 있다. 하나는 인체 내부에서 발생되는 생체전위의 검출이고, 다른 하나는 전기에너지를 인체에 가해주는 것이다. BC 1세기경 문헌에 전기물고기를 가지고 치질이나 탈홍 또는 두통을 치료하였다는 기록으로 보아, 인류는 이미 기원전부터 생체에 전기적인 자극을 가하여 치료를 시도하고 있었던 것을 알 수 있다. 하지만 인간이 생체의 전기현상을 알고, 이에 대하여 실제 연구하기 시작한 것은 1786년 Galvani의 실험 이후이다.

이로서 생체에 적당한 방법으로 전기적인 자극을 가하면 신경이나 근육 등의 흥분조직을 인위적으로 흥분시킬 수 있다는 사실을 알게 되었다. 아울러 이 전기자극에 의해서 생기는 생체 반응을 이용하여 생체기능을 제어하거나 대행하고 치료 등에 응용하려는 생각도 계속되어 왔다. 오늘날 전기자극을 이용한 생체 치료의 시도는 여러 의료분야에서 이루어지고 있다.

이 장에서는 오늘날 의료에서 전기자극 치료가 어떻게 이루어지고 있는가를 검토해본 다음, 이중에서 인공심장 페이스메이커(artificialcardiac pacemaker)와 직류형 심장세동제거기(DC-defibrillator)를 가지고, 치료에 이용되는 전기자극의 방법을 살펴보기로 한다.

9.1 전기자극 방법

전기적인 신호를 인체의 특정부위에 인가함으로서 그 부위 및 관련조직에 해당하는 신경, 근육계통의 진단 및 치료에 적용할 수 있다. 전기자극은 아래의 목적으로 사용되고 있다.

9.1.1 전기자극

단순히 전기자극을 가했을 때의 신경이나 반응상태를 관찰하기 위한 방법이다.

9.1.1.1 말초신경의 경피자극(percutaneous stimulation of peripheral nerves)

신경의 피하자극을 통하여 각 신경의 지배를 받고 있는 근육의 수축을 확인한다. 부분적인 신경 차단이 있을 때는 그 수축하는 정도를 관찰하며, 건(tendon)의 수술 결합 이후에 그 기능을 검사할 수도 있다.

9.1.1.2 근육자극(muscle stimulation)

전기자극을 골격근에 인가할 때 나타나는 근육의 양적, 질적 반응으로 근육의 상태를 진단한다. 일반적으로 신경은 1msec 이하의 자극으로도 흥분하므로 신경에 연결된 근육이나 근섬유는 전류자극에 충분히 반응이 가능하다. 그러나 신경에 퇴행변화(degenerative change)가 있을 때는 주어지는 자극에 예민하지 못하고 전류자극에 접촉하지 못하게 된다. 이때 자극을 근섬유에 직접 가함으로서 신경의 상태를 진단한다.

9.1.1.3 피부저항검사(skin resistance)

말초신경 마비나 신경절 질환(segmental nerve disease)에서 볼 수 있는 감각장애를 기록한다. 정상피부의 저항은 한선(sweat glands)의 국부분포에 따라 다르지만 대략 10~20MΩ이며, 완전마비로 인한 무한증(anhydrosis)에서는 높은 피부저항값을 보인다.

9.1.1.4 운동 및 감각신경전도속도

신경을 자극할 때 근육이나 신경을 따라 전달되는 활동전위를 기록하는 방법이다. 신경의 자극전도능력에 대한 정보를 얻고자 하거나 신경마비의 부위를 찾을 때 사용한다.

9.1.2 전기치료

전기자극을 치료에 이용하는 경우이다. 이는 인체조직에 열효과 및 자극효과를 일으켜서 적절한 생리적 반응을 유발하고자 할 때 사용한다.

9.1.2.1 심장세동제거기(cardiac defibrillator)

심장세동(fibrillation)이란, 심장근육의 여러 부위가 불규칙적이고 동기화되지 않음으로서 정상적인 혈액의 공급에 장애가 나타나는 치명적인 경우를 말한다. 이의 치료를 위해서 사용하는 전기자극기가 세동제거기(defibrillator)다. 이는 재분극된 심근세포들을 탈분극시키고 이미 탈분극 상태에 있는 심근세포의 절대불응기(refractory period)를 연장시키는 효과를 나타낸다. 인가자극의 특성은 1,000~6,000V의 전압을 인가하여 1~20A의 전류를 5msec동안 가함으로서 50~400J의 에너지가 전달되도록 한다.

9.1.2.2 인공심장페이스메이커(cardiac pacemaker)

인공심장페이스메이커는 심장을 통과하는 전기신호의 전달에 이상이 있을 때 인위적인 전기자극을 통하여 원하는 심근세포에 신호를 전달한다. 인가자극은 대략 2V의 전압을 0.5msec간 가하여 15~50J의 에너지를 전달한다.

9.1.2.3 전기수술기(electro-surgical unit, ESU)

수술실에서 사용되는 전기수술기는 고주파전류가 인체를 관통하여 흐를 때, 근육에 전기쇼크나 자극을 주지 않고 짧은 스파크나 열을 발생한다는 원리를 이용한 것이다. 전기수술기에서 파형을 전극으로 전달하며, 주 용도는 절개(cutting)와 응고(coagulation)이다. 목적에 따라서 파형의 모양과 주파수를 변형시키면서 사용한다.

9.1.2.4 경피전기신경자극(TENS, transcutaneous electrical nerve stimulation)

높은 주파수와 낮은 강도로 통증부위에 전극을 통하여 자극을 가함으로서 환자에게는 기계적 자극으로 작용하여 중추성 척수억제로서 진통효과를 나타낸다. 근육이나 신경의 손상에 대해 환부에 고주파나 저주파 전류를 흘려 치료효과를 올리고 있다. 척추측만증(scoliosis) 환자의 등 근육에 전극을 심어 지속적인 전기펄스를 가하는 치료법도 시도되고 있다.

9.1.2.5 FES(functional electrical stimulation)

신경 손상으로 인하여 근육이 제 기능을 발휘하지 못할 때 원하는 근신경 부위에 전기적인 자극으로 가함으로서 인위적인 근육의 수축을 유발시킨다. 미국의 J. Petrofsky는 척수손상이나 뇌졸증으로 생긴 대마비(paraplegia) 환자의 사지 8곳에 전극을 장착하고 마이크로컴퓨터로 계획적으로 협조운동을 시키는데 성공하고 있다. 이에 의하여 근육의 위축을 방지하고 회복기간의 단축이 기대된다고 보고하고 있다.

9.1.2.6 뇌자극

정신신경과에서 쓰는 전기충격요법(electroshock therapy, electroconvulsive therapy)은 전극을 양쪽 관자놀이에 부착하여 약 80~120V, 100~200mA의 상용교류를 2~3초간 뇌에 통전시키는 것이다. 이 방법은 40여년 전만하여도 조울병(manic-depressive psychosis)을 치료하는 극히 유효한 치료법으로 믿어서 임상외래에서 일상적으로 시행되었었다. 또한 두피로부터 뇌에 수mA의 펄스전류를 가해 수면을 일으키게 하는 전기수면방법도 연구되고 있지만 그 효과는 분명하지 않다.

9.1.2.7 기타

전기자극으로 상처치료 효과의 촉진이나 뼈의 재생력을 강화하는데도 사용되고 있다. 복부에 장착한 한 쌍의 전극에 펄스통전을 하여 복근(腹筋)을 전기 자극하여 허리를 가늘게 한다는 전기자극장치도 나와 있다고 한다.

중국의 침술마취가 주목을 끌고 있는데, 생체에 찔러 넣은 침 끝에 약한 전류를 흘려 진통효과를 더욱 증강시키는 방법이 실시되고 있다. 체표에 한 쌍의 전극을 부착하여 수십mA의 전류를 흘려서 시술후의 통증을 진정시키는 pain eraser라는 장치도 나와 있다. 어느 것이나 아직 진통기전은 확실하지 않고, 효과에 대한 평가도 여러 가지이다.

9.1.3 자극전기의 특성

외부에서 인위적으로 인체에 전기적인 자극을 가해서 치료를 하고자 할 때에는 치료의 목적에 부합하는 가장 효율적인 전류의 특성을 찾아내는 것이 매우 중요하다. 이는 단순한 의학적 지식만으로는 이루어질 수 없는 것이며 제시되는 전기자극의 특성뿐만 아니라 주어지는 전류가 조직을 따라 흐를 때 각 부위에서의 전류의 크기 및 분포형태등도 고려되어야 하는 것이다. 이를 위해서는 전기공학적인 지식을 바탕으로 더욱 객관적이고 정확한 연구가 수행되어야 할 것이다.

전기자극을 임상에 적용하는 과정에서 중요한 사항은 전기자극을 위해 전류를 흘릴 때 전압파형과 주파수가 인체에 어떠한 영향을 미치는가에 대한 연구가 선행되어야 한다. 일반적으로 지속적인 평류(galvanic current)는 자극부위에서의 화학적인 변화를 일으키고자 할 때 이용되고, 단속평류(interrupted direct current)는 근육의 짧은 단수축(muscle twitch)을 유도하고자 할 때, 그리고 정현파형이나 감응전류(faradic current)의 형태는 근육을 자극하여 근육수축을 정상적으로 일으키게 하고자 할 때 사용된다.

9.2 인공심장페이스메이커

전기자극의 응용 중에서 일찍부터 시도되고, 가장 성과를 올린 것이 심장페이스메이커이다. 인공 심장페이스메이커는 과학기술의 발달에 따라 더욱 소형화되어 아주 작아졌을 뿐만 아니라, 동작의 안정성도 향상되고 전원의 수명도 훨씬 길어 졌다. 그리고 장치의 본체에 고분자재의 사용으로 체내에 집어넣을 수 있게 되었다(그림 9-1). 이것은 심장의 동방결절(sino-atrial node)의 기능을 대행하기 때문에 일종의 인공장기라고 할 수 있다.

방광을 자극하는 배뇨 페이스메이커나 횡격막을 자극하는 호흡 페이스메이커도 실험적으로 쓰이고 있지만, 원리적으로는 심장 페이스메이커와 거의 같다.

9.2.1 페이스메이커

외부로부터 약한 전류자극을 가하면 활동전위를 발생하는 생체조직은 신경, 선(gland), 골격근, 평활근, 심근 등이 있다. 이것들을 흥분성 조직(excitable tissue)이라고 한다.

근육은 활동전위의 발생에 따라서 수축(contraction)을 보인다. 그러므로 심장 벽에 직접 전기펄스를 가하면 갑작스런 심장정지(cardiac arrest) 또는 현저한 서맥(bradycardia), 부정맥(arrhythmias)에 빠진 심장을 규칙 바르게 박동시킬 수 있다. 이와 같이 심박동을 조절하기 위해 심장근육에 반복적인 전기자극을 제공하는 일종의 펄스 제네레이터(pulse generator)를 인공 심장페이스메이커라고 하며, 이것을 사용하여 심장박동을 조절하는 것을 페이싱(pacing)이라고 한다.

9.2.2 인공심장 페이스메이커의 역사

인간의 심장에 처음으로 전기자극을 가한 것은 1774년 프랑스의 J. Aldini라고 한다. 그는 계단에서 떨어져 심정지를 일으킨 3세 유아에게 흉벽상에 전기펄스를 주어 심박을 재현시켰다. 전류자극에 의한 심소생술(cardiac resuscitation)의 첫 번째 사례이다.

심장의 자율적인 전기적 전도작용을 이용하여 병적인 심장에 전기적 자극을 가해서 소생시키고자 한 시도는 1862년 Walshe가 갈바니 전류(galvanic current)의 사용을 시사함으로 시작되었다. 1889년에는 영국의 J. A. McWilliam은 심장에 직류나 교류 중에 어느 것을 가하더라도 심실세동이 발생하고 펄스전류에 상응하여 심근이 수축하는 것을 관찰하였다. 이로부터 40년후에 미국의 Gould(1929)에 의하여 전용의 심장자극장치가 처음으로 사용되어 유아의 소생에 성공하고 있다. 1932년 A. S. Hyman은 전자공학자와의 협력하에 유도코일형의 펄스발생장치를 만들어 14분간 심장박동이 정지된 환자를 전기자극으로 소생시키는데 성공하였다. 그는 이장치를 'artificial pacemaker'라 명명하였다.

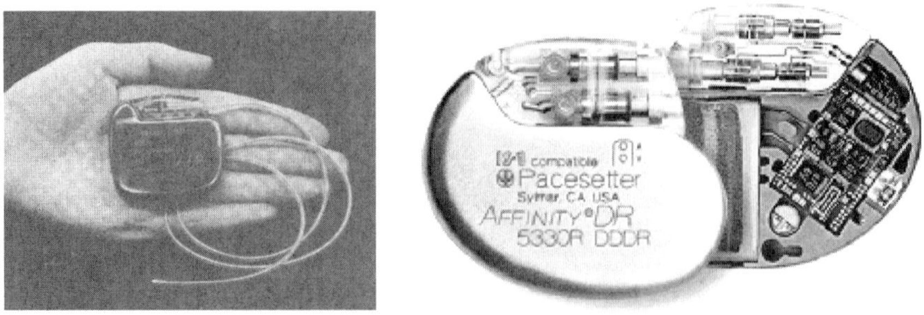

그림 9-1. 체내에 심는 인공심장 페이스메이커와 심강내 단극전극

페이스메이커의 아버지라고도 불리는 P. M. Zoll은 1952년에 심정지된 환자의 왼쪽 앞가슴과 왼쪽 겨드랑이에 전극을 장착하고 매분 90회의 일정 빈도로 심장을 자극하는데 성공하고 있다. 이어서 그는 1954년에 동물에서 정맥을 통한 심내막 심방자극을 소개하였다. 1957년 Allen과 Lillchei는 수술 중에 발생한 방실 블록 환자에게 심실자극을 시도하였고, 1958년 Furman과 Robinson은 정맥을 통한 심내막 자극의 첫 임상보고를 하였다.

오늘날과 같은 체내형 페이스메이커는 1958년 R. Elmgvist와 Senning에 의하여 개발되었다. 또 이보다 앞선 1950년에 C. W. Bigelow 등에 의하여 경정맥 심강내 카테터 전극이 사용되었으며, 이것은 1958년에 S. Furman 등에 의하여 거의 오늘날과 같은 형태로 개발되었다.

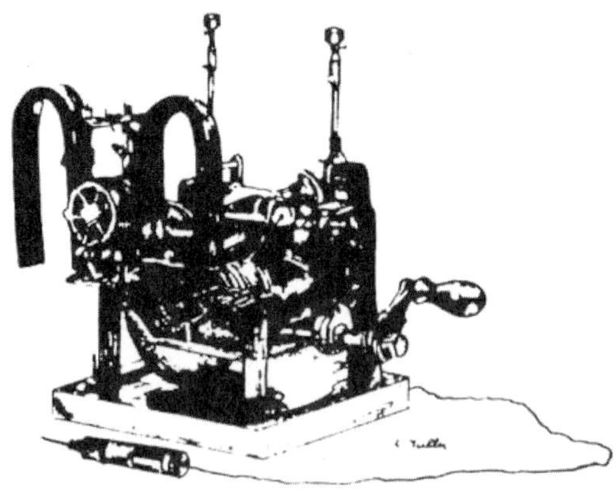

그림 9-2. Hyman(1932)이 사용한 인공페이스메이커

1960년에 와서 Chardack은 완전히 심장 내에 삽입 가능한 영구적인 심장 페이스메이커를 소개하고 있으며 1963년 Nathan 등은 심박동에 따라 동시에 작동되는 synchronous pacemaker를 임상에 사용하였다. 가장 근대적인 것으로는 심실운동에 따라 자동조절되는 demand pacemaker로 1965년 Parsonet에 의해 고안되었다.

이와 같은 역사의 기초 위에 오늘날 인공심장페이스메이커를 장착하여 생활하고 있는 사람은 세계적으로 상당수에 달한다. 1970년대에는 미국에서 년간 8만건의 페이스메이커의 이식이 행해져서 피장착자는 인구 100만명당 230명에 달했다고 보고되고 있다. 유럽에서도 100만명당 123~350명 정도로 상당수에 달한다고 한다. 우리나라에서의 상황으로는 아직 이에 대한 통계를 보지 못하였지만, 여러 가지 여건상 아직은 그 수가 서양보다는 적다고 생각된다.

9.2.3 심장 블록

심장은 혈액을 계속 순환시키기 위하여 활동전압이 일정한 주기를 가지고 발생되어야 하며, 일단 생긴 활동전압은 즉시 심장의 다른 곳으로 퍼지게 된다. 심근 내에서 처음 흥분이 발생하는 곳을 페이스메이커(pacemaker)라고 한다. 페이스메이커가 될 수 있는 조직은 인체 심장에서는 결절조직(nodal tissue)과 푸르킨예 섬유(Purkinje fiber)가 있으며, 병적으로는 심장근 전체가 페이스메이커의 역할을 하는 수도 있다.

심장박동을 주재하는 동방결절(sinoatrial node)의 흥분으로 발생한 전기현상(이것을 impulse 또는 action potential이라고 한다)은 심방근, 방실결절(atrioventricular node, A-V node), 방실섬유속(A-V bundle, His bundle), 좌우 섬유속가지(bundle branch)를 지나 푸르킨예 섬유로 전달되어 심실근으로 전도된다. 이와 같이 심장에는 특수한 전도계(specific conduction system)가 존재한다.

이 전도계의 일부에서(예를 들면 동방간 또는 심실 내에서) 때때로 전도장애가 발생하는데, 이것을 블록(block)이라고 한다. 전도장애가 일어나는 곳에 따라 각각 동방블록(sinoatrial block), 방실블록(atrioventricular block, A-V block), 심실내블록(intraventricular block 또는 섬유속가지 블록, bundle branch block)이라고 한다. 동방블록이나 방실블록과 같은 전도계의 어느 부위에 장애가 생기면 그 부위의 아래쪽으로는 흥분이 전도될 수 없다. 따라서 이런 경우 임펄스(impulse)가 심실에 전도되지 않게 되고, 심방과 관계없이 심실의 독자적 박동(心室自動能)을 구사하게 될 때까지 수십초~수분간 심정지(cardiac arrest)가 일어난다.

방실블록은 방실간 전도가 완전히 차단되는 완전 방실블록(complete A-V block)과 방실 전도가 수 심박마다 또는 2심박에 1회 일어나는 불완전 방실블록(imcomplete A-V block)으로 크게 나누어진다. 예를 들어 2 : 1 방실블록은 동방결절로부터 임펄스가 2

회중에 1회밖에 심실에 도달하지 않기 때문에 심박수는 단번에 1/2로 감소된다. 또, 블록으로 인한 심정지에 수반하여 심실자동이 재개되어도 심실 고유의 자동능에 의한 심박수는 1분간에 20~40회에 지나지 않으므로 어느 것이나 현저한 서맥(bradycardia)이 발생된다.

이와 같이 발생된 일시적 심정지나 서맥 또는 빈맥(tachycardia)이나 심실세동(ventricular fibrillation)으로 인하여 뇌혈류량이 감소되기 때문에 의식장해, 현기증, 경련 등이 발작적으로 나타난다. 이러한 증상군을 Adams Stokes Syndrome이라 부르고 있다. 페이스메이커가 가장 많이 사용되는 것은 이 Adams Stokes 증후군이다.

블록은 류머티스 열(rheumatic fever)이나 매독(syphillis)과 같은 감염증, 급성 심근경색증(acute myocardial infarction) 등의 허혈성 심 질환(ischemic coronary diseases), 고 칼륨혈증(hyper potassemia) 등의 전해질 장해나 염기 장해, 약물중독 그리고 근래에 많아진 심장내 수술로 인하여 생기는 외과적 특수 전도로 장해 등에 의해서도 때때로 발생한다. 기타, 심근염이나 심근증에 수반하여 발생하는 심부전(heart failure), 그리고 블록 이외의 원인, 예를 들면 기외수축(premature contraction) 등에 의하여 발생하는 각종 부정맥(arrhythmias)의 치료, 빈맥의 억제 등 오늘날 인공 페이스메이커의 적응은 넓은 영역에 퍼져있다(표 9-1).

9.2.4 페이싱의 기초

페이싱을 이해하기 위하여 음극흥분, 불응기와 수공기, 역치와 chronaxy 등을 가지고 전기생리학의 기초를 복습한다.

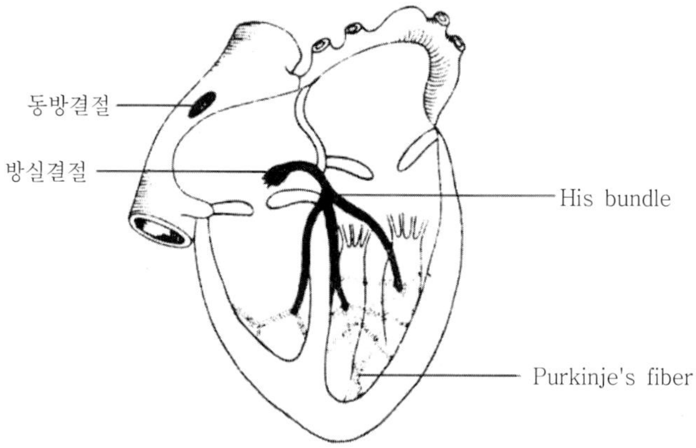

그림 9-3. 심장의 흥분전도로

표 9-1. 페이싱의 적응

1. 서맥에 대한 페이싱
1) 완전 방실 블록
2) sick sinus syndrome
3) 기타
2. 정상 심박에서의 페이싱
1) 간헐적 방실 블록
2) 반복성 빈박의 발생방지
3. 빈맥에 대한 페이싱
1) WPW 증후군
2) 심실성 빈맥
4. 특별한 경우
1) 심근경색
2) 심장 수술후
5. 심장 페이싱의 응용
1) 심 기능검사
2) 특수전도계 기능검사
3) 기타

9.2.4.1 음극흥분

그림 9-4와 같이 근섬유의 표면에 한 쌍의 전극을 놓고 회로에 전지와 스위치sw를 삽입한다. 여기서 스위치를 닫으면, 그 순간에 전류는 화살표 방향으로 흐르고 흥분은 전지의 마이너스측 전극(음극)의 바로 아래에서 발생하여 근섬유를 전도한다. 이 현상을 Pflüger(1859)의 음극흥분법칙(law of cathodal excitation)이라고 한다. 스위치를 닫는 순간에, 이곳의 세포막에 바깥쪽으로 향하는 전류(outward current)가 주어지고 이에 의해 강한 탈분극(depolarization)이 생겨, 여기에서 활동전위(흥분)가 발생하기 때문이다.

페이스메이커용 전극으로는 간접적으로 심장을 자극하는 체표전극(skin electrode), 식도내 전극(esophageal electrode)과 직접 심장을 자극하는 심강내(심내막) 카테터 전극(endocardial cathether electrode), 심외막 전극(epicardial electrode) 등이 쓰인다. 이들 중 어느 전극을 사용하여도 흥분은 음극부에서 발생한다. 그러므로 심강내 단극전극은 무관전극(indifferent electrode)에 대하여 마이너스측이 되도록 하여야 하며, 마찬가지로 심강내 쌍극전극을 사용할 때에는 심내벽에 접촉하는 측의 전극을 마이너스측으로 해야 한다.

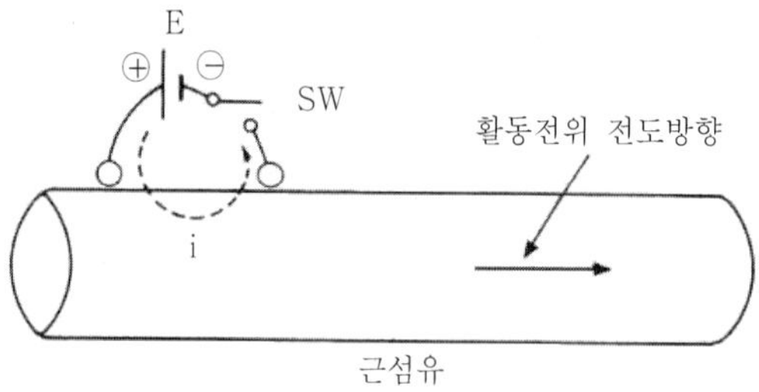

(outward current가 생기는 음극부에서 활동전위가 발생하는 것을 나타낸 것)

그림 9-4. 활동전위의 발생

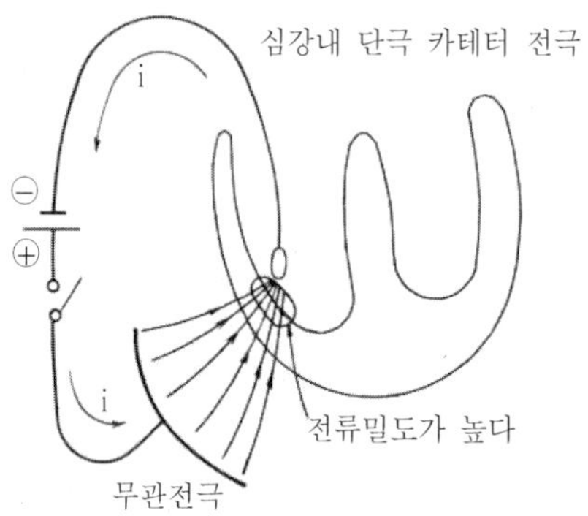

그림 9-5. 심강내 단극 카테터 전극과 무관전극

9.2.4.2 불응기와 수공기

심근을 자극하여 활동전위가 발생한 직후의 일정기간 200~300msec 사이에 두 번째 자극을 주어도 활동전위는 발생하지 않는다. 이 기간을 불응기(refractory period)라고 한다. 불응기에는 어떤 자극에도 반응하지 않는 절대 불응기(absolute refractory period)와 자극이 충분히 강하면 반응을 나타내는 상대 불응기(relative refractory period)가 있다. 불응기에 이어서 심근은 자극에 대하여 약간 감도가 높아지는 과상기(過常期, supernormal period)로 떨어진다.

그림 9-6은 심근세포내로부터 기록되는 활동전위(action potential)와 심전도를 나타낸 것이다. 심실내 활동전위는 ㉠정지전위, ㉡탈분극상, ㉢overshoot, ㉣plateau상, ㉤재분극상의 5상으로 이루어진다. 정지전위는 −70~−90mV, 활동전위의 피크는 +20~+30mV이다. 절대불응기는 활동전위의 일어서는 점에서부터 약 200msec이고, 상대불응기

는 이어서 수십msec, 과상기는 이에 다시 이어지는 수십msec이다.

이 과상기에 강한 자극을 주면 심실근 전체에 때때로 반복성 흥분이 생겨 심실세동을 발생시키는 일이 많다. 심전도 상에서는 T파의 정점(apex)에 상당하는 부분에서, 많은 심근은 과상기에 떨어져 있다. 그러므로 인공심장페이스메이커의 자극펄스가 이 시점에서 심실에 주어진다거나, 또는 심실성 기외수축(ventricular extrasystole)의 R파가 이 부분에 일치되어 출현하면(이것은 심전도에서 'R on T' 라고 불리는 현상이다), 심실세동을 일으켜 심정지에 떨어지는 위험성이 있다. 그러므로 이 점을 수공기(受攻期, vulnerable period)라고 한다.

9.2.4.3 역치와 크로낙시

심근을 전기자극할 때에는 일반적으로 방형파(square wave)의 전기펄스를 사용한다. 이때, 자극의 세기는 방형파의 진폭 즉, 전류치[A] 또는 전압치[V]로 나타낸다. 심근에 흥분(활동전위)을 발생시키기 위한 최소의 자극강도를 역치(threshold)라고 한다. 심근은 역치 이상의 자극에 대하여 세기에 관계없이 항상 일정 진폭의 수축을 보인다. 이러한 현상을 실무율(all or none law)이라고 한다.

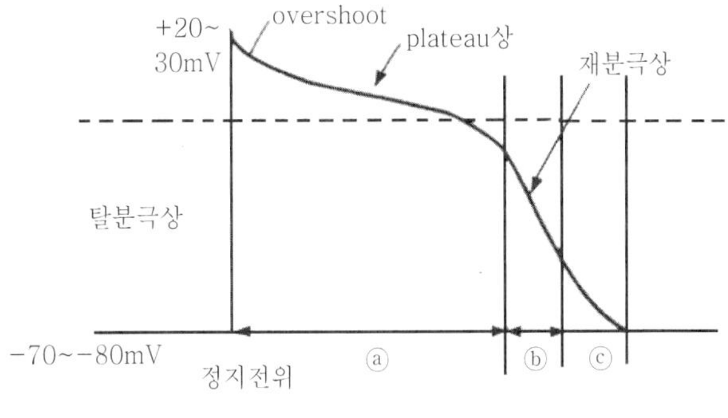

ⓐ 절대 불응기, ⓑ 상대 불응기, ⓒ 과상기

(a) 심근의 활동전위 세포내 기록과 흥분성의 시간적 변화

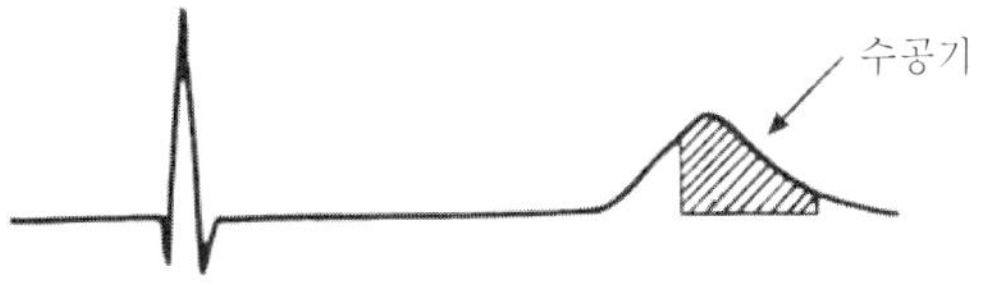

(b) 심전도와 수공기

그림 9-6.

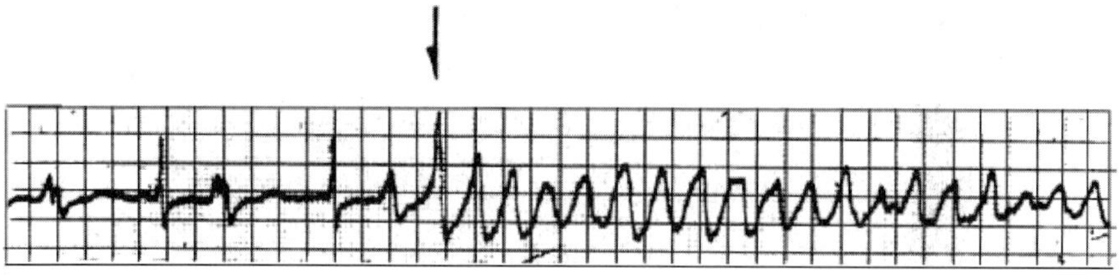

그림 9-7. R on T

그런데, 이 역치(i 또는 V)는 자극펄스의 폭 t에 따라 변화한다. 그림 9-8은 i - t 관계를 나타낸 것이고,

$$i = a + b / t \tag{9.1}$$

식으로 나타낼 수 있다. 여기서 a, b는 정수이다. 이것을 Weiss(1901)의 실험식이라 한다. 또, 이 곡선을 강도-시간 곡선(strength-duration curve)이라고 한다. 여기에서 a는 펄스 폭 t를 충분히 크게 하였을 때(이것을 utilization time이라고 한다) 주어지는 i의 값이고, 이것을 rheobase라고 한다. 다시 말해서 자극강도가 어느 정도 이하이면 아무리 자극시간이 길어도 볼 수 없는데 이와 같이 조직을 흥분시키는데 필요한 최소자극강도를 뜻한다. a의 2 배가되는 t의 값을 프랑스의 Lapique(1909)는 chronaxy라고 명명하고, 이것이 조직의 흥분성을 나타내는 지표라고 생각하였다.

각종 흥분성 조직에 대하여 이와 같은 자극강도-시간 곡선을 그려보면 그 모양이 다르며, 대체로 흥분성이 큰 조직일수록 rheobase는 낮고 chronaxy는 짧은 경향이 있다. 따라서 각 조직의 흥분성의 크기를 비교하는데 매우 편리하다. 몇 가지 chronaxy 값을 보면, 말초신경 0.1~0.3msec, 골격근 0.1~0.3msec, 심근 1~3msec, 평활근 100~200 msec 등이다.

일반적으로 저항 R인 물질에 전류 i가 흘렀을 때,

$$J = i^2 R t \tag{9.2}$$

의 에너지가 생긴다. 식 (9.1)로부터

$$J = R (a^2 t + 2ab + b^2 / t) \tag{9.2'}$$

양변을 미분하면,

$$dJ / dt = R (a^2 - b^2 / t^2) \tag{9.3}$$

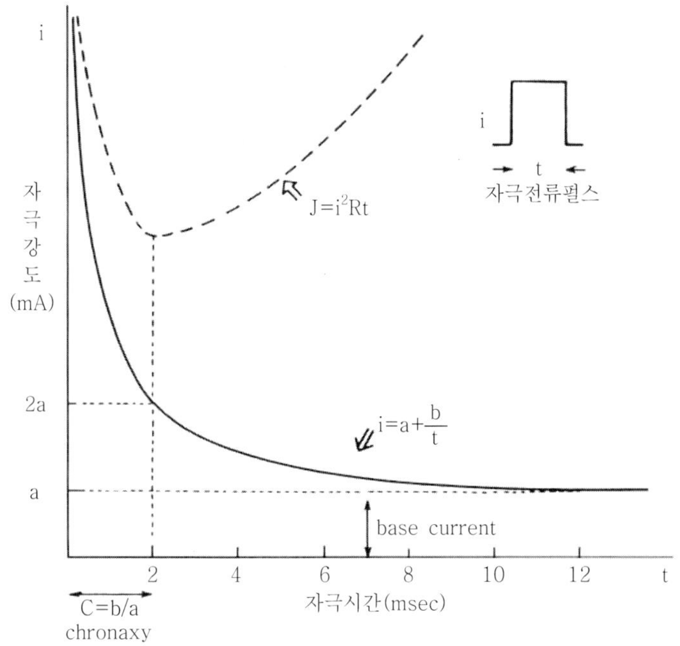

그림 9-8. 심근의 자극강도-시간 곡선과 chronaxy

따라서 t=b/a=chronaxy일 때 에너지 J는 최소값을 갖는다. 그러므로 폭이 chronaxy (심근이면 1~3msec)인 펄스를 이용하면 최소의 에너지로 자극할 수 있다. 즉, 자극에너지의 절약이 가능하여서 전지의 소모를 줄일 수 있다. 인공 심장 페이스메이커의 펄스폭은 1~3msec로 하는 것이 합리적이지만 실용적으로는 여러 가지 기술적 이유로 약 0.5~3msec 전후 폭의 펄스가 사용되고 있다.

9.2.5 페이싱의 방법과 종류

심장 페이싱을 위해서는 폭 0.5~3msec, 진폭 2~10V(또는 1~10mA), 빈도(rate) 65~85/min(ppm)의 펄스전류로 심장을 자극하면 되는 것을 알 수 있다. 이를 위하여, 오늘날 여러 가지 방식이 쓰이고 있다.

9.2.5.1 페이스메이커의 종류

인공심장페이스메이커는 크게 일시적인 것과 영구적인 것의 2가지 형태로 나눌 수 있다. 일시적과 영구적인 페이스메이커의 차이는 제네레이터가 체외에 있느냐(external pacemaker), 제네레이터와 전극 모두를 환자의 체내에 장착하는 것(internal pacemaker)이냐에 있다고도 할 수 있다. 제네레이터가 체외에 위치하는 것의 장점은 펄스자극 조건을 체외에서 마음대로 변화시킬 수 있다는 것이었다. 그러나 오늘날은 체내형에도 프로그래머(programmer)라고 하는 장치인 수신기를 장착한 페이스메이커가 고안되어 있다. 이 프로그래머로부터 발사되는 정밀한 무선정보에 의하여 펄스의 진폭, 빈도, 폭을 체외에서 임의로 변화시킬 수 있다. 이것을 programable pacemaker라고 한다.

① 일시적 페이스메이커

일시적인 인공 심장페이스메이커(emergency or temporary pacemaker)는 심장의 수축부전과 같은 응급상태에서 흉벽을 통해 긴 침상전극을 직접 심근에 찔러 넣는 경흉부형(transthoracic pacing)과 팔의 정맥을 통하여 우심방, 우심실에 전극을 설치하는 일시적인 경정맥형(temporary transvenous pacemaker)이 있다. 그리고 이와 같은 직접 전극을 쓰는 방법 외에 체표나 식도로부터의 간접자극에 의한 방법도 이용된다.

일시적인 페이싱은 긴급시나 영구적인 페이싱을 시행하기 전 필요에 따라 사용되는 것으로 장기간 사용에는 감염이나 기타의 위험성 때문에 적합치 않다. 그러나 제네레이터는 체외에 두게 되므로 펄스빈도, 진폭, 폭 등의 자극조건을 자유로이 조절할 수 있다는 이점이 있다.

② 영구적 페이스메이커

영구적 인공심장페이스메이커(permanent pacemaker)는 몇 달에서 수년간 사용되며 주로 Stokes-Adams 증후군을 동반한 만성 심장블록 환자에게 사용된다. 전극 설치방법에 따라 카테터전극을 정맥을 통하여 심내막에 부착시키는 심내막형(endocardial pacing)과 심외막형(epicardial pacing)이 있다.

심내막 페이싱은 X선투시하에 카테터전극을 쇄골하 정맥(subclavian vein)이나 우측 외경정맥(right external jugular vein)을 통하여 우심방을 거쳐 우심실 내벽에 끼워 넣는다. 이와 연결된 제네레이터는 쇄골하나 겨드랑이의 흉근(pectoral muscle) 위 피부 밑에 포켙모양으로 묻힌다. 심내막 페이싱의 초기 합병증으로 심내막에 부착된 전극이 변위(displacement)될 수 있으나 변경된 전극을 외부에서 손으로 조작함으로써 제 위치로 쉽게 전환시킬 수 있다.

심외막 페이싱은 전신마취하에 개흉(thoracotomy)을 하여 심장을 노출시키고 심외막에 전극을 설치한다. 전극과 연결된 선(wires)은 전복벽(anterior abdominal wall)에 매몰된 제네레이터에 부착된다. 개흉술이나 개복술을 하고 횡격막 절개후 삽입해야 하므로 거의 사용되지 않는다.

9.2.5.2 패이싱의 방법

자극펄스의 발생형식에 의하여 페이스메이커를 nondemand pacemaker와 demand pacemaker로 분류할 수 있다.

① nondemand pacemaker

nondemand형에는 고정레이트(fixed-rate pacemaker)형과 심방동기(P-wave triggered pacemaker)형이 있다.

고정레이트형은 페이스메이커에 심박수를 미리 고정시켜 일정 빈도(rate)의 펄스를 규칙적으로 발생시키는 방법이다. 이 방식은 환자 자신의 박동과는 무관하게 미리 페이스메이커에 조정된 박동수에 의하여 자극을 받기 때문에 환자 자신의 박동이 정상 조율로 돌아오게 되면 두개의 박동이 서로 경합하게 되어 무질서한 부정맥이올 수 있고 심하면 심실세동의 위험이 있다. 따라서 심정지나 심박이 현저히 떨어지고 또한 기외수축이 거의 없는 증례에 적합할 뿐으로 적용범위가 한정되어 있어 지금은 과거의 페이스메이커로 되어 있다.

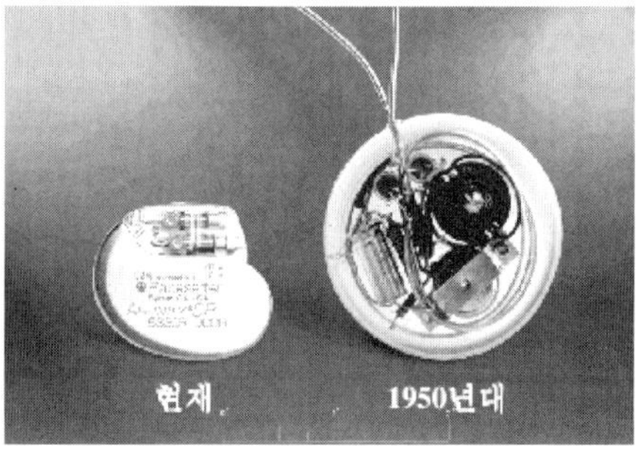

그림 9-9. 심장박동기의 진전

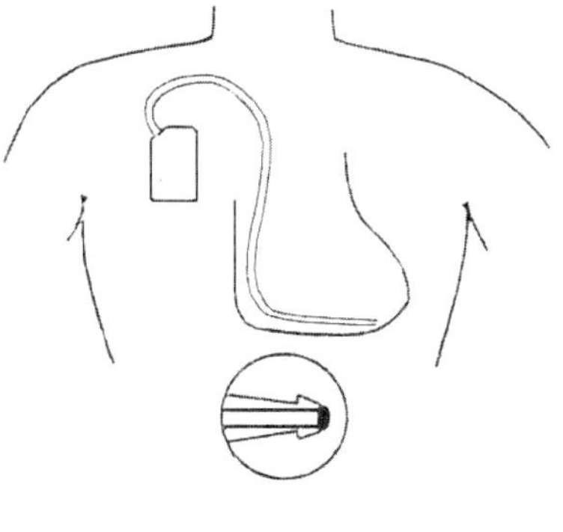

그림 9-10. 심내막 페이싱 시스템(아래 동그라미-pacemaker tip)

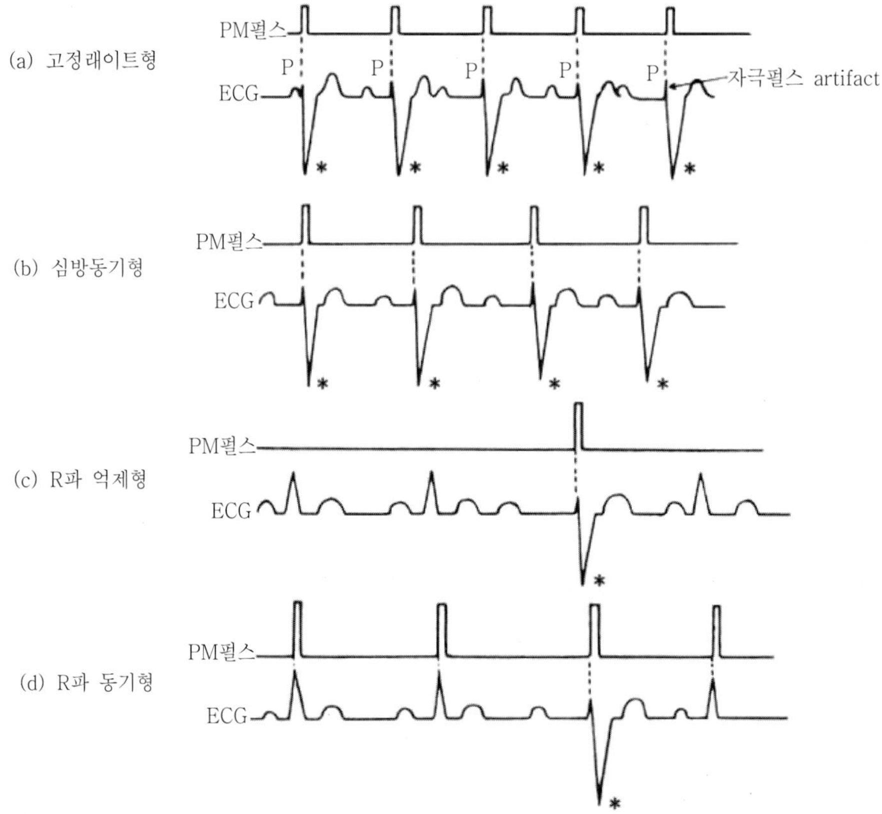

그림 9-11. 심장 pacing의 4 가지 기본형(*는 pacing에 따라 발생한 심전도)

심방동기형 페이스메이커는 심방의 흥분에 따라 발생하는 ECG의 P파를 검출하여 P파 하나에 자극 펄스 하나를 발생시키는 것이다. 심방에 전극을 장착하여 P파를 검출한 다음에 방실(房室) 전도시간보다 약간 짧은 시간을 지연시켜 자극 펄스를 심방에 준다. 심실은 심방과 동기에 수축하므로 환자의 자연적 페이스메이커(natural pacemaker)인 동방결절의 흥분 빈도에 따라 심박수가 변하는 가장 생리적인 방식이다.

② demand pacemaker

demand형 페이스메이커는 심실동기형(R-wave triggered pacemaker)과 심방동기형(P-wave triggered pacemaker)이 있다. demand형은 기외수축이나 R~R 간격의 불규칙을 보이는 II°의 불완전 방실 블록 또는 병적 동결절 증후군(sick sinus syndrome)의 치료에 적합한 형의 페이스메이커이다.

이것은 환자에 자발성 심박이 없을 때나 자발 심박이 어느 일정 빈도 이하로 되었을 때에 미리 추정해 놓은 고정 빈도로 자극펄스를 발생시키는 것이다. 자발 심박이 설정한 빈도보다 높은 빈도이면 페이스메이커로부터 펄스는 발생되지 않는다. 이에 의하여 자극펄스로 발생한 심박의 T파상에 자발의 R파가 겹친다던가 또는 반대로 자발 T파에 자극펄스가 겹치기도 하는, 소위 R on T에 의한 심실세동의 발생을 방지할 수가 있다. 오늘날 쓰이고 있는 페이스메이커는 거의가 demand형이다.

demand형의 방식에는 심실억제형(inhibit type pacemaker)과 심실동기형(triggered type pacemaker)이 있다. 억제형은 심전도 R파를 검출한 직후의 자극펄스를 소거하여 발사하지 않는 형의 페이스메이커이다. 이에 대하여 동기형은 R파를 검출했으면 곧 적당한 빈도로 자극펄스를 발생시키는 형이다. 심방동기형 demand pacemaker도 거의 같은 동작을 나타낸다.

또, 페이스메이커 자체에 250~320msec의 불응기(refractory period)를 갖춘 것도 나오고 있다. 일반적으로 페이스메이커 펄스에 의하여 발생되는 심박의 R파, T파의 진폭 및 형태는 극히 보통과 다르게 나타낸다. 따라서 페이스메이커가 이것들을 검출하여 trigger하면 발사 펄스 빈도가 변해 버리기 때문에 펄스발생 직후의 일정기간은 R파 검출 기능을 제어하는 불응기가 반드시 필요하다. 그리고 demand형에서의 자발(自發)심전도의 검출은 일반적으로 자극용 전극을 겸용하여 이루어진다.

9.2.5.3 페이스메이커 코드

미국 AAMI(Association for the Advancement of Medical Instrumentation)는 체내 이식 페이스메이커(implantable pacemaker)의 형태를 다섯 개의 코드로서 표현하고 있다(표 9-2). 첫 번째 것은 전기자극을 가하는 부위, 두 번째 것은 동기신호를 감지하는 위치, 세 번째 것은 작용방식(trigger라는 것은 전기를 감지하면 방전하는 형태이고 inhibited라는 것은 전기를 감지하면 방전하지 않고 다음번 감지를 기다리는 상태로 재조정되는 형태이다), 네 번째는 삽입 후 외부에서 자극 조건을 프로그램할 수 있는 유무, 다섯 번째는 빈맥 발생시 빈맥을 차단하기 위해 어떤 식으로 작용하는가를 나타낸다. 보통 처음 세 가지 코드만을 많이 사용하고 있다.

예를 들어, 많이 쓰이는 VVI(ventricular pacing and sensing, inhibited mode)의 demand형은 전극이 심실에 있어 심실의 QRS가 있는가를 감지하여 심실에 QRS가 없으면 방전하고, 있으면 재조정되어 다음번 감지를 기다린다. 또 AAI(atrial pacing and sensing, inhibited mode), VVT(ventricular pacing and sensing, triggered mode) 등 여러 형태가 있다. DDD형은 두개의 전극이 우심방과 우심실에 있어 양쪽에서 감지도 하고 자극도 하며, 심방에서는 triggered 형태로 심실에서는 inhibited 형태로 자극한다. 이 dual chamber pacemaker는 심방의 활동을 정상화시켜 심박출량 감소에 의한 피곤함을 유발하는 VVI 형태의 단점(pacemaker syndrome)을 없앴으나 빈맥이 유발되고 전극이 두개 요구된다는 단점이 있다.

표 9-2. 페이스메이커 코드

position	I	II	III	IV	V
category	chamber paced	chamber sensed	mode of responses	programmable functions	special tachycardia functions
letters	V-ventricle A-atrium D-double	V-ventricle A-atrium D-double O-none	T-triggered I-inhibited D-double O-none	P-programmable (rate and/or output) M-multiprogrammable O-none	B-burts N-nomal rate competition S-scanning E-external

요즈음에는 산소요구량이 증가할 때에 따라서 맥박수도 증가시키는 형태, 빈맥을 치료하는 페이스메이커도 개발되어 사용되고 있다.

9.2.5.4 인공심장 페이스메이커의 수명

인공심장 페이스메이커의 수명은 보통 5~10년 정도이며, 전지(battery) 종류, 전기 자극의 빈도 환자의 건강 상태 및 기타 요인에 의해 환자마다 다르다. 전지는 갑자기 소모되지 않는다. 전지는 서서히 용량이 소모되므로 교체 시기까지 충분한 시간이 있다. 환자가 병원 방문시 담당의사가 전지를 검사하여 소모되었을 경우, 교체 시술을 시행하게 된다.

맥박수를 측정하여 인공심장박동기의 기능을 간단히 알 수 있다. 박동기의 전지가 소모되면 심장박동수나 맥박수가 느려진다. 맥박수가 처음 박동수보다 1분에 8회정도 느려지거나 자석을 올려놓아 일정회수 이하로 느려지면(박동기 종류마다 다름) 국소마취하에 박동기를 교환한다. 교환시 전극선의 기능이 정상이면 심박발생기만 교환한다.

9.2.6 심장 페이스메이킹에 수반하는 문제점

심장 페이스메이킹(pacemaking)에 수반하는 문제점으로는 페이스메이커의 합병증, 감염, 전극의 깨짐, 전극이 부착부위에서 빠짐, 절연의 실패 등이 있다.

인공심장페이스메이커도 인간이 만든 기계이므로, 고장이 생기는 일은 피할 수 없는 것으로 초기에는 자주 장치의 고장이 발생하였다. 고장의 예를 보면, 많은 경우가 전지의 소모에 따른 오동작이다. 그 중에서도 치명적인 것은 박동수(pulse rate)가 급격히 상승하는 'run away'라는 현상으로 이에 의하여 심실세동이 생긴다. 또 장치로부터의 펄스발생이나 전극 유도선의 단선에 의하여 심정지가 발생하는 일이 있다. demand 형 페이스메이커가 보급되면서 이러한 사고는 감소하였지만, 'R on T'에 의한 심실세동이 발생하는 일도 드물지 않았다. 페이스메이커의 고장에 의한 것보다는 원인심허혈성 질환이나 다른 원인에서 사망하는 경우가 더욱 많다고 한다.

감염도 자주 일어난다. 전극이나 유도선은 증기 멸균기(autoclave)로 멸균할 수 있지만 본체는 에틸렌 가스(ethylene gas) 소독에 의지하는 방법밖에 없다. 카테터 전극 삽입에 수반하여 혈전증이나 색전증이 생기지만, 카테터 끝에 의한 심실 벽의 천공도 발생률이 1% 정도라고 말해진다. 전극 장착 후에 시작되는 전극첨단부 심근의 섬유화 및 전극 자체의 분극에 의한 자극역치의 상승을 언제나 볼 수 있는데, 이 문제는 오늘날에도 해결되지 않고 있다.

programable pacemaker를 사용하면 체외로부터 역치를 측정할 수 있으므로 일정기간마다 이를 실시하여 자극펄스의 진폭을 크게 하는 방법밖에는 해결방법이 없다. 이래서도 안 될 경우에는 페이스메이커 본체나 전극을 교환한다. 카테터 전극 끝부분이 횡경막 가까이 있을 때, 혹은 자극펄스 진폭이 너무 크면 횡격막이 자극되어 딸국질(hiccough)이 생긴다.

페이스메이커를 심어 넣은 후에 가슴이 두근거리거나(palpitation), 현기증, 식은 땀, 흉부의 이물감, 흉통 등의 불확정 증상군이 발생하는 일이 있다. 이것을 pacemaking syndrome이라고 한다. 이의 원인은 정확히 설명되지 않지만, 심박수의 급변으로 지금까지 지내왔던 심박수 사이에 해리(dissociation)가 일어나는 것에 기인한다고 생각하고 있다. demand 형의 출현으로 이러한 증상의 발생 수는 감소하고 있다.

9.3 전기자극을 위한 관련 기술

치료에 전기자극을 응용하기 위해서는 여러 가지 기술들이 뒷받침되어야 한다. 또한 생체이식용 장치나 인공장기 등의 생체내 이식에는 특수한 환경을 생각하여야 한다. 여기서는 페이스메이커를 중심으로 생체 내에서 적용되는 자극전극, 에너지원, 이식 재료 등에 대해서 살펴본다.

9.3.1 자극전극

전기자극을 위한 자극전극은 생체전기현상을 계측하는 유도전극과는 요구되는 성능이 상당히 다르다. 자극전극은 적은 에너지로 자극할 수 있을 것, 필요로 하는 흥분 부위만을 선택적으로 자극할 수 있을 것, 흥분조직에 물리적·화학적 손상을 주지 않을 것, 전극이 화학적으로 안정하고 물리적으로 견고할 것 등이 요구된다.

전기자극에 사용되는 자극 전극은 대부분 금속전극이다. 금속을 흥분조직에 접촉시켜 두고 흥분막을 탈분극 시키는데 필요한 전류를 흘려 자극을 가한다. 장기간 자극을 하는 이식 전극의 재질로는 화학적으로 안정한 백금, 백금·이리듐 등의 귀금속 전극 외에도 스테인리스 스틸도 사용된다.

금속전극은 특히 신경을 자극하는 경우에 문제가 있어, 전극을 장착한 후 수개월에서 2~3년에 신경의 흥분이 일어나지 않게 되는 경우가 적지 않다. 이 이유로는 전극과 신경의 접촉으로 인한 기계적 스트레스가 가해져 신경의 기계적 변성이 일어나기 때문이다. 또 다른 원인은 전극반응으로 산소나 수소가스가 발생하거나 잔극 금속이 이온화해서 유리됨으로써 신경의 화학적 변성이 일어나는 것을 들 수 있다. 이와 같은 화학변성의 원인을 제거하기 위해서 전극 금속을 노출시키지 않고, 그 표면을 얇은 유전체 막으로 덮은 용량성 전극이 고안되었다. 유전체의 재질로는 산화탄탈, 폴리에스테르, 테프론 등이 시험되고 있지만, 생체 내에서의 안전성, 기계적 강도 등에서 장기 자극용으로는 아직 문제가 있다.

9.3.2 에너지원

전기자극을 위해서는 에너지원이 필요하다. 체외식인 경우에는 전원을 상용 교류를 쓰는 것과 충전식 전지 등이 사용되고 있다. 그렇지만 체내 이식용은 체내에서 안전하면서 어떻게 에너지를 장기간 공급하느냐가 기술적인 과제이다. 이렇게 체내에 이식하여 장기간 자극을 위해서는 에너지원이 안전하면서 수명이 길고 취급이 용이하며 소형·경량·무공해 등의 특성이 필요하다. 표 9-3에 체내 이식용 장치나 인공장기 등에 쓰일 수 있는 에너지원의 종류들을 나타내었다.

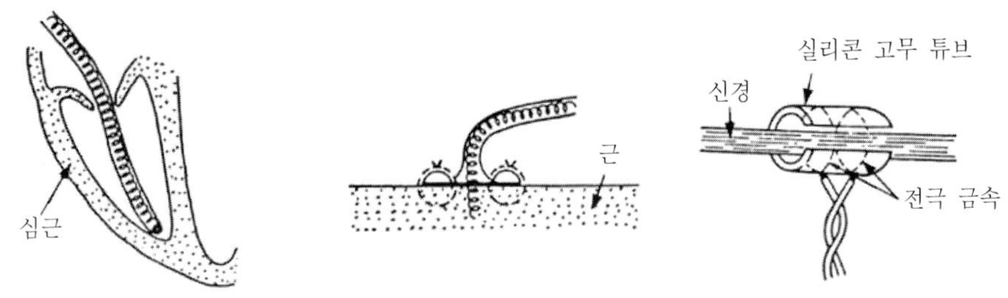

(a) 카테터형 심장 페이스 메이커 전극 (b) 근자극용 전극 (c) 신경자극용 전극

그림 9-12. 금속전극

9.3.2.1 화학전지

체내이식용 화학전지는 기술적으로 빠르게 진전되고 있다.

종래에 많이 쓰인 전지로는 수은 전지(mercury cell)가 있다. 이것은 양극이 산화수은, 음극이 아연으로 이루어진다. 수명은 2년 정도로 짧아 오늘날에는 거의 쓰이지 않고 있다.

니켈-카드뮴 전지(Ni-Cd cell)는 R. Elmqvist(1959) 등에 의하여 처음으로 체내형 페이스메이커에 사용된 전원이다. 양극은 니켈 산화물(NiOOH), 음극은 Cd, 전해액으로 알칼리를 사용한 소형전지로 일종의 알칼리(alkali)전지이다. 오늘날에는 카드뮴공해를 없애고 니켈-카드뮴 전지보다 훨씬 성능이 우수한 니켈-수소 전지가 개발되고 있다.

리튬(lithium)전지는 흔히 사용되고 있는 것으로 양극은 $(CF)_n$, 음극은 Li , 전해액에는 $LiClO_4$ 유기전해질이 사용된다. 전지당 전압은 2.8V로 공표되고 있다. 리튬전지의 특징은 자체방전이 적기 때문에 계산상의 값과 실제 수명이 거의 일치하는 것이다. 수명은 약 10년 이상으로 계산되어 있고, 에너지 밀도가 높기 때문에 보다 소형으로 수명이 긴 페이스메이커가 얻어진다. 또 내부저항이 방전에 따라 증가하므로 자극펄스 진폭은 이에 따라 직선적으로 감소한다. 이 성질을 이용하여 전지의 소모도를 어느 정도 정확하게 추정할 수 있다.

표 9-3. 체내 이식장치나 인공장기용 에너지원의 종류

1. 생체자신이 발생하거나 내재하는 에너지 :
- (1) 온도차
- (2) 생물전류, 화학적 전위기울기
- (3) 혈류, 심장 수축에 의한 압력변화
- (4) 호흡시의 횡격막의 움직임, 근육의 수축 등

2. 생체 내에 내장할 수 있는 에너지원 :
- (1) 소형 전지
- (2) 원자력 에너지원

3. 외부에서 생체 내에 무선적으로 전송되는 에너지 :
- (1) RF(radiofrequency)송신 방식
- (2) 전자유도 방식

4. 외부에서 생체 내에 유선적으로 전송되는 에너지원 :
- (1) 전력
- (2) 유체 압력
- (3) 화학적 에너지원
- (4) 열적 에너지원

9.3.2.2 원자력전지

원자력 전지(atomic energy cell)는 원자핵의 붕괴에 수반해서 발생하는 에너지를 전기 에너지로 변환해서 꺼내는 것이다. ^{238}Pu(반감기 87.8년)이나 ^{147}Pm(반감기 2.6년) 등의 방사성동위원소가 에너지원으로 사용되고 있다. 수명만으로 생각하면 이상적일 수 있지만 누설방사능에 의한 인체의 영향이나 고장, 기타 문제로 일어 날 수 있는 방사능 사고를 고려하면 적용에는 한계가 있을 수 있다.

9.3.2.3 생체 에너지의 이용

화학 전지, 원자력 전지 등의 에너지원은 수명의 한계나 방사능에 대한 우려 등으로 문제점이 있다. 따라서 이러한 문제를 본질적으로 해결하고자, 생체자신이 발생하거나 내재하는 에너지를 가지고 전기에너지로 변환해서 이용하고자 하는 것이다.

생체의 전해질 용액 중에 다른 2종의 금속을 삽입해서 얻는 생체 전위를 이용하는 것, 심장의 박동이나 호흡 등의 생체 운동을 이용하는 것, 체온을 사용해서 열전 변환하고자 하는 것 등 여러 시도가 있다. 하지만 이와 같은 생물 전지, 생화학 전지 등은 미래에 새로운 전원으로 대두될 수 있겠지만 아직까지는 실용화되어 있지는 않다.

9.3.3 생체 이식용 재료

생체는 외부 침입에 대한 방어기구를 갖추고 있으므로 의용 재료가 접촉하면 이물반응을 하기 쉽다. 또한 생체에 집어넣는 의용 재료는 생체에서 열화작용(劣化作用)을 받으므로, 그것에 견디지 않으면 안 된다.

9.3.3.1 멸균법

의용 재료를 생체 내에 넣을 때는, 세균이나 독성물질이 들어가지 않도록 하여야 한다. 표 9-4는 주된 멸균법을 나타낸 것이다. 멸균법은 모든 미생물을 없애는 것이지만, 이때 의용 재료를 손상해서는 안 된다. 고온에 견디는 금속, 세라믹 등의 재료는 고온증기 멸균법으로 좋지만, 접착제 등은 이 방법으로 견디지 못할 수 있다. 플라스틱 종류는 고온에 견디지 못하므로 보통은 산화에틸렌 가스를 사용한다. γ선 등 방사선을 대량 조사하는 방법도 쓰이고 있다.

9.3.3.2 체내 이식용 재료의 조건

의용 재료가 생체 내에 들어오면, 생체로서는 이물질(foreign body)로 간주하여 방어반응을 일으킨다. 의용 재료의 표면에는 단백질이나 지방이 먼저 흡착하고, 다음에는 효소나 백혈구가 재료를 공격하여 없애려고 한다. 생체가 의용 재료를 이물질이라고 인식하는 것은, 저분자재료의 용출, 미립자의 유리, 이온의 유리, 생물적 오염, 형상에 의한 자극 등 여러 원인에 의한다.

이물에 대한 반응은 급격히 나타나는 경우도 있으며, 서서히 일어날 때도 있다. 혈관이 확장되어 백혈구를 내보내고 새로운 조직이 생겨서 이물을 둘러싸고 염증, 알레르기 반응이 일어나게 한다. 이러한 반응 중에는 이식재료에 대해 좋은 것이라고 할 수 없는 것이 많다. 생체 측에서 급격한 반응이 생기지 않도록 하기 위해서 재료의 종류를 골라 고순도의 것으로 한다. 고순도 실리콘 등과 같이 진화 과정에서 생체가 경험하지 못한 재료를 체내에 넣으면 이물로 간주되지 않고 반응이 일어나지 않는다. 생체에서 무시되게 되는 일도 있다. 생체가 부드럽게 반응하여 조직이 성장해서 의용 재료를 고정하는 것이 바람직하다. 그러나 체내에 입자 필터를 설치하고자 할 때는 조직이 성장하면 통로를 막게 되어 좋지 못하다.

의용 재료는 생체 내에서 점차적으로 열화한다. 체액은 일종의 바닷물 같다. 체내에서 재료는 반복적으로 힘을 받고, 유기물의 흡착이나 효소, 백혈구의 작용 등이 있으므로 열화를 방지하는 것은 어렵다. 그리고 전자기기의 외장재료는 열화하지 않도록 하는 것에 더하여 체액이 내부에 침입하지 못하도록 하지 않으면 안된다. 플라스틱도 오랜 기간 동안에는 아주 적은 물을 통과시킨다. 따라서 안에 유리 막을 만들어 넣는다거나 중금속의 외장재료를 쓰는 등의 특수한 기술이 이용된다.

의용 재료가 혈액에 접촉할 때는 특히 주의가 필요하다. 혈액은 이물에 민감하여 적혈구가 파괴되기도 하고 응고되어 혈전이 생긴다. 이것은 체내 의료기기의 동작을 방해하고, 생체내의 혈관을 폐쇄하여 심각한 장해를 일으킨다. 혈전이 생기는 것을 방지하기 위해서, 인공재료의 표면을 매끄럽게 하고 화학적으로 활성이 없게 한다. 이밖에 혈구가 음전하를 가지고 있는 것을 이용하여, 표면을 음전하를 띄게 하고 해파린 등을 표면에 심는다. 그러나 완전한 혈전방지 작용을 실현하는 것은 아직은 어렵다.

이와 같이 의용 재료들을 생체내에 집어 넣고자할 때는 여러 조건을 고려하여야 한다. 표 9-5는 현재 사용되고 있는 생체 이식용 재료이다.

표 9-4. 멸균법

물리적 방법	열(+증기) 자외선 방사선 여과(filtration)
화학적 방법	가스 소독약품

표 9-5. 생체내용 인공재료

금속	스테인리스 스틸, tantalum, titanium, cobalt-chromium 합금, 금, 백금 등
무기재료	다공질 세라믹스, glass fiber, carbon(glass shape) 등
고분자	silicon, polyurethane, teflon, cellopane 등

9.4 심장세동제거기

9.4.1 심실세동

세동이란 심장의 전기적·기질적인 혼돈상태(state of electrical and mechanical chaos)로서 심근 군(群)이 통일되지 않게 제각기 수축과 이완을 반복하는 현상을 말한다. 심방과 심실의 세동을 각각 심방세동(atrial fibrillation) 및 심실세동(ventricular fibrillation)이라고 한다.

심실에 세동이 발생하면 심실벽은 마치 잔물결이 일어난 것처럼 극히 빠르고 불규칙하며, 리듬을 식별하기조차 힘든 비협조적이고도 무질서한 진동이 형성되어 심실전체로서 기능적인 수축이 보이지 않게 되고, 혈액을 보내는 펌프로서의 기능을 할 수 없게 된다. 그 결과 혈압은 저하하여 거의 0에 가깝고 환자는 실제적으로 사망단계(terminal stage)에 있다고 할 수 있다. 3~4분 안에 즉각적인 치료로 효과적인 심실 수축이 없게 되면 뇌와 심장 등에 불가역성 변화로 사망하게 된다. 또 이때의 심전도는 극히 특유한 정현파 모양의 파형을 나타낸다. 이 상태는 수분간 지속하는데 그 사이에 정현파 모양의 심전도는 진폭이 점차 감소하여 끝내 소실되어 죽음에 이른다.

심장에 세동이 일어나는 기전에 대해서는 아직 분명하지 않다. 이에 대해서 오늘날 multiple ectopic focus theory, circus theory, re-entry theory 등의 세 가지 설이 있다.

9.4.2 인위적인 세동

심실세동은 심근경색증에 수반하는 심실성 기외수축의 다발(多發, 이것을 short run이라고 한다), 또는 심실성 빈맥에 수반하여 발생하는 치명적인 부정맥이다. 심전도 파형의 T파에 R파가 겹치는 R on T라는 상태에서 이것이 생길 위험성이 크다는 것은 앞에서 설명되었다. 페이스메이커의 자극펄스가 수공기(vulnerable period)에 일치하게 주어지면 심실세동이 일어나는 일이 있는데, 전류를 흘려 심실세동을 발생시킬 수 있는 것을 실험적으로 증명한 사람은 McWilliam(1889)이다.

우리들은 오랫동안 심실세동은 심박을 정지시켜 인체에 치명적인 결과를 초래하는 나쁜 것으로 만 생각하여 왔다. 그러나 근년에 개심술(open heart surgery)의 시행으로 심박을 인공적으로 정지시킬 필요가 생겼다. 심박을 정지시키는데는 혈중에 potassium citrate 등의 K^+ion이나 acetylcholine을 투여하거나, 대동맥 차단으로 저산소 상태를 만들어 낸다던가, 심장을 냉각하는 등의 여러 방법으로 심실세동을 발생시킨다.

하지만 가장 간단하고 또한 심근에 장해를 주지 않는 방법은 2~10V(rms)(전류치로는 0.1~1mA 정도)의 상용교류(50 또는 60Hz)를 수초간 심장에 통전해주면 된다. 전기적인 세동제거와는 반대로 적극적으로 세동을 일으키는 방법이다. 심박정지 중에도 관순환을 유지할 수 있고, 임의로 심박동을 정지하거나 재개할 수 있다는 점에서 종래의 심박정지법보다 우수하다고 할 수 있다.

9.4.3 세동제거

세동이 발생한 상태일 때 심장에 강한 전기자극(충격)을 가하면 심근 전체는 동시에 똑같이 흥분하고, 그리하여 그 직후에 다시 통일된 심박동을 재개하는 일이 있다. 이것이 countershock법이라고도 불리는 전기적 세동제거법(electric defibrillation)이다. 이에는 교류(AC)를 사용하는 법과 직류(DC)를 사용하는 방법이 있지만, 오늘날에는 직류 세동제거법(DC-defibrillation)이 일반적으로 행해지고 있다.

직류 세동제거법은 페이스메이커법, 심장 맛사지법(external heart massage, cardiac compression) 및 인공호흡법과 아울러 오늘날 심소생술 중에서 빼놓을 수 없는 중요한 역할을 하고 있다.

전기충격(electric shock)에 의하여 심실세동을 제거하여 정상 심박을 재현할 수 있다는 것은 19세기말부터 알려져 있었다. 1889년 프랑스의 J. L. Prevost와 F. Battelli는 고양이의 심실세동에서 교류나 직류로 통전하였더니 정상심박으로 회복되는 것을 발견했다. 그러나 이보다 훨씬전 1775년에 이태리의 C. P. Abildgaard는 라이덴병에 의한 방전으로 병아리의 심실세동을 제거하였다고 전해지고 있다.

1936년 L. P. Ferris 등에 의하여 교류를 이용하는 세동제거가 인간을 대상으로 이루어졌고, 같은 해 C. T. Wiggers는 직류 세동제거법과 여기에 심장 맛사지를 병용할 때의 효과에 대하여 American Heart Journal에 상세히 보고하고 있다.

직류 세동제거는 심실세동뿐만 아니라 심방세동(atrial fibrillation)과 조동(atrial flutter)의 제거, 심실성 빈맥(ventricular tachycardia), WPW 증후군(Wolff Parkinson White Syndrome) 및 심실성 기외수축 등의 제거를 대상으로 이용되는 일도 많다. 이 방법에 의하여 심방세동을 제거할 때 주의해야 할 것은 전기자극이 심실근의 수공기에서 이루어지지 않게 배려해야 한다. 이를 위하여 세동제거장치 자체에 심전계와 R파 동기장치가 비치되어 있어서, 심전도의 R파로 동기를 취하게 하여 수공기를 피하게 되어 있다.

자동 체내이식 세동제거기(automatic implantable defibrillator)도 개발되었다. 이것의 실용으로 의료시설이외에서 발생하는 많은 심실세동 환자의 생명을 구할 수 있을 것이다(그림 9-13).

9.4.4 직류 세동제거기의 원리

오늘날 쓰이고 있는 직류 세동제거기는 콘덴서 방전(condenser discharge)식이다. 이의 원리는 1946년에 N. L. Gurvich와 G. S. Yuniev에 의하여 고안된 것이다. 그림 9-15와 같이 미리 2,000~7,000V로 승압한 고전압을 sw_1을 닫아서 콘덴서 C를 충전한 뒤에 생체의 흉벽에 한 쌍의 전극을 놓고 sw_2를 닫음으로서 단번에 방전시키는 방법이다.

만일 이 회로에 inductance L이 삽입되어 있지 않으면 그림9-15 (b)와 같은 지수 함수적인 방전 파형을 나타낸다. (b)그림에서 사선으로 나타낸 앞의 가파른 부분은 세동제거에 효과가 없고, 뒤의 길게 꼬리를 끄는 부분은 오히려 해롭다.

1947년 Gurvich 등은 이것을 해결하기 위하여 회로에 choke coil L을 삽입하였다. 생체의 흉부저항을 R로 할 때,

$$R^2 \simeq 4L/C \qquad (9.4)$$

인 임계조건 아래에서 방전파형은 그림 9-15 (c)와 같이 되고 이에 의해 소요에너지를 약 절반으로 감소시킬 수 있다. 이들의 노력에 의하여 직류법이 교류법보다 우수한 것이 확인된 것은 1960년대가 되고부터이다. 이 장치로 통전전압은 2,000~7,000V, 전류는 5~20A, 통전시간은 2~5msec의 전격을 생체에 줄 수 있다.

통전방법에는 경흉(transthorasic)법과 직접(direct)법이 있다.

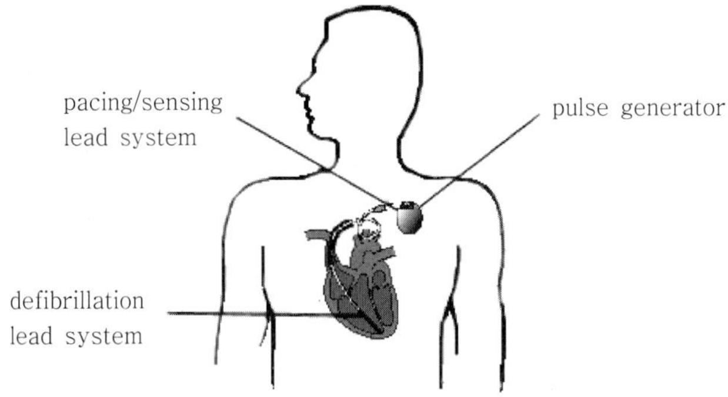

그림 9-13. 이식형 세동제거기 시스템

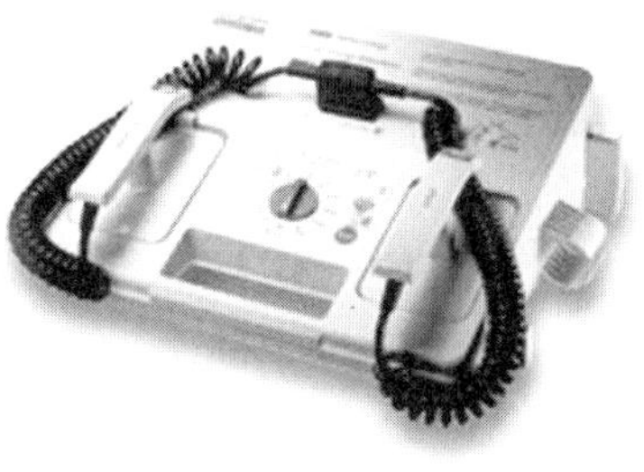

그림 9-14. 세동제거기

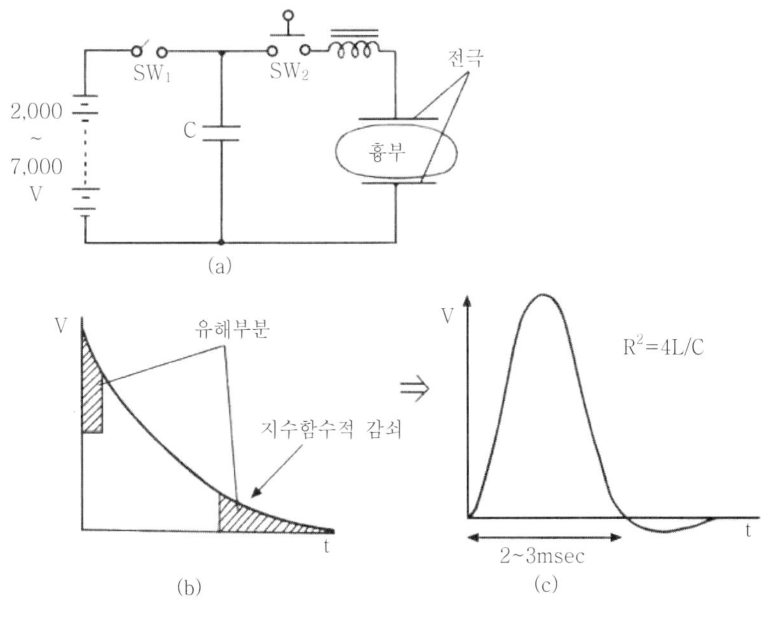

그림 9-15. 직류 세동제거기의 원리(a), 지수함수적 방전양식(b), 가파른 펄스상 방전양식(c).

경흉법은 구급소생술로서 가슴을 열지 않았을 때에 사용하는 방법이다. 시술자는 우측 쇄골(clavicle)의 아래쪽과 좌측 심장의 첨부(apex) 부분에 전극을 대고 흉부를 강하게 압착한다. 피부의 화상을 막기 위하여 미리 피부에는 유도 페이스트(conductive paste)나 식염수 패드(pads)를 대어 둔다. 통전에너지는 W/sec로 표시하며, 일반적으로 성인의 경우에는 150W/sec 전후로 통전하고 소아에서는 50W/sec 이하로 충분하다. 모든 준비가 끝난 다음 보조자는 신호에 따라서 sw_2를 누르도록 한다.

세동제거가 한번에 성공하지 못할 때에는 50W/sec 정도 씩 에너지를 올려서 재통전을 반복한다. 그 동안 인공호흡 또는 호흡기를 이용한 산소공급, 여러 가지의 강심제, $CaCl_2$ 용액이나 항부정맥제를 투여하고 특히 심장 맛사지를 지속적으로 하여야 한다.

직접법은 가슴을 열고 심장이 노출된 상태에서 실시하는 방법으로 심장을 좁히게끔 전극을 흉강에 삽입하고 에너지는 다소 적게(100W/sec 전후) 한다.

9.4.5 경흉법에 의한 세동제거

ⓐ 환자를 바로 눕히고 심전도를 부착한다.

ⓑ 세동제거기의 전극(electrodes)에 윤활제(lubricant)를 충분히 바른 다음 우측쇄골(clavicle)의 아래쪽과 좌측 심장의 첨부(apex)에 각각 접착시킨다.

ⓒ 일차로 200W/sec(J)로 조정한다.

ⓓ 호기말(end-expiration)에 2kg 정도의 압력으로 양쪽 전극을 압박 한다. 공기는 전류의 전도를 방해하므로 폐용적이 감소할 때, 즉 호기말에 전극을 압박하는 것이 효과적이다.

ⓔ 만일 세동이 사라지지 않고 계속 나타나면 200 - 300, 360, 200W/sec의 순서로 반복해서 시행한다.

ⓕ 산증(acidosis)이 계속되면 세동제거기의 효과가 감소되므로 sodium bicarbonate를 투여하여 산증을 교정한다.

ⓖ 심실세동이 있을 경우에 epinephrine을 투여하면 epinephrine의 alpha-adrenergic 효과에 의해서 세동의 크기가 더 커진다. 이러면 세동제거기에 예민하게 반응하게 되므로, 세동제거기를 사용하기 전에 epinephrine을 투여하면 더욱 효과적이다.

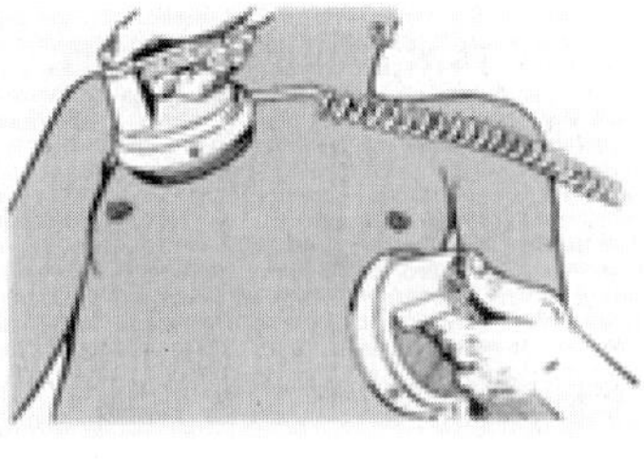

그림 9-16. 세동제거기의 전극을 접착시키는 부위

9.4.6 세동제거에 따르는 위험성과 사고

세동제거기는 생체에 수천V의 전압을 주는 극히 위험한 치료법이므로, 이의 실시에는 충분한 주의와 전기에 대한 지식이 필요하다.

가장 일어나기 쉬운 것은 화상이다. 생체에 전류 i가 흐르면 $J = i^2Rt$의 에너지가 발생한다. 그러므로 저항 R이 가장 큰 피부에 페이스트를 칠하는 것, 전극의 접촉면을 넓게 하는 것(적어도 20~30cm^2), 전극을 피부에 압착(2kg 이상의 압력이 권장되고 있다)하는 것 등은 화상에 대한 대책이다. 화상은 피부뿐 아니라 심실벽에 생기는 경우도 있어서 심실벽에 구멍이 뚫려 심장 tamponade가 발생한 예도 있다. 특히 직접통전법은 이런 위험성이 많다. 여러 차례의 통전에 따라 심전도상 심근장해의 소견(ST 변화, abberant QRS 출현) 및 혈청 transaminase(GOT, GPT) 치 상승이 보이는 일이 있는데 이는 심근 열상(熱傷)의 결과로 추정하고 있다. 따라서 가능한 에너지를 적게 하는 배려가 필요하다. 기타, 환자의 골절이나 기관지 경련 혹은 원인불명의 혈압강하가 일어나는 일이 있다.

두 번째로는 고압에 의한 시술자의 감전이다. 예를 들어 20μF 콘덴서를 충전하여 150W/sec의 에너지를 설정하였다고 하자. 에너지 W는 $W = CV^2/2$로 되므로 충전전압은 약 4,000V가 된다. 이 때문에 전극을 갖고 있는 시술자는 반드시 고무장갑을 껴야 하고, 또한 전극을 잡는 부분을 혈액이나 식염수 등에 적시지 않도록 주의하여야 한다.

감전은 전극에 흐르는 전류뿐만 아니라 장치로부터의 누설전류(leakage current)에 의해서도 일어난다. 이는 시술자나 그 외 보조술자에 위험을 줄뿐만 아니라 모처럼 치료한 환자에 다시 심실세동을 발생시키는 위험성이 따른다. 그러므로 이를 방지하기 위해서는 세동제거기를 사용할 때에는 반드시 접지를 하고, 환자를 접지로부터 floating할 것 등을 주의하여야 한다.

제10장 방사선에 의한 종양 치료

방사선치료는 방사선이 발견된 이래, 암 치료에서 중추적인 역할을 담당해왔다. 암 치료요법 중 국소요법으로서의 방사선요법은 암에는 충분한 선량을 조사하고, 그 외 정상조직에는 가능한 조사되지 않도록 하여야 한다.

이를 이행하기 위해서는 한정된 범위 내에서 정밀도가 높은 조사를 시행하여야 하므로 방사선치료기술은 저 에너지에서 고 에너지로, X선에서 중입자선으로, 이차원에서 삼차원으로, 수동에서 자동으로 점차적으로 발전되어 왔다. 아울러 전신치료를 목표로 한 화학요법을 추가하여 상호보완적으로 효과를 증대시키고 있다. 특히 hyperthermia 병용으로 방사선 효과를 더욱 증강시키고 있다. 그리고 치료계획의 진보 및 hyperfractionation 같은 분할법을 시행하여 종양효과의 저하 없이, 정상조직의 치료 후 장해를 될 수 있는 한 적게 하는 시도도 연구 진행되고 있는 실정이다.

방사선치료가 성공적으로 수행되기 위해서는 방사선에 대한 지식 및 종양에 대한 판단뿐만 아니라 치료기술, 치료 장비의 관리, 치료계획 및 실행, 병력관리, 봉사정신 등 여러 관련 요소들이 효과적으로 이루어져야 한다. 이장에서는 방사선치료의 원리, 치료계획, 시뮬레이션, 치료절차 등을 살펴보고, 현재 가장 많이 이용되고 있는 linac을 중심으로 치료기기를 검토하기로 한다.

10.1 종양과 방사선

10.1.1 종양치료

악성종양에 대한 치료방법은 크게 전신요법과 국소요법으로 나눌 수 있다(표 10-1). 전신요법에는 화학요법과 면역요법이 있다. 국소요법은 병소가 원발병소 및 주위 림프절에 국한된 경우에 해당되며, 각 질병의 특성에 따라 수술이나 방사선치료가 적용된다. 임상현장에서 암을 치료하기 위해서는 암의 진단과 병기가 결정되어야 하며, 환자의 정신상태 및 사회경제적인 여건, 수술, 화학요법의 치료성적 비교, 예측되는 치료 후 환자상태 등을 고려해서 치료법이 선택되고 있다.

암은 국소적으로 국한되어 있을 때 가장 효과적으로 치료된다. 현재 전체 암 환자의 약 40% 정도가 5년 이상 장기 생존이 가능한데 이들 중 대략 70~80%는 수술에 의해, 그리고 20~30%는 방사선치료에 의해 완치되는 것으로 생각된다. 수술과 비교한 방사선치료의 특징은 표 10-2와 같다.

표 10-1. 종양 치료방법

<table>
<tr><th>분 류</th><th>치료방법</th><th>작용기전</th><th>효과</th><th>부작용</th><th>기타</th></tr>
<tr><td rowspan="2">국소요법</td><td>수술요법</td><td>−</td><td>−</td><td rowspan="3">있다</td><td>관 혈 적</td></tr>
<tr><td>방사선요법</td><td>일정</td><td></td><td rowspan="3">비관혈적</td></tr>
<tr><td rowspan="2">전신요법</td><td>화학요법</td><td rowspan="2">약제에 따라 다르다</td><td rowspan="2">종양과 정상조직의 성질에 의존</td></tr>
<tr><td>면역요법</td><td>−</td></tr>
</table>

표 10-2. 방사선치료의 특징

장점

1. 병소주위 정상조직의 기능 및 형태가 보존된다.
2. 일반적으로 분할해서 조사하므로 전신적 영향이 적다.
3. 방사선감수성이 큰 병변에 대해서는 수술요법보다 넓은 영역에 걸쳐서 치료할 수 있다.
4. 수술하기 어려운 위치에 대해서도 치료가 가능하다.
5. 수술보다 환자의 전신상태에 덜 구애받는다.
6. 전신마취, 입원 등이 필요 없으므로 외래치료가 가능하다.

단점

1. 대상이 되는 병소의 크기뿐 아니라 병리조직소견, 세포주기, 세포의 상태에 따라 치료효과가 달라지므로 국소치유율의 확실성은 수술에 비해서 떨어진다.
2. 치료기간이 길다.

방사선치료의 대상은 주로 암이나 육종 등의 악성종양이며, 주가 되는 영역은 두경부종양, 부인과종양, 폐 및 식도종양 등 크게 세 가지로 나눌 수 있다. 양성종양, 혈관종, keloid, polyp 등에도 다른 치료방법이 없는 경우에는 방사선치료를 시행하고 있다.

방사선치료는 악성종양과 정상조직과의 방사선감수성의 차이를 최대한 이용하여 암세포를 파괴시켜 종양을 퇴치시키는 것이다. 방사선치료의 가능성 여부는 방사선감수성 이외에도 종양의 크기나 진전상태, 조직학적 형태 등에 따라 결정한다. 이들 각 종양의 치료에서 방사선치료는 단독 혹은 수술 및 항암요법과 병용하여 시행된다.

10.1.2 방사선치료의 원리

방사선치료는 생체에 전리방사선(그림 10-1)이 조사되었을 때 일어나는 상호작용을 이용한다. 현재 주로 사용되고 있는 방사선은 전자파인 X선과 γ선, 입자선인 전자선(β선)과 중성자선 등이다. 더불어 양자선이나 중입자선의 사용도 확대되어 가고 있는 실정이다.

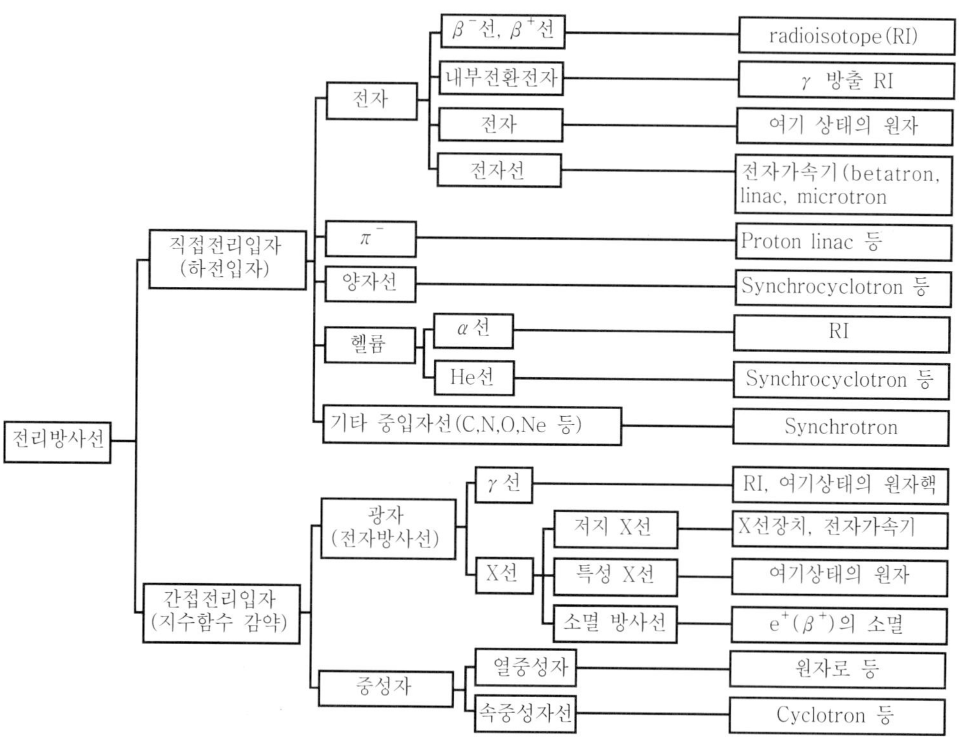

그림 10-1. 방사선의 분류와 발생원

방사선이 생체에 조사되면, 그림 10-2와 같이 방사선 에너지가 생체를 구성하는 원자, 분자로 이행하여 전리, 여기 등의 작용을 일으킨다. 이로 인한 물리·화학적 작용으로 화합물의 조성이 변화한다. 그 결과, 세포의 기능에 장애가 일어나며, 장애의 정도가 고도인 경우에는 세포의 증식이 저지되거나 세포가 사멸한다. 이 때문에 조사된 부분의 조직이 파괴된다.

방사선치료는 이러한 방사선의 조직파괴작용을 이용하는 것이다. 그러나 조직의 파괴작용은 단순히 병적 조직뿐만 아니라 정상적인 조직에도 일어난다. 그러므로 병적인 조직의 파괴는 되도록 크게 하고, 정상조직의 장해는 작도록 방사선치료가 되어야 한다.

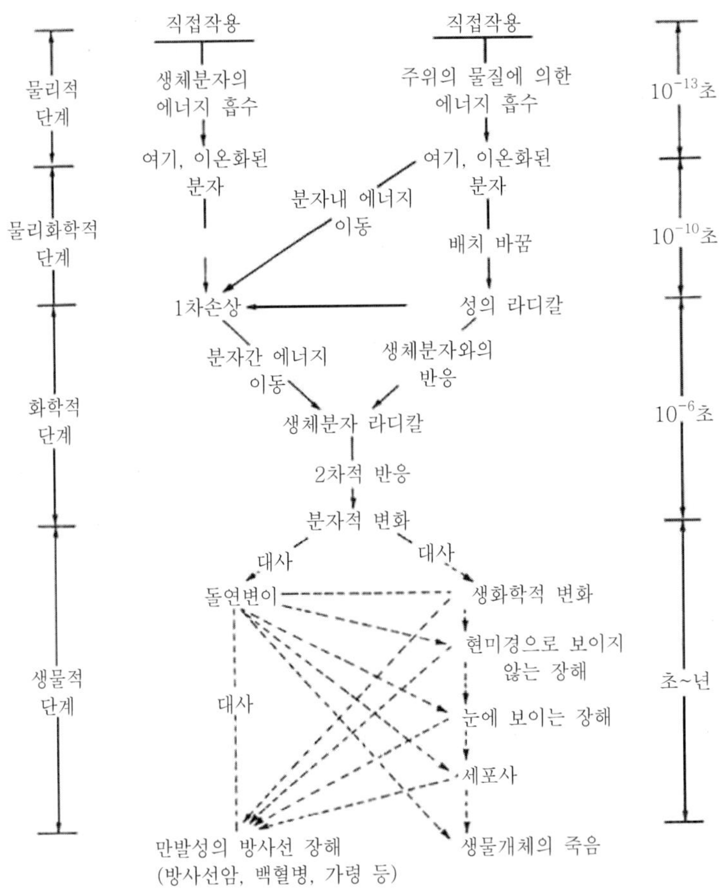

그림 10-2. 방사선의 작용

10.1.3 생체에 대한 방사선 효과

방사선에너지의 생체로 이행과 그에 연속해서 일어나는 전리 등의 작용이 세포의 사멸, 돌연변이의 유발 등 우리들이 관찰할 수 있는 생물현상과 어떠한 과정으로 연결되어 있는가는 분명치 않다. 따라서 이 사이의 기전에 대해서 많은 가설이 세워져 왔다.

10.1.3.1 생체 변화의 발현과정

방사선이 생체에 작용할 때는 대략 3단계를 거치게 된다. 방사선의 에너지가 생체에 흡수되는 물리적 과정, 흡수된 에너지가 생화학 반응을 진행시키는 화학적 과정, 그리고 이 생화학반응이 생체에 영향을 미치고 그 결과가 생물계에 증폭되는 생물학적 과정이다. 이 세단계에 걸리는 시간은 물리적 단계가 약 10^{-13}초, 화학적 단계가 약 10^{-6}초이며, 생물학적 단계는 수분에서 수년의 기간이다.

방사선이 생체에 조사되면 세포내 분자에 에너지를 주어, 분자는 전리나 여기가 일어난다. 이들 전리한 분자의 전부나 여기한 분자의 어떤 것은 유리기(free radical)를 형성한다. 유리기는 다른 분자와 반응하기 쉽고, 세포내에 여러 가지의 화학변화를 일으킨다.

이들 화학변화의 대부분은 생체에 있어서 무의미한 사소한 것이지만, 세포내에서 중요한 기능을 맡고 있는 DNA에 변화가 미치면 세포에 장해가 일어난다. 최초 분자수준에서 출발한 변화는 세포 수준에서 분열장애, 돌연변이 유발, 치사 등을 야기하고 다시 그 영향이 조직 수준에서 개체 전체로 확대 파급되어 간다. 이러한 생물학적 과정은 수분에서 수십년까지의 긴세월에 걸쳐 효과를 나타내게 한다.

10.1.3.2 직접작용과 간접작용

세포내 분자가 방사선에 의해 변화를 일으키는 것을 크게 직접작용과 간잡작용으로 생각하고 있다.

직접작용(direct action)이란 생체구조 안에 중요한 부분(표적, target)이 있다고 전제하고, 이부위에 직접 에너지가 흡수되어 생체의 손상을 일으킨다는 것이다(표적설, target theory, hit theory). 이에 반해서 간접작용(indirect action)이란 표적 밖에서의 에너지 흡수에 의하여 이온 라디칼(ion radical)이 확산하여 생체에 작용한다는 것이다.

중요 분자의 직접작용은 세포내의 각종 물질의 상대 분자수로 생각할 때, 극히 드물게 밖에 일어나지 않을 것이다. 그래서 세포의 장해에서는 직접작용보다는 간접작용을 더 중요하게 생각하고 있다. 인체를 구성하는 물질 중 가장 많은 물에 방사선이 조사되면 그 결과, 물의 화학변화가 일어나서 반응성이 강한 유리기(free radical)가 생긴다. 물자체의 변화는 분자수가 많으므로 문제가 되지 않지만, 변화한 물분자가 간접작용으로 주요 분자에 작용할 때 중요한 변화를 일으킨다.

간접작용은 조사할 때의 여러 가지 요인에 의하여 영향을 받기 쉽다. 농도가 적은편이 방사선에 의한 용질분자의 변화비율이 커진다(희석효과, dilution effect). 황 화합물 등의 방사선보호물질과 같은 유리기 제거제(radical scavenger)는 방사선효과를 감소시킨다(화학적 방어효과). 방사선작용이 산소가 있으면 효과가 증대한다(산소효과). 온도를 낮추면 방사선 효과가 적어진다(온도효과).

이러한 직접작용과 간접작용은 방사선의 용액 등에 대한 작용, 즉 화학반응에서도 볼 수 있는 현상이다. 하지만 생체에서는 원달작용(abscopal effect)과 같은 특수한 작용 등도 볼 수 있다. 예를 들면 간에 조사했을 때, 골수에 변화가 나타난다든가, 악성종양의 방사선치료시 조사부위내의 종양이 축소하는 것은 물론이지만 조사부위에서 멀리 떨어진 종양도 동시에 축소하는 등의 직접으로 조사되지 않는 부분에도 방사선 작용이 나타난다.

10.1.3.3 세포에 대한 방사선의 효과

생체에 대한 방사선작용을 이해하려면 우선 그것을 구성하고 있는 세포의 작용을 이해하는 것이 중요하다.

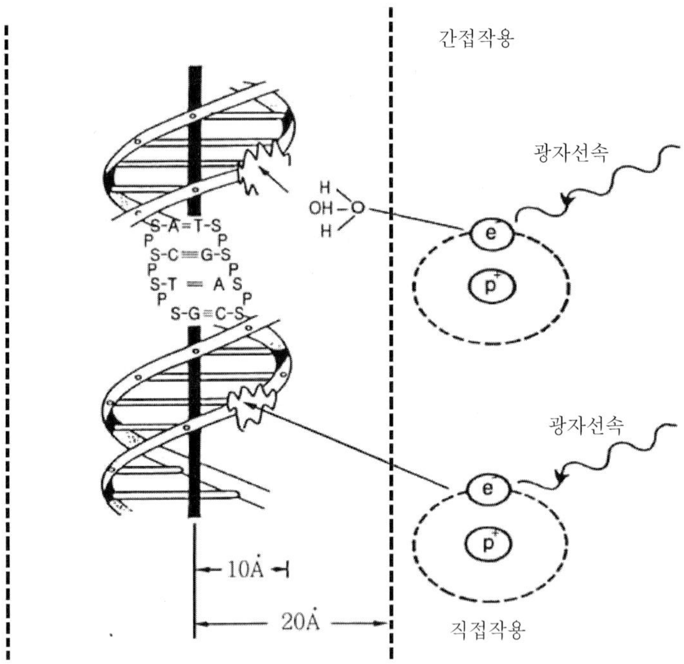

그림 10-3. 직접작용과 간접작용

① 세포분열장해

방사선은 세포분열을 억제하며 결과적으로 세포사(mitotic death)에 이르게 되는 수가 있다. 방사선 손상을 입은 세포라도 분열은 일으키지만, 세포질분열은 이루지 못하고 큰 세포를 형성(giant cell formation)하기도 한다. 세포집단이 적당량의 방사선조사를 받으면 분열이 정상보다 늦어지는 것(division delay)을 볼 수 있다.

② 간기사

분열과 분열사이의 휴지시기(resting stage)에 있는 세포가 방사선을 쪼이는 중 다음 분열에 들어가지 못하고 세포사망에 이르는 것이다. 세포분열간기사망의 기전으로는 ATP 합성장해, 형질막의 투과성장해, 핵 및 리보솜 구조의 파괴 등이 생각되고 있다. 간기사(interphase death)를 일으키려면 대선량이 필요하다.

③ 돌연변이

세포안에는 유전자(gene)가 핵속의 염색체와 나란히 있어, 염색체에 어떤 변화가 생기면 다른 유전정보를 가진 낭세포(daughter cell)인 돌연변이 세포가 탄생한다. 유전적 장해란 친(親)의 생식세포에 유발된 돌연변이(mutation)가 자손에 나타난 것으로, 유전자 돌연변이와 염색체 이상에 의한 것으로 대별할 수 있다. 돌연변이는 대개 유해하고, 장해의 정도는 변화를 받는 유전자의 중요도에 의존한다.

④ 고사와 괴사

방사선조사에 의해 고사(apoptosis)를 잘 일으키는 세포는 임파구, 흉선세포, 장선와세포(intestinal crypt cell), 암세포 등이다. 고사를 일으키는 세포는 대개 세포분열간기에 사망하나, 2차적인 괴사(necrosis)를 일으킬 수도 있다.

10.1.3.4 조직에 대한 방사선의 효과

세포 또는 조직의 종류에 따라 방사선 감수성은 다르다. 세포의 재생능력이 클수록(세포분열 빈도가 높을수록), 세포분열기간이 길수록, 형태적·기능적으로 분화가 적을수록(미분화세포) 감수성이 높다고 하는 Bergonie-Tribondeau의 법칙은 오래 전부터 잘 알려져 있다. 조직의 감수성은 분열활성(mitotic activity)에 비례하고 조직의 분화정도(degree of differentiation)에 반비례한다. 그러나 이 법칙은 세포재생계의 대부분의 세포조직에 해당되지만 항상 옳은 것은 아니다. 예를 들어 림프구처럼 거의 분열하지 않는데 방사선감수성은 매우 높은 경우가 있다.

종양 조직에는 정상조직에서 볼 수 없는 괴사층이라든가 방사선에 대해 저항성이 매우 높은 저산소성 세포가 있어 방사선감수성에 관여하는 점이 정상조직과 다르다. 방사선 감수성은 여러 가지 인자에 의해 달라지고 있다. 일반적으로 문제가 되는 것으로서는 세포주기, LET(linear energy transfer), 선량률(dose rate), 산소효과, 온도효과, 증감제, 면역능 등이 있다.

10.1.4 방사선치료의 목적

방사선 치료의 목적은 병적 조직과 정상조직의 방사선 효과비를 최대한으로 하여 암세포를 파괴시켜 암을 퇴치하는 것이라 할 수 있다. 이를 위해서는 치료 방법과 기술이 효과적으로 적용되어야 한다. 이론적인 뒷받침이 없이 무조건 방사선을 조사한다면, 방사선 치료가 아닌 단순한 조사로 밖에 볼 수 없다. 따라서 방사선 치료의 목적을 달성하기 위해서는, 체내에서의 공간적 선량분포, 치료기간에 이루어지는 시간적 선량분포, 방사선 종류의 선택, 방사선 증감제 병용, hyperthermia 및 기타 요법의 병용 등을 바탕으로 한 효과적인 방사선조사가 이루어져야 할 것 이다.

방사선치료를 할 경우에는 치료목적을 근치적 치료로 할 것인가 또는 고식적 치료로 할 것인가를 결정하여야 한다. 종양의 완치를 목적으로 행하는 조사를 근치조사 또는 치유목적조사(curative irradiation), 완치의 가능성이 없고 단지 증상만을 개선시킬 목적으로 행하는 조사를 고식조사 또는 대증적조사(palliative irradiation)라고 한다.

10.1.5 방사선치료 과정

방사선치료의 대략적인 과정은 암 환자에 있어서 종양과 주위 정상조직과의 관계, 종양의 크기나 진전상태, 조직학적 형태 등에 따라 병기를 결정하고, 그 병기에 따라 치료부위와 크기 및 조사선량의 결정 등 최적의 치료계획이 세워진다. 이 치료계획에 따라 매일 매일의 정확한 치료가 시행된 후 주기적인 관찰을 통하여 종양의 치유 정도, 재발 여부, 치료로 인한 부작용 등을 평가하여 다른 환자에게 적용하는 과정을 거치게 된다(그림 10-4).

방사선치료시 적절한 조사선량을 결정함에 있어서 병변의 치유확률 곡선과 주위 정상조직의 장애확률 곡선과의 상호관계를 고려하는 것이 중요하다(그림 10-5). 정상조직의 장애가 발생할 확률이 5~10% 정도까지의 방사선량을 초과하게 되면 장애발생율이 급격히 증가하기 때문에 이를 초과하지 않도록 하여야 한다. 심각한 장애를 최소화하면서 최대의 국소치유율을 얻기 위한 '최적의 치료선량'은 그림 10-5의 점선의 정점에 해당하는 점이 된다. 이 최적의 치료선량을 투여하였을 때 병변이 어느 정도 치유될 것인가는 병변의 조직학적 소견, 진행정도 등에 따라 결정된다.

자궁경부암의 경우에 직장 또는 방광에서 10~15%의 합병증이 발생할 수 있는 65~70 Gy의 총선량을 조사하였을 때, 병기 Ⅰ~Ⅱ는 70~90%, Ⅲ에서는 50%, Ⅳ에서는 20% 정도의 국소치유율을 얻을 수 있다.

표 10-3. 방사선치료 목적의 분류

특 성	근치적 치료	고식적 치료
목적	완치를 목적으로 한다	생활의 질을 향상시킴, 통증, 출혈, 압박, 폐쇄 등에 대한 치료
적응	방사선감수성이 크고, 크기가 크지 않으며, 국소에 국한되어 있으며, 전신상태가 별로 나쁘지 않을 때	종양의 크기, 감수성, 전신상태 등으로 보아 치유를 기대할 수 없을 때
조사야	작다	크다
선 량	대선량	저선량(치유목적 선량의 2/3)
조사 기술	고도의 조사기술 이용	간단한 조사기술 이용
정상조직의 장애	회복가능하면 허용	허용하지 않음

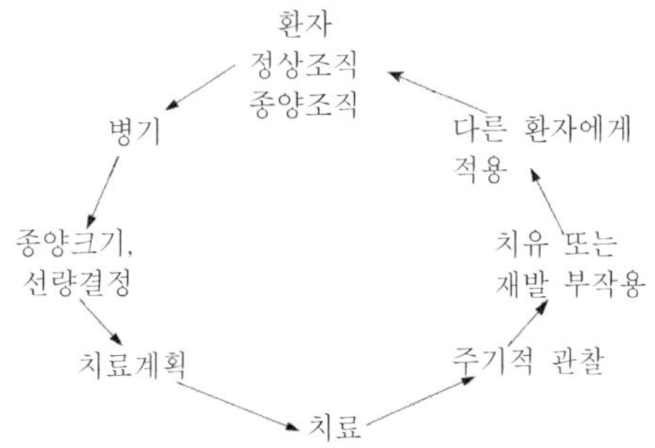

그림 10-4. 방사선치료의 과정

10.1.6 방사선치료의 적응

방사선치료를 시행할 경우는 악성종양이나 그 주변의 정상조직의 방사선감수성, 종양의 진전상태, 환자의 상태 등에 따라 방사선치료의 적응이 결정된다. 암 환자를 치료하기 위해서는 방사선치료에 더해서 외과적, 내과적 치료법 등 여러 치료방법을 적절히 병용하면, 치료효율 및 근치율을 높이면서도 치료로 인한 합병증을 최소화시킬 수 있다. 이렇게 환자의 삶의 질을 향상시킬 수 있는 집합적 치료요법(multidiciplinary treatment of cancer)을 시행하는 것이 바람직하다.

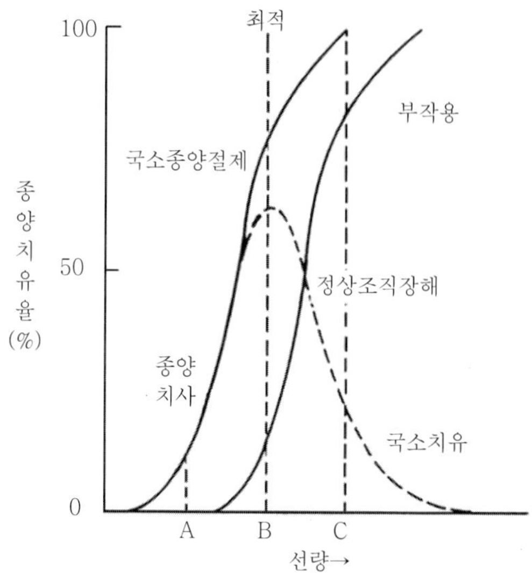

그림 10-5. 종양의 치유확률과 정상조직의 장애확률

10.1.6.1 종양의 병리학적 소견

종양의 병리학적 소견에 따라 방사선감수성은 차이가 있다. 방사선감수성은 조혈장기·성선의 악성종양, 미분화세포암, 편평상피암, 선암, 결합 조직의 악성종양의 순으로 저하된다. 그렇다고 방사선감수성이 크다고 해서 반드시 방사선치료의 적응이 되는 것은 아니다. 예를 들면 방사선감수성은 크지만 원격전이가 조기에 잘 일어나는 악성림프종, 소세포성미분화 폐암 등은 국소요법인 방사선치료 단독으로는 치유되기 힘들다. 또한 방사선감수성이 낮은 것으로 생각되는 선암 중에서도 유방암 등은 상당히 방사선감수성이 크다.

종양은 육안적인 형태가 도움이 되는 경우가 있다. 인두암, 구강암, 식도암, 위암, 자궁경부암 등에서 일반적으로 침윤형, 궤양형에 비해 외향 돌출형이 방사선 치료효과가 좋은 것으로 알려져 있다.

10.1.6.2 종양의 병기 분류

종양의 진전도(병기)를 분류하는 방법에는 TNM(tumor, nodes and metastasis classification), UICC(Union Internationale Contre le Cancer) 분류법 등이 있다. 일반적으로 임상적 병기를 결정할 때에는 과거에 치료받은 일이 없는 것에 한하며, 치료 전에 결정하고 치료 후에는 변경하지 않는다. 수술 후 병리조직학적 분류나 수술 전에 다른 치료가 있었을 경우는 별도의 분류방법으로 표시하고 있다.

이와 같이 병기를 정하는 목적은 치료계획 작성에 도움이 되고, 예후를 예측할 수 있고, 치료결과의 공동평가와 임상연구의 기초가 되며, 암 치료 프로그램을 평가하여 장래 연구에 도움이 되기 때문이다.

10.1.6.3 종양과 주위 장기와의 관계

종양과 주위 장기와의 관계는 방사선치료가 국소요법이기 때문에 종양의 방사선에 대한 감수성과 주위 정상조직의 방사선에 대한 감수성과의 차이로 치료 가능성을 결정하는데 중요하다.

10.1.6.4 환자의 전신상태, 합병증 유무 등

방사선치료로 종양을 근치시킬 수 있다하더라도 환자의 나이가 고령이거나 내과질환(고혈압, 당뇨병, 동맥경화, 폐·신장·간·심기능 부전 등)이 있는 경우에는 방사선치료로 종양이 치유되어도 생명연장이 되지 않는 경우가 있다. 따라서 방사선치료를 시작하기 전에 환자의 전신상태에 대하여 충분히 파악하여야 한다.

10.2 방사선치료계획시스템

방사선 치료에서는, 임상진단을 거쳐 방사선조사의 적응 결정이 되기 때문에 조사를 실시하기까지는 그림 10-6처럼 하나의 흐름이 있다. 이것을 방사선치료계획시스템이라고 할 수 있다.

10.2.1 임상진단과 적응의 결정

종양의 종류(원발부위, 조직형), 진전도(TNM 분류), 환자의 전신상태(performance status), 다른 치료법(수술, 화학요법)과의 병용 유무, 치료성적, 종양의 위치 진단, 그 외 치료체위, 치료범위, 고감수성 장기의 위치 등 종합적인 판단을 실시하여 근치적(치유목적)으로 조사를 할 것인가, 고식적(대증적)으로 치료할 것인가를 결정한다.

10.2.2 선원 및 장치의 선택

종양에 따라서는 체외조사 단독으로 하는 것이 최적이 아닌 것도 많다. 예를 들면, 자궁경부암에서는 체외조사와 강내조사를 병용해서 치료하는 경우가 많다. 체외조사에서는 X선, 전자선 등 그 에너지는 얼마로 할 것인가, 어느 장치를 이용할 것인가 등을 예측한다. 정확한 것은 선량분포도를 작성한 후에 결정한다.

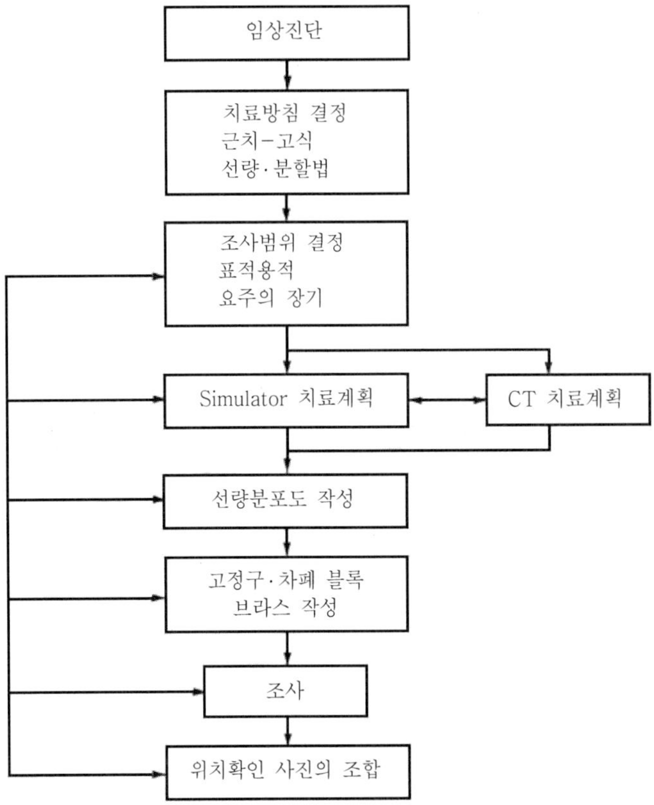

그림 10-6. 방사선치료계획시스템

10.2.3 조사방법의 결정

종양의 크기 및 방사선 감수성 등에 의해서 필요한 선량과 최적인 분할조사법을 결정한다. 목적하는 종양을 제어하기 위한 최저선량과 요주의 장기의 내용선량은 그 종류와 용적에 따라서 생물학적 효과를 고려한 1회 선량, 총 선량, 분할횟수, 조사일수 등의 시간적 분포에 의존된다.

단순분할조사법(1일 1회 2Gy로 주 5회 치료)이 기본이지만, 1회 선량을 변경한 과분할조사법(hypofractionation), 다분할조사법(hyperfractionation), 조사기간을 변경한 가속분할조사법(accelerated fractionation), split-course 조사법 등이 있다.

조사범위는 주 종양이나 전이병소만 이거나, 주 종양과 그 소속 임파절을 포함하는 영역이 있기도 하며, 치료목적에 따라 여러 형태이다. 각각의 환자에 있어 조사범위를 정확히 알아내는 것은 방사선 치료에서는 매우 중요하다.

10.2.4 시뮬레이션

방사선 치료시 가장 중요한 전제가 종양 조직의 장해를 극대화하고, 정상조직의 장해를 최소화하는 것이다. 이를 위해 실제 방사선치료 시작 전에 환자의 자세와 종양조직 및 정상조직의 위치를 파악하여 정확한 치료계획을 수립하기 위해 시뮬레이션을 시행한다.

이를 위해서 시뮬레이터(simulator)가 이용되고 있다. 일반적으로 시뮬레이터는 투시와 촬영이 가능한 X선 발생장치가 많이 사용되고 있다. CT나 MRI의 이용도 증가추세에 있으며 초음파 장치도 일부 이용하고 있다.

10.2.4.1 X선 시뮬레이터

X선 시뮬레이터는 치료장치와 기하학적으로 일치시킨 X선 TV투시촬영장치이다. 선원, 콜리미터, isocenter 등이 기하학적으로 일치되어 SSD(source-surface distance), SAD(source-axis distance), STD(source-tumor distance)를 가변시켜서 방사선치료장치와 동일하게 할 수가 있다.

시뮬레이터에 의해서 투시촬영을 실시하여, 환자가 치료하는 체위에서 종양의 위치, 크기, 형태, 고감수성 장기의 위치, 선속방향 등을 결정하고, 피부표면에 조사야를 투영시킴으로써 신체내부의 조사야 범위, 종양 전면 및 측면 중심점, 정상조직 차폐부위 등을 환자의 피부면에 표시하게 된다.

10.2.4.2 X선 CT 시뮬레이터

복잡한 해부학적 구조와 많은 윤곽도가 요구되는 시뮬레이션에서는 X선장치 방법보다 CT, MRI 등과 같은 장비를 이용하는 것이 효과적이다. 치료계획장치의 발달로 3차원선량계획이 보편화 되고 있으며, 보다 정확한 치료계획 수립을 위해 윤곽도의 수가 늘어나고 있다. 이를 위해 진단용 CT, MRI에 치료기와 동일한 조건을 갖는 보조기구를 설치하여 사용하고 있다. 현재 치료전용 CT 시뮬레이터도 설치되고 있다.

X선 CT 영상을 이용한 치료계획의 이점은

㉠ 종양이나 주요장기의 위치나 크기를 정확히 파악할 수 있다.
㉡ 체표윤곽, 내부장기 등의 묘출이 정확하다.
㉢ CT 영상에 선량분포도를 그려 넣을 수가 있다.
㉣ CT치를 전자밀도로 변환함으로써 불균질 부분을 보정할 수 있다.
㉤ 장기의 면적 또는 용적을 계측할 수 있다. 따라서 주요장기의 용적선량이 구해진다.
㉥ 3차원적 치료계획과 그 표시가 가능하다.

CT를 치료계획에 이용할 때 주의해야 할 점은

㉠ 치료장치와 동일형태의 테이블을 사용한다.

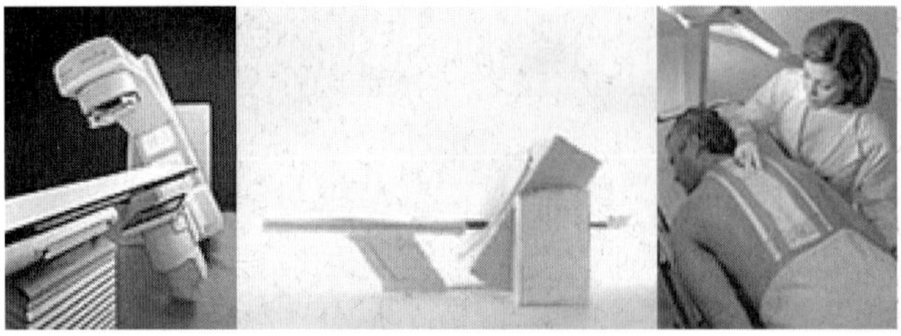

그림 10-7. 치료계획용 시뮬레이터장치

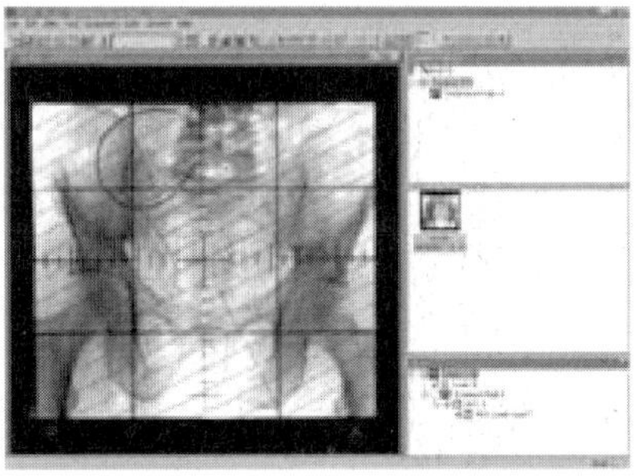

그림 10-8. 시뮬레이터 영상

㉡ 치료시와 동일한 체위로 한다.
㉢ light localizer를 설치해서 치료시와 동일하게 환자를 위치잡이 한다.
㉣ 체표면상에 표시(marking)를 하고 그것을 잘 이용한다.
㉤ 촬영은 안정호흡하에 행한다. 호흡성 이동을 고려한다.
㉥ 진단능력을 높이기 위해서 가능한 조영제를 사용한다.

10.2.4.3 MRI 시뮬레이션

MRI는 X선 CT보다도 높은 대조도(contrast) 분해능이 있고, 뼈에 의한 artifact가 없으며, 척추의 가시화도 가능하다. MRI는 임의로 단층면을 선택할 수가 있기 때문에 자유도가 높고, 3차원적 데이터 입수가 용이하여 non-coplanar 조사 등의 치료계획시에 유용하다 볼 수 있다. 그러나 CT에 비해 불리한 점은 기계, 시간, 환자에 의존된 기하학적인 영상상의 일그러짐이 생길 수가 있고, CT 번호 등의 정보를 MR에서는 얻을 수 없으며, 영상취득에 긴 시간이 걸려 환자 표식(marking)과 고정상에 문제가 있다. 이 때문에 정확하고 세밀한 치료계획을 위해서는 CT, MRI에 의한 정보를 통합할 필요가 있다. 현재 MRI 시뮬레이터가 개발 중에 있다.

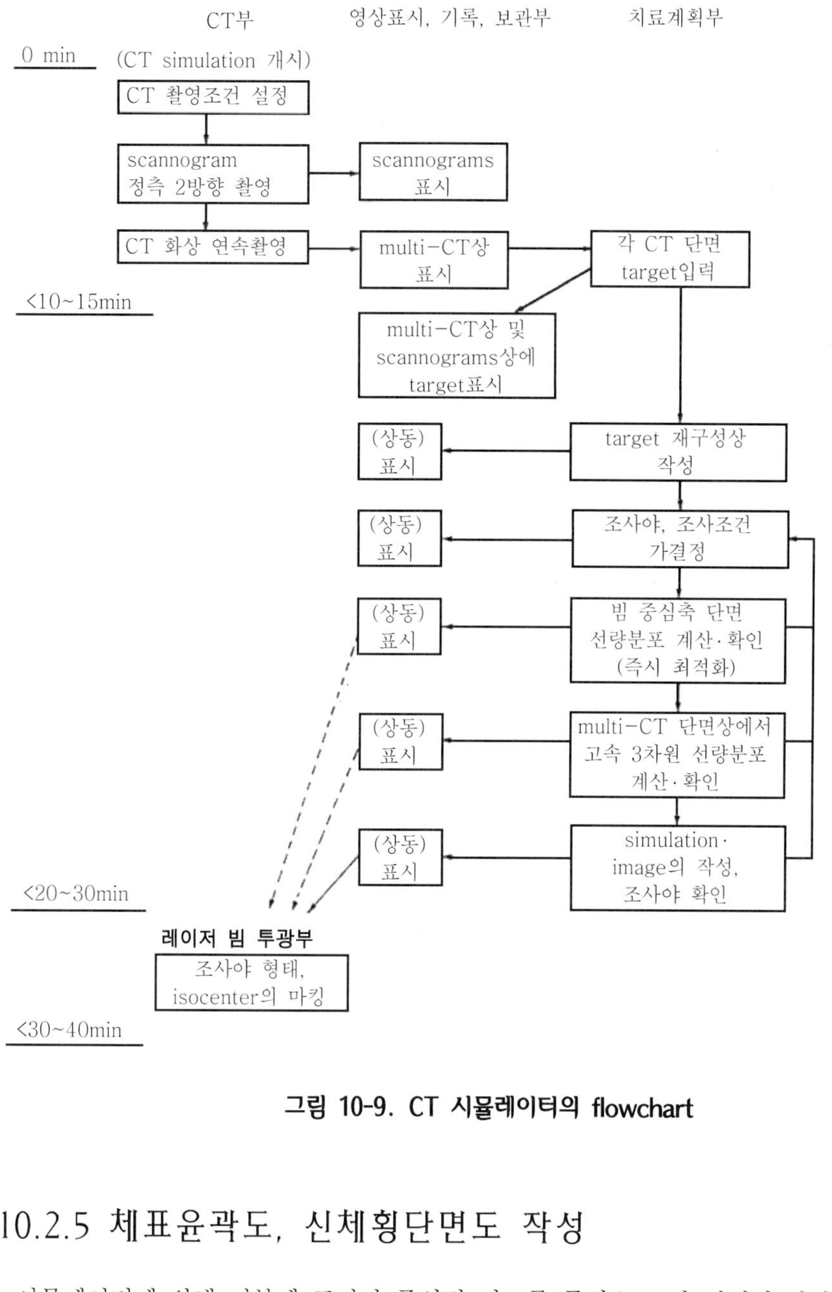

그림 10-9. CT 시뮬레이터의 flowchart

10.2.5 체표윤곽도, 신체횡단면도 작성

시뮬레이터에 의해 피부에 표시된 중심점 마크를 중심으로 한 신체의 단면 모양, 크기를 알아야 한다. 신체횡단면도(body contour)를 작성하는데 CT 영상은 종양과 주변부위와의 관계가 명확하기 때문에 치료계획에 으뜸이 된다. body contour 작성시의 환자 체위는 치료시의 체위와 동일해야 한다. 작성된 body contour상에 시뮬레이터에 의해 얻은 정보를 가지고 종양과 정상조직 등을 표시하게 된다. 그 후, 종양이 표시된 body contour 위에 그 환자에 가장 적합한 치료제원에 따라 선량계획(dose plan)을 실시하게 된다.

10.2.6 선량분포도 작성

표준이 되는 isodose chart를 이용해서 실제의 body contour상에 그릴 수가 있다. 컴퓨터에 의해 선량분포도가 작성되고 있다. 요즈음은 X선 CT 영상을 이용할 수 있기 때문에 고도의 방사선 치료계획 장치가 없어도 임상에서 유용한 방법이 될 수 있다. X선 CT를 기초로 한 선량분포도 작성법에는 CT치에 의해서 심부선량 보정을 행하고 있기 때문에 정밀도가 높다.

선량분포도 작성(dose plan)은 방사선 치료계획의 단계에서 행하는 것이 바람직하다. 작성도가 불만족할 경우에는 선속 방향, 조사 문수의 변경 등을 시행하여 조사의 적정화를 기해야만 한다. 만족할 만한 선량분포가 이루어지면 치료시간을 계산하게 된다.

10.2.7 치료장치에 의한 조사부위 확인 촬영

치료장치에 의해 촬영된 필름을 cobaltgram, γ-gram, linacgram이라고 한다. 조사위치로 환자를 고정시키고 조사야만 열어 치료하는 위치 그대로 1회 촬영을 한다. 다음에 조사구의 콜리메터를 전부 열고 촬영을 실시하면 조사야에 일치된 부분은 2중 촬영 되기 때문에 조사야와 주위 관계가 명확하게 된다. 따라서 cobaltgram이나 linacgram을 보고 치료계획과 실제치료가 정확히 일치하고 있는가를 확인한다.

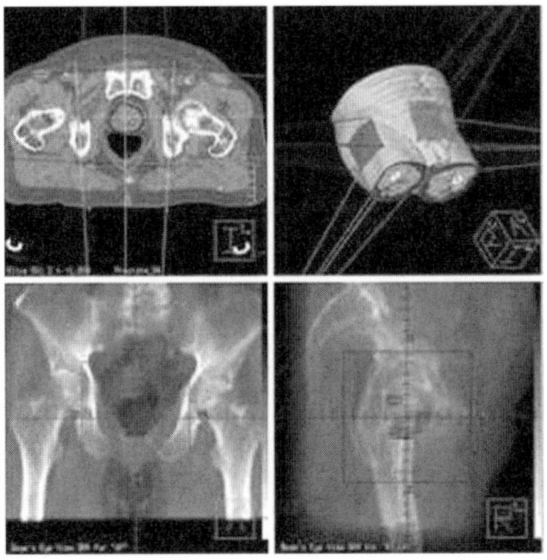

그림 10-10. CT 시뮬레이션

치료장치의 선원은 에너지가 높고 강도가 크기 때문에 화질이 무척 떨어진다. 이러한 목적으로 사용하는 필름을 port film이라고 하며, 일반적인 진단용 증감지를 사용하지 않고 금속증감지(front lead screen-single emulsion film)를 사용한다.

10.2.8 조사 실시와 변경

이상의 과정을 거친 후 방사선치료를 실시한다. 방사선치료 실시이후, 위치를 확인하기도 하고, 조사방향을 변경하기도 하기 때문에 치료계획을 바꿀 경우도 있게 된다. 이때에는 앞서 말한 단계를 충실히 지킬 필요가 있다.

총선량의 조사가 전부 끝나면 조사 중의 결과를 정리해서 기록하고, 이후 조사 중의 경과를 follow up한다.

10.3 방사선치료 방법

10.3.1 체외 방사선조사법

체외치료(external beam irradiation)는 체외에서 인체에 방사선을 조사하여 치료하는 것이다. 주로 표재치료(100keV 이하의 X선)장치, 심부치료(150keV~250keV X선)장치, 코발트60 원격치료장치, 선형가속치료장치 등을 이용한다. 종양의 위치에 따라 적절한 방사선(표 10-4)을 선택하여 치료한다. 전자선은 특성상 피부 근처의 표재성 종양 치료에 적합하며, X선과 γ선은 깊은 부위의 심재성 종양치료에 이용한다.

10.3.1.1 공간적 선량분포에 의한 조사법

방사선 효과를 종양에 집중시키기 위해 여러 방사선조사방법이 고안되고 있다. 크게 고정조사법(fixed field technique)과 운동조사법(rotation therapy, moving beam therapy)으로 나눈다.

① 고정조사법

방사선조사를 고정된 위치에서 하는 것으로 1문조사법(single field technique), 대향2문조사법(parallel opposed fields), 3문조사법(three field technique), 접선조사법(tangential technique), 4문조사법(four field technique) 등이 있다.

종양이 표재성인 경우는 대부분 1문 조사로 치료하며, 종양이 심부에 위치한 경우는 2문 이상의 다문 조사를 시행하게 된다. 주위 정상조직의 방사선량을 감소시키고 병변에만 방사선을 집중시킬 수 있도록 치료계획을 수립하고 있다.

표 10-4. 치료에 이용되는 방사선의 종류

	입자선	전자파
방사성동위원소	α선(뇌종양의 중성자포획요법) β선(^{32}P) 중성자선(^{252}Cf)	γ선(^{226}Ra, ^{222}Rn, ^{60}Co, ^{137}Cs, ^{198}Au, ^{192}Ir)
초고압발생장치	전자선(linac, 베타트론) 중성자선, 양성자선(싸이클로트론)	X선(linac, 베타트론)

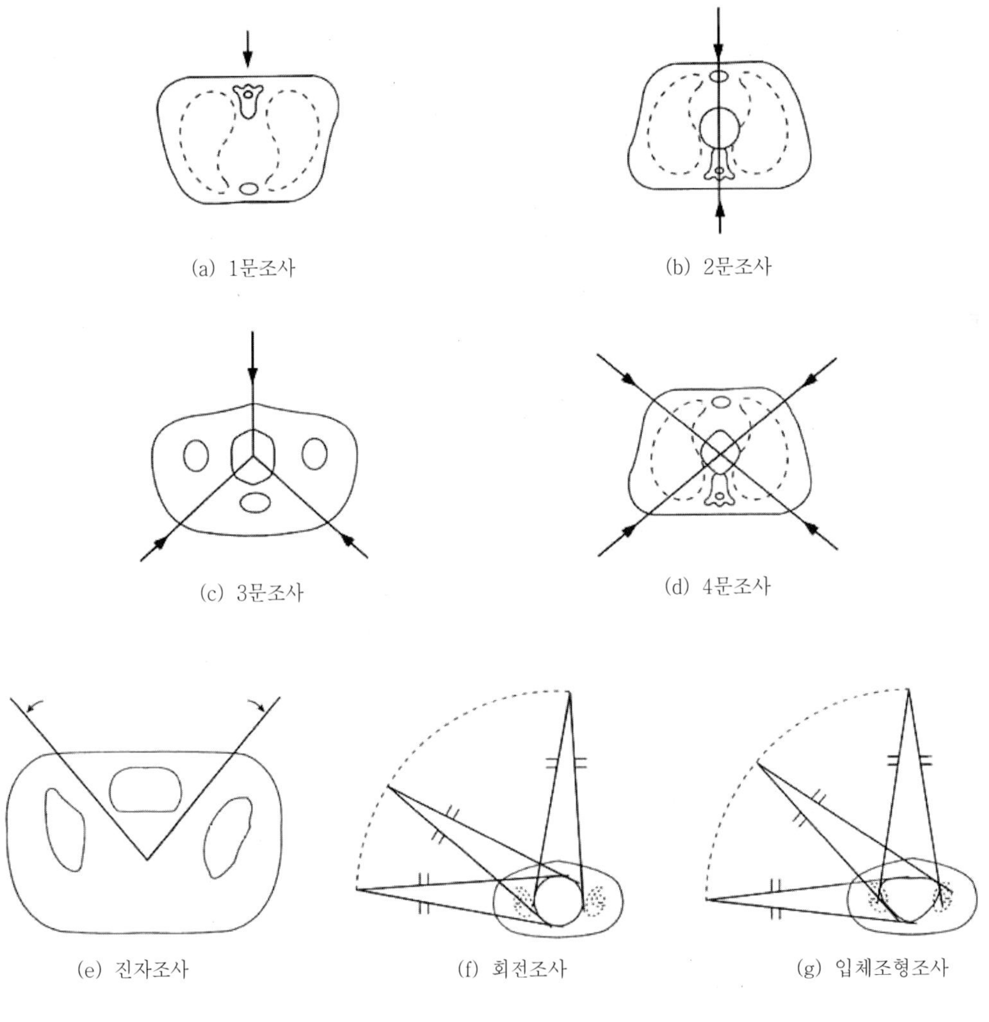

그림 10-11. 각종 조사방법

② 운동조사법

운동조사법은 환자를 고정시키고 환자 주위를 치료장치가 일정한 속도로 움직이면서 치료하는 방식이다. 진사조사(arc rotation therapy technique), 회전조사(full 360° rotation therapy technique), 외곽조사법(shell therapy technique) 등이 있다.

운동조사는 다문조사와 마찬가지로 주위 정상 조직의 방사선량을 줄이고 병변에만 방사선을 집중시켜 가능한 정상조직의 장애를 최소화시키는데 목적이 있다.

10.3.1.2 시간적 선량배분

방사선의 총선량은 같아도 분할횟수, 선량율, 기간에 따라 치료효과가 달라진다. 따라서 시간적 선량분포를 결정하는 것(time-dose-relationship)은 치료성적의 성패에 중요한 요소이다.

일반적으로 1회에 전선량을 일시에 조사하는 것은 수술 중 방사선치료와 정위적방사선수술에만 사용되고, 대부분은 1일1회 1.5~2.0Gy 정도를 주5회 조사하는 단순분할조사법을 이용하고 있다. 최근에는 단순분할 조사법 외에 주3회로 나누어 치료(선량을 10~20% 감량)하거나, 만성부작용을 감소시킬 목적으로 하루에 2~3회 조사하는 방법인 고분할조사법(hyperfra-ctionation) 등을 많이 이용하고 있다. 이와 같이 여러번으로 분할하여 조사치료하는 것은 암조직은 파괴하면서 주위 정상조직의 손상을 가능한 최소화하기 위한 것이다.

10.3.1.3 방사선치료 시행과정

방사선치료는 장기간에 걸쳐(20~30회/4~8주) 시행하므로 매번 같은 부위에 정확하게 조사하는 것이 중요하다. 시행과정은 일반적으로 다음과 같다.

㉠ 방사선치료 과정을 환자에게 자세히 설명한다.

㉡ X선 촬영, 컴퓨터단층촬영, 초음파, 자기공명 촬영 등을 이용하여 체내 병변의 위치를 정확히 확인하고 시뮬레이터로 치료부위를 결정한다.

㉢ 조사부위 또는 조사야를 피부에 표시한다. 치료기간 중에는 피부에 표시한 선이 지워지지 않도록 환자에게 주의시킨다. 치료부위 표시로 문신을 할 수도 있지만 평생 지워지지 않으므로 필요하다고 판단되면 사전에 환자의 양해와 동의를 구한다.

㉣ 시뮬레이터로부터 확인된 치료부위에 적합한 개인 차폐물을 제작한다.

㉤ 방사선치료 부위를 gammagram 또는 linacgram으로 확인한다.

10.3.2 소선원을 이용한 방사선치료법

10.3.2.1 밀봉소선원 치료

밀봉소선원치료(brachytherapy)는 밀봉소선원으로 조직내조사(interstitial application), 강내조사(intracavitary application), 표면조사(surface application) 등을 시행하는 것이다. 이 치료는 주위의 정상조직에는 선량을 최소화시키면서 종양에는 비교적 짧은 시간에 집중적으로 대선량을 투여할 수 있다. 종양이 작을 경우에는 처음부터 사용하지만 종양이 큰 경우에는 외부 방사선치료로 병변의 크기를 축소시킨 후 근접치료를 시행한다.

밀봉소선원치료에 이용되는 핵종으로 과거에는 ^{226}Ra, ^{222}Rn이 이용되었으나, 최근에는 인공 동위원소인 ^{137}Cs, ^{192}Ir, ^{60}Co, ^{125}I, ^{182}Ta 등을 주로 이용한다(표 10-5). 밀봉소선원에 의한 치료는 일종의 근접조사법이며, 주로 치료에는 γ선원이 이용되고 있다. 때에 따라서 β선원도 쓰이며, 최근에는 ^{252}Cf 등의 중성자원도 사용되고 있다.

10.3.2.2 밀봉소선원 사용방법

① mould법

표면의 종양을 치료하기 위한 방법으로 이용되었으나, 현재에는 거의 전자선치료를 시행한다.

② 강내조사(ICR, intracavitary application)

종자(seed)나 관(tube) 형태의 선원을 이용하여 상악동, 비강, 식도, 기관지, 담도, 직장, 방광, 자궁, 질 등의 종양에 사용한다.

표 10-5. 밀봉소선원치료에 이용되는 핵종

	반감기	γ선에너지 (MeV)	γ factor(1㎝) (R/hr/mCi)	반가층(HVL) (㎝Pb)
^{226}Ra	1600 y	0.047~2.45	8.25	1.3
^{60}Co	5.26 y	1.17, 1.33	13.0	1.2
^{137}Cs	30 y	0.662	3.26	0.65
^{192}Ir	74.2 d	0.136~1.07	5.0	0.3
^{222}Rn	3.82 d	0.047~2.45	8.35	1.3
^{198}Au	2.7 d	0.412	2.32	0.33
^{125}I	60.2 d	0.027~0.04	1.23	0.003
^{103}Pd	16.9 d	0.021		0.001

③ 조직내조사(interstitial application)

혀, 구강, 외음부, 질, 연부조직 등의 종양에 종자(seed)나 바늘형태의 선원을 직접 삽입한다.

④ 원격 후장전법(remote afterloading system)

시술자의 피폭을 최소한으로 줄이기 위하여 우선 병변에 기구(applicator)를 삽입한 후에 모의선원으로 위치를 확인한 후 선원을 삽입하는 방법이다. 과거에 비해 100배의 강도를 갖는 선원(고 선량율)을 사용하여 환자의 치료시간을 1/100 정도로 단축할 수 있다.

10.3.2.3 비밀봉 소선원요법

비밀봉 방사성동위원소를 이용한 치료는 비침습적이고, 간단하며, 고통이 적고 안전하게 치료할 수 있는 장점이 있다. 경구 또는 정맥주사 등으로 방사성의약품을 체내에 투여하여, 화합물의 체내대사를 이용해서 일정 장기 또는 조직에만 선택적으로 집적시켜 종양을 치료하는 방법이다. 대표적으로 ^{131}I(30~100mCi)를 이용하여 갑상선암의 수술 후 보조요법으로 사용하거나, ^{89}Sr를 이용하여 전신 뼈 전이 암을 치료하기 위한 방법이 있다.

체강내나 조직내(종양 내)에 준선택적 조사하여 종양을 치료하는 경우로, 대표적인 것은 악성삼출액(복수, 흉수)또는 유선이나 난소로부터 전이된 암의 치료를 위한 ^{198}Au-colloid요법과 조직 내의 종양치료를 위한 ^{32}P-colloid 요법 등이 있다.

10.4 방사선치료장치

현재 사용되고 있는 방사선 치료장치 및 부속설비를 표 10-6에 나타냈다. 외부 방사선 치료장치(external beam radiotherapy apparatus)는 10~500kV의 X선 치료장치, ^{60}Co 등의 RI를 이용한 방사성동위원소 원격치료장치, 입자를 가속하여 방사선을 발생시켜 치료하는 입자가속장치 등으로 분류할 수 있다. 체외조사는 주로 ^{60}Co원격치료기와 linac을 이용하고, 강내조사에 있어서는 remote afterloading 장치를 이용하며, 온열치료기(hyperthermia)의 이용도 늘고 있는 추세이다.

여기서는 우리나라에서 가장 많이 이용되고 있는 linac과 최근에 주목받고 있는 감마나이프를 살펴보기로 한다.

표 10-6. 방사선치료장치

치료장치	가속입자	치료에 이용되는 방사선	에너지	가속법
표재치료장치 (surface therapy unit)	전자	X선	50kV 이하	음극과 양극간에 고전압을 걸어 전자를 가속해서, 표적에서 제동방사로 X선을 발생
심부치료장치 (deep therapy unit)	전자	X선	~250kV	
linac linear accelerator)	전자	X선 전자선	4~22MV 6~45MeV	마이크로파 전계에 의해 직선상으로 가속
microtron	전자	X선 전자선	~22MV	마이크로파와 균일한 자장을 이용하여 전자를 가속
betatron	전자	X선 전자선	3~300MV	전자는 자계에 의해 원주운동을 하고 자속의 변화에 의해 생긴 전계의 작용을 받아 일정궤도의 반경 위를 주기적 회전하면서 가속
cyclotron	양자 중양자	속중성자선 양자선 중이온선	18~50MeV	입자는 자계에 의해서 원주운동을 하고 전극간극의 전계에 의해 가속
synchrocyclotron	양자 중양자	속중성자선 양자선 중간자선	6~14MeV 500MeV 450MeV	cyclotron과 같은 가속법이지만 에너지가 높게 되어 회전시간이 늦어진 입자에 맞춰 가속전계의 주파수를 변조하면서 가속
전자synchrotron 양자synchrotron	전자 양자	전자선 양자선	400GeV	입자에너지에 맞춰 자장의 세기와 더불어 가속 주파수를 변화시켜 입자궤도를 일정하게 유지하면서 가속
D-T generator	D-T 이온	중성자선	14~15MeV	크롬 도금한 구리 표적에 170keV로 가속한 D-T이온을 충돌
Van de Graff 가속기 정전형 고전압 발생장치	전자 양자	X선 중성자선	0.5~3MeV	집전극에 전하를 모아 대지와의 사이에 큰 전위차를 만들고, 그 전위차로 하전입자를 가속
공진변압기형 가속기 (resonant transformer X-ray unit)	전자	X선	~2MeV	변압기의 2차측 공진주파수와 같은 주파수전압을 1차측에 가하면 공진에 의해 2차측 코일에 고전압을 발생하여 입자를 가속
^{60}Co원격치료장치 (telecobalt unit)		γ선	1.17MeV 1.33MeV	붕괴
^{137}Cs원격치료장치 (telecesium unit)		γ선	0.66MeV	붕괴
remote afterloding 장치		^{60}Co γ선 ^{137}Cs γ선 ^{252}Cf속중성자선(고LET)		붕괴
원자로		열중성자선	0.025~10MeV	핵분열로 방출

10.4.1 linac

linac(선형가속기, linear accelerator)은 양자 등 무거운 입자를 가속하는 선형양자가속장치(Alvarez형 가속기)와 전자를 가속하는 선형전자가속장치가 있다. 선형양자가속장치는 대형 cyclotron의 입사기로 사용되고 속중성자, 양자, 중간자를 발생시키는 가속기로 주로 이용된다. 의료분야에서 이용되고 있는 linac은 전부 선형전자가속장치를 말한다. linac은 에너지가 다양한 전자선이나 X선을 발생할 수 있으므로, 체외조사 암치료에 있어서 중추적인 역할을 하고 있다.

10.4.1.1 발생원리

전자총에서 발생된 전자를 고주파 전자파(high-frequency electromagnetic waves, microwave~3,000㎒)에 실어 가속한다. 이때 고주파는 magnetron(또는 klystron)에서 발생시켜 도파관(wave guide)을 통하여 가속관(accelerator tube)에 공급되며, 전자는 6~45MeV의 에너지를 얻어 표적(target)에 충돌하여 X선을 발생시킨다(4~15MV).

10.4.1.2 linac의 구성

현재 의료용으로 사용하고 있는 linac은 고주파 발진부(microwave network), 가속부, 조사 헤드부, 갠트리, 조사제어장치, 치료대로 구성되어 있다.

① 고주파 발진부

전자를 가속시키기 위한 3000㎒ 전후의 고주파를 발생시키는 장치 및 전원을 말한다. 마그네트론 또는 크라이스트론, 도파관, 펄스 전원장치로 구성되어 있다.

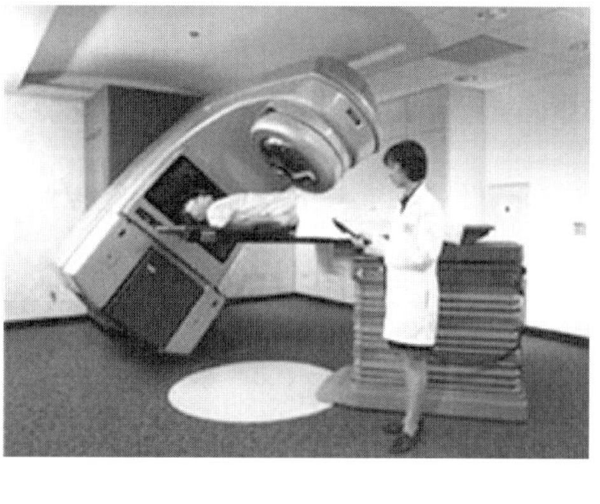

그림 10-12. LINAC

a. 마그네트론

마그네트론(magnetron)은 고주파(microwave)를 발생시키는 것이다. 발생되는 고주파는 약 3000㎒이다. 구조는 원통형으로 되어 있으며 중심에 음극이 있고, 그 주변에 몇 개의 발진 구멍(hole)을 갖추고 있는 양극으로 구성되어 있다.

마그네트론은 크라이스트론에 비해 소형이며, 조작이 간단하고, 가격이 저렴하기 때문에 실용적인 발진관이지만, 수명이 짧고 출력이 안전성이 나쁜 단점이 있다. 따라서 4MV X선전용 발생장치와 13MeV 이하(6MV, 10MV, X선 포함)의 에너지를 가진 전자선을 발생시키는 장치에 주로 이용한다.

b. 크라이스트론

크라이스트론(klystron)은 고주파발진기라기보다는 고주파증폭기라 할 수 있다. 저에너지의 고주파발진기는 별도로 부착되어 있다.

음극에서 발생된 전자는 양극에 의해 가속되어 4~5단계의 buncher를 통과하면서 마이크로파와 같이 밀도가 변조되고, 밀도변조된 전자군을 공진전자파로 전환시켜 5~7MW의 대출력을 가진 고주파를 얻을 수 있게 된다. 이것을 도파관을 통해 가속관에 보내어 전자총에서 발생된 전자를 실어 가속시켜 에너지를 얻게 한다.

크라이스트론은 마그네트론에 비해 수명이 길고, 발진 주파수가 안정되어 X선과 전자선을 발생할 수 있는 이중선질(dual photon beam)장치에 유리하다. 큰 출력을 얻을 수 있어 최근에 많이 사용하고 있는 18MeV 이상의 고에너지 선형가속기에서는 대부분 이것을 사용하고 있다.

c. 도파관

마그네트론 또는 크라이스트론에서 발생된 고주파를 구리로 만든 금속관 내부를 통하여 가속관으로 전달하는 통로를 도파관(wave guide)이라 한다.

d. 펄스 전원

전자총에서 전자를 발생시킬 경우나 마그네트론 또는 크라이스트론이 마이크로파를 발생시키기 위해서는 큰 출력의 펄스가 필요하다. 이를 만들어 주는 전원을 말하며, 펄스변조기(pulse modulator)라고도 한다. 여기에는 발진회로의 개폐에 관여하는 thyratron이 있고, 펄스전원의 과부하 방지를 위해 사용되는 de Qing 회로가 있다.

② 가속부

방사선치료에 이용할 수 있는 고 에너지 전자선 및 X선을 발생시키기 위해서는 전자를 진공상태의 관에서 가속시켜야 얻을 수 있다. 이러한 장치들을 선형가속기의 가속부라 한다. 가속부의 구성으로는 전자총, 가속관, 이온펌프, 편향전자석(bending magnet) 등이 있다.

a. 전자총

의료용 선형가속기에서는 가속관 내에 전자를 공급하기 위한 전자총(electron gun)을 사용하고 있다. 전자총은 2극 진공관 방식과 3극 진공관 방식이 있다. 어느 방식이든 음극과 양극사이에 10~70kV의 전압을 걸어주게 되면 음극에서 방출 열전자가 양극으로 가속되어 진행하게 된다.

b. 가속관

전자총에서 발생된 전자를 크라이스트론 또는 마그네트론에서 발생된 마이크로파의 위상속도와 같게 하여 여기에 전자를 실어 가속시켜 높은 에너지를 얻게 하는 장치를 말한다.

가속관(accelerating tube)은 벽면에서의 에너지 손실을 작게 해야 하기 때문에 전기전도가 좋고 순도가 높은 구리를 사용하고 있다. 작동 중에는 많은 열이 발생하므로 일정한 온도를 유지하기 위해 증류수를 이용한 별도의 냉각장치를 설치해야 한다.

전자를 가속시키기 위한 가속관의 종류로는 정재파형과 진행파형이 있다. 정재파형가속관은 공진기의 결합공동(結合空洞)을 통해 마이크로파의 전파를 전달하고, 가속공동(加速空洞)에 정재파(定在波)가 형성되어 가속공동에서 전자가 가속된다(그림 10-13). 그림 10-14와 같이 전자총에서 가속관으로 들어온 전자는 동시에 공급된 마이크로파위에 실려 같이 진행하게 되며, 이렇게 고주파 위상의 진행 방향과 일치하여 전자를 가속시키는 형을 진행파형가속관이라고 한다.

c. 이온펌프

가속관 내부는 방전 또는 전자와 공기의 충돌을 막기 위하여 고진공도가 필요하게 된다. 따라서 이온펌프(ion pump)를 이용하여 가속관 내부를 항상 일정한 진공도(10^{-6}~10^{-7}torr)를 유지시키고 있다. 선형가속기의 전원스위치가 꺼진 상태에서도 이온펌프를 계속해서 작동시켜야 한다.

d. 편향전자석

전자선 또는 X선을 방출시키기 위해서는 가속관을 통하여 가속된 전자를 어떤 목표물에 정확하게 통과시켜야 한다. 따라서 계속해서 직진하게 되는 전자선속을 선형가속기의 구조상 어떤 일정한 각도로 방향을 변화시켜 주어야 한다(그림 10-15). 이때 사용되는 편향전자석(bending magnet)은 전자선속을 일반적으로 103° 또는 270°로 편향시켜 주며, 끝부분에는 약 0.1㎜ 두께의 티타늄(Ti)으로 된 얇은 판막을 사용하여 진공을 유지하고 있다.

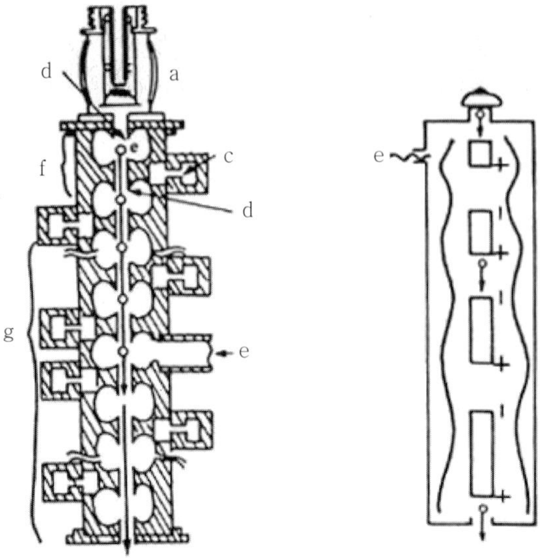

a) 전자총 b) 입사전자 c) 결합공동 d) 가속공동
e) 마이크로파 f) 집속부 g) 정연부(regular)

그림 10-13. 정재파형 가속관의 원리

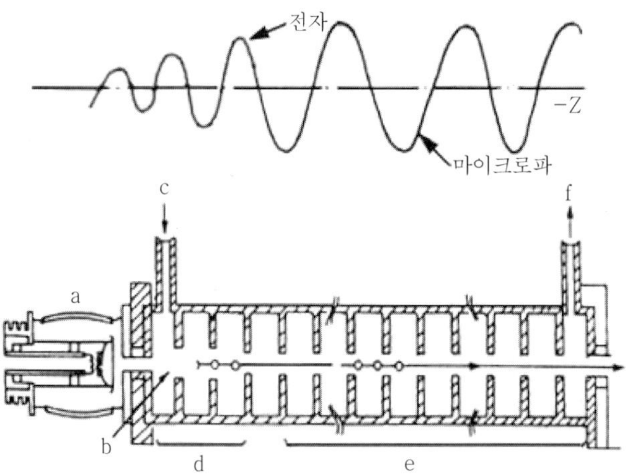

a) 전자총 b) 입사전자 c) 입력마이크로파
d) 집속부(buncher) e) 정연부(regular)
f) 출력마이크로파

그림 10-14. 진행파형 가속관의 원리

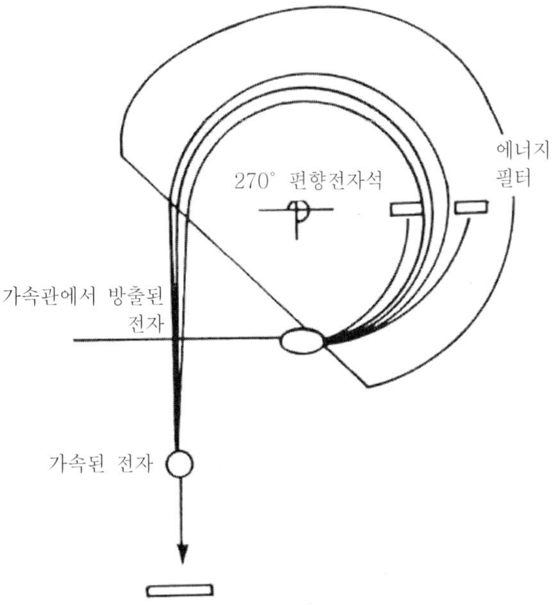

그림 10-15. 전자선속의 편향원리

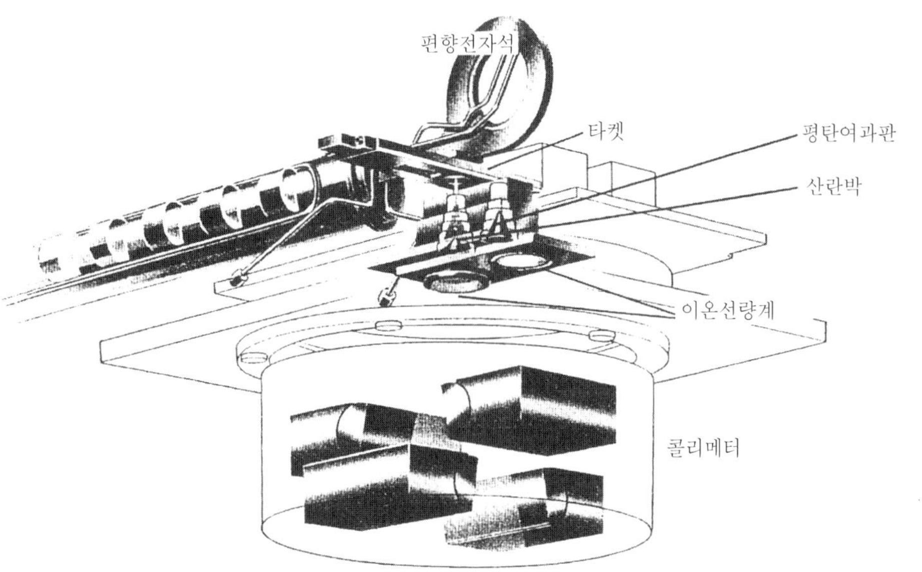

그림 10-16. 조사 헤드

③ 조사 헤드

조사 헤드(head)는 납 또는 텅스텐과 납의 합금으로 된 물질로 이루어져 있어 누설선량(일차선의 1/1000)을 차폐한다. 실제 치료에 이용하는 전자선 및 X선은 가변 조사야를 통해 방출하며, 360° 회전하면서 방사선을 조사 할 수 있고, 회전중심점(iso-center)의 오차는 2㎜ 이내의 정밀도를 유지하여야 한다.

조사 헤드는 타겟(target), 산란박(scattering foil), 평탄여과판(flattening filter), 방출선량을 측정하는 이온 선량계(ion chamber), 조사야를 결정하는 콜리메이터, 조사야 및 선원-피부간거리(SSD)를 육안으로 확인하여 맞추는 조사야표시기(light localizer system) 등으로 구성되어 있다.

④ 갠트리

갠트리(gantry)는 조사 헤드부를 지지한다. 고정조사 및 운동조사를 할 수 있도록 360°회전이 가능하다. 선원으로부터 피부표면까지 거리를 100㎝ 혹은 회전중심점(iso-center)까지의 거리를 100㎝가 되도록 사용한다. 회전축의 균형을 유지하기 위하여 선속저지체(beam stopper)가 부착되어 있으며, 이것은 방어벽(1차 선속을 1/1,000차폐)의 보조역할을 겸하고 있고 탈·부착이 가능하게 되어있다.

⑤ 조정제어기

조정제어기(control units)는 치료장치와 별도로 조정실에 설치되어 치료기기 전반을 조정제어한다.

선형가속장치에서 발생되는 X선 또는 전자선을 선택하거나, 에너지, 조사야, 선량률, 조사선량을 조정하고 갠트리 각도 및 회전조사 등을 선택한다. 조정실의 조정모니터를 통하여 조정이 가능하다. 치료실 내에서는 hand switch(pendant switch)에 의해 조사야 및 갠트리 각도 등을 조정할 수 있다.

10.4.2 감마 나이프

감마 나이프(gamma knife 또는 gamma Leksell unit)는 201개의 작은 ^{60}Co 밀봉소선원을 반구형(半球形)으로 일정하게 배열하고, 이것과 연결된 좁은 원통형의 구멍(hole)이 있는 콜리메터가 장착된 헬멧(helmet)을 통해서 뇌 속에 있는 병소에 집중적으로 방사선을 조사하는 정위적 치료장치이다. 1949년 스웨던의 Leksell에 의해 처음 소개되었다.

뇌 속에 존재하는 병소를 외과적인 수술없이 치료할 수 있다는 특징이 있어 정위적 방사선수술(sterotactic radiosurgery)이라고도 한다. 이 장치는 조사부, 콜리메이터 헬멧, 조정 제어부, 치료테이블, 병소와 치료하는 중심점을 일치시키고 조사선량 및 조사시간을 수리적으로 계산하는 hydraulic system 등으로 구성되어 있다.

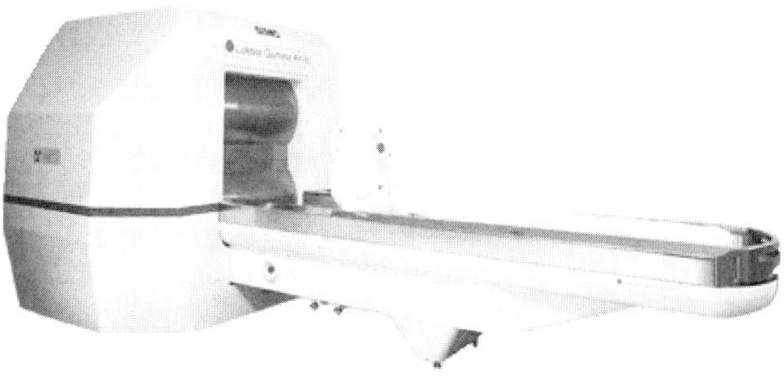

그림 10-17. 감마 나이프

10.4.2.1 조사부

조사부(irradiation units)는 밀봉소선원에서 발생된 방사선이 한 곳으로 집중되도록 설계되어 있다. 201개의 ^{60}Co 선원과, 선원과 헬멧을 연결시키는 central body, 그리고 치료시 조사용기 입구를 개계하는 차폐문 등으로 구성되어 있다.

① 코발트-60 선원

201개가 장착되어 있는 각각의 선원(^{60}Co source)은 직경 1㎜ϕ, 길이 1㎜ 정도이며 2중으로 된 스테인리스 스틸 캡슐에 밀봉되어 있다.

코발트-60 선원의 비방사능은 250Ci/g 정도로 매우 높은 선량률을 갖고 있으며, 총 방사능은 5,400~6,600Ci 정도이다. 이들 선원들은 반경이 약 40㎝ 정도 되는 반구형(hemispherical type) 조사용기 내에 일정하게 분포되어 있다.

② central body

선원과 콜리메이터 헬멧을 연결해 주는 central body는 반구형으로 되어 있다. 외부반경은 42㎝, 내부는 약 22.5㎝의 반경을 이루고 있으며, 2개의 반원통형으로 된 강철용기 내부에 장착되어 있다.

③ shielding units

누설선량을 차폐하는 조사용기의 외부반경은 82.5㎝이고 내부반경은 약 42.5㎝ 정도이다. 치료하는 환자의 머리부분이 조사용기 안으로 들어가야 하기 때문에 조사용기 입구의 차폐문이 열려야 한다. 이처럼 조사용기 shielding door에 의하여 개폐가 이루어지며, 차폐문은 두께가 약 18.5㎝ 정도인 강철로 되어 있다.

10.4.2.2 콜리메이터 헬멧

콜리메이터 헬멧(collimator helmet)은 201개의 구멍이 헬멧 전체에 걸쳐 일정하게 분포되어 있으며, 환자의 머리에 씌워 치료하게 된다. 6㎝두께를 가진 강철로 되어 있으며, 외부반경은 22.5㎝이고, 내부는 16.5㎝ 정도의 반경으로 되어 있다. 각 선원에서 발생된 방사선은 central body를 거쳐 헬멧에 분포되어 있는 콜리메이터를 통하여 병소에 집중적으로 조사하게 된다.

201개의 콜리메이터는 96%의 텅스텐 합금으로 되어 있다. 콜리메이터 구멍(hole)의 직경은 4, 8, 14, 18㎜ϕ의 4종류가 있다.

10.4.2.3 조정제어부

조정제어부(control panel)는 다른 방사선치료장치의 제어부보다 매우 간단하다. 결정된 조사시간을 set-up하여 치료하고, 치료 중에 혹시 발생할 수 있는 응급상황에 대처하기 위한 장치 등이 포함되어 있다.

10.4.2.4 치료테이블

치료테이블은 헬멧을 고정하고 있다. 치료가 시작되기 전에 테이블의 헬멧에 고정된 환자를 조사용기 내로 이동하게 되는데 이때 테이블은 전후로만 이동하게 되어 있다. 그 외의 기능은 다른 방사선 치료용 테이블과 비슷하다.

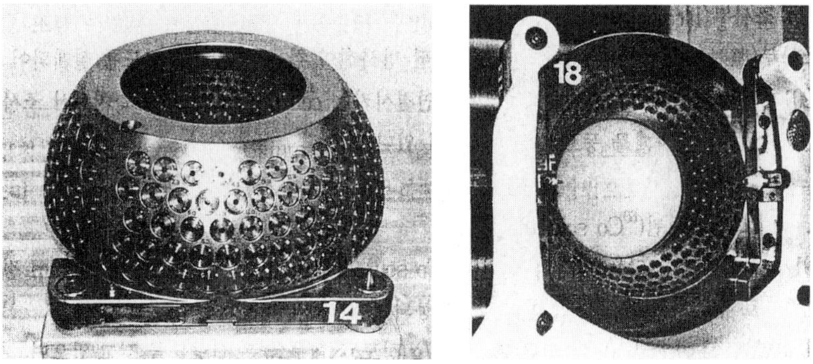

그림 10-18. 콜리메이터 헬멧

제11장 생체기능의 대행

우리는 영화나 TV에서 초인적인 능력을 발휘하는 주인공들을 볼 수 있다. 이러한 사람들은 모두가 자연 그대로의 인간이 아니라, 과학이 만들어 낸 상상적인 인조인간이라는 사실을 누구나 알 것이다. 그러나 이러한 인조인간의 출현이 점차 현실로 다가오고 있다. 현재 계속되고 있는 인공장기의 개발이 이와 같은 꿈의 실현을 가능케 하여주고 있다. 이에 대한 연구가 세계 각국의 여러 전문 의료연구기관들에서 활발하게 전개되고 있기 때문이다.

인공장기에 대한 연구는 인조인간의 제작이라는 것 이전에, 병든 인간들에게 희망을 불어넣어 주고 있다. 질병이나 사고로 장기의 손상이나 기능을 잃어 버렸을 때, 인공장기로 대체해 근본적으로 치료할 수 있는 밝은 길이 열리고 있는 것이다.

그러면, 인공장기란 무엇인가? "생체의 장기가 기능을 잃었을 때, 그 기능을 인공적으로 대행하며 궁극적으로는 그 장기의 대체로서 체내에 집어넣어져 정상인과 거의 같은 활동을 시키는 것을 목적으로 한 의용 기기"를 생체대행장치 또는 인공장기(artificial organs)라고 정의할 수 있다. 이에 대하여 기능을 잃은 장기를 대신하여 다른 살아 있는 장기를 가지고 대행시키는 것을 장기이식(臟器移植)이라고 한다. 다른 사람의 장기를 이식하는 것은 그 공여자를 찾기가 쉽지 않아 결국 인공장기로 대체시키는 방면으로 나아갈 것으로 여겨진다.

인공장기가 보다 완벽하게 생체 내에서 기능을 다하려면 이의 재료가 중요하다. 인공장기와 같이 노쇠해진 신체의 일부분이나, 질병 또는 사고 등으로 잃어버린 기능을 치환·보충하기 위해 생체에 이용되는 인공재료를 생체재료(biomaterials)라고 한다. 과학자들은 인공장기의 특성에 맞는 완전한 재료를 개발하기 위해 연구노력하고 있다. 현재 발전되고 있는 신소재기술은 각 인공장기에 적합한 새로운 재료를 찾게 될 것이다. 생체재료의 개발과 인공장기 기술의 발전은 가까운 미래에 자연장기의 대행기관으로 사용되게 될 것이다.

이와 같이 생체 기능을 대행하는 기술은 인간의 병을 고치고 생명을 연장하는 수단으로 갈수록 관심을 집중 받고 있다. 여기서는 인공혈관, 인공판막, 인공투석, 인공심장을 중심으로 한 인공장기와 이에 대한 생체재료를 가지고 생체기능 대행기술이 얼마만큼 진전되고 있는지 그 현황과 과제 및 문제점 등을 살펴본다.

11.1 생체대행기술

인체가 손상을 입게 되면 환부를 도려내어 버리는 것이 아니라, 생체의 잃어버린 부분이나 기능을 인공 재료·기기 등에 의하여 대행하는 것은 보다 적극적인 치료라고 할 수 있다. 생체 기능의 대행에는 뼈, 피부 등의 기구부품 정도의 단순한 기능에서 신장, 심장 등의 복잡한 기능을 갖는 장기까지 여러 가지 대행기술이 있다.

11.1.1 생체기능 대행시 고려사항

생체기능의 대행기술에는 여러 가지 고려하여야 할 사항이 있다.

첫 번째 문제는 기능을 대행하는 기간이다. 생체가 기능을 회복할 때까지만 이라면, 대행기간은 비교적 짧다. 열상(熱傷)을 받은 부분이 회복될 때까지 보호막으로서의 인공피부라거나, 수술중 또는 급성 병변시에 일시적으로 장기의 기능을 대행하는 인공장기 등은 그 기능이 길어야 수개월 정도면 된다. 이에 대해서 일단 체내에 심었으면 반영구적으로 사용되어야 할 경우도 있다. 대행기간이 단기간인지 장기간인지는 재료의 선택이나 기기의 설계 상에 큰 차이를 가져온다.

생체기관은 다양하고 여러 목적의 기능을 가지고 있다. 예를 들어 혈액이나 신장의 역할을 생각하여 보더라도, 인공재료나 기기로 생체의 모든 기능을 실현한다는 것이 그렇게 용이하지 않다는 것을 알 수 있다. 그러므로 불필요하게 복잡한 장치를 설계하는 것보다는 주요한 기능만을 확실하게 경제적으로 실현해야 할 것이다. 또한 기능과는 관계없이 미용상의 목적으로 기관을 장착하는 수 도 있다. 생체 본래의 기능을 어디까지 충실히 재현하느냐가 두 번째 문제이다.

세 번째는 미용이나 환자의 심리 등과 같은, 기능 이외의 면을 어느 정도 중시하느냐라는 문제가 있다. 기능이 우수하다는 것만 가지고 환자는 다행이라고 생각하지 않는다.

11.1.2 생체대행기술의 문제

생체기능 대행기술을 전개할 때, 일어날 수 있는 문제들을 예를 들어 생각하여 보자.

뼈와 같이, 기구부품으로서 장기간 사용될 때에는 재료로서의 특성이 중요하게 된다. 스테인리스 스틸 합금으로 뼈의 일부를 대용한다면 튼튼하게 보이지만, 어느 정도 자연의 뼈와 성질이 맞지 않는다면 접합부에 부담이 생긴다. 따라서 강도만을 크게 할 수 없다. 보행 등 기본적인 운동을 상정해서, 뼈의 내측과 외측에 걸리는 힘에 맞는 적당한 재료를 결정하여야 한다. 경우에 따라서는 부드러운 플라스틱 재를 붙이는 쪽이 좋을 때도 있다.

그리고 결손의 상황이나 원래의 모양은 환자마다 다양하므로 뼈나 관절의 모양을 표준화하는 것은 용이한 일이 아니다. 그러나 치료의 입장에서 보면, 신속하게 인공재료를 공급하는 것이 중요하다. 표준화에 노력하는 것은 이러한 이유 때문이다.

생체 내는 어쩌면 바닷물과 같은 환경이라고 할 수 있으며, 인공재료는 이 안에서 활동에 따라 반복하여 응력(stress)을 받는다. 그러므로 금속재료로서는 극히 나쁜 조건이다. 또 뼈에는 압전성이 있어 힘의 부하에 의해 작은 전압이 발생한다. 그 외에도 체내에서는 여러 가지 원인에 의해 미약한 전류가 흐르고 있어, 전기분해로 금속이온이 용해되어 나와서 금속을 부식시킬 수 있다. 이의 재료로는 스테인리스 합금 외에 티타늄(titanium), 세라믹스 등이 사용되며, 최근 개발된 높은 내부식성 합금이나 고분자재료도 바람직하다.

두 번째의 예로, 일상생활의 입장에서 보면 의수·의족 등과 같이 운동기능의 대행이 중요하다. 제1차 세계대전 후 전상자의 증가에 따라 봉 끝에 후크(hook)를 붙인 간단한 의수가 보급되었다. 최근에는 남은 근육으로 모터나 마이크로스위치를 작동해서 제어하는 의수가 개발되어 많이 사용되기도 하지만, 이것도 다양한 동작이 이루어지게 된 것은 아니다. 팔 운동의 자유도는 대부분 손가락에 있다. 손가락의 뼈는 한쪽 손에 32, 관절은 22개 있다. 이와 같은 자유도를 가진 모터와 제어계를 갖는 의수를 만드는 것은 현재 과학으로 불가능하지는 않다. 그러나 장착한 환자가 어떻게 의수를 조작하는 가가 어려운 문제이다. 간단한 3~4 자유도의 의수에도, 지적수준이 높은 환자조차 조정의 어려움으로 의수를 이탈하여 생활하게 된다.

의수를 성능만을 가지고 말한다면 그림11-1 (a)와 같이 급속으로 신축되는 의수는 제어가 용이하며, (b)와 같이 피스톤 모양으로 움직이는 의족은 기구설계가 쉽다. 그러나 이러한 의지(義肢)는 미용상의 문제점에서 환자는 거절하게 된다. 운동기능으로서는 의족, 휠체어, 체외로 동작하는 manipulator(robot) 등 여러 가지 기계가 사용된다.

간단히 종합하여 말한다면, 사용 환경을 고려하여 설계를 할 것과 기계를 포함하여 모든 조건들의 동작을 될 수 있는 데로 단순화시켜 조작을 간단히 하는 것이 중요하다.

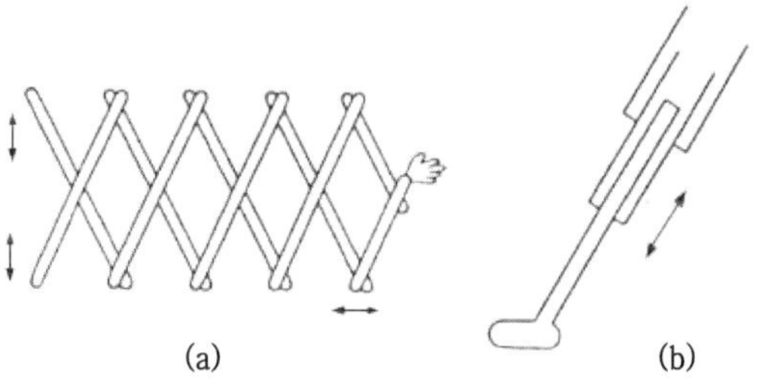

그림 11-1. 심리적으로 부적합한 의지의 예

세 번째 예로서, 물질수송기능의 대행이 있다. 혈액은 체내를 순환하여 노폐물을 신장에 운반하고, 폐에서 가스를 교환하지 않으면 안 된다. 폐에 있어 가스교환은 수동적이며 농도 차에 비례해서 물질이 운반되니까, 단기간이라면 혈액을 적당한 기체와 접촉시키는 것으로 대행이 된다. 이에 대해서 신장에서의 물질교환은 능동수송을 포함한 복잡한 조절기능을 가지고 있어 인공기구가 그대로 대행하는 것이 어렵다.

혈액중의 성분을 대(혈구, 단백질 등), 중(요산 등), 소(Na^+, K^+ 등)의 입자로 분류한다면, 신장에서는 다음과 같은 처리가 행하여진다. 사구체에는 대입자만 혈중에 두고 중·소입자와 물을 여과한다. 그리고 그대로는 물이나 Na^+가 대량으로 배설되므로, 뇨세관에서는 능동수송을 포함한 재흡수작용이 있어 물과 Na^+를 적당량 체내로 돌리고 있다. 이에 대해 인공투석장치에서는 사구체와 같은 대입자만을 남기고 다른 성분은 자유로 통과되는 필터를 준비한다. 그러나 재흡수를 실현시키는 것은 어려운 일이며, 물이나 Na^+의 이동을 막의 양측의 압력과 농도의 밸런스에 의해 조절한다. 이것은 제법 미묘한 조정으로, 투석 중에 수분이 유출하여 체중이 감소하거나 이온농도가 급격히 변화하여 두통을 초래하는 원인이 된다.

이처럼, 인공기기가 완전하게 생체기능을 대행하는 것은 현재로서는 곤란하다. 따라서 기본적인 기능만 실현하는 것이 보통이다. 이러한 이유 때문에 생리학적, 심리학적인 문제가 생겨 환자가 그에 대응하는 능력이 없이는 적응할 수 없다.

11.2 인공장기

본격적으로 인공장기가 임상의사의 대상이 되기 시작한 것은 인공고분자재료가 출현한 1950년대부터라고 할 수 있다. 이후로 인공혈관, 식도, 판막, 관절 등이 계속하여 등장하였다. 페이스메이커(pacemaker)는 1952년 P. M. Zoll에 의하여, 인공심폐는 J. H. Gibbon 등에 의하여 처음으로 인체에 이식되었다. 인공심장이식은 1969년 텍사스의 D. A. Cooley 등에 의한 시도 이래 계속 성공을 거두고 있다.

오늘날 이러한 인공장기의 이용현황을 보면, 심장페이스메이커는 세계에서 약 100만명 이상의 환자에게 심어져 있고, 인공신장 치료를 받고 있는 사람 또한 세계적으로 수백만을 넘을 것으로 추정된다. 이런 경향은 증가할지언정 감소하는 일은 생각할 수 없으며, 또 앞으로 새로운 인공장기가 계속 등장함에 따라 그 수요도 더욱 증대할 것이다.

이들 인공장기를 더욱 발전시켜서 완전한 것으로 하기 위한 노력은 이후에도 더욱 활발해 질 것이다. 이렇기 위해서는 재료의 진보가 있어야 되고 구동장치, 제어장치, 에너지원 등 기초공학과 주변과학의 발전에 힘입어야 하는 수많은 문제가 쌓여 있다.

11.2.1 인공장기의 분류

오늘날 응용 또는 연구되고 있는 인공장기를 표11-1에 분류하였다. (a)는 체내에 내장되는 것과 체외에 두는 것으로 크게 나누고, 각각을 다시 능동적 기능을 수행하는 것과 수동적 기능을 수행하는 것으로 분류하였다. (b)는 인공장기를 기관계별로 분류한 것이다. 또한 인공장기를 (c)와 같이 군별로 나누어 생각하기도 한다.

표 11-1. 인공장기의 분류

(a) 능동적 기능과 수동적 기능

	능동적인 기능을 하는 것 (에너지원이 필요)	수동적인 기능을 하는 것 (에너지원이 불필요)
체내에 내장되는 것	**인공세포** : 인공적혈구, 마이크로캡슐 **생체자극기** : 심장 페이스메이커, 인공내이, 방광 페이스 메이커, 보조심장, 인공심장.	**인공조직** : 귀와 코 등의 연골, 인공건, 인공뇌경막, 인공복벽, 성형용 인공유방, 인공고환, 인공고막, 인공각막, 인공이소골. **정형외과용** : 인공골, 인공골두, 인공관절, 인공건, 인공후두, 인공피부, 인공판막. **인공관** : 인공혈관, 담관, 뇨관, 난관, 식도, 기관.
체외에 장치하는 것	인공심폐, 인공폐, 인공신장, 인공간장 인공췌장, 인공자궁, 마비사지자극기, 전자 의지, 로봇	의치, 의안, 콘텍트 렌즈, 의수, 의족

(b) 기관계

지지·운동계 : 인공골, 관절, 건, 의지, 근육, 결합조직
호흡·순환계 : 인공폐, 기관, 후두, 심장, 판막, 혈관, 페이스 메이커.
소화·대사계 : 인공식도, 담관, 간장, 췌장, 항문, 의치.
비뇨·배설계 : 인공신장, 뇨관, 뇨도, 방광, 방광페이스메이커
혈액·면역계 : 인공혈장, 적혈구, 인공면역계(immuno-absorbent).
감각·신경계 : 인공눈, 귀, 콘텍트렌즈, 보청기, 촉각, 신경.
내 분 비 계 : 인공췌장.
생 식 계 : 인공자궁, 난관, 고환.

(c) 군별

· **제 1 군** – 반영구적으로 생체내에 내장되어 대행기능을 하고 있는 것
: 인공혈관, 인공판막 등
· **제 2 군** – 장시간 기능대행이 가능하지만 장치의 대부분이 체외에 있는 것
: 인공신장, 인공심장 등
· **제 3 군** – 일시적으로 기능을 대행하지만 앞으로 완전한 대행을 목적으로 한 것
: 인공간장, 인공혈액 등
· **제 4 군** – 연구가 시작되고 있는 것
: 인공자궁 등

11.2.2 인공혈관

대동맥협착증이나 대동맥류(aortic aneurysm), 또는 동맥의 폐색성 질환에 대하여 혈관재건술이 이루어지고 있다. 이에 쓰이는 것이 대용혈관(vascular substitute)이다. 대용혈관은 생체재료를 알코올(alcohol)이나 알데히드(aldehyde)로 처리하여 항원성이나 생체반응을 억제한 처리생체혈관과 인공합성고분자재를 사용한 인공혈관 즉, 합성대용혈관(synthetic vascular prosthesis)으로 나눌 수 있다. 여기서는 인공혈관(artificial vessel)에 대하여 살펴본다.

11.2.2.1 인공혈관의 특성과 종류

인공혈관의 역사는 오래되어 19세기말부터 그 연구가 시작되고 있다. 오늘날과 같은 인공혈관이 '혈관의 중막(中膜)기능'을 대행시킬 목적으로 사용한 사람은 A. H., Blakemore(1952) 등이 최초이다. 이들은 염화비닐 계인 vinyon-N으로 만든 다공성 천을 사용하여 인공혈관을 만들어서 동맥재건술을 시행하였다. 그랬더니 인공혈관의 외측에는 외막(外膜)을 닮은 조직이, 내측에는 내막(內膜)을 닮은 조직(가성내막, pseudoendothelial membrane)이 형성되어 인공혈관 자체가 생체조직으로 덮여져 기질화(encapsulation)되는 것을 관찰하였다. 그 후 nylon, orlon, dacron 등의 각종 고분자 재료가 만들어져서 각각 인공혈관으로서의 적합성이 시험되었다.

인공혈관은 체내에 오랫동안 잔류하여야 하므로 재료의 선택은 중요하다. 오늘날 시판되고 있는 인공혈관은 polyester섬유(dacron, tetron) 및 4불화 ethylene(teflon, toyoflon)을 weave나 knit한 것이다. 인공혈관 내면에 털이 있게 가공을 하여 섬유가 루프상으로 노출한 것을 velour형 인공혈관이라고 한다. 또 내면에 특수한 잔물결모양 구조를 갖게 한 teflon혈관도 있다. 이것들은 어느 것이나 내면에서 섬유소(fibrin)의 고착이 좋고, 섬유형성 및 가성내막 형성이 촉진된다. 또한 외벽도 주위조직과 결합을 보다 치밀하게 하기 위해 같은 모양으로 특수가공이 이루어지고 있다.

인공혈관이식은 대동맥 및 말초동맥 즉 동맥계에 먼저 실시하였고 많이 보급되어 있으나, 정맥계에도 활용되고 있다. 종류로는 직선상과 분기상 인공혈관으로 대별할 수 있으며 대동맥 및 말초동맥의 크기에 따라 각종 굵기와 모양이 있다.

11.2.2.2 인공혈관의 재료

인공혈관을 가지고 생체 내에 집어넣는 의용 고분자 재료의 일반적인 조건에 대해서 살펴본다. 생체재료로 사용되는 고분자는 기본적으로 완벽한 생체적합성을 가져야 하며, 이에 대한 평가는 재료나 생체가 접촉하는 조건하에서 재료가 생체에 대한 악영향을 준다거나 반대로 생체에 의해 재료가 손상을 받는 일이 없이 재료가 그 본래의 기능을 충분히 발휘할 수 있느냐에 달려 있다.

인공혈관이 갖춰야 할 첫 번째 조건은 생체에 무해하고 조직적합성이 좋아야 한다. 이것은 독성 및 발암성 등이 없고 항원성, 생체반응성이 적은 이물반응(foreign body reaction)이 없어야 한다는 조건이다. 아울러서 혈액을 응고시키기 어려운 항응고성 혹은 항혈전성이 있어야 한다. 인공혈관의 재료로서는 눈이 거친 편직(knit)천을 사용한다. 이것은 천에 유공성(porous)을 갖게 함으로서, 함수성(含水性)을 좋게 하여 생체조직의 친화성을 높여서 가성내막형성을 촉진시키기 위한 것이다. 이 가성내막에 의하여 항혈전성을 얻을 수 있다.

두 번째는 강인하고 내구성과 탄력성이 있어야 한다. 특히 인공혈관이나 인공심장에 쓰이는 재료가 강인하고 탄력성이 없으면 수100mmHg의 혈압에 견디지 못한다. 섬유로 짠 재료를 사용하는 또 하나의 이유는 내구성과 탄력성을 높이기 위해서다. 나일론이나 실리콘 고무와 같이 과도한 신장이 있는 재질을 쓰지 않는 이유는 풍선과 같이 부풀어 터지기 때문이다. 내구성의 조건에는 재질의 열화나 변질이 일어나지 않을 것도 포함된다.

마지막으로는 멸균·소독이 용이하여야 한다. 인공혈관에서는 물론 페이스메이커 등과 같은 인공장기의 생체내 이식에서는 감염이 문제가 되는 경우가 적지 않다. 이것은 페이스메이커 본체의 멸균·소독이 상당히 곤란하다는 데에서 연유된다.

과학자들은 인공장기의 특성에 맞는 완전한 재료를 개발하기 위해 연구노력하고 있다. 현재 발전되고 있는 신소재기술은 각 인공장기에 적합한 새로운 재료를 찾게 될 것이다.

11.2.3 인공 판막

판막질환은 전체 심장질환의 약 40%에 달한다고 알려져 있다. 기능을 잃은 판막대신에 인공판막(artificial valve)을 처음으로 이식한 것은 1952년 미국의 C. A. Hufnagel이다. 그는 대동맥판 폐쇄부전증에 협심증을 수반한 환자의 하행대동맥에 methyl metaacryl로 만든 파이프 내에 볼을 봉입한 볼 밸브(ball valve)를 장착하고 나일론의 환상겸자로 고정하였다.

이후 많은 환자에서 이 수술이 행하여졌으나 초기의 볼 밸브사용에 따른 문제는 판막 개폐시에 너무 소리가 크다는 것이었다. 어떤 환자는 포커를 칠 때, 좋은 카드가 나올 때마다 흥분이 판막 소리에 나타나므로 승부에 문제가 많다고 호소하기도 하였다. 그래서 Hufnagel은 나일론 볼에 실리콘고무를 피복하여 소리를 감소시켰다.

11.2.3.1 인공판막의 종류

생체에서 판막은 엽상(leaflet valve)이나 반월상(semi-lunar valve)이다. 실용적으로는 사람이나 동물(예를 들어 돼지)의 생체판막을 사용하는 것 이외는 인공합성재료로 만든 엽상판막은 내구성에서 극히 떨어진다. 그러므로 할 수 없이 이와 같은 볼 밸브가 쓰였던 것이다. 오늘날 시판되고 있는 인공판막은 볼 밸브 외에 디스크 밸브(disc valve), 렌즈형 판막, 반구상 판막 등이 있다. 표 11-2는 인공판막의 종류를 나타냈다. 그림 11-3은 인공판막의 예이다.

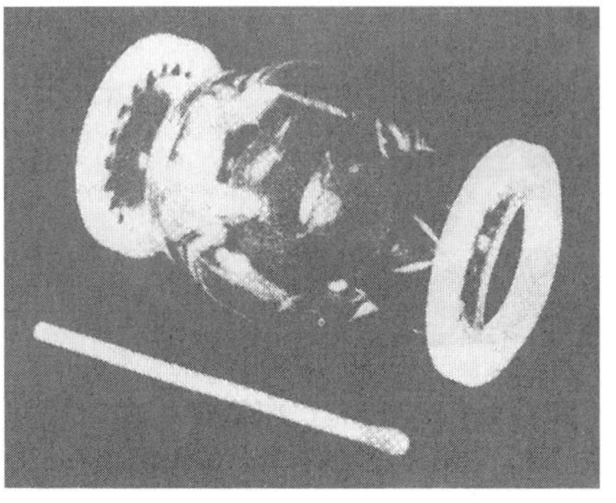

그림 11-2. Hufnagel 판막

표 11-2. 인공판막의 종류

1. anatomical leaflet valve
- a) mechanical valve
  Hufnagel, Muller, Bahnson, Roe, Morrow, Washington scientific
- b) bioprosthesis
  Carpentier-Edwards, Hancock, Angell-Shiley, Ionescu-Shiley, Dura Mater

2. caged ball valve
Harken-Dovol, Magovern-Cromie, Smeloff-Cutter, Starr-Edwards(silastic ball), Starr-Edward(metal ball), DeBakey-Surgitool, Braunwald-Cutter

3. caged disc valve
Hufnagel, Kay-Shiley, Kay-Suzuki, Star-Edwards(6500, 6520), Beall-Surgitool, Cross-Jones, Cooley-Cutter, Harken-Surgitool

4. disc with stopper valve
Davila-Sierra, Alvarez, USCI-Lancer, Hammersmith, SAM

5. tilting(pivotal) disc valve
Wada-Cutter, Björk-Shiley, Lillehei-Kaster, Hall-Kaster

6. hinged leaflet valve
St. Jude Medical, Gott-Daggett, Ellis

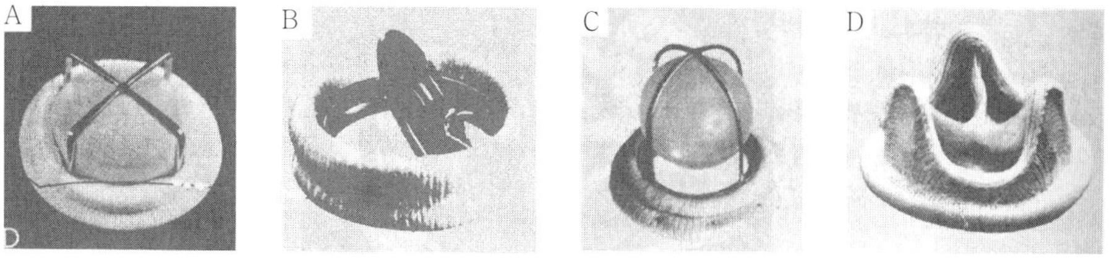

그림 11-3. 인공판막의 예

11.2.3.2 인공판막의 조건

인공판막이 구비하여야 할 조건으로는, ㉠ 판막이 혈류의 압력차에 의하여 부드럽게 개폐될 것, ㉡ 충분한 혈류가 얻어지고 난류·와류(亂流·渦流)가 생리적 상태에 가까울 것, ㉢ 구조에 내구성이 있을 것, ㉣ 이식수술과 고정이 쉬울 것, ㉤ 심장내벽에 장해를 주지 않을 것, ㉥ 혈전(thrombus)을 형성하지 않을 것, ㉦ 적혈구 파괴에 따른 용혈(hemolysis)이 일어나지 않을 것, ㉧ 생체이식에 적합한 조건의 재질일 것 등을 들 수 있다. 그러나 오늘날 임상에 쓰이는 인공판막이 이들 조건을 완전히 충족하고 있는 것은 아직 없다.

이장에서 인공판막을 다루는 이유는 인공장기가 반드시 생체장기를 닮은 형태만으로 만드는 것이 아니고, 형태가 다르더라도 현재의 재료로 할 수 있는 한의 '기능'을 추구한다는 것에 의미를 갖기 때문이다.

11.2.4 인공 신장

만성 사구체신염과 같은 만성 신질환이나 신장손상 등으로 신장의 기능이 침해를 받으면, 체내 노폐물이 신장으로부터 배설되지 못하거나 배설이 저하 또는 불충분하여 요소(urea), 요산(uric acid), 크레아티닌(creatinine) 등의 질소대사산물이 체내에 축적되어 이들의 혈중 농도가 높아지고 전해질과 물의 불균형이 나타난다. 그 결과 요독증(uremia)과 같은 생명에 위험을 주는 여러 증상들로 위험한 상태가 된다.

이와 같은 때에 소실된 신장의 기능 중에서 체내의 노폐물을 제거하는 배설기능과 수분, 전해질평형을 유지하는 조절기능을 대신하는 것이 인공투석법(artificial dialyzation)이다. 일반적으로 인공 신장(artificial kidney)이라고 불리는 장치이다.

오늘날 인공 간장(artificial liver)이라고 불리는 장치도 간장의 모든 기능을 대행하는 것이 아니고 부분적으로 간 기능을 대행하는 것으로서 다만 그 독물제거 기능을 대상으로 하는 일종의 인공투석법에 불과할 따름이다.

11.2.4.1 물질의 이동

치료에 있어서는 체내의 성분 조정, 약제의 주입 등 물질의 이동이 필요하게 된다. 제일 간단한 방법은 주사침, 카테터 등을 삽입하거나 찔러 넣어서 통로를 만들어 물질을 이동시키는 것이다.

① 삼투압

삼투(osmosis)는 저분자량의 용매분자는 통과시키고 분자량이 큰 용질은 통과시키지 않는 얇은 막(mambrane)사이에서 용매가 묽은 용액에서 진한 용액으로 이동하는 현상이다. 이렇게 삼투에 의해 생기는 압력을 삼투압(osmotic pressure)이라 하고, 여기에 사용되는 막을 반투막(semipermeable mambrane)이라 한다.

반투막을 이용하여 고분자 물질에 섞여 있는 저분자 물질을 제거하는 방법을 투석(dialysis)이라 한다. 이를 이용하는 것이 인공신장에서 혈액의 여과나 단백질의 정제 등이 있다. 불휘발성 비전해질의 용질 용액의 삼투압은 온도가 일정할 때는 농도에 비례하고, 농도가 일정할 때는 절대온도에 비례한다. 용액의 삼투압보다 더 큰 압력을 가하면 삼투현상을 반대로 역전시킬 수 있다. 즉 고농도에서 저농도로 저분자 물질이 반투막을 통과하게 된다. 이러한 현상을 역삼투(reverse osmosis)라고 한다. 이 방식으로 바닷물에서 담수를 만들 수 있다.

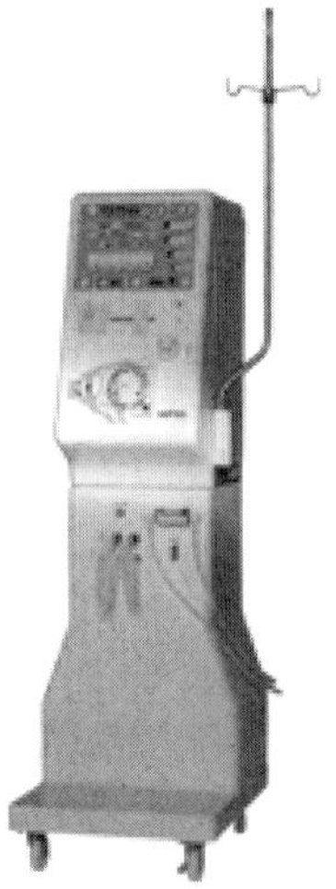

그림 11-4. 인공신장기

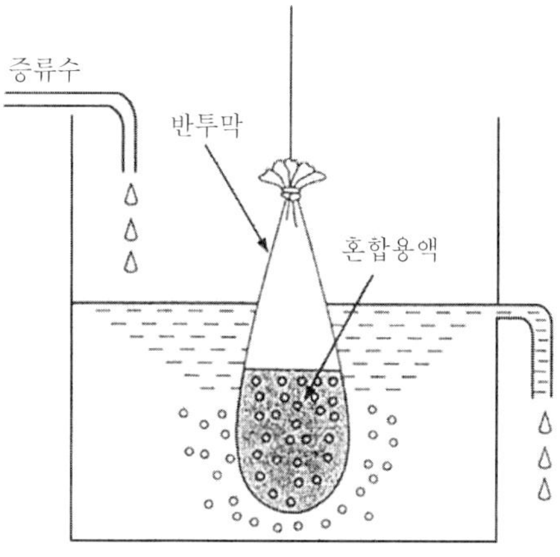

그림 11-5. 투석

② 반투막

오늘날 막(mambrane)을 통하여 물질을 이동시키는 기술은 중요하게 자리 잡고 있다. 막에 작은 구멍을 내는 것으로 필터작용이 생겨서 어떤 분자량 이하의 물질은 통과되지만 커다란 분자는 통하지 못하게 된다. 고분자재의 발전에 의해 구멍의 크기를 자유롭게 설정할 수 있고 균질한 막이 만들어지게 되었다. 예를 들면 산소분자만을 통과하게 하는 막은, 체표에서 산소수송을 저해하지 않는 막으로 되어 인공피부나 콘택트렌즈로 사용되고 있다. 이온이나 요소 등과 같은 중정도의 분자를 통하게 하고, 혈구와 같은 커다란 입자는 통과하지 못하게 하는 막은 인공투석용으로 쓰이고 있다.

막이 작은 분자는 통과시키고 큰 분자를 통과하지 못하게 하면, 큰 분자의 농도차가 있더라도 그 상태가 유지된다. 이 때문에 분자운동 에너지가 불평형(不平衡)이 된다. 큰 분자가 있는 측의 물분자 운동에너지가 적어져, 물은 막을 통하여 용액을 엷게 하는 방향으로 이동한다(그림 11-6-a). 용액의 농도가 양측이 같아지도록 물이 노력하는 것이라고 생각하여도 좋다. 이러한 움직임이 아닌 평형상태로 하기 위해서는, 압력차를 만들어 막을 통과하는 물분자와 반대의 흐름을 만들면 된다(역삼투).

그림 11-6 (b)와 같이 물분자만이 통과하는 막을 준비하고, 한쪽에 큰 분자(예를 들면 설탕)를 녹이면, 큰 분자 측으로 물분자가 들어가서 어떤 압력차가 되었을 때에 평형이 된다. 이때 다음 관계가 성립된다. 큰 분자 1 mol이 녹아 있는 용액의 체적을 V, 압력차를 P, 절대온도를 T라고 하면,

$$PV = RT \tag{11.1}$$

여기서 R은 상수이다. 식(11.1)은 이상기체의 Boyle-Charles의 법칙과 같고, 상수 R도 이상기체 때와 같다. 이 현상이 분자운동에너지에 의해 생기는 것을 생각하면 납득할 수 있다. 여기서 이 압력차를 삼투압(osmotic pressure), 막을 반투막이라고 한다.

③ Donnan의 막 평형

막을 통해 작은 분자가 이동하는 것은 큰 분자의 농도차에 의한 삼투압, 유체로서의 압력, 작은 분자가 이온이면 전계에 의한 힘 등의 세 가지의 요인이다. 이들 세 가지의 힘이 서로간의 증감으로 이루어지는 것이다. 예를 들어 인위적으로 압력을 가하면, 물분자가 이동하여 식(11.1)이 성립되는 곳에서 평형이 된다. 그리고 몇 종류의 큰 분자가 있어 각각에서 삼투압이 생길 때는, 이것들을 더하면 된다.

막의 양측에 이온이 존재하고, 이온이 막을 통과할 수 있을 때는 각각의 이온에 대하여 막을 통해서 흐름이 0으로 되었을 때 평형하다(membrane equilibrium). 이 상태를 계산하면 다음 결과를 얻는다. 그림 11-7의 상태에서 막의 전위차를 V로 한다면,

$$V = \pm n K \log_e C_1 / C_2 \qquad (11.2)$$

여기서 n은 이온의 가수(價數), C_1과 C_2는 양측의 이온농도, K는 이온의 종류와 관계가 없는 상수이다. 또 양이온일 때는 +, 음이온일 때는 −를 취한다. 이온이 여러 종류가 있을 때는 각각에 대해 식(11.2)가 성립하지 않으면 안된다. 이 식을 Donnan의 식이라 한다.

K는 정확히는 RT/F = kT/q라고 쓸 수 있다. R은 식(11.1)과 같은 기체상수, F는 Faraday 상수, k는 Boltzmann 상수, q는 전자의 전하이다. kT/q는 전압의 단위를 가지고 있으므로, 전압으로 나타내면 상온에서 대개 40mV로 된다. 또 이온으로서 H^+를 생각하여, 자연대수를 상용대수로 변환해서, pH로 나타내면 다음 식으로 된다.

$$V = 58\,(pH_2 - pH_1)\ [mV] \qquad (11.3)$$

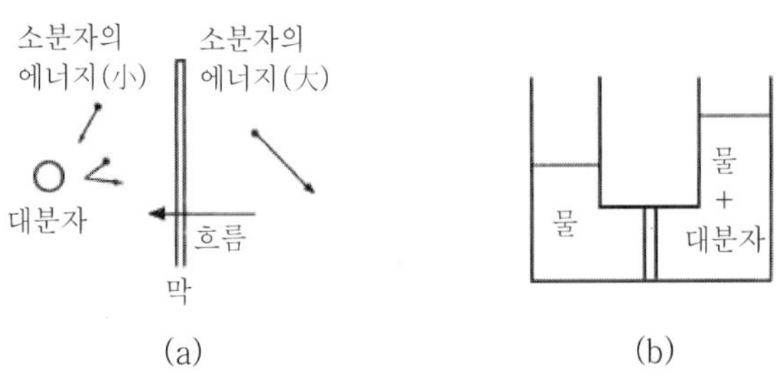

그림 11-6. 삼투압

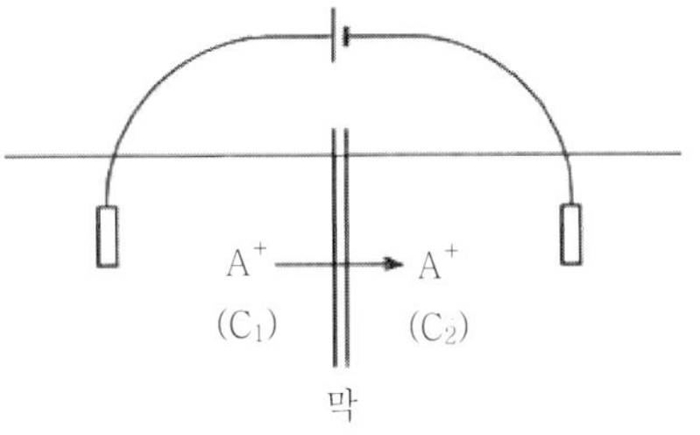

그림 11-7. Donnan의 막 평형

11.2.4.2 인공투석

① 인공투석의 원리

투석법(혈액투석, hemodialysis)은 생체에서 혈액을 꺼내어, 인조의 얇은 반투과성막(synthetic semipermeable membrane)을 경계로 그 양측에 환자의 혈액과 일정한 성분으로 조성된 투석액(dialysis solution)을 서로 반대 방향으로 통과시키면서 혈액내의 요소(urea)와 다른 노폐물을 포함한 용질(solute)은 농도차이에 의해 제거되고 수압의 차이를 만들어서 혈장을 한외여과시키어 혈액내의 과다한 수분을 제거하는 원리를 이용하고 있다.

반투막에는 직경 30~60㎛의 아주 작은 구멍(pore)이 뚫려 있으므로 분자량이 작은 유해물질이나 K^+, Cl^-, Na^+, NH_4^+ 및 수분은 이 작은 구멍을 통하여 자유로이 투과한다. 그러나 혈액내의 단백질이나 적혈구들을 포함한 혈구세포들은 그 분자들이 매우 크기 때문에 반투막을 통과하지 않으며 투석액내의 세균, 바이러스나 다른 이물질도 혈액으로 이동하지 못한다.

용액 중의 물질은 농도차이(osmotic gradient)에 따라서 이동하므로, 이 원리를 이용하면 혈액중의 유해물질을 투석액 중에 방출시켜 제거할 수가 있다. 이와 같은 농도 차이에 의한 용질의 수동적 이동현상(passive transport)을 확산(diffusion)이라고 부른다. 인공투석에서 확산에 의해 용질이 이동되는 정도를 청소율(clearance)로 표시한다. 이렇게 하여 정화한 혈액을 체내로 환류 시켜주면 된다.

이때 혈액상에 압력을 가하는 일(실제로는, 생체로 혈액을 환류시키는 튜브를 조금 압박하면 된다)에 의하여 수압(hydrostatic pressure)의 차이를 만들면 물질의 이동(투석)은 혈액상에서 투석액상의 한 방향으로 보다 강하게 이루어진다. 이 방법을 한외여과법(ultrafiltration)이라고 한다.

투석액의 조성은 당연히 제거시키고자 하는 물질(예를 들면 요소urea와 같은)이 없는 반면에 Na, Cl 등의 전해질농도는 혈장의 농도와 비슷하다. 환자의 상황에 따라 투석액의 조성은 달라진다. 원리적으로 볼 때 이온 농도의 차에 따라서 이온이 이동하므로, 예를 들어 체내의 Na^+을 감소시키기 위해서는 저농도 Na를, 반대로 증가시키기 위해서는 고농도 Na액을 사용하면 된다.

혈관과 투석기의 접속은 팔이나 다리의 동맥과 정맥이 병행하고 있는 부분에서 그 동·정맥(전완피정맥–요골동맥, 대복재정맥–후경골동맥 등)에 특수한 캐뉼러(cannula)를 유치해서 커넥터로 하고 있다. 일상생활을 하는 동안은 동·정맥에 유치된 캐뉼러를 단락하여 혈액이 흐르게 하고, 인공신장을 사용할 때는 동맥혈을 인공 신장에 유도하여 투석한 후에 나온 혈액을 정맥에 되돌린다.

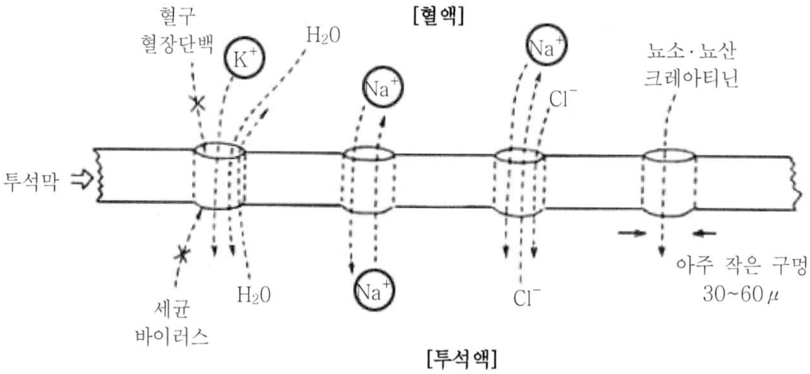

그림 11-8. 인공투석의 원리

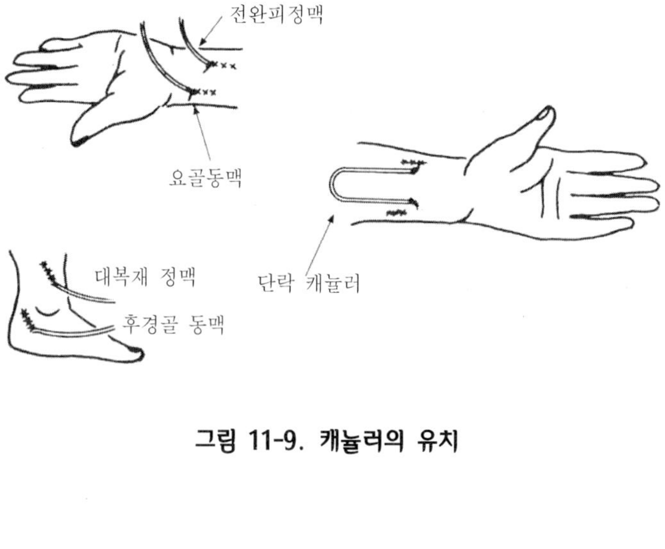

그림 11-9. 캐뉼러의 유치

② 인공투석의 역사

인공투석법은 1913년 미국의 Abel 등이 collodion막을 이용하여 동물에서 처음으로 시도되었으며, 처음 인간에게 사용이 시도된 것은 1927년 G. Haas에 의해서다. 인조 투석막인 cellophane(cellulose acetate)을 처음 등장시킨 사람은 1937년 W. Thalheimer 이었고, W. J. Kolff가 coil형 인공신장을 완성한 것은 1954년의 일이다.

처음에는 급성 신부전증 환자들에 국한되어 선별적으로 사용되었으나 1960년 Quinton 등에 의해 teflon shunt가 고안된 후 만성 신부전증 환자에서의 반복적인 혈액투석이 가능하게 되었고, 1966년 Brescia-Cimino 동정맥루 성형술이 소개된 후에 말기신부전증 환자에서 장기간의 생명연장을 가능케 하는 실용적이고 안전한 대체요법으로 정착하게 되었다. 1976년 Moncrief 등에 의해 처음으로 시도된 지속적 외래 복막투석(CAPD, continuous ambulatory peritoneal dialysis)도 점차 개선되어 혈액투석외의 또 다른 방법으로 이용이 증가하고 있다.

오늘날 쓰이고 있는 투석막(dialyzing membrane)에는 cellulose계인 cuprophane (CU), polymethylmethacrylate(PMMA), polyvinylalchol(PVA), ethyleanevinylalchol (EIA), polysulphone(PSP), polyacrylonitrile(PAN) 등이 있다. 이들 합성 고분자막은 투석효율이 높기 때문에 high flux membrane이라고도 불린다.

11.2.4.3 인공신장의 방식

오늘날 쓰이고 있는 인공신장에는 투석형, 여과형, 여과투석형, 흡착형 등의 네 가지 방식이 있다.

① 투석형 인공신장

투석형 인공신장에는 Kolff의 코일(coil)형(그림 11-10-b)이라 불리는 튜브모양의 투석막을 코일 모양으로 하여 투석조내에 삽입한 것과, 투석 판을 평면으로 적층하고 막과 막사이를 혈액과 투석액이 샌드위치 모양으로 흐르는 Kill형(그림 11-10-c)이 있다. 그리고 10,000~15,000개의 가늘고 긴 모세혈관형의 관으로 혈액이 통과되면서 용질과 수분이 투석액 쪽으로 이동되게 한 Hollow-fiber형(그림 11-10-d)이 있다. Hollow-fiber형 투석기는 혈액용적에 대한 투석막 표면적의 비가 높고 한외여과를 정확히 조절할 수가 있는 장점과 재사용이 가능하기 때문에 현재 가장 많이 사용되고 있다.

투석기의 특성을 나타내는 인자에 충전 혈액량이 있다. 투석을 할 때마다, 혈액을 잃게 되기 때문에 충전 혈액량은 적은 것이 바람직하다. 투석액은 적당한 농도, 온도로 자동적으로 조제되어 투석기에 일정유량으로 공급된다. 투석기는 혈액이 새거나 농도, 온도, 관류를 위한 음압, 동맥압, 전원, 급수 등에 이상이 있으면 자동제어 되거나 경보를 발하게 되어 있다.

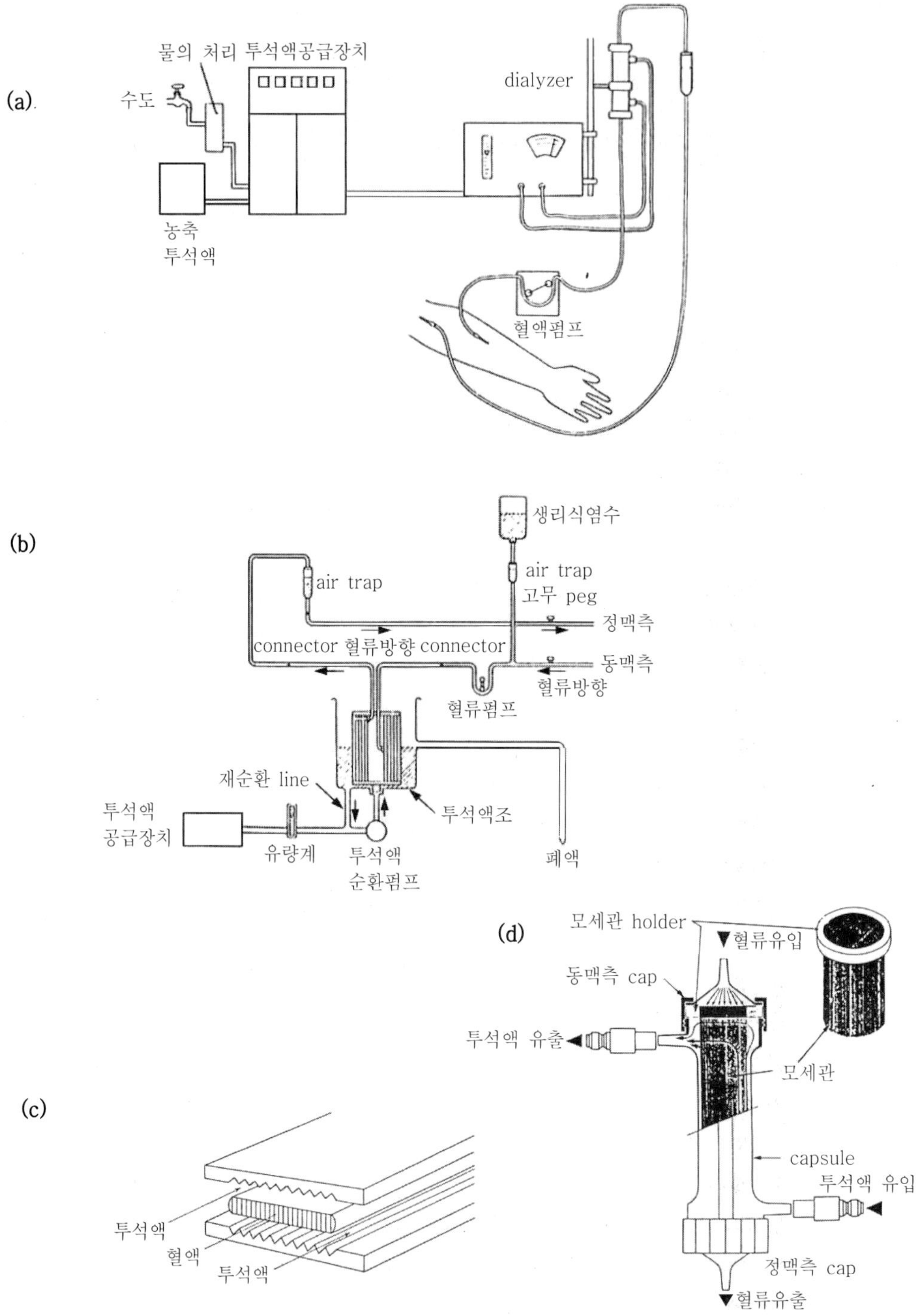

그림 11-10. (a)인공신장의 원리, (b)Kolf형, (c)Kill형, (d)Hollow fiber형

② 여과형 인공신장

여과에 의하여 불필요한 물질을 제거하고 부족분을 보충하는 방식이다.

③ 여과투석형 인공신장

투석형과 여과형을 조합시킨 방식이다.

④ 흡착형 인공신장

혈액 정화를 위하여 활성탄, 이온교환수지, 제올라이트(zeolite) 수지 등을 쓰는 방법이다. 인공 간장에는 주로 이 방식이 채용되고 있다.

11.2.5 인공심폐·인공심장·보조 순환장치

심장의 기능을 대행시키는 장치에는 여러 가지가 있지만 크게 인공심폐, 인공심장, 보조순환장치로 분류할 수가 있다.

11.2.5.1 인공심폐

인공심폐(artificial heart-lung machine)는 일시적으로 심장과 폐의 기능을 대행시켜 심장을 휴지상태에 두고 심장을 절개하여 수술할 때, 혈액을 차단할 목적으로 쓰이는 장치이다.

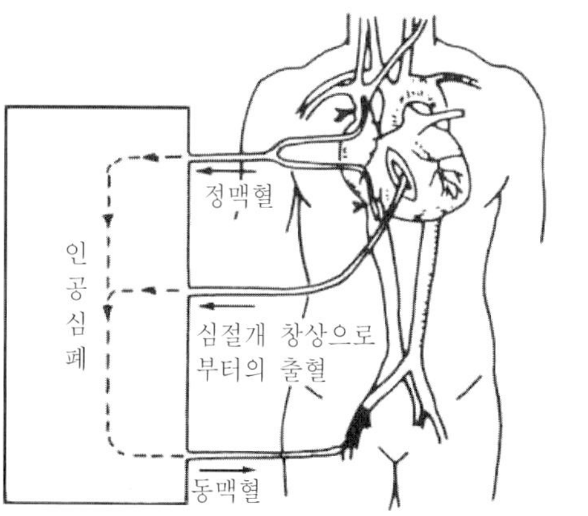

그림 11-11. 임공심폐장치와 생체와의 결합

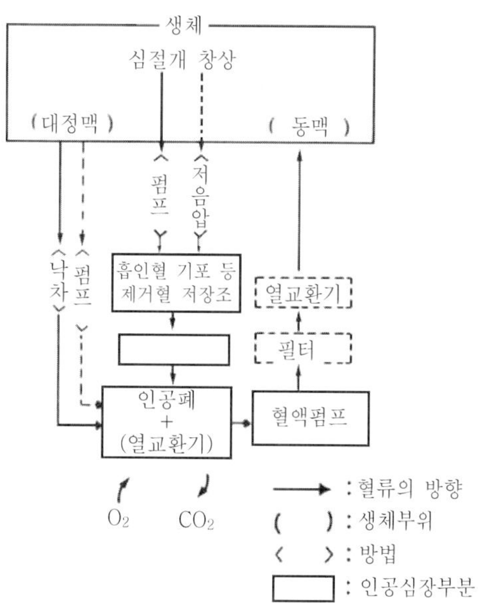

그림 11-12. 인공심폐장치의 원리

이의 원리는 일정시간 동안 심장을 출입하는 혈액을 차단하기 위하여 체내를 돌아 심장으로 돌아오는 정맥혈을 체외로 이끌어서 산소를 부가(oxygenate)하여 동맥혈로 한 다음에 혈액펌프로 동맥으로 보내어 전신에 순환시키는 방법이다(그림 11-11, 11-12, 11-13). 심폐 바이패스(heart-lung bypass) 또는 체외순환(extracorporeal circulation)이라고도 불린다. 인공 심폐기는 가장 빈번히 쓰이는 심폐기능 대행장치로 일상의 심장·대혈관 외과수술에 필요 불가결한 의료기기이다.

① 혈류 펌프

유체를 이동시키기 위해서는 압력을 발생시키지 않으면 안 된다. 인공심폐에는 각종 펌프가 사용되지만, 혈액의 수송에는 공업적인 기술의 응용 외에도 생체의 독특한 기술도 있어야 한다. 예를 들면 적혈구는 조그만 흐름의 변화나 관벽의 요철에 의해서도 파괴된다. 따라서 격렬한 움직임이나 거친 표면에 직접 혈액이 접촉하는 것을 피하도록 하여야 한다. 그러므로 혈액을 나르는 펌프나 밸브 등에는 가능한 부드러운 재료와 움직임이 요구된다.

인공심폐에 쓰이는 펌프의 종류를 그림 11-14 및 표 11-2에 나타냈다. 펌프는 공학적으로 터보형 turbo pump와 용적형 positive displacement pump로 분류된다.

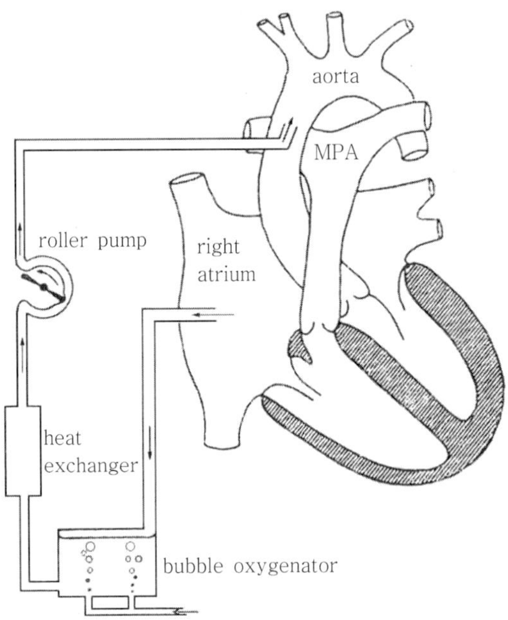

그림 11-13. 심폐 바이패스(total cardiopulmonary bypass)

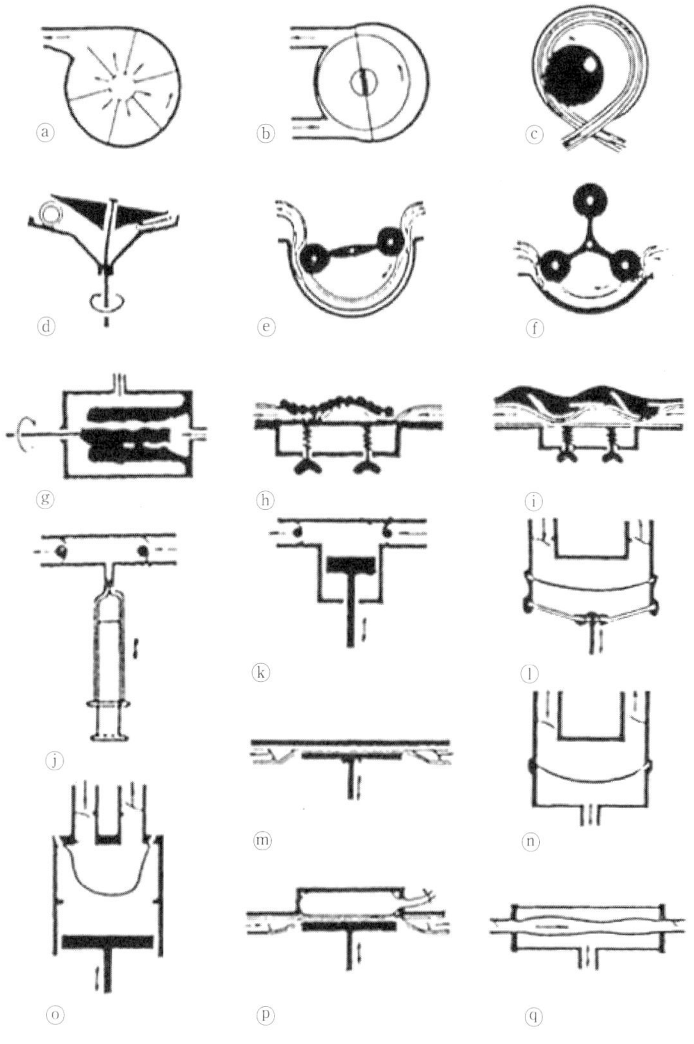

a, b : centrifugal pump
c : single flat roller pump
d : single cone roller pump
e : double roller pump
f : triple roller pump
g : archimedean screw pump
h : multiple finger pump
i : worm screw pump
j : syringe piston pump
k : plunger pump
l : diaphragm pump with hydraulic drive
m : bar compression pump with solid plate
n : diaphragm pump with gas drive
o : ventricle pump with hydraulic drive
p : bar compression pump with resilient plate
q : ventricle pump with gas drive

그림 11-14. 혈액 펌프의 종류

표 11-2. 혈류 펌프의 종류

1. 터보형 turbo pump	
centrifugal pump	a, b.
2. 용적형 positive displacement pump	
1) rotary pump	
① roller pump	c, d, e, f.
② archimedian screw pump	g.
③ metal finger pump	h, i.
2) reciprocating pump	
① diaphragm pump	l, n, o.
② ventricle pump	j, k, q.
③ chamber compression pump	m, o, p.

(* a~q는 그림 11-14에 제시)

혈류 펌프가 구비하여야 할 조건으로는, ㉠ 약 180mmHg까지의 압력에 대해서 최대 5 l/min의 혈류량이 얻어지고 혈액량을 자유롭게 조절 및 교정할 수 있을 것, ㉡ 용혈(hemolysis), 응혈(coagulation), 기포의 혼입 등이 일어나지 않을 것, ㉢ 박동류 펌프이면 stroke volume 및 박동수가 임의로 조절될 수 있을 것, ㉣ 수동도 가능할 것, ㉤ 분해, 소독, 멸균조작이 쉬울 것 등을 들 수 있다.

이 조건에 가장 적합한 것으로 롤러 펌프(roller pump)가 사용되고 있다(그림11-15). 이것은 두꺼운 고무관을 부드러운 플라스틱관 롤러로 천천히 돌게 해서 압박하여 혈류를 박출시키는 모양의 펌프이다. DeBakey식 펌프라고도 일컬어지고 있다.

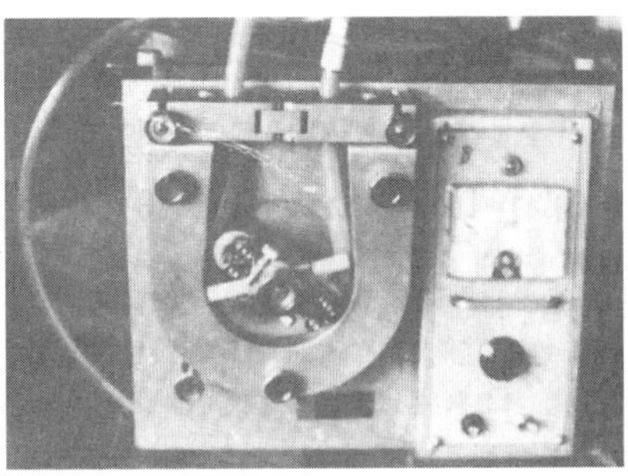

그림 11-15. 롤러 펌프

② 인공 폐

혈액 중의 산소, 이산화탄소는 폐에서 수동적으로 농도차에 의해, 고농도측에서 저농도측으로 이동하고 있다. 이러한 형태의 물질 이동을 실현하기 위해서는, 혈액을 적당히 외부 기체에 접촉시키면 이루어진다. 그림 11-16 (a)는 인공심폐에서 폐 부분의 예이다. 회전하는 원판이 표면에 혈액을 붙여서 산소 중에 들어 올려 가스교환을 하게 한다. 또 그림 11-16 (b)와 같이 엷은 막을 통하여 산소와 접하게 해도 된다.

이와 같이 인공 폐는 혈중에 산소를 집어넣어 헤모글로빈을 산화하는 장치이다. 따라서 인공 폐(artificial lung)는 산화기(oxygenator)라고도 불린다. 그 방법에 따라 기포(bubble)형, 필름(film)형, 막(membrane)형으로 크게 나뉜다.

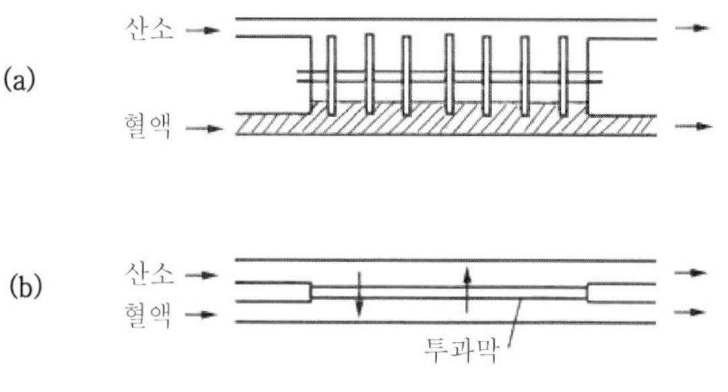

그림 11-16. 인공 폐

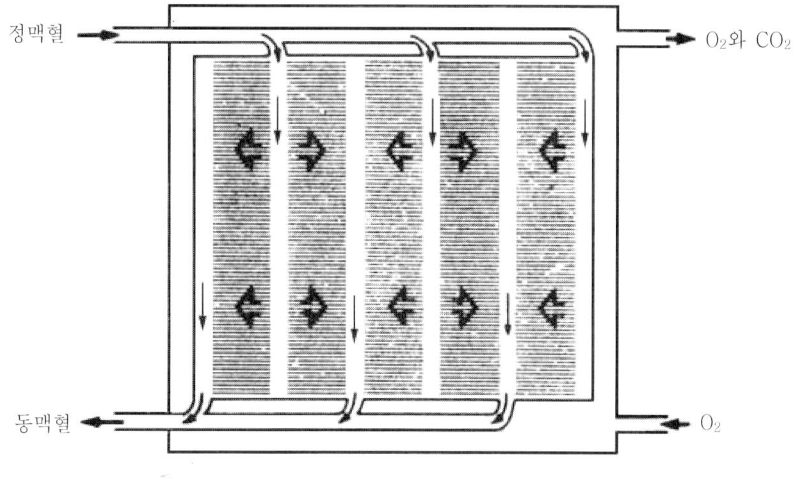

그림 11-17. 막형 인공 폐(Lande-Edwards 형)의 구조 원리

기포형은 플라스틱 주머니에 혈액을 주입하고 그 밑으로부터 작은 산소 기포를 직접 불어넣어 동맥혈로 만드는 장치로서 가장 단순하고 흔하게 이용되는 것이다. 그러나 기포가 혼입하거나 용혈을 일으키기 쉬운 것이 단점이므로 사용할 때는 혈전증이 일어나지 않도록 신중한 배려가 필요하다. 필름형은 스크린, 회전 원판 등에 혈액의 얇은 막을 형성시키고, 산소를 내뿜어 동맥혈로 만드는 산화기이다. 막형은 엷은 플라스틱 막을 여러 층으로 하고 그 사이를 통과하는 혈액으로 산소가 확산하여 진입하는 형이다. 생물의 폐 구조와 작용이 가장 유사한 것으로 생체에 무리가 없는 이상적인 방식이다. 산소와 혈액이 박막을 통해서 접촉하므로 혈구나 단백질의 파괴가 적고 기포 혼입의 위험도 없다(그림 11-17).

11.2.5.2 인공심장

인공심장은 기능이 떨어졌거나 악화된 심장대신 생체내에 기계적으로 장치하여 전신순환을 영구적으로 보조 또는 대행이 가능하게 인공으로 만들어진 심장을 말한다. 이런 범주에 속하는 것으로서는 인공좌심실 보조심장이나 완전인공심장이 있다. 완전히 심장을 적출하여 그 기능을 인공심장으로 대행시키는 완전한 인공심장은 아직 실용화 단계에는 이르지 못하고 있다. 인공심장의 최종 목적은 다른 어떠한 치료법에도 반응하지 않게 된 병든 심장을 인공 펌프로 치환하고자 하는 것이다.

이처럼 인공심장은 심장의 펌프기능을 대행하는 인공장기이다. 그러므로 넓은 의미에서는 인공심폐기나 보조순환장치도 일종의 인공심장이라 할 수 있으며 각종 체외 펌프도 이 범주에 넣을 수 있다. 여기서는 심장기능을 완전히 대행할 수 있는 완전 인공심장(total artificial heart)에 대해서 생각하기로 한다.

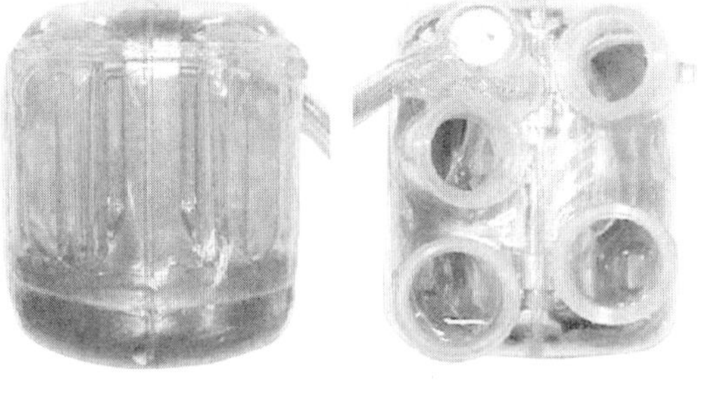

그림 11-18. 인공심장의 예

① 인공심장의 구조

인공심장은 기본적으로 구동기구, 혈액펌프기구, 제어기구 및 에너지원으로 이루어진다. 오늘날의 인공심장은 펌프 본체를 제외하고는 모두 체외에 설치되어 있다. 그러므로 환자는 이것을 장착하고 자유롭게 돌아다닐 수 없다. 가까운 장래에 외부 가동장치가 필요 없는 인공심장이 실용화되기를 모두가 기대하지만 얼마의 시간 안에 다가올 것인가는 우리들의 노력에 달려 있다고 하겠다. 여기서는 이들 모두가 체내에 장착되는 미래의 인공심장을 완전 이식형 인공심장(completely implantable total artificial heart)으로 부르도록 한다.

그림 11-19는 오늘날 시행되고 있는 인공심장의 장착방법을 나타낸 것이다. (a)는 폐동맥판(pulmonary valve), 대동맥판(aortic valve)은 생체 측에 남기고 심실만을 제거한 뒤에 펌프를 장착하는 방법이다. (b)는 생체 판막을 포함하여 심실을 제거하고 펌프를 장착하는 방법이다. (c)는 완전 양심(兩心) 바이패스(complete heart bypass) – 생체 심장은 제거하지 않고 세동화한다. (d)는 하이브리드(hybrid)형 완전 심 바이패스라고 불리는 것으로 심장은 정지시키지 않지만 대동맥, 폐동맥은 묶어 놓음으로서 체순환(systemic circulation)과 폐순환(pulmonary circulation)은 인공심장으로 이루어지고, 관상순환(coronary circulation)만 생체 심장으로 하게 하는 것이다.

② 인공심장의 조건

인공심장의 펌프가 구비하여야 할 조건은, ㉠ 이식형이면 좌우 펌프의 전체 크기가 흉강내 심장과 거의 같은 크기일 것, ㉡ 각각의 1회 박출량(stroke volume)은 30~100ml, 박동수가 50~120/min이고 어느 것이나 조절이 가능할 것, ㉢ 정맥압이 각각 0~7mmHg일 것, ㉣ 말초저항을 이겨내어 충분한 동맥압이 얻어질 것, ㉣ 혈류 파형이나 수축기 대 확장기의 비(S/D ratio)가 조절될 수 있을 것, ㉤ 용혈(hemolysis), 응혈(thrombus, bloodclot)이 생기지 않을 것, ㉥ 생체 이식에 충족할 수 있는 조건을 갖추고 있을 것 등이다.

구동방식으로는 현재 공기(pneumatic), 액체(hydraulic), 자기(electromagnetic) 구동방식 등이 이용되고 있다. 심박수, 대동맥압, 폐동맥압, 대동맥 혈류량, 폐동맥 혈류량 등의 생체정보를 센서로 검출하여 A/D 변환시킨 다음 컴퓨터에 입력하고, 이 데이터를 사용하여 servo control을 하여 이들을 조절하는 것이 제어기구이다. 그밖에 혈중의 혈액가스분압, pH, 체온 등의 정보도 이에 입력된다. 생체 측의 조건으로서 문제가 되는 것은 응혈에 의한 색전증(embolism)의 발생이다. 이를 방지하기 위하여 heparin, aspirin, dicumarol 등의 항응고제(anticoagulant)가 투여된다.

인공심장도 완전한 체내 이식형으로 하기 위해서는 다른 인공장기와 같이 에너지원이 문제가 된다. 유체전기 등이 이용되지만 핵, 생물학적·화학적 에너지에 대해서도 검토가 계속되고 있다.

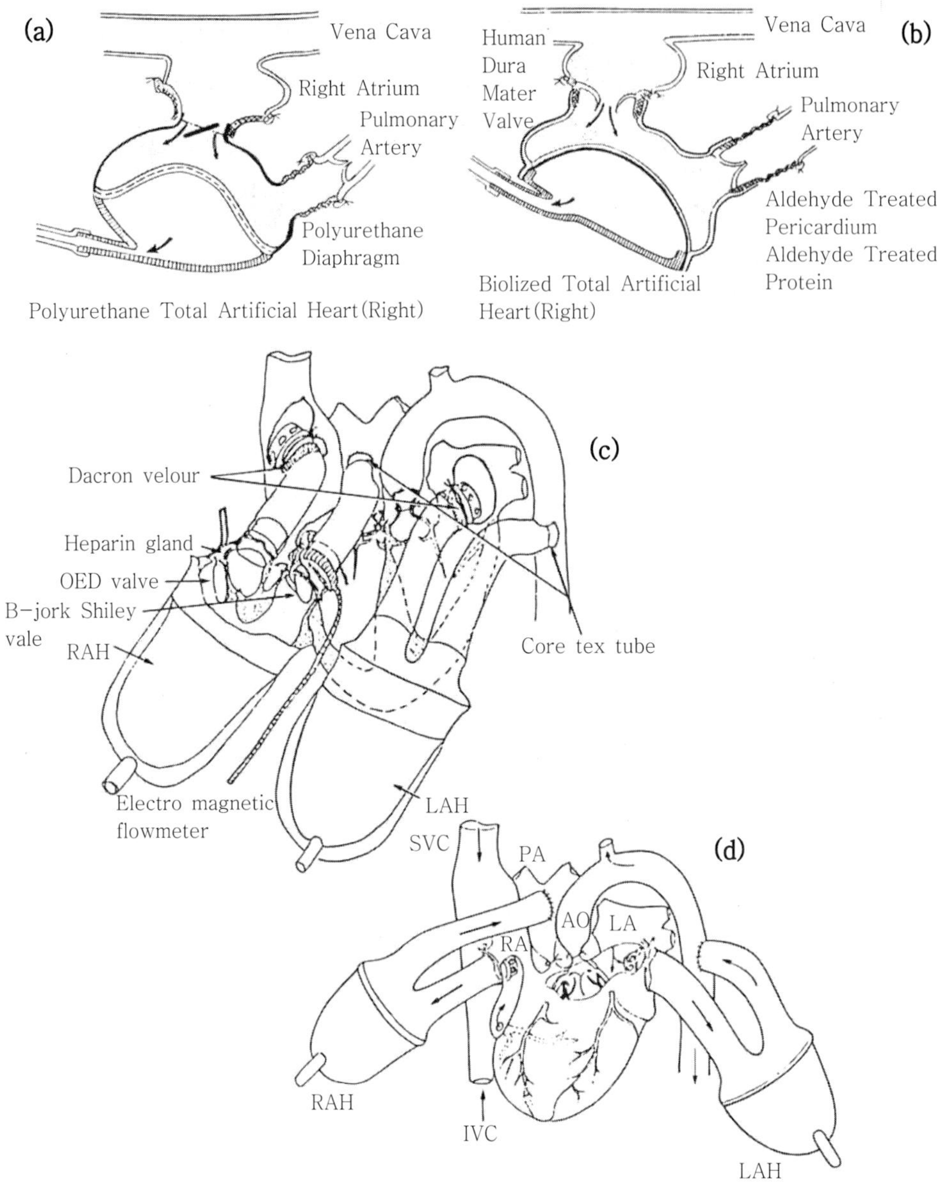

그림 11-19. 인공심장의 장착방법

11.2.5.3 보조 순환장치

보조 순환장치(assisted circulation)는 쇠약해진 심장의 기능을 도와줄 목적으로 인공 펌프로 심장 바이패스(heart bypass) 등을 실시하여 심근의 부하를 감소시키거나, 펌프보다 관순환을 개선하여 심근수축력의 회복을 도모하는 것이다.

관상순환 혈류량이 감소하여 수축력이 현저히 저하된 심장이나 과도한 부하 때문에 활동이 불가능하게 된 심장의 기능을 일시적으로 도와주어서 그 회복을 기대하는 방법이 몇 가지가 있다. 앞에서 설명한 심 바이패스법이 그중 하나이며, 여기서는 대동맥내 발룬 펌핑(intraaortic balloon pumping, IABP)법과 counter pulsation 법을 살펴보기로 한다.

IABP법은 대동맥 내에서 발룬을 부풀게 하는 방법이다(그림 11-20-a). 공기펌프의 구동장치를 심전도의 R파로 동기 시켜 trigger하여, 발룬을 심장의 확장기에 일치시켜서 급격하게 부풀려 준다. 이에 의하여 대동맥 기시부의 확장기압이 현저하게 증대하므로 대동맥 기시부에 입구가 있는 관상동맥의 혈류량이 증가한다(그림 11-21). 즉 관상동맥혈류량을 증가시킴으로서 심근에 산소를 공급하여 수축력을 회복시키려고 하는 방법이다.

counter pulsation법(그림 11-20-b)은 대동맥에 가급적 굵은 튜브를 삽입하여 혈액펌프에 연결하고, 펌프를 심전도 R파로 trigger하여 피스톤을 왕복시켜 40~50ml의 혈액을 심실확장기에 주입하고 수축기에 흡인시킨다. 이에 의하여 심장은 수축기에 부하가 감소하고 확장기에 IABP법과 같이 관상동맥혈류량을 증대시키는 방법이다.

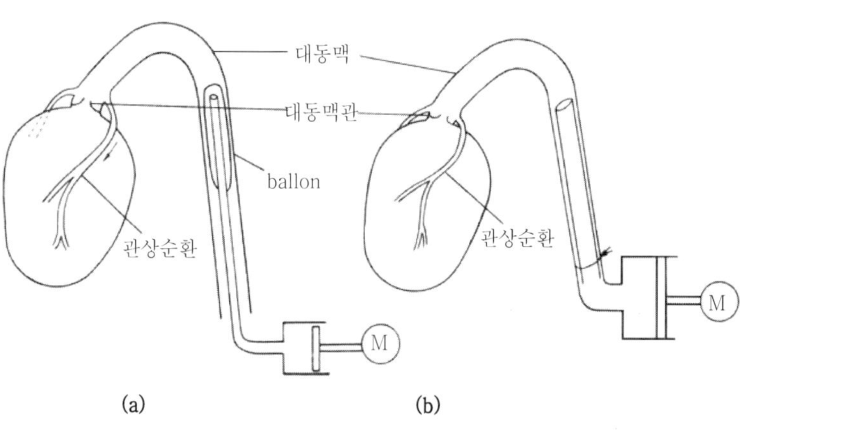

그림 11-20. (a) IABP법과 (b) counter pulsation법의 원리

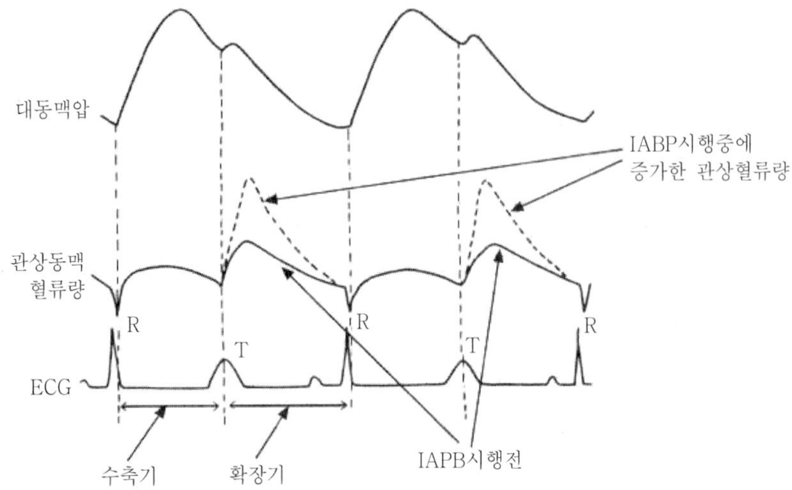

그림 11-21. IABP법에 의한 관상동맥 혈류량 변화

11.3 생체재료

생체재료(biomaterials)는 신체의 노쇠해진 부분이나 질병 또는 사고 등으로 잃어버린 기능을 치환하거나 보충하기 위해 생체에 이용되는 재료를 말한다.

초기의 인공장기들은 인공관절, 인공혈관, 인공판막 등과 같이 비교적 단순한 물리적 기능의 보완이었다. 그러므로 이에 사용된 재료들은, 생체 내에서 사용되는 것을 목표로 개발된 것이 아니었음에도 불구하고 어느 정도 그 사용목적에 가깝게 이용할 수가 있었다. 그렇지만 임상에서 인공간, 인공신장, 인공감각기관, 인공신경 등과 같이 인공장기에 단순한 물리적 기능뿐만 아니라 생리 화학적 기능도 필요하게 되면서 재료의 요구도는 더욱 증가하게 되었다.

11.3.1 재료의 생체적합성

생체재료는 어떤 형태든 인체와 접촉하므로 반드시 생물학적으로 적합하여야 한다. 생체적합성은 재료나 장치가 그것이 기능을 하는 기간 동안 생리학적으로 독성이 없도록 유지시키는 기능이다. 재료와 인체와의 반응은 면역반응과 관련된 생체안정성(biostability)과 재료의 성질에 관련된 생체친화성(biocompatibility)을 고려하여야 한다.

11.3.1.1 생체 안전성

생체재료의 안전성은 생체조직에 대한 생물학적 안전성과 이식재료에 대한 재료학적 안전성의 양면에서 검토되어야 한다.

생체 내에서 국소적인 염증이나 괴사, 거절·이물 반응, 혈액에 접하는 부분에서 혈전의 발생, 성장, 발암성의 유무, 전신 반응으로서 급성 쇼크나 만성적 장해 및 면역 이상 등을 검토하여야 한다. 또한, 이식재료 면에서는, 가혹한 생체 내 환경의 경시변화로서 재료강도 등 역학 특성의 열화나, 재료 조성의 화학적 분해 및 그 결과에 의한 유해한 2차 물질의 생성, 또 고분자 재료에서는 재료중의 잔존 모노머, 촉매, 가소제 등의 유해 첨가물의 용출, 수분의 흡수 및 지질 등의 흡착에 의한 재료의 급속한 변질, 열화가 문제가 된다.

11.3.1.2 생체 친화성

인공장기의 개발에서 가장 어려운 과제는 재료의 생체안정성, 기계적 강도, 기능 등의 문제가 아니라 재료의 생체친화성이다. 손상된 생체조직을 제거한 후, 생체재료를 신체에 이식하면 조직이 새로이 회복되면서 생체 이식재료와 반응을 하게 된다. 이때 생체조직의 이식재료에 대한 적응성을 생체 친화성(biocompatiblity)이라 한다.

체내에 이식된 생체재료는 해부학적 크기와 형태가 수복되어야 할 부위와 일치되어야 한다. 그리고 재료의 기계적 성질도 본래조직과 같아야 인체운동으로 인한 물리적 부하(physical stress)에 의해 유발되는 기계적 열화(deterioration)와 피로(fatigue)를 피하여 유지될 수 있다.

또한 생체재료는 이식후 주위조직의 생물학적 기능장애를 일으킬 수 있는 가능성을 가지고 있다. 이식재료와 생체조직과의 결합은 이식재료 표면이 생체조직에 대하여 어떻게 반응하는가에 달려 있다. 계면 생체친화성(interfacial biocompatibility)이란 생체재료와 생체조직간의 계면에 대한 관계이다. 재료를 생체 내에 삽입하면, 생체의 이물반응으로 결합조직이 이물질을 둘러싼다. 특히 재료가 표피에 부착된 경우에는 표피가 하방성장(down-growth)하여 조직과 재료사이에는 전혀 접촉이 이루어지지 않는다. 재료의 표면이 혈액과 접촉하는 경우에는 보체(complement)가 활성화하여 혈전을 생성하게 된다.

계면친화성은 능동적 결합형과 수동적 비이물형으로 나누어진다. 능동적 결합형이란 치과 수복제, 인공골 등이 경조직과 인공각막 등이 연조직과 결합하는 것처럼 재료가 주위의 조직과 직접 결합하는 형태이다. 수동적 비이물형의 예로는 인공신장투석, 인공혈관 등에서의 보체비활성형, 인공심장, 혈당센서 등에서 항혈전형, 인공유방 등의 결합조직비형성형, 콘택트 렌즈, 혈관 카테터와 같은 점막비상해형 등을 들 수 있다.

11.3.2 생체재료의 조건

생체재료는 사용되는 목적이나 부위에 따라 갖추어야할 조건이 달라진다. 근육과 골격계에서 동적인 구조물(mechanical structure)로 사용되는 인공관절이나 인공척추처럼 구조역학적 기능이 우선되어야 하는 것이 있는가 하면, 동맥혈을 여과하는 인공신장처럼 역학적인 기능은 고려하지 않아도 되는 것이 있다. 일반적으로 생체재료가 구비해야할 조건은 아래와 같은 것을 들 수 있다.

11.3.2.1 생물학적 조건

생체와 접촉하는 재료는 무엇보다도 주위 조직과 조화를 이루면서 그 기능을 해야 한다. 그러므로 독성이나 알러지와 같은 이물반응이 없어야 하며, 화학적으로 비활성이고 안정적이어야 하며, 생물조직에 대한 적합성이 양호해야 하며, 발암성이나 항원성이 없어야 하며, 혈액응고나 용혈을 일으키지 않아야 하고, 대사에 이상을 일으키지 않아야 한다.

생체 내에 인공체를 삽입하면, 외과적 처치로 인한 연조직 및 경조직 손상에 대한 자연반응뿐만 아니라 생체내 환경에 의한 인공체 표면이 산화 및 가수분해 등에 의한 재료의 열화(biodeterioration), 반복되는 응력에 의한 재질의 피로, 파손, 표면마모, 용해 또는 부식 등과 같은 조직반응도 일어난다는 것도 함께 고려되어야 한다..

11.3.2.2 역학적 조건

생리적인 역학이 작용하는 환경에서 사용되는 생체재료는 사용 부위에서 형태가 보존되어야 한다. 그러므로 기계적인 강도(인장, 압축, 뒤틀림, 전단 등) 및 적당한 탄성과 경도, 내피로성, 내마모성, 윤활특성 등 여러 가지 기계적, 역학적 조건이 알맞아야 한다.

11.3.2.3 기타 조건

내구성에 있어서 장기간 재료의 특성을 유지하여야 하며, 값이 저렴하고 재생산성이 있어야 한다. 뿐만 아니라 원하는 생체적 기능의 특성을 재료가 충분히 제공할 수 있어야 하고, 원하는 형태로 가공이 용이하고 제작이 수월하여야 하며, 부착 또는 인체에 삽입하기가 편리해야 한다. 그리고 멸균소독이 용이하여야 하는 것도 간과할 수 없는 조건이다.

11.3.3 생체재료의 분류

일반적으로 생체재료는 인체와 접촉하는 정도에 따라 3개의 그룹으로 분류한다. 제1급은 인체와 직접 접촉하지 않거나 접촉하더라도 체액조성에 변화를 주지 않는 것, 제2급은 간헐적으로 또는 24시간 내외의 단기간 접촉하는 것, 제3급은 인체 내에 삽입되어 지속적으로 조직과 접촉하는 것으로 구분할 수 있다.

이중에서 이식체인 제3급 재료는 주변조직과 생물학적 반응 형태에 따라 이식후 면역 반응을 일으키지 않으면서 형태와 구조를 유지하는 생체불활성(bioinert), 주위조직과 직접 결합하여 생물학적 기능을 제공하는 생체활성(bioactive), 이식후 서서히 체내에서 분해되어 재생하는 자가조직으로 치환되는 생분해성(biodegradable) 재료로 나누어 생각할 수 있다.

의용 생체재료는 일반적으로 경도와 기계적 강도가 높은 구조 재료(structural material)와 전기적, 광학적 및 생물학적인 기능을 중요시하는 기능성 재료(functional material)로 나누어진다. 예전에는 재료의 물리특성을 중요시하였으나 최근에는 생체에 대한 위해성 및 친화성을 더 많이 고려하고 있다. 그리고 심미성, 조작성, 생물학적인 기능성도 더 강조되고 있다.

11.3.4 생체재료의 종류

생체재료의 종류는 금속, 세라믹스, 합성고분자 등의 인공재료와 생체에서 만들어 낸 천연재료, 그리고 이들을 조합한 복합화재료 등으로 나눌 수 있다.

금속, 세라믹 재료는 주로 인공뼈나 인공치아 등의 생체 경조직의 보철재료로 이용되고 합성고분자재료는 경도에 의해 경조직, 연조직 양쪽에 이용된다. 합성고분자 재료는 생체내 매식재료 외에도, 주사기 및 수액세트, 각종의 수액·흡인 튜브 등의 1회 용품 거의 대부분에 이용되고 있다.

천연재료란 동식물을 원료로 한 재료이다. 천연고분자인 셀룰로스나 콜라겐이 주체이지만, 장래, 생체가 갖는 자기 인식기구의 해명이 진행되어, 거부 반응을 막을 수 있게 되면, 동물의 장기나 조직이 그대로 또는 개질(改質)되어 인공 장기 및 보철 재료로서 이용될 수 있을 것이다.

표 11-3. 생체재료의 종류

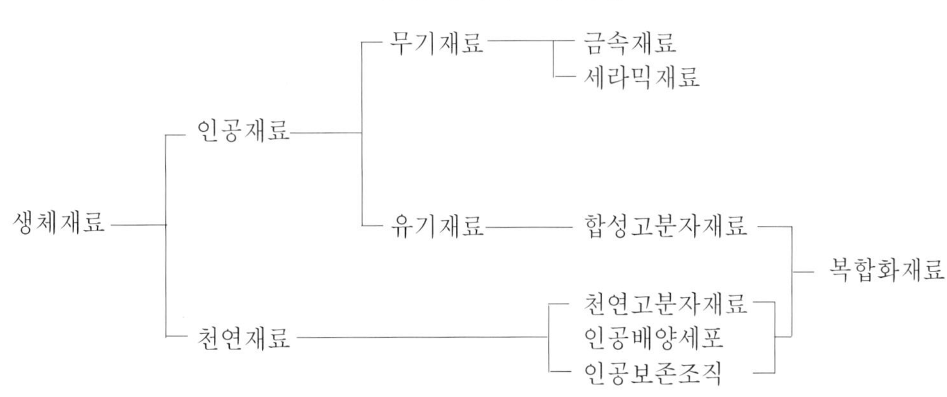

11.3.4.1 금속재료

이식금속은 생체내 거부반응으로 부식하여 원래의 특성이 변하거나 기계적 강도가 떨어지게 된다. 더욱이 부식물질이 주위조직으로 침투하여 심각한 부작용을 일으킬 수 있다. 그러므로 금속이식물을 제작 이용할 경우는 이러한 부작용을 고려하여 금속재료의 생체적합성을 우선 해결하여야 한다.

주로 정형외과 영역에서 인공 관절 및 뼈의 보강에, 또는 치과에서는 의치상(義齒床), 인공 치아, 충진물(充填物) 등에 이용된다. 강도 및 가공성외에, 생체내의 가혹한 조건, 특히 내식성 및 무독성이 요구된다.

생체 금속재료로는 연성(延性), 전성(展性)에 뛰어나고 인장강도가 큰 탄탈리움, 경량으로 강도, 내식성에 뛰어나고 열전도율이 작은 티타늄, Cr-Co-Mo합금으로 주조, 단조가 가능하고, 강도가 큰 바이탈리움, 무겁고 열전도율이 너무 좋은 단점이 있으나, 강도나 내식성이 뛰어난 스테인리스 스틸 등이 주로 사용된다. 또, 마이크로캡슐 기술에 의해, 분말상태의 페라이트를 자성 유체로 가공하여 외부 자장에 의해 이것을 보고 싶은 장소에 모으는 X선 조영제의 개발도 생각되고 있다.

11.3.4.2 세라믹재료

의용재료에서도 새로운 신소재를 이용하려는 움직임이 활발하다. 이에 따라 그동안 금속에 의존해왔던 여러 생체재료들을 세라믹(ceramic)제재로 대체하려는 연구가 활발하게 진행되고 있다. 세라믹은 질서정연하게 배열된 광물성 결정체를 의미한다.

표 11-4. 생체재료의 특징

금속재료	· 성형성이 좋고, 여러 가지의 모양으로 가공하기 쉽다. · 기계적 성질의 장점으로서, 단단하고 파괴인성치가 크다. 따라서 부서지기 쉽지 않다. · 귀금속을 제외하고 표면이 변질하는 경우가 많다. · 생체 친화성은 반드시 좋다고는 할 수 없다.
고분자재료	· 성형성이 좋고, 금속 재료와 같이 여러 가지의 모양으로 가공하기 쉽다. · 경도나 기계적 성질이 떨어진다. · 내화학성은 좋다. · 내열성이 없고, 열에 의해 변형하는 경우가 있다. · 생체 친화성은 좋다.
세라믹스	· 성형성은 좋지 않다. 많은 경우에 기계 가공 등이 필요하며, 생산원가를 높여 주고 있다. · 생체 친화성은 매우 좋다. · 경도는 충분하지만, 파괴인성치가 낮다. 따라서 깨지기 쉽다. · 내화학성은 일반적으로 좋다. 오랫동안 사용하더라도 표면이 변질되기 어렵다. · 내열성이 높다.

세라믹스 중에서 의료용으로 사용되는 것을 바이오세라믹스(bioceramics)라고 한다. 바이오세라믹스는 생체가 갖고 있는 Ca, P, K, Na, Si 등의 원소로 이루어져 있기 때문에 일반적으로 독성이 없고 생체와의 친화성이 우수하다. 특히 그 중에는 생체에 이식시켰을 경우 뼈나 살과 강한 화학결합을 이루는 것이 있어서 최근 바이오세라믹스에 대한 관심이 증대되고 있다.

바이오세라믹스는 크게 생체관련 세라믹스와 생화학 관련 세라믹스로 구분된다. 생체관련 세라믹스는 고분자나 금속에는 없는 우수한 생체 친화성을 가진 인공뼈나 치과재료 등의 경조직 대체용 기능재료와 인공혈관, 인공기관 등의 연조직 대체재료를 의미하며, 생화학 관련 세라믹스에는 bioreactor용 다공질 세라믹스가 대표적이라 할 수 있다.

생체 세라믹재료로는 산화물계 세라믹인 알루미나(alumina, Al_2O_3), 대표적인 이식용 세라믹 재료인 수산화인회석(hydroxyapatite, $Ca_{10}(PO_4)_6(OH)_2$), 파이로틱 카본(pyro-lytic carbon) 등 여러 형태가 있다. 파이로리틱 카본을 표면코팅 처리하여 의료용으로 많이 사용된다. 탄소는 뛰어난 혈액 적합성으로 인공판막이나 인조혈관벽에 주로 이용된다.

11.3.4.3 합성고분자

일반적으로 분자량이 100,000이상인 유기재료를 폴리머(polymer)라 부른다. 합성고분자는 단량체(monomer)가 가진 화학적 물리적 성질을 합성가공하는 과정에서 조절할 수 있기 때문에 다양한 생체재료로 이용하고 있다.

경질 재료로서는, 인공혈관 및 인공관절 등 생체내 매식재료에 폴리에틸렌, 테프론, 폴리메틸메타크릴레이트(PMMA) 등이 이용된다. 또, 의치, 콘텍트렌즈에 PMMA 등이, 혈액 투석막에 폴리아크릴로니트릴(PAN) 등이, 접착제로서 시아노아크릴레이트 및 메틸메타크릴레이트(MMA) 등이 이용된다. 연질재료로서는, 실리콘이 유상(油狀), 젤리상 에서 고무상 실리콘까지 여러 가지 물성 상태로, 안전성이 높은 연조직 보철재나 매식물의 피포재로서, 외과 및 성형외과를 중심으로 이용되고 있다. 실리콘막은 가스 투과성이 뛰어나고, 인공폐용 막으로서 중요시되지만, 인장강도가 불충분하고, 지방질의 부착에 의해 강도를 줄어들기 때문에 이용에는 주의를 필요로 한다.

표 11-5는 의료분야에서 사용되는 폴리머의 종류 및 사용 예이다.

11.3.4.4 천연생체재료

생체재료는 인공으로 합성된 재료뿐만 아니라 단백질처럼 생체에서 유래된 재료도 포함된다. 고분자공학의 발달로 천연단백질과 같은 인공단백질의 설계와 합성도 가능하게 되었다.

표 11-5. 고분자 생체재료의 의학적 적용

고 분 자	의 학 적 적 용
polyvinylchloride(PVC)	혈액 및 용액의 bag, surgical packing, IV sets, 투석장치, 카테터 bottle, 콘넥터, cannula 등
polyethlene(PE)	약제용 병, nonwoven fabric, 카테터, pouch, flexible용기, Orthopedic implants등
polypropylene(PP)	일회용주사기, 혈액 oxygenator membrane, 봉합사, nonwoven fabric, 인공혈관 등
polymethylmetacrylate (PMMA)	혈액 펌프 및 reservoirs, 혈액투석 멤브레인, 뼈접착제 implantable ocular lens 등
polystyrene(PS)	tissue culture 플라스크, roller bottle, filterwares
polytehylenterephthalate (PET)	이식용 봉합사, mesh, 인공혈관, 심장판막밸브
polytetrafluorotehylene (PTFE)	카테터, 인공혈관 등
polyurethane(PU)	필름, 튜빙, 각종 부속물 등
polyamide(nylon)	포장필름, 카테터, 봉합사, mold part 등

천연재료로서는, 콜라겐과 셀룰로스가 이용되고 있다. 콜라겐은 처리에 의해 항원 항체 반응을 없앨 수 있어 인공장기용 재료로서 유망시 되며, 생체 적합성의 이점을 살려, 인공피부로서 화상의 치료에 이용할 수 있다. 그러나 인공적으로 피부와 같은 막상태의 재료로 완성하는 단계에서, 천연의 구조를 완전히 재현하는 것이 불가능하여 충분한 강도를 얻을 수 없다는 난점이 있다.

다당질 가운데 생체재료로 이용하기 위해 가장 관심을 갖는 것이 chitin이다. chitin은 생체내에서 급성독성이나 발열반응이 없고, 용혈시험에서 매우 안정된 반응을 보이는 등의 생체친화성이 높다. 또, 동물의 장기를 개질(改質) 처리하여 인공장기로서 이용하는 것도 생각할 수 있다. 현재 인공판막에 이미 사용되고 있다.

제12장 의료기기의 안전대책과 관리

아무리 정밀하게 만들어진 의료기기라 할지라도 사람이 만든 것이므로 고장은 일어난다. 또 고장까지는 이르지 않았더라도 기기설계시 안전을 충분히 고려하지 않았거나, 사용자가 바르게 사용하지 않으면 고장이나 사고 발생요인이 잠재하게 된다. 그렇지만 인간의 생명을 다루는 병원에서 사용하는 의료기기가 안전성에 의문이 발생되고, 중요할 때 작동되지 않는다고 하면 큰 문제가 된다. 그러므로 의용기기에 대한 안전대책(patient safety)과 관리가 요망되는 것은 당연한 일이다.

일반적으로 전기전자기기의 사용빈도가 높아지면 전기쇼크, 화상, 화재, 폭발 등이 발생할 확률은 증가한다. 병원에서는 여기에다 감염이나 방사선 장해 등이 더해진다. 그리고 장치를 직접 환자 몸에 장착하여 동작시키는 것이 많으므로 고장이나 오동작이 직접 사망사고에 이어지는 사태가 발생할 가능성이 높다.

이와 같은 사고를 방지하는 대책으로는 ㉠ 장치 자체가 안전하고(장치의 안전), ㉡ 사용 환경이 적절하며(환경 정비의 안전) ㉢ 사용자의 장치 취급과 보수점검이 올바르게 이루어져야 할 것(취급의 안전) 등을 들 수 있다. 즉, 안전대책이란 이 세 가지 사항을 여하히 충실하게 지키고 있는가에 달려있다.

의용기기에 관한 안전문제는, 구미에서는 오래 전부터 취급되어 왔고 유럽의 CEE, 미국의 UL, AAMT 등의 규격이 유명하다. 세계적으로 통일된 안전기준을 만들어야 할 필요성도 제창되어 1977년에 IEC Publication 601-1이 간행되었다.

이 장에서는 의료기기 사용에 따른 안전성과 관리에 대하여 살펴보고자 한다. 그러나 전기적, 기계적, 화학적 사항 등의 사용환경 전범위를 다루기는 너무나 넓고 또한 개개의 기기마다 안전대책이 다르다. 그러므로 여기서는 공통사항과 전류에 의한 재해(electrical hazard)에 국한하여 안전대책을 설명하고자 한다. 그리고 병원내 환경과 의용기기의 구입계획, 유지, 보수, 관리에 대해서도 간단히 살펴본다.

의용기기의 사용환경, 안전대책, 기기관리 등 구입에서부터 유지, 보수, 관리에 대한 것은 설비자나 전문 기술자가 알아야 될 사항이라고 생각할지 모르지만, 환자 및 사용자의 안전을 위해서도 이 지식을 축적하고 있는 것은 바람직하다.

12.1 생체에의 전류작용

생체에 대한 전류작용은 크게 네 가지로 나눌 수 있다. 첫째는 열작용이다. 전류 i가 저항 R을 시간 t만큼 흐르면 i^2Rt에 상응하는 에너지가 발생한다. 이것을 줄(Joule) 열이라고 한다. 전류에 의한 열상은 이 줄 열에 의하는 것이다. 둘째는 화학작용이다. 즉 이온의 이동에 따라 전류가 생긴다. 셋째는 신경 및 근육에 대한 전류의 자극작용이다. 충분한 크기의 전류는 활동전위 및 신경을 자극할 수 있는 국소전압을 발생시킨다. 근육의 지속적 수축, 호흡근 마비, 미주신경자극에 따른 심장의 억제나 심실세동이 생기는 것은 이것 때문이다. 마지막으로 자기작용이다. 생체에 전류를 통하면 미약한 자기가 생긴다. 그러나 이러한 자기작용은 안전대책상 거의 문제가 없다.

12.1.1 전류에 대한 생체반응

생체에 얼마만큼의 전류를 흘렸을 때, 어떠한 결과를 나타낼 것인가? 이와 같은 실험을 인체에 하는 것은 매우 곤란하고도 위험한 일이다. 또한 전류에 대한 생체반응은 전류가 흐르는 생체부위와 개인차도 있으므로 정량적인 값으로 나타내기는 어렵다.

인체가 100~115V 정도의 전기쇼크(electric shock)를 받았을 때, 신체에 대한 영향은 전압이 아니고 전류이다. 만약 사람이 보통의 옷을 입고서 건조하고 절연된 바닥 위에 서 있을 때, 110V의 전기쇼크를 받아도 전류는 1mA 이하로 되어 쇼크는 거의 느끼지 않는다. 그러나 젖은 땅 위를 맨발로 서있을 때는 110V 정도의 전기 쇼크로도 격렬한 쇼크를 느끼게 되고 전류는 100mA를 넘어 아마도 사망할 것이다.

많은 실험에 의하면 한쪽 팔에서 다른 쪽 팔로 체표면을 통한 300μA까지의 전류 통과는 대부분의 사람에서 안전하다. 전체의 99.5% 사람은 60Hz의 400μA 또는 그 이상에서 전류를 느낀다. 이 값을 전류감각 역치(threshold of sensation)라고 부른다. 이 값은 100Hz 이상 또는 10Hz 이하에서는 증가하는 경향이 있고, 10,000Hz 또는 직류에서는 60Hz의 값에 수배(數倍)가 된다. 건강인은 이 감각 역치 이상에서도 곧바로 해를 끼치지는 않지만, 입원중인 환자나 병자에게는 증상에 해로운 영향을 주거나 문제를 발생시킬 수 있다.

사람이 참을 수 있고 자발적으로 탈출할 수 있는 최고전류를 그 사람의 탈출전류(let-go current)라고 한다. 사람이 전원에서 떨어져 나올 수 없는 상태인 탈출불가능전류(cannot-let-go current) 역치는 감각역치의 수십배 크기이고, 또 10Hz 이하 및 100Hz 이상에서는 증가하는 경향이 있다(그림 12-1). 이 탈출불가능 전류역치를 넘으면 생명이 매우 위험한 상태가 된다. 그러나 이 범위의 전류도 반응에는 개인차가 있다. 예를 들면 감전에 길들여진 전기공 등은 이 정도 전류에서도 태연하다. 그리고 기력과 의지가 강한 사람은 스스로 전원으로부터 몸을 떼어낼 수 있다.

전류에 대한 생체작용은 관련된 전기적인 여러 인자들이나, 개인차, 측정조건, 보고자 등에 따라 상당한 차이가 난다. 여기서 참고적으로 표 12-1에 Dalziel이 보고한 전류치와 인체반응에 대한 것을 나타낸다(Dalziel,C.F., Effects of electric shock on man, IRE Trans. Med. Electron, July, 1956).

표 12-1. 인체에 흐르는 전류와 인체 반응

전류치	인체반응
1mA	우리들이 짜릿짜릿하게 전류감각이 생기는 전류치 : threshold of perception
5mA	이 이상이 되면 견디기 어려운 전류감각이 생긴다.
10~20mA	근육에 지속적인 수축이 발생하여 피검자는 전원으로부터 떨어져 나올 수가 없는 상태가 된다. : cannot-let-go current
50mA 이상	이 이상의 전류가 상당한 시간 흉부를 흐르면 호흡근 마비, 미주신경 자극에 의한 심장억제가 일어나고, 전류가 흐르는 부위에 따라서는 심실세동도 일어난다. 그러나 같은 정도의 전류가 사지만을 국부적으로 흐르면 강한 근수축이나 피부 화상은 생겨도 심실세동은 일어나는 일은 없다. 통증, 허탈, 심한 피로감을 호소하고 때로는 실신한다. 심한 근수축의 결과 골절도 보인다.
100mA~3A	흉부에 흐르는 전류가 100mA가 넘으면 순식간에 심실세동이 발생한다. 호흡중추는 아직 상실하지 않음
6A 이상	전류밀도(단위면적당 전류)가 높은 점에서는 3도의 화상이 생긴다. 호흡정지,심장의 지속적 수축이 보인다.

(전류는 실효치, 주파수 60Hz, 1초간 통전-macro shock 전류)

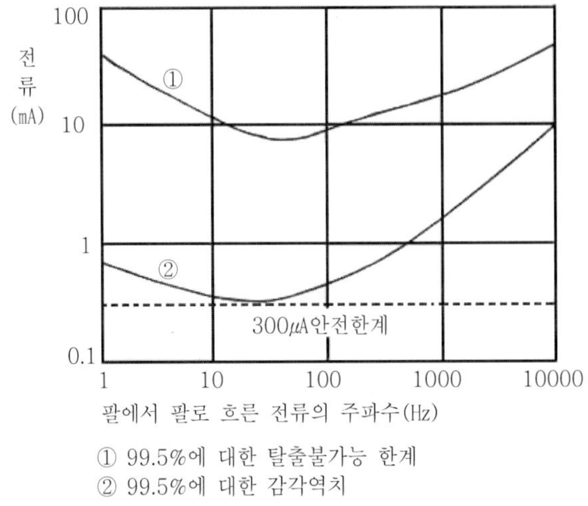

그림 12-1. 전류와 주파수에 대한 생리적 효과

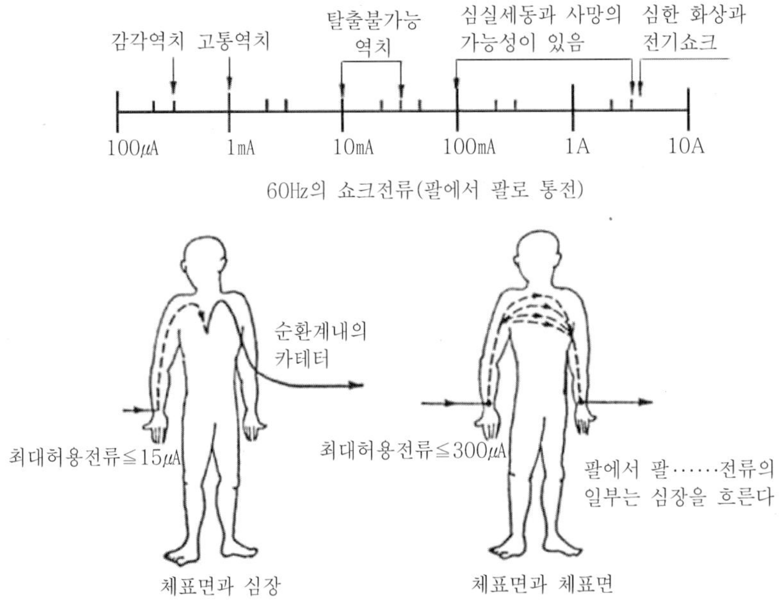

그림 12-2. 60Hz 전류의 생리적 효과

12.1.2 생체반응에 대한 전기적 영향 요소

전기에 의해 인체가 어떤 반응을 일으키는데 필요한 전류의 크기는 여러 요소에 의해 영향을 받는다.

12.1.2.1 주파수

경험적으로 우리는 주파수가 높으면, 보다 강한 전류에 대해서도 안전한 것을 알고 있다. 예를 들어 고주파 치료기(40MHz)나 전기 메스(약 1~5MHz)를 사용하여 인체에 상당한 전류를 흘려도 그렇게 위험하지 않다.

그림 12-3과 표 12-2는 전류치와 통전전류 주파수의 관계를 나타낸다. 이것은 개의 흉부에 주파수를 변화시키며 여러 세기의 전류를 가하여 심실세동 발생역치(●) 및 미주신경자극역치(△)를 측정한 것이다. 이 예에서 알 수 있는 것 같이 50Hz에서는 175mA의 전류로 심실세동이 발생한데 대하여 3,000Hz에서는 약 20배인 3,600mA에서 심실세동을 발생시키고 있다. 즉, 생체에 저주파 전류가 흐르는 것은 매우 위험하다고 할 수 있다.

12.1.2.2 전류 밀도

전류의 인체에 대한 작용은 주파수 외에 전류밀도도 관계한다. 팔에서 팔로 60Hz의 전류가 가해졌을 때의 안전한계는 300μA 정도로 누설전류의 허용치라고 생각되는 값이다. 모든 사람에게 허용되는 값은 이 값보다 조금 높지만 통전시키는 접촉면의 크기도 관계된다. 대단히 작은 점접촉에서는 300μA에서 느껴지지만 접촉면이 더욱 커지면 1mA를 초과하여도 느껴지지 않는 일도 있다.

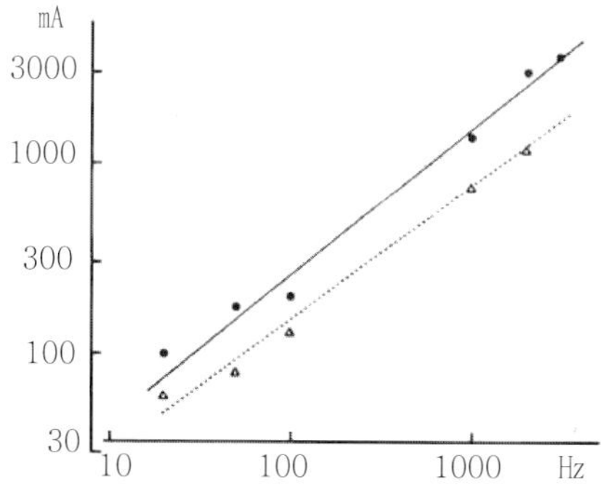

그림 12-3. 심실세동 발생역치(●), 미주신경자극역치(△)와 전류주파수의 관계 (표12-2를 그린 것)

표 12-2. 심실세동발생역치, 신경자극역치와 자극전류 주파수의 관계

전류주파수 (Hz)	역치	
	심실세동발생	미주신경자극
20	100mA	60mA
50	175	80
100	200	130
1000	1370	750
2000	3000	1170
3000	3600	1300

12.1.2.3 체중과 피부저항

동물을 이용한 연구결과에 의하면, 심실세동을 일으킬 수 있는 전류량은 체중에 비례하여 증가하는 것으로 나타났다. 이를 볼 때 정상 성인보다는 약해진 환자나 어린이에게 더 많은 전기적 주의가 필요하다는 것을 알 수 있다.

전기의 흐름은 전류 매개체의 전기적 저항성분에 영향을 받는다. 이 저항은 수많은 요인에 영향을 받으며, 수Ω~수MΩ까지 변한다. 인체의 저항성분 중 대부분은 피부저항이다. 피부저항은 접촉면적에 반비례하고 피부상태에 영향을 받는다. 실제로 마른 피부와 젖은 피부의 전기저항 차이는 크다(표 12-4).

12.1.3 매크로 쇼크와 마이크로 쇼크

어떠한 이유로든 인체에 전류가 흐르는 일을 생각할 수 있다. 전류가 인체를 통과하였을 때, 그 전류의 일부가 심장을 통과하여 정상 심장기능을 방해하며 때에 따라서는 죽음에 이르게 하는 일도 있다. 일반적으로 전기쇼크로 죽음에 이르는 이유는 화상 또는 호흡을 지배하고 있는 근육의 마비 때문이라기보다는 거의가 심장을 흐르는 전류 때문이라고 한다.

이렇게 전류에 의해서 생명을 직접 위협하는 것은 심실세동의 발생이다. 심실세동은 심장 사이클의 수공기(vulnerable period)라고 불리는 특정 기간에 전류가 심장을 통과하면 일어난다. 심실근의 수공기는 T파 상승기에 생기고 0.1초 이하의 단일 쇼크 펄스가 수공기에 가해지면 심실세동이 발생한다. 전기쇼크에 의한 순간사의 많은 예들이 이 심실세동에 기인하는 것이다. 표 12-1에서 보면 심실세동은 적어도 100mA(60Hz) 이상의 전류가 주어져야 발생하는 것을 알 수 있다.

그러나 전류감각의 역치는 팔에서 팔(arm to arm)로 체표면을 흐를 때와 신체 내부를 직접 흐를 때가 대단히 다르다. 겨우 수10μA 정도의 아주 약한 전류일지라도 심실벽을 가로질러서 흐를 때는 심실세동이 발생되는 것이 밝혀졌다. 개를 이용한 실험에 의하면 심장에 직접 통전 하는 경우에는 17μA 이하의 전류로도 심실세동을 일으킨 예도 있다. 일반적으로 인체의 감각 역치는 개보다 크지만 심장을 통과하는 60Hz, 30μA의 전류에서 심실세동을 일으킨다. 일반적인 규정은 10μA를 안전 상한치로 잡고 있다.

이와 같이 미약한 전류에 의하여 생기는 전기쇼크를 마이크로 쇼크(micro shock)라 한다. 이에 대하여 체표에서 대전류에 기인하는 것을 매크로 쇼크(macro shock)라고 한다.

전극을 심장내로 삽입하는 심장 카테타법(cardiac cathetarization) 또는 페이스메이커 등을 시행할 때, 마이크로 쇼크가 발생할 수 있다. 심강내 전극과 외부전극 사이에 전류가 흐르기 때문이다. 이처럼 체내 프로브나 전극은 심장을 통하는 직접적인 전류통로로 되는데, 10μA의 전류를 상한으로 하여야 할 것이다. 전극과 인체 피부면과의 임피던스는 1kΩ 정도가 보통이므로 도체와 인체 표면점 사이의 전위차에서는, 30mV 정도가 전기쇼크, 심실세동 그리고 사망에 이르게 하는 값으로 된다. 심장 카테타법은 근래에 빈번하게 시행되고 있으므로, 이와 같은 환자를 접할 때는 세심한 주의가 필요하다.

12.2 전기쇼크에 대한 안전대책

12.2.1 전기쇼크 방지의 원리

전기쇼크는 생체내를 전류가 흘러 발생한다. 생체도 전기저항을 갖고 있으므로 옴의 법칙에 따라, 흐르는 전류는 인가전압에 대략 비례한다. 즉, 높은 전압의 전원에 접촉될수록 큰 전류가 흐른다(그러나 통계적으로 보았을 때 감전사는 200~400V에서 많고 수천~수만V에서는 오히려 적다고 한다. 이것은 전원으로부터 튀어져 나가기 때문이라고 생각한다). 그러므로 장치의 고압부는 생체와 접촉될 수 없게 절연재로 충분하게 피복하거나 절연을 이중으로 하는 이중절연방식 등을 채용하고 있다. 또, 장치에서 고압부는 주로 전원이므로 전지 등의 저압전원을 쓰는 방법도 있다.

그러나 곤란하게도 전류는 절연물을 뚫고 나가서 흐르는 성질이 있다. 이러한 현상은 콘덴서(condenser)의 원리로부터 이해할 수 있을 것이다. 지금 2매의 전도체 사이에 공기 등의 절연체가 삽입되었다고 생각하면 이것은 콘덴서와 같아진다. 콘덴서의 양극에 Vc인 전압을 인가하면, Vc/Xc=ic의 전류가 흐른다. 여기서 Xc는 용량 리액턴스(capacitive reactance)라고 하며 Xc=1/2πfC로 나타내진다. f는 주파수, C는 콘덴서의 용량이다.

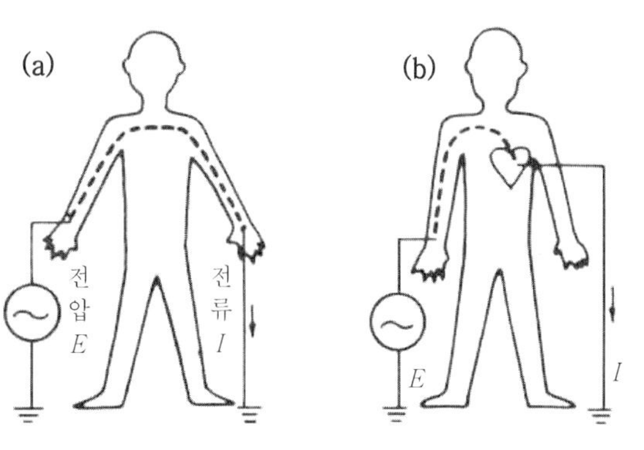

그림 12-4. (a) macro shock와 (b) micro shock

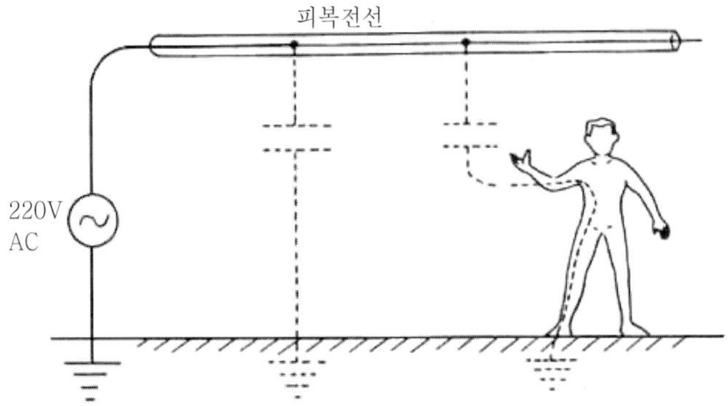

그림 12-5. 표유용량을 설명하는 그림

전기회로에는 전선이나 금속판 등 도체들이 무수히 흩어져 있으므로 이것들은 모두 콘덴서와 같은 작용을 할 가능성이 있다. 이와 같이 전기회로에 자연히 만들어지는 콘덴서를 표유용량(stray capacity)이라고 한다. 또 이 절연물을 매개로 흐르는 전류를 누설전류(leakage current)라고 한다.

한편 금속판이 도체이면 인체도 또한 도체이다. 그러므로 인체가 교류원 근처에 가까이 하는 것만으로도, 인체에 전류가 흐른다. 누설전류는 매우 작지만 심전도나 뇌파를 기록할 때에는 교류장해의 원인이 된다. 또, 마이크로 쇼크를 발생시킬 수 있는 10㎂ 정도의 전류는 이 상태에서도 충분히 흐를 수 있다. 그러므로 누설전류를 어떻게 감소시킬 것인가는 안전대책에서 중요한 것 중 하나이다.

12.2.2 누설전류

병원 내에서는 각종 의료기기들이 복잡하게 조합되어 사용되고 있다. 의료기기 사용시 우선 고려해야 할 사항으로 각종 기기로부터 발생하는 누설전류(leakage current)를 들 수 있다. 누설전류란 절연물의 표면이나 내부를 통하여 흐르는, 기능과 무관한 전류이다. 접속도선을 갖는 장비에서, 누설전류는 대부분 두 도체 사이의 표유용량을 통해 흐르지만 약간의 저항성 누설전류는 절연, 먼지, 수분을 통해 흐른다.

누설전류는 전원 1차회로에서 절연물을 통하여 보호접지선을 흐르는 접지누설전류와 외장(外裝)부분에서 보호접지선 이외의 외부도체를 통하여 대지 또는 외장의 다른 부분으로 흐르는 외장누설전류 및 장착부에서 환자를 통하여 대지로 흐르든가 또는 외부 전원으로부터 환자를 타고 전압에 의하여 환자에서 절연 장착부를 통하여 대지로 흐르는 환자누설전류로 크게 나눌 수 있다(그림 12-6). 안전기준에서는 이들 3종류의 누설전류 허용치를 B, BF, CF형으로 분류하여 규정하고 있다(표 12-3).

여기서 전원 1차회로(AC 100V)에서 전원변압기 등을 매개로 하여 누설 전류가 인체를 흘렀다고 가정하여 보자. 이때는 전원변압기용량 누설전류(그림 12-7), 유도접지전류(그림 12-8)가 문제로 된다.

그림 12-7에서 변압기용량이 0.01㎌인 경우 0.4mA의 누설전류가 환자에 흐른다. 유도접지전류는 그림 12-8에서 350nA정도이고 특별히 위험한 일은 없지만 ECG 모니터에 유도잡음을 발생시킨다. 통상적인 저압 배전 시스템에서는 1선 접지방식이 많다. 따라서 배전 시스템의 어딘가에 인체가 접촉되면 전기쇼크를 받는다.

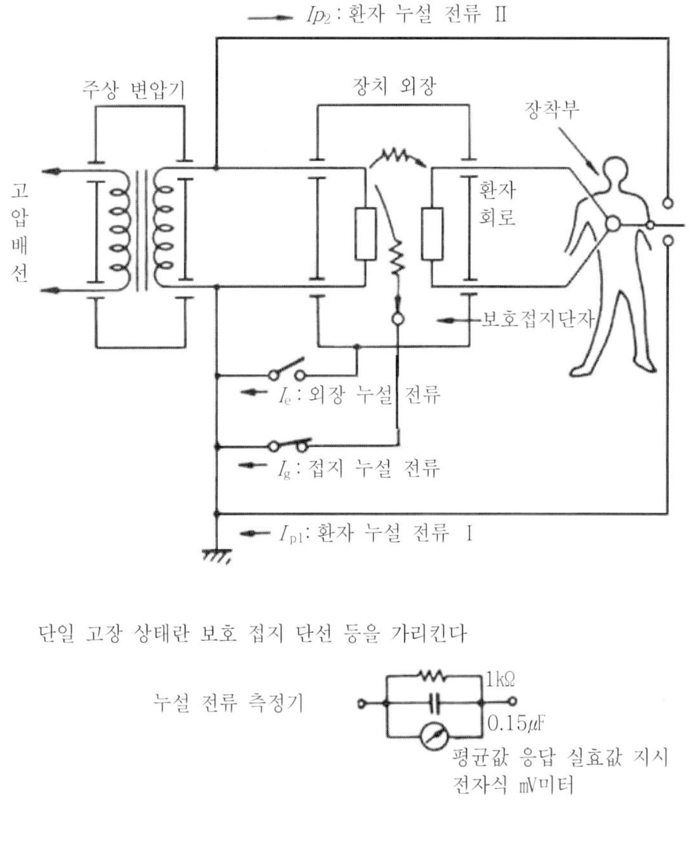

그림 12-6. 누설전류의 종류

표 12-3. 전기쇼크에 대한 보호정도에 따른 분류

(연속 누설전류의 허용치 [mA])

누설전류	B형기기		BF형기기		CF형기기	
	N	S	N	S	N	S
접지누설전류						
일반기기	0.5	1	0.5	1	0.5	1
아래 * ①, ②에 나타내는 기기	2.5	5	2.5	5	2.5	5
아래 * ③에 나타내는 기기	5	10	5	10	5	10
외장누설전류	0.1	0.5	0.1	0.5	0.01	0.5
환자누설전류						
기기의 전원부에서 장착부로의 누설	0.1	0.5	0.1	0.5	0.01	0.05
외부 전압이 신호 입출력부에 나타났을 경우	–	5	–	–	–	–
외부 전압이 F형 절연장착부에 나타났을 경우	–	–	–	5	–	0.05

N : 정상상태, S : 단일 고장상태.
(단, 접지누설전류에 대하여는 전원 도선의 1선이 단선된 상태일 뿐이다.)

* ① 전원부에 보호접지한 shield 를 구비하고, 접촉가능한 금속부분을 보호접지하지 않은 기기
* ② 접촉가능한 금속부는 모두 보호접지되고, 또한 보호접지선을 직접설비의 보호단자에 접속시키는 이동형 기기.
* ③ 보호접지선을 도구를 사용하지 않고는 떼어낼 수 없는 방법으로 고정배선한 기기.

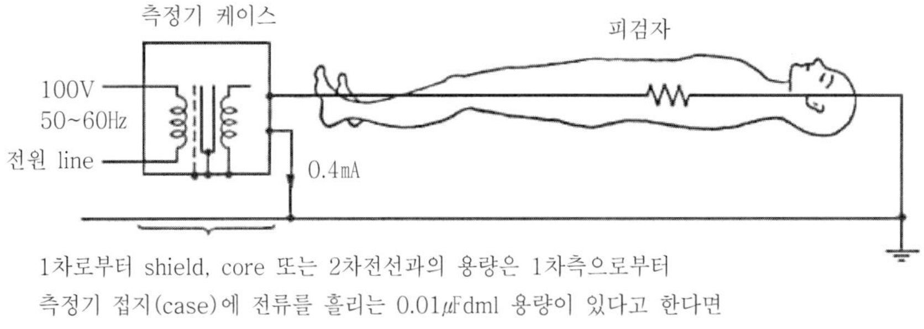

그림 12-7. 변압기 용량 누설전류

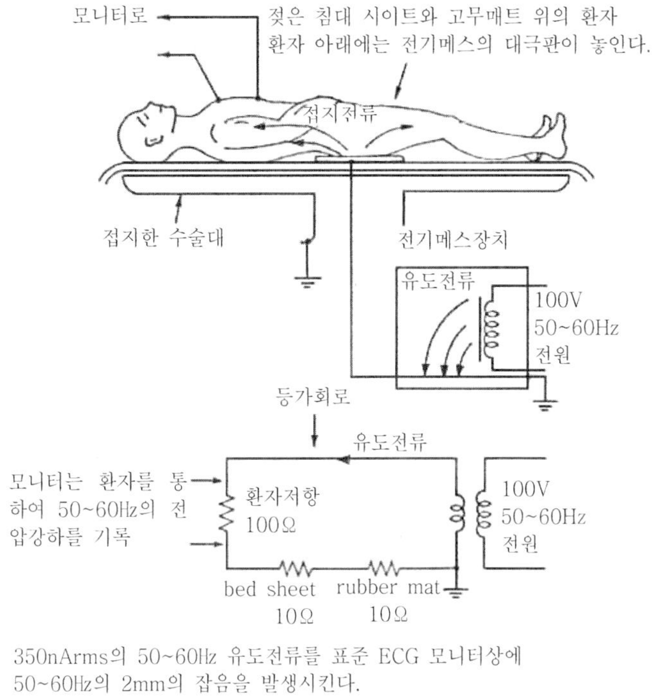

그림 12-8. 전기 메스 장치로부터의 유도접지 전류

12.2.3 기초 절연

인체에 흐르는 전류는 그림 12-9의 가장 단순화시킨 등가회로에서는

$$I = E / (Rp + rc + re) \qquad (12.1)$$

로 된다. 여기서 Rp는 인체의 등가저항, rc는 인체와 도선과의 접촉저항, re는 인체와 접지간의 저항이다. 물론 rc와 re는 여러 가지 조건에 따라 변화한다(표 12-4). Rp는 보통 1kΩ이라고 생각하고 있다.

여기서 볼 때, 전기쇼크 방지의 기본은 전원 1차회로와 인체를 절연하는 것이다. 이 기본적인 절연을 안전기준에서는 기초절연이라고 한다. 그림 12-10에 기초절연의 개요를 나타냈다. 여기서 Zi는 기초절연 임피던스이다. Zi가 높지 않으면 인체저항 Rp에 위험한 전류가 흐른다.

마이크로 쇼크를 일으키지 않게 하기 위해서는 누설전류 허용치를 10μA 이하로 되게 하여야 하는데, 전원전압을 100V로 하면 Zi는 10MΩ 이상이어야 한다(Zi=100V/10×10^{-6} A=10^7Ω=10MΩ). 요즈음의 절연재료로는 절연저항을 10MΩ 이상 유지시킬 수 있다. 그러나 정전용량(표유용량 등)에 의한 임피던스를 10MΩ 이상으로 하는데는 265pF 이하로 되게 하여야 한다(f=60Hz라면 C=$10^{-7}/2\pi f=265\times10^{-12}$F=265pF).

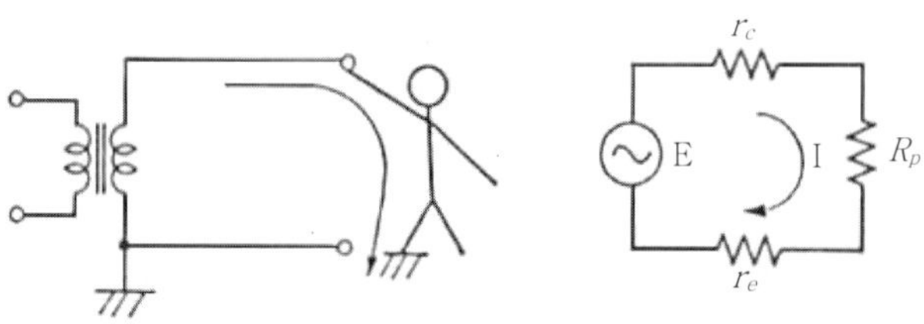

(a) 인체가 한끝에 접촉했을 때 (b) 등가회로

그림 12-9. 전기쇼크의 기본

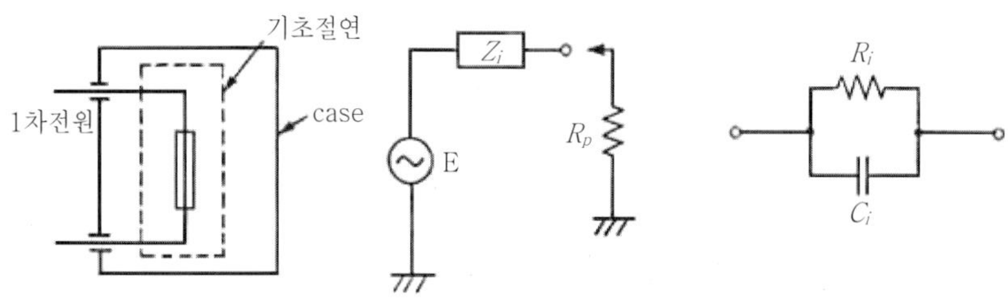

(a) 절연과 케이스 (b) 등가회로 (c) Zi의 등가회로

그림 12-10. 전기쇼크에 대한 보호

12.2.4 IEC 안전기준

의료기기를 제조할 때 안전대책상 필요한 조건은 IEC(International Electrotechnical Commission)에서 국제적으로 통일한 안을 기준으로 하고 있다. IEC의 안전대책 추진방법은 먼저 근본 원인을 제거하는 절대적 안전대책을 우선하고, 그것이 불충분한 경우는 추가적 보호수단을 강구한 조건부 안전대책, 즉 부가적 보호수단을 더한다. 다시 이것들이 의도한 안전 목표에 도달하지 않는 경우는 기술적 안전대책(예를 들면 주의표시 등) 등을 강구하도록 요구하고 있다.

표 12-4. 여러 상태에서 인체와 외부도체와의 접촉저항 rc 또는 re의 참고치

저항치[Ω]	표면 상태, 접촉 상태
40,000	건조한 도체에 마른 손가락 끝을 접촉시켰을 때(접촉면 3.2cm^2)
15,000	젖은 도체에 마른 손가락 끝을 접촉시켰을 때(접촉면 3.2cm^2)
8,000	마른 손으로 뻰찌(nipper)를 잡았을 때(접촉면 18.6cm^2)
5,000	젖은 신을 신은 발
1,600	마른 손으로 1.5 인치 파이프를 잡았을 때(접촉면 96.7cm^2)
1,000	젖은 손으로 1.5 인치 파이프를 잡았을 때, 또는 피부 위에 심전도 전극을 장착하였을 때(접촉면 96.7cm^2)
100	물에 부른 손으로 1.5인치 파이프를 잡고, 50mA의 전류를 3초 동안 흘렸을 때
50~100	심장 또는 가슴부위에 젤리 등을 충분히 바른 3.5인치 세동제거용 전극(paddle)을 붙였을 때의 전극과 신체와의 합성저항

IEC에서는 의료용 기기를 전기쇼크 방지의 보호형식에 따라 Class Ⅰ, Ⅱ, Ⅲ, 내부전원형 기기의 4종류 class로, 전기쇼크방지의 보호정도에 따라 B, BF, CF의 3종류로 분류하고 있다(B는 인체에 장착하는 장치-body, F는 입력절연형-floating, C는 심장-cardiac).

12.2.4.1 추가보호수단

전기쇼크 사고를 방지하기 위해 어느 기기에나 취해지는 전원부(충전부) 절연 외에 또 하나의 보호 수단을 추가하여 2중으로 안전성을 확보하는 방법이 취해지고 있다. 따라서 한쪽의 보호수단에 이상이 생기더라도 또 다른 보호수단으로 안정성이 유지되게 된다. 이 추가 보호수단의 종류에 따라서 기기를 분류한다.

보통의 전원변압기에서는 구조상, 수천pF로 되는 일이 있어 누설전류를 감소시키는 일은 대단히 곤란하다. 기초절연만으로 안전을 확보할 수는 없게 된다. 따라서 기초절연 외에 전기쇼크방지 보호수단이 필요하다. 또한 기기의 열화 등도 생각하여 고장 났을 때의 안전대책도 고려하여야 한다. 보호수단을 2중으로 하면(2중 보호), 한쪽이 고장 나더라도 다른 쪽으로 안전을 보장할 수 있다. 보호수단의 하나가 고장 난 상태를 단일 고장 상태(single-fault condition)라고 한다.

이 추가보호수단으로 다음 4가지를 생각할 수 있다. 그림 12-10 (b)에서 Zi가 작아져도 Rp에 허용치 이상의 전류가 흐르지 않도록 하면 된다. 그림 12-11에 이 방법을 등가회로로 나타냈다. (a)는 기기를 접지하는 방법으로 보호접지라고 한다. (b)는 기초절연에

다시 절연을 중복시키는 방법으로, 이 절연을 보강절연(supplementary insulation)이라고 한다. (c)는 전원전압 E를 충분히 낮게 하여 인체에 위험이 없는 전압을 사용하는 방법으로서, 안전기준에서는 E를 의용 안전초저압(medical safety extra-low voltage)이라고 한다. (d)는 기기에 전원을 내장하여 외부와 관계없게 하는 방법이다.

이상 4수단을 구비한 기기를 IEC 안전규격에서는 (a) class Ⅰ기기, (b) class Ⅱ기기, (c) class Ⅲ기기, (d) 내부전원기기라고 부르고 있다 (표12-5). 다시 말해서, Class Ⅰ기기는 전원 플러그(plug)를 찔러 넣으면 동시에 접지되는 기기이다. 이를 위해서는 접지용 고정 배선설비와 그림 12-12와 같은 3 pin plug를 사용하여야 한다. 또 기기의 외함(case)은 장치와는 완전히 절연되어 있고 접촉 가능부분은 접지되어 있다. Class Ⅱ기기는 절연을 이중으로 강화한 2중 절연방식을 이용하는 것이고, Class Ⅲ기기는 전원을 안전한 저전압으로 사용하는 기기이다. 내부전원형은 글자 그대로 전지나 축전지로 동작하는 기기이다.

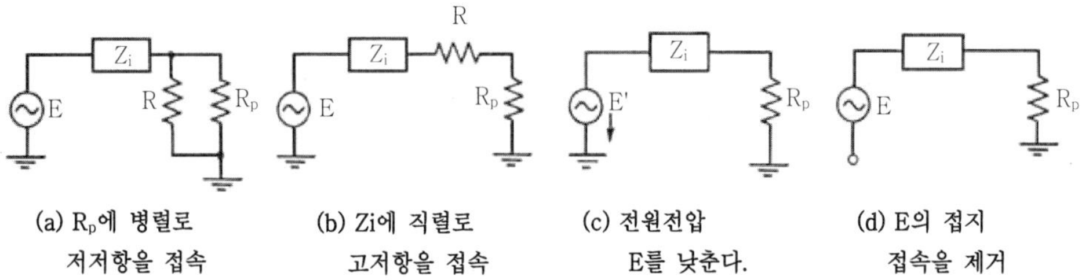

그림 12-11. 추가보호수단

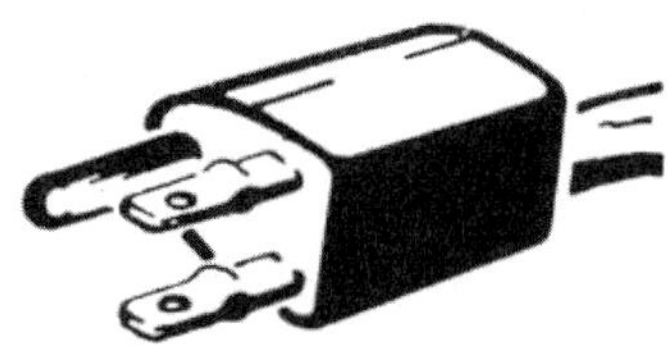

그림 12-12. 3 핀식 전원 플러그

표 12-5. 추가보호수단에 따른 ME 기기의 Class별 분류

Class	보호 수단	추가보호수단	비 고
Class Ⅰ	기초절연	보호 접지	보호접지설비가 필요 접지 2극 콘센트(접지형 3핀 콘센트)
Class Ⅱ		보강 절연	사용상 설비에 따른 제한 없음
Class Ⅲ		의용 안전 초저압전원	특수한 전원설비가 필요하다 ClassⅢ CF형은 인정되지 않는다
내부전원기기		내부 전원 (전지)	사용상 설비에 따른 제한 없음 외부전원에는 접속할 수 없음

표 12-6. ME 기기의 형별 분류

	체표·체외에의 적용	심장에의 적용
입력부 non-floating	B	(C) 허가되지 않는다
입력부 floating	BF	CF

12.2.4.2 전기쇼크 방지의 보호정도

전기쇼크 방지의 보호정도에 따라 표 12-6과 같이 분류된다. B형은 인체에 전극을 장착할 수 있는 장치이고 누설전류치는 정상 100μA 이하, 단일 고장상태(안전 확보수단의 하나가 고장인 상태 - 예를 들어, class Ⅰ기기의 접지선이 단선 되었을 때)에서 500μA 이하로 규정된다. BF형, CF형의 F는 floating을 가리킨다.

floating이란 환자와 장치가 절연되어 있는 것을 나타낸다. 장치의 입력부는 접지로부터 float되어 있다. 그러므로 장치의 입력부에 만약 고전압이 주어져도 전류는 환자에게 흘러 들어가지 않도록 되어 있다. CF형은 누설전류가 정상시 10μA 이하, 단일 고장시 50μA 이하로 규정되어 심장표면이나 심강내에 전극을 장착하는 기기는 이 방식을 써야 한다.

12.2.5 위험전류한계

그림 12-1에서 보듯이 허용전류(위험전류)는 주파수에 따라 대폭적으로 변화하므로, 주파수에 대한 허용치는 규정되어 있지 않다. 참고로 AAMI(Association for the Advancement of Medical Instrumentation)에 의한 규격(AAMI safety standard)을 표 12-7에 나타낸다.

일과성인 전류, 이른바 과도전류(transient current)에 대한 인체의 반응 및 안전기준은 세계적으로도 확립되어 있지 않다. 제안되고 있는 과도전류에 대한 기준은 AAMI의 정상전류에 대한 규격을 보정하여 쓰는 방법이다.

과도전류는 파형, 지속시간, 진폭 등 천차만별이지만 이것들을 기간 또는 지속시간(幅)으로 구별하여, 정상전류에 대한 규격을 적용한다. 과도전류에 대한 보정을 행한 AAMI 위험전류한계 규격을 나타낸 것이 그림 12-13이다. 횡축은 kHz로 나타낸 주파수이고 연속전류에 적용하며, 1kHz까지는 전류한계 10μA, 1kHz에서 100kHz까지는 kHz로 나타낸 값을 곱하고, 100kHz 이상은 10×100=1,000μA로 된다. 표 12-7에 나타낸 값과 같다. 과도전류에 대해서는 전류 파형의 주기 또는 지속시간이 1msec까지는 10μA, 1msec에서 0.01msec까지는 그림과 같이 되고, 0.01msec이하는 1,000μA로 일정하다.

12.3 설비의 안전대책

병원 내에서는 전기설비, 가스설비 등이 복잡하게 조합되어 있으며, 그 안에서 환자나 의료종사자의 안전을 지키지 않으면 안 된다. 전기 기기를 설비할 때, 전기에너지가 인체에 해를 미치는 문제(전기안전문제)와 전기기기가 다른 전기기기에 방해를 주어 오동작을 시키는 문제(전자환경문제)가 있다. 또한 기기나 설비는 올바르지만 사용자의 조작 잘못으로 인해서도 사고가 일어날 수 있다. 병원 전기설비 중에서 의용접지방식, 비접지 배선방식, 비상전원을 가지고 설비에 대한 안전대책을 살펴본다.

표 12-7. 위험전류한계(AAMI 안전기준)

전류한계	전류의 주파수	환자 회로 형식
500μA	DC~1kHz	정상상태에서는 환자와 접촉하지 않는다.
100μA	DC~1kHz	환자와 접촉할 가능성이 있다(접촉 가능 부분).
50μA	DC~1kHz	의도적으로 환자와 접촉시킨다(환자 장착 부분).
10μA	DC~1kHz	심장, 대동맥, 대정맥과 접촉한다. 또는 외부도체를 심장부로 통하는 경로에 접촉시킨다.
I=(RCL)·(kHz)	1~100kHz	위의 위험전류한계에 kHz로 표시한 값을 곱한다.
I=100(RCL)	100kHz이상	위의 위험전류 한계에 100을 곱한다.

(* RCL : risk current limits 위험전류한계)

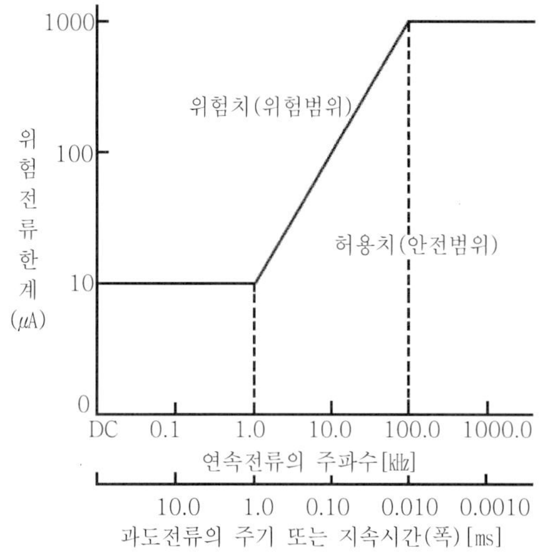

그림 12-13. AAMI 위험전류한계(과도전류에 대한 보정)

12.3.1 접지

접지(earth)란 지구를 뜻하듯이 '어스를 한다'라고 하는 것은 장치를 지구에 접속시키는 일이다. 전기용어로 이것을 접지(earth, ground)라고 부르고 있다. 우리는 전위를 측정할 때에 지구(대지)를 기준전위(0 volt)로 하여 측정하고 있으므로 장치를 대지에 접속하는 것은 두말할 것도 없이 대지와 같은 전위(등전위화 potential equalization)로 하는 것이다. 접지를 함으로서 장치의 누설전류나 단락(shunt)에 기인하는 전류 등의 사고전류를 대지로 보내버릴 수 있다.

장치가 완전하게 접지되어 있으면 만일 전류가 누설되어도 문제가 일어나지 않는다. 높은 전압이 걸려 있는 장치라도, 장치에 접촉된 생체에 흐르는 전류는 극히 적어서 전기쇼크가 일어나는 일은 있을 수 없게 된다. 그러므로 접지를 완전히 한다는 것은 안전대책상 우선적으로 하여야 할 일이다.

접지를 간단하게 하는 방법은 장치에 부속된 전용 접지선(earth cord)을 금속의 수도관에 접속하면 된다. 장치에는 반드시 E, G 또는 GND라고 표시된 전용의 접지 단자가 구비되어 있다. 접지선을 이 단자에 접속하여 접지한다. 금속 수도관은 땅에 매입된 전도체이므로 여기에 장치를 접속하면은 접지가 된다. 금속관이더라도 가스관은 위험하므로 사용해서는 안된다. 이상적인 접지는 땅에 구리철판 등을 묻고 여기에 구리선으로 병실, 진료실 등의 전용 접지단자에 접속하는 것이다. 그러므로 병원 건축 당시에 전문가에 의하여 접지시설을 전기설비면에서 완전하게 하여두는 것이 바람직하다.

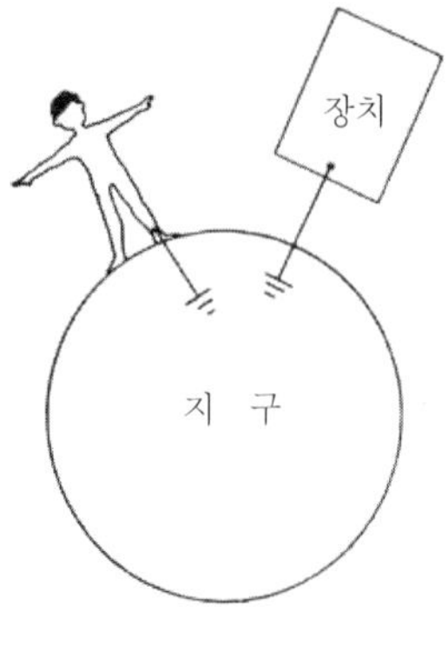

그림 12-14. 접지의 원리

둘 이상의 전기 기기를 동시에 사용할 때는 접지점을 반드시 1개소에 하여야한다. 여러 접지점이 쓰여 질 때, 이것이 모두 등전위로 된다는 보장은 없다. 예를 들어 벽의 접지단자나 창틀, 손잡이, 수도꼭지 등의 사이에서는 어떤 전위차가 존재할 수가 있다. 근소한 접지 전위차를 검출하는 일은 곤란하지만, 그대로 놓았을 때는 치명적인 사고를 일으킬 수 있다. 특히 서로 다른 전원계통의 배선에서는, 접지도체 사이에 1V 또는 그 이상의 전위차가 생기는 일이 있다. 이와 같이 접지점을 2점이나 3점으로 하면 각 점의 미소한 전위차로 인하여, 접지선을 매개로 하여 전류가 생체에 흘러 들어가는 위험성이 있기 때문이다.

장치를 접지 하는 목적은 안전대책이지만, 또 다른 목적은 기록의 교류장해(hum)를 제거하기 위해서다. 그러므로 교류장해가 출현하는 것은 접지가 완전하지 않다는 경고이기도 하다.

12.3.2 의용접지방식

병원 내는 전력 공급을 위하여 배전선이 천정, 바닥, 벽 등에 설치되어 있다. 배전선의 설치방법에는 여러 방식이 있는데, 보통은 한쪽 선이 접지되어 있는 일이 많다. 그러나 접지되어 있더라도 다른 접지단자 사이에서는 전위차를 갖는 경우가 있다. 2곳의 접지되어 있는 도체사이에 겨우 30mV의 전위차가 있어도, 조건에 따라서는 피검자, 환자에 전류를 흘려서 전기쇼크를 일으키게 하여 죽음에 이르게 하는 일도 있다.

그러므로 누설전류에 의한 전기쇼크를 방지하기 위해서는 병실내 장치나 침상 등 모든 전도체를 지구와 같은 등전위(equipotential)로 하여야 한다. 이를 위한 접지 시스템은 보호접지를 확실하게 할 수 있도록 하기 위한 설비와 마이크로 쇼크 방지를 위한 등전위 접지설비로 이루어진다.

의용접지방식은 건물 구조물의 철골·철근을 이용한다. 철골의 땅속부분을 접지전극이 되도록 하고 1~3 병실에 한개 정도의 비율로 접지센터(ground center)를 설치한다. 각 방에는 3pin식 전원 콘센트를 설비하고, 이 중심극은 접지센터로 접속시킨다. 또 각 방의 벽면에도 접지단자(earth terminal)를 설치하고 마찬가지로 접지센터에 접속시킨다. 접지센터는 각 방의 접지를 한 점으로 모으는 것이다. 접지점으로의 접속에는 적어도 단면 굵기가 5.5mm^2의 피복선을 사용한다.

접지센터는 14mm^2 이상의 단면적을 갖는 도선으로 아주 낮은 접지저항을 갖고 있는 접지극에 접속된다. 등전위가 필요할 때는 등전위 배선을 접지센터로부터 실시한다. 의용접지방식에 쓰는 접지극의 저항은 원칙적으로 10Ω 이하로 규정되어 있다.

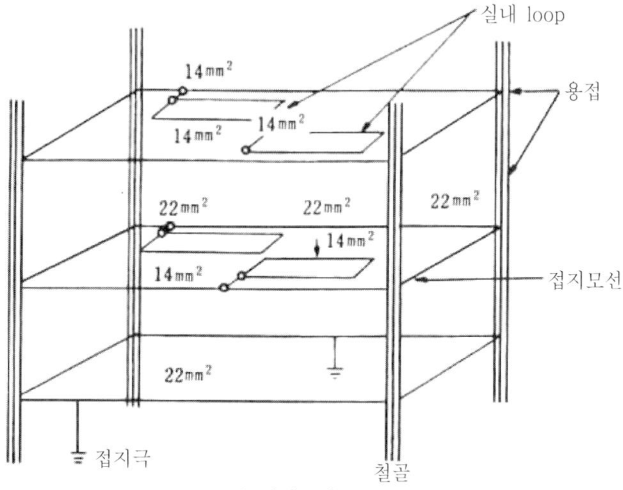

(a) 접지모선

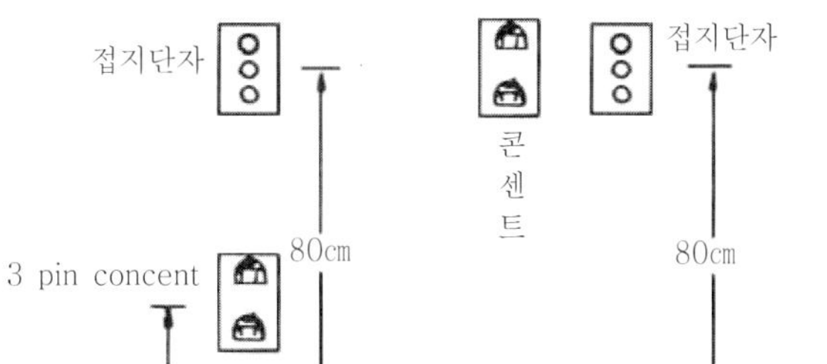

(b) 접지단자의 위치

그림 12-15. 병원건물의 접지방식 (a)접지모선 (b)접지단자의 위치

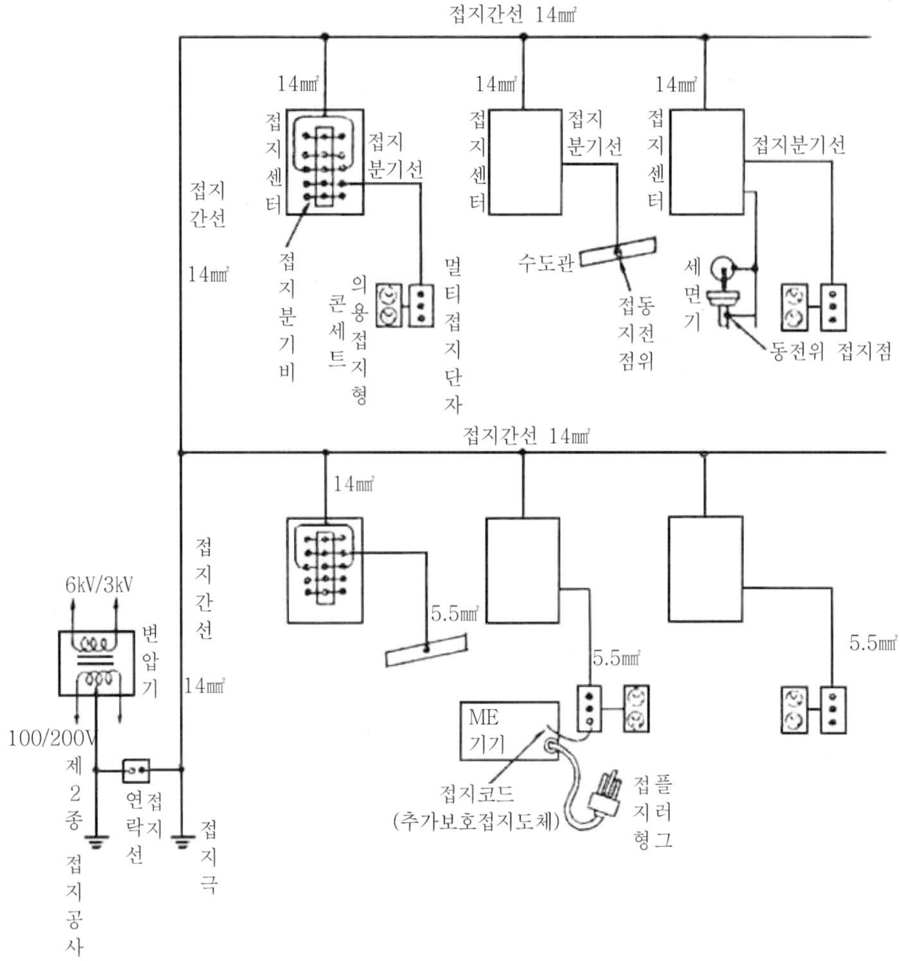

그림 12-16. 의용접지 방식의 예

12.3.3 환자환경과 등전위 시스템

환자를 중심으로 한 반경 2.5m의 공간을 환자환경이라고 한다. 이 범위내에 있는 침상면 및 모든 장치는 완전한 등전위로 있어야 이상적인 상태라 할 수 있다. 이것을 등전위 시스템(potential equalization system, PES) 또는 EPR 시스템(equipotential patient reference system)이라고 한다.

환자환경 2.5m이내의 범위에는 적어도 10mV 이상의 전위차가 있어서는 안된다. 이 10mV가 갖는 의미는, 마이크로 쇼크의 허용전류를 10μA 이하로 하고 인체를 약 1kΩ의 저항을 가지는 등가회로로 가정하였을 때 전류 $i=10\times10^{-3}[V]/10^{3}[\Omega]=10\mu A$이다.

즉, 인체에 10μA 이상의 전류가 흐르지 않게 되는 전위차(10mV)가 된다. 마이크로 쇼크의 방지대책으로 이용된다.

12.3.4 비접지 배선방식

일반적으로 상용교류전원은 한쪽단자가 접지되고 다른 쪽 단자는 110/220V가 인가되는 배선방식(접지 배선방식)이다. 이 경우 만일 의용기기가 절연저하나 절연이 파괴되었을 때는, 접지되어 있지 않은 한쪽 선으로부터 접지에 전류가 흘러, 전원에 설치되어 있는 누전차단기 또는 과전류차단기가 전원을 끊도록 하여 사고를 방지하고 있다.

의료기기 중에는 생체기능 대행장치(인공 심폐장치, 인공 호흡기 등)와 같이, 전원이 끊기면 생명에 위험을 미치는 기기가 있다. 이와 같은 기기를 사용하는 장소에는 비접지(非接地) 배선방식을 채용하는 것이 바람직하다.

이 방식은 통상의 전원을 의용 절연변압기(insulating transformer)를 사용하여 비접지 배선으로 한다. 그림 12-18에 나타낸 것 같이 교류원에 1 : 1의 절연 변압기를 삽입하여 이것을 전원으로 쓰면 사람이 잘못하여 접촉되어도 큰 전류는 흐르지 않고 감전하는 위험이 적게 된다. 비접지 배선방식에서는 배선계통이 접지와의 사이에 높은 임피던스를 유지하고 있으므로, 절연을 확인하기 위하여 반드시 절연 감시장치를 설치하게 되어 있다.

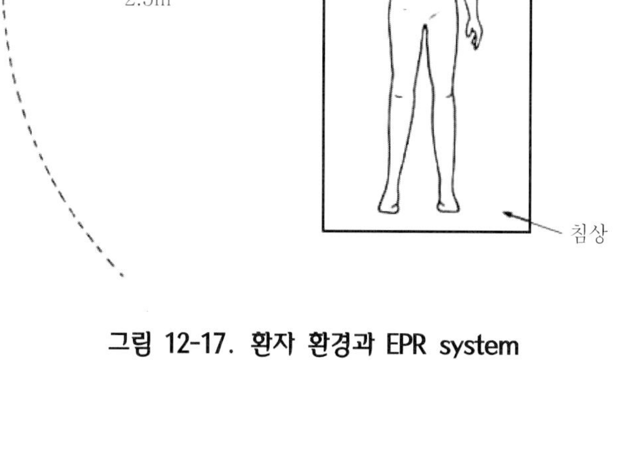

그림 12-17. 환자 환경과 EPR system

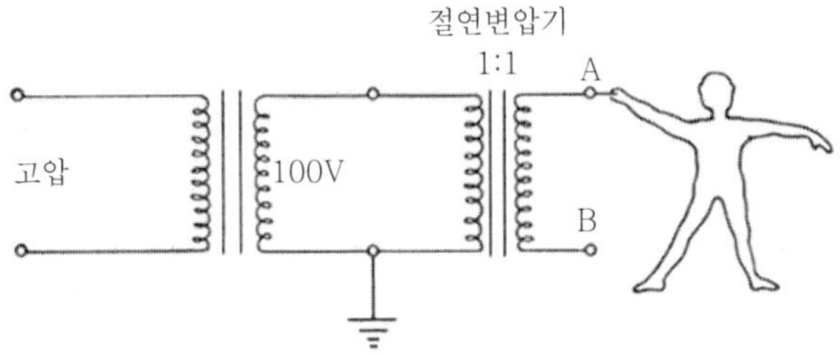

그림 12-18. 전원의 비접지방식

12.3.5 비상 전원

어떠한 이유로 정전되었을 때, 비상전원에 의하여 전원을 확보할 필요가 있다. 비상전원은 정전되고부터 비상전원 공급이 시작될 때까지의 시간에 따라 일반 비상전원(40초 이내), 특별 비상전원(10초 이내), 순시특별 비상전원으로 구분된다. 이들 비상전원은 용도에 따라 분별 사용되고 있다. 표 12-8은 의용접지방식, 비접지 배선방식, 비상전원의 적용 예이다.

표 12-8. 의용접지방식, 비접지 배선방식, 비상전원의 적용 예

	의용접지방식		비접지 배선방식	비상전원		
	보호접지	등전위 접지		일반	특별	순시 특별
흉부수술실	○	○	○	○	△	○
흉부수술실 이외의 수술실	○	△	○	○	△	○
회복실	○	△	△	○	△	—
ICU	○	○	△	○	△	—
중환자실	○	△	△	○	△	—
심장 카테터 검사실	○	○	○	○	×	△
심혈관X선촬영실	○	○	○	○	△	△
분만실	○	△	△	○	×	△
생리검사실	○	△	×	△	×	—
일반병실	○	×	×	△	×	—
진료실	○	—	—	△	—	—

○:설치해야 한다, △:설치하는 것이 바람직하다, ×:설치하지 않아도 된다, —:해당사항 없음
(비상전원은 의료실 이외에도 적용된다)

12.4 의용기기 사용에 따른 안전대책의 예

의용기기를 사용하기 위해서는 항상 안전성이 확보되어 있어야 한다는 것을 새삼 강조할 필요는 없을 것이다. 이러한 안전대책의 이해를 돕기 위해, 몇 가지 안전사고의 예를 들어본다. 이 예에서 접지를 완전하게 하는 것이 얼마나 중요한 것인가를 알 수 있을 것이다.

12.4.1 전기메스에 의한 사고의 예

12.4.1.1 전기메스의 원리

외과수술에 쓰이는 전기메스는 일종의 고주파 전류장치로, 번개와 같은 원리로 피부나 조직을 절개한다. 전기메스는 1926년에 Cushing과 Bovie가 처음으로 개발하여 사용하였다. 이것은 0.5~5MHz, 1~15kV의 고주파 고전압을 가느다란 메스 끝을 매개로 하여 생체에 투사하는 것이다. 약 20×10cm 이상의 폭이 넓은 대극판(對極板)을 생리식염수로 적신 거즈(gauze) 등으로 싸서 생체의 반대측에 밀착시켜 둔다.

가는 메스 끝과 대극판 사이에 수kV의 전압이 인가되므로 여기서 아크(arc)방전이 일어나서 메스 끝에 높은 전류밀도 A/cm^{2}가 흐른다. 따라서 i^2Rt의 주울 열이 발생하여 피부를 절개시키는 원리이다

전기메스는 환자를 접지하는데 양호하면서 전기적 접촉면을 크게 하기 위하여, 언제나 환자아래에 큰 대극판을 놓고 사용한다. 수A에 달하는 전기메스 전류는 메스와 대극판 사이를 흐르는데 접촉면이 크기 때문에 통과하는 전류밀도는 낮아지고, 메스부분에서만 유효한 발열과 소작(燒灼)에너지 소비가 일어난다.

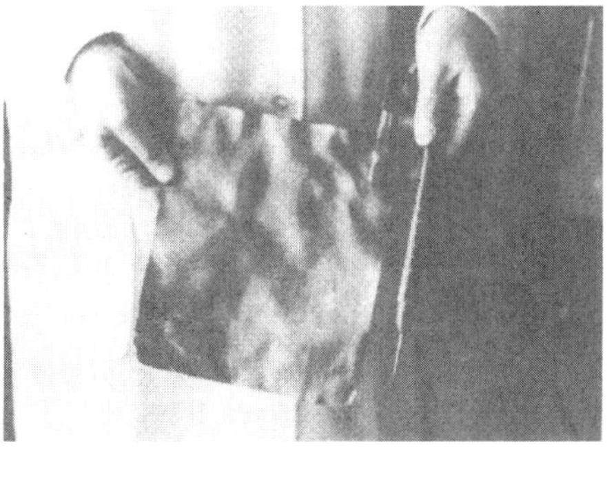

그림 12-19. 대극판과 전기 메스

12.4.1.2 전기메스에 의한 사고

만일 전기메스 장치가 충분히 환자와 접촉되지 않고, 대극판 접지회로에 고장이 생기거나 접촉이 불완전하면, 전기메스 전류는 환자의 다른 접지점에 흐르게 된다. 대부분의 ECG 모니터는 이 고압, 고주파 전류에 대하여 저 임피던스 통로를 형성하게 하여, ECG의 접지전극이 접지점으로 되는 일도 드물지 않다. 그림 12-20은 이런 상태를 나타낸 것이다.

일반적으로 ECG전극은 접촉면적은 작고, 전기메스의 접지극 면적의 1/100 또는 1/1,000의 크기밖에 되지 않으므로, 대극판과 같이 전류밀도는 작아지지 않는다. 그림 12-22에서는 전기메스 전압 8kV의 일부 2kV가 ECG전극에 가해져서, ECG전극의 접촉저항을 10,000Ω으로 되게 하면, 전극면의 소비전력은 400W로 되어 당연히 접촉면에서 화상을 일으키게 된다. 표 12-4에서는 ECG전극의 접촉저항이 1,000Ω으로 되어 있으므로, 발열량은 4,000W로 되어 큰 화상을 입게 된다.

전기메스의 화상 사고는 이밖에 대극판에서 국소적으로 전류밀도가 증대하는 것으로 인해서 일어나는 일도 있으므로 주의가 필요하다. 전기메스에서 대극판을 충분히 넓게 하면 여기서의 전류밀도는 충분히 작아지므로 대극판이 밀착된 부분에서 화상은 일어나지 않는다. 만일 대극판이 올록볼록하여 생체 피부면과의 접촉이 완전하지 않으면 그 부위에 화상이 생긴다(그림 12-21 b, c점). 베개가 젖어 있다던가(a점), 환자의 등쪽에 물이 고여 있다던가 하여 그 부분에 전류가 흐르면 화상이 생긴다.

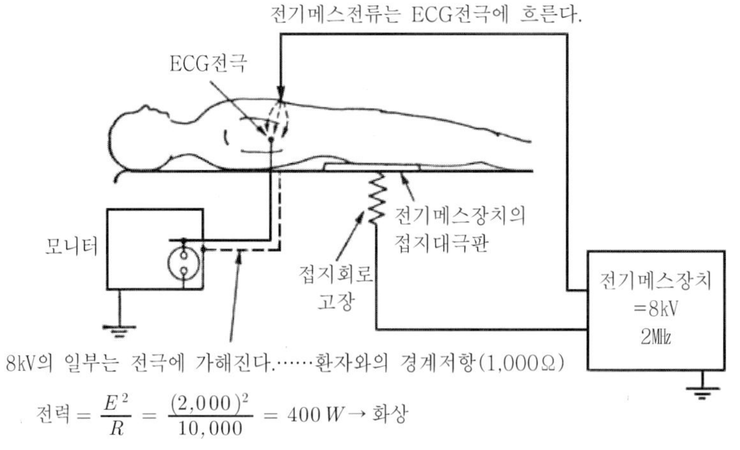

그림 12-20. ECG 전극부분에서의 전기 메스에 의한 화상

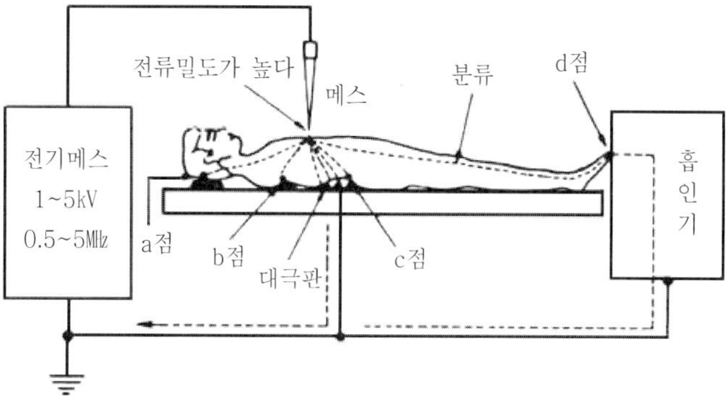

그림 12-21. 전기메스 수술중 화상

또 외장(case)이 접지된 흡인기 등에 발과 같은 부위가 접촉하고 있어도 화상이 생긴다(d점). 이러한 것을 분류(分流)에 따른 화상이라고 한다. 이와 같은 상황에서 만약 대극판의 접지가 절단되어 있다고 한다면 분류 전류는 대단히 커지고, 더욱이 환자가 전신마취중이면 중대한 결과를 초래하게 된다.

끝으로 한가지 더 첨가한다면, 전기메스에서 쓰이는 고주파 전류는 100kHz~수MHz로 대단히 높으므로 심실세동을 일으키는 일은 없다. 그렇지만 수술 중에는 언제나 메스의 절단 감각에 주의하여, 절단 감각이 나빠졌을 때에는 접지회로를 의심해 보아야 한다.

12.4.2 마이크로 쇼크의 예

그림 12-22는 마이크로 쇼크에 기인한 심실세동으로 사망한 환자의 예를 든 것이다. 이것은 미국에서 실제 일어났던 일이다. 이 환자는 전동베드에 누어서 카테터 법에 의한 심실내압을 측정하고 있는 중이었다. 불행하게도 베드의 접지선이 절단되어 있는 것을 아무도 몰랐으며, 공교롭게 간호사가 오른손으로 베드의 금속 프레임(frame)을 잡은 채 왼손으로 조금 젖은 카테터(cathether)를 집고 말았다.

이에 따라 그림에서 점선으로 나타낸 경로인 모터(moter)→프레임→간호사의 신체→카테터→심실 내→심실벽→심실 외의 환자 체내→심전도용 접지전극→접지로 누설전류가 흘렀다고 생각된다. 이로 인해 환자는 심실세동을 일으켜 사망한 것이다. 이것은 베드가 완전하게 접지되어 있었으면 방지할 수 있었던 사고였다.

접지를 바르게 하는 것이 얼마나 중요한 가를 나타내는 예이다. 또한, 환자환경 내의 베드, 전기혈압계, 모터, 심전계 등의 모든 장치가 등전위로 되어 있지 않았던 것이 그 원인인 것을 이해할 수 있을 것이다.

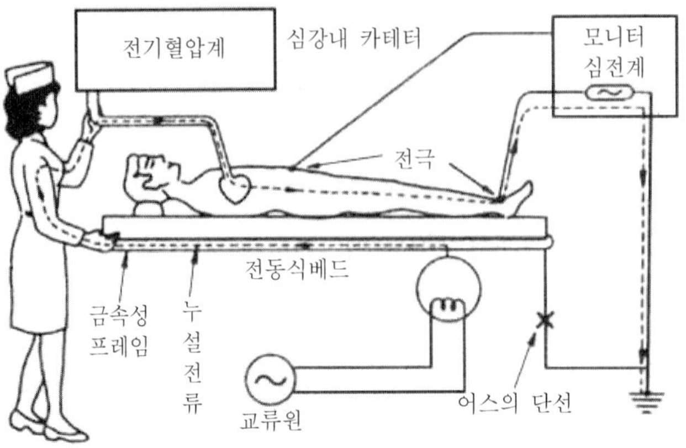

그림 12-22. 심장 카테터에 접촉되어 발생한 마이크로 쇼크

12.4.3 고장접지전류로 인한 사고의 예

접지선의 저항이 클 때, 위험하게 되는 예를 살펴본다. 수술실에서 카테터 검사를 실시하고 있을 때, 여기서 떨어져 있는 방(예를 들어 생리검사실)에서 교류 100V에 접속하여 운전중인 냉방기(cooler)가 고장이 나서 모터의 절연이 파괴되어 1A의 고장접지전류가 흘렀다고 하자.

그림 12-23과 같이 수술실의 접지선에 1A가 흘러서, 접지선의 2점간 8m의 저항이 0.05Ω이었다고 하면, 이 접지선의 2점간에는 1A×0.05Ω=50mV의 전위차가 생긴다. 따라서 심장 카테터를 통해 환자에게 50mV÷1000Ω=50μA의 전류가 흐르게 되어 심실세동을 일으키게 된다. 수술실의 접지는 이와 같은 사고를 방지하기 위하여 1점 접지로 해야 한다.

수술실에서는 접지가 광범위하게 시공되고 있어, 전원계통은 비접지 배선방식으로 하면, 설혹 전원 1선이 접지선에 접촉되어도 고장전류는 흐르지 않는다. 수술실에서 가연성 가스에 인화되어 위험하게 되는 것을 방지하는데는, 도전성의 접지바닥을 이용한다던가, 도전성의 고무 매트(rubber mat) 나 침대 시트(bed sheet)를 써서 환자를 접지한 수술대에 접속하는 일 등이 필요하다. 환자에게 도전성 의류를 입힘으로서 정전기 방전으로 인한 불꽃이 생기는 것을 방지할 수 있다.

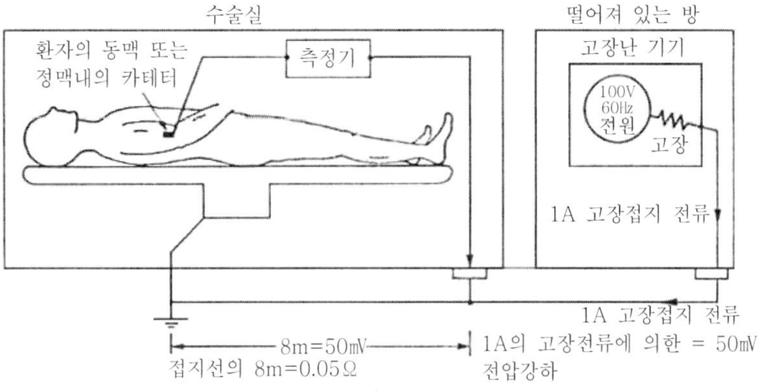

그림 12-23. 떨어진 방에서 전기도구의 고장으로 생길 수 있는 피검자 사고 예

12.5 의료기기의 관리

의료기기의 관리에는 고도의 전문지식이 요구된다. 의료인이 이에 대하여 충분한 지식과 교육을 받을 수 있다면 더할 나위 없지만 그렇지 못한 것이 현실이다. 미국은 CE(clinical engineer), BET(biomedical equipment technician)라는 전문 기술자를 양성하고 있다. 전문기술자가 아니더라도 생명을 다루는 병원에서의 안전대책은 모두가 관심을 가져야 한다.

이를 위해 의료기기의 구입 선정에서부터 운용, 보수 유지, 관리에 필요한 기술 습득 등 의료기기의 사용효율을 극대화시키기 위한 기기관리 프로그램을 마련하는 것이 좋다.

12.5.1 의료기기의 구입

의료기기를 구입하기 전에, 먼저 구입하고자 하는 장비가 꼭 필요한가를 확인하도록 한다. 기기의 구매가 결정되면 기기의 선정을 위하여 사용자, 사후 장비관리부서, 구매부서를 포함한 장비구입심의위원회 등을 구성하고 장비의 특성, 장비의 가격, 장비의 분포도 및 장비 유지관리의 문제 등을 검토하여 구입하여야 한다.

의료기기의 구입시에는 가격, 사용기간, 면적, 중량, 전력, 반입방법, 보수 등의 일반적인 고려사항 외에 환자, 의료종사자에 대한 안전성과 다른 기기와의 접속, 방해의 유무 및 조작의 용이성, 확실성 등과 같은 점에도 주의를 할 필요가 있다.

12.5.1.1 성능

사용자는 성능상 필요한 기능이 있는지를 세심히 검토하고 필요 이상의 기능이 있는 장비의 선정을 가급적 피한다, 필요기능 이상의 장비는 공급 가격이 고가인 것은 물론이며 장비의 운용이 복잡하고 장비의 유지 및 보수에도 많은 비용이 지출될 것이다.

장비의 기술방식 또한 중요하다. 기기의 기술방식이 새로운 기술을 사용한 기기인지, 보편화된 기술을 사용한 기기인지, 사장되어지는 기술을 사용한 기기인가를 검토하는 것도 잊어서는 안 될 부분이다. 새로운 기술을 사용한 기기는 신기술의 장점을 가지고 있으나 임상적으로 보편화되지 않아 장비의 운용시 어려움을 느낄 수 있다. 사장되어가는 기술방식을 채택한 장비는 장비의 생산중단으로 차후 유지보수를 위한 부품이나 소모품 등의 조달에 어려움을 느낄 수 있게 된다.

12.5.1.2 기존 설비의 이용 여부

새로 구입할 장비는 기존에 설치되어 있는 설비를 이용할 수 있는 것이 바람직하다. 기기의 크기, 설치 방법, 전원의 용량, 가스, 물, 온도, 습기, 배수 등을 고려하도록 한다. 또한 최근의 첨단 장비들은 컴퓨터와의 연결 등으로 전원 및 주위 환경에 대하여 매우 민감한 장비들이 많으므로, 다른 기기 영향 등도 고려하여야 한다.

12.5.1.3 업체의 사후 관리 능력

국내에 지사나 대리점을 두고 제품을 공급하는 세계적 규모의 다국적 의료기기회사의 기기는 별다른 문제가 없으나, 일부 국내 수입의료업체들은 영세성을 벗어나지 못하는 곳도 있다. 장비의 구입 후 만일 적정한 기술제공을 받지 못하거나, 업체에서 예비용 부품을 준비하고 있지 못하면 장비의 고장시 이를 장기간 방치할 수 있게 된다.

새로운 장비의 구입 전 반드시 공급업체의 신뢰도, 기술숙련 정도 등을 확인하도록 한다. 그리고 장비의 도입 후 정확한 설치가 가능한지, 사용교육을 충분하게 할 수 있는 업체인가를 검토하고 이에 따르는 사용자 설명서 및 서비스 설명서를 공급받아야 한다.

12.5.1.4 가격

가격의 비교 평가는 장비의 구입 가격뿐만 아니라, 장비의 사용기간 동안 소요될 운용비용 및 보수유지비용 등을 전체적으로 고려하여야 한다.

① 소모품 가격

장비의 특성상 반드시 그 회사 제품의 소모품만을 사용하여야 한다면 소모품의 가격이 비쌀 수도 있다. 일부 제품은 공급자가 병원에 무상으로 기증하거나 또는 아주 낮은 가격으로 제품을 공급할 수 있다. 이런 경우에는 여러 병원에서 공급받는 소모품의 가격을 확인한다. 일반적인 소모품을 사용하는 동등의 장비가 있다면 이런 제품의 구입을 고려하는 것도 바람직하다.

② 수리용 부품의 가격

장비의 정비시에 사용되는 수리용 부품은 정비 가격에 포함되는 것이 보통이다. 그러므로 정비시의 부품 가격은 일반적인 부품 가격보다도 비쌀 수 있으며, 만일 자주 교환해야 하는 부품은 구입 전 금액을 확인해야 한다. 대부분의 의료장비 수명은 10년 내외이다. 이 기간 동안 필요한 부품의 원활한 공급과 서비스가 제공되는지도 확인하여야 한다.

③ 정비보수료

고가의 장비일수록 전문업체와 정기 보수계약제로 장비를 관리하는 경향이 있다. 이때 신뢰성이 높은 업체일수록 금액이 높아지며, 정비 관리의 효율성은 높아지게 된다. 정비 보수 계약시에는 정비 횟수, 정비시 필요 부품의 공급 한계, 장기간의 장비 고장시 책임 여부 등도 결정하여야 한다.

12.5.1.5 안전성

의료기기는 환자의 생명에 직접적으로 영향을 미친다. 구입하고자 하는 기기가 미국의 FDA, 일본의 후생성 등 제조국가가 인정하는 기관에서 안정성 검사를 필하였는지를 확인한다. 또한 제조국가에서 충분한 임상실험의 여부와 이에 관련된 임상실험 결과 및 선정 기기를 사용한 학술논문 및 국내 검증기관에서 검사를 필하였는지도 확인하도록 한다.

만일 의료기기의 제조상 또는 설계상의 결함으로 기기 자체에서 문제점이 발생시는 장비수리, 변상, 교환 등의 방법 및 무상 보증수리기간 등을 명확하게 명기하여야 한다.

12.5.1.6 업그레이드

장비구입시 구입예산의 부족으로 특정 기능을 배제하고 일부 기능만을 가진 장비를 구입하였거나, 기술의 발전으로 제품 성능이 향상되었거나 등의 사유가 발생하였을 시 향후 업그레이드(up-grade)할 수 있는가를 확인하도록 한다. 기능 향상이나, 컴퓨터 인터페이스 여부, 기록계의 장착 가능 등을 조사한다. 앞으로 기능을 업그레이드를 실시할 계획이 있다면, 가능한 기기의 구입이 유리하며, 사용할 계획이 없다면 이러한 기능을 가지고 있는 의료기기를 구입하는 것은 과다 지출이 될 수 있다.

12.5.1.7 구입검토와 계약

의용기기는 같은 용도라 하더라도 여러 생산회사에서 여러 제품들이 나와 있다. 성능 또한 다양하여 기기를 구입하고자 할 때, 많은 검토가 필요하다. 장비 구입시는 세단계로 나눠 검토를 하도록 한다.

각 제조회사들은 모두 quality equipment를 생산하고 있다고 가정하고, 판매회사들을 파악한다. 첫 단계로 이들 판매회사에서 나온 제품설명서 등을 가지고, 성능, 가격 등의 목록을 작성하여 필요에 알맞은 회사를 3개 정도로 압축한다. 두 번째 단계로 이들 회사에서 성능 규격서(performance specification)를 제출 받아 원리, 용도, 성능, 가격 등을 자신의 병원에 적합한 기준으로 검토한다. 최종 단계로 최종가격을 조정하기 전에 제조회사의 규격과 설치한 다음의 점검합격, AS(after service) 등에 관한 보증을 받고 계약을 하도록 한다.

계약시 고려해야 할 사항을 한 가지 들면, 기계가 고장을 일으켰을 때 어디까지가 사용자 측이고, 어디까지가 생산자 측의 담당인지를 원칙적으로 확실하게 하여 두는 것이 좋다. 대부분 기계 내부에 손을 대는 것은 생산자 측의 일이다. 사용자 측에서는 보수, 수리 등의 기록을 남기는 것이 중요하다.

12.5.2 의료기기의 구입관리

12.5.2.1 기기 검수

의료기기가 제조회사로부터 도입되면 ㉠ 구입 사양에 맞는 기능 유무, ㉡ 구입 부속물(accessories)의 구비 여부, ㉢ 외형적인 장비의 손상 여부, ㉣ 선정 시 사양에 따른 장비의 동작 상태 등의 초기 검수를 실시하도록 한다. 그리고 사용자에 대한 올바른 장비운용 교육 및 장비 관리자에 대한 간단한 정비 교육 등이 이루어졌는가를 확인한다.

12.5.2.2 사용 및 유지관리 교육

① 사용자 교육

장비고장은 대부분 사용자의 장비 사용미숙인 경우가 많다. 일반적으로 사용자는 사용법 숙지시 공급업체의 교육에 의존하는 비율이 높다. 새로운 장비가 도입되면 반드시 사용자는 장비의 운용에 어려움이 없도록 충분한 교육을 요구하여, 사용자가 하여야 하는 유지 관리 방법 및 고장시 응급 대처방법 등을 익혀야한다.

② 기기관리자 교육

기기의 유지 보수 관리자는 제조업체로부터 인정하는 교육을 이수하여야 한다. 최근 들어 고가의 장비들은 대부분 외국의 제조사가 제공하는 생산현지의 교육장소에서 서비스 교육을 실시하는 것이 일반적이다. 그러나 제조사에서 실시하는 교육을 참가하는 것이 현실적으로 어려우며 또한 참석하더라도 교육이 영어 및 현지어 등으로 실시되어 이를 이해하는데 있어서 매우 어려움을 느끼게 된다. 그러므로 반드시 국내 대리점에게 확실한 서비스 교육을 요구하고, 서비스 매뉴얼 등의 자료를 받아 이를 완전 숙지하여야 한다.

12.5.2.3 정비 기록

모든 장비는 장비의 도입 시점서부터 관리번호를 부여하고 장비 이력카드를 작성하여 관리하도록 한다. 장비의 이력카드에는 기기의 설치일자, 무상수리기간 및 설치이후에 발생되는 모든 정기 서비스 내역, 장비고장 수리시에는 수리내용과 수리에 사용된 부품 및 부품의 비용, 성능을 향상하기 위한 업그레이드 등을 기록한다.

12.5.2.4 사용개시 전 안전 점검

의료기기의 안전성과 신뢰성은 양질의 진료활동에 매우 밀접한 사항이다. 기기를 새로 구입하거나, 수리 후에 첫 사용할 때는 반드시 장비사용 전 충분한 시험을 통하여 만족한 결과를 얻을 때만 사용하도록 한다. 이렇게 함으로써 발생될 수 있는 안전사고를 미연에 방지할 수 있다.

12.5.3 의료기기의 사용 유지 관리

12.5.3.1 관리 프로그램

관련전문가의 지도와 상담으로 적절한 품질관리 프로그램을 마련하도록 한다. 각 시설마다의 최적의 품질관리 프로그램은 실시방법, 의용기기의 종류, 사용자, 환자나 병원 환경 등 많은 요소가 고려되어야 한다. 가능하면 관련전문가가 관리에 책임있는 형태로 참가하도록 하는 것이 좋다.

관리 프로그램은 각 의용기기나 사용부서에서 검사의 필요성에 따라 개발한다. 일반적으로 제조사가 제공하는 사용설명서에 일상적인 정비관리 목록이 작성되어 있으므로 이에 준하는 것이 좋다. 프로그램은 점검 항목(check list)을 만들어 이에 따라 정기적으로 점검을 실시하여 장치가 규격대로 작동하고 있는가를 확인한다. 그리고 가능하면 전문가에게 접지의 확인, 누설전류의 측정 등을 정기적으로 점검하도록 한다. 이 검사간격은 명확히 할 필요가 있다. 점검 결과는 정해진 양식에 따라 기록해서, 그 변동 사항을 정기적으로 판단할 필요가 있다.

① 일일 정비관리 daily maintenance

매일 실시하여야할 점검이나 유지관리이다. 일정한 점검표를 만들어 실시한다. 일일 점검시 우선할 것은 기기가 청결한 상태로 유지되도록 한다. 청결한 상태에서 사용해야만 고가의 장비를 고장 없이 오랜 기간동안 사용할 수 있다.

② 월별 정비관리 monthly maintenance

필요한 소모성부품의 교체, 장비의 청소 등 주로 사용자가 매달 정기적으로 실시하는 관리이다. 사소한 것이라도 고장의 원인이 될 수 있으므로, 월별 정기관리를 통하여 올바르게 사용되고 있는가를 점검한다. 장비의 수명연장을 위해 중요한 유지관리이다.

③ 분기별 정비관리 quarterly maintenance

분기별로 소모성부품의 교환, 장비의 교정 등을 하는 작업이다. 사용자보다는 의료기기 관리자가 실시하는 것이 좋다. 일반적으로 이와 같은 유지관리의 소홀이 장비고장의 원인이 될 수 있다.

④ 년별 정비관리 yearly maintenance

장비의 상태나 준소모성부품의 교환시기 또한 전반적인 주유, 조정 및 교정과 장비의 안전성 등을 1년에 한차례 실시한다. 사용자나 병원의 장비관리자보다는 공급업체에 의뢰하여 장비 점검과 동시에 종합적으로 실시하는 것이 바람직하다.

⑤ 예방 정비관리 preventive maintenance

예방관리의 목적은 장비가 고장없이 다음 예방정비시까지 사용하는 것이다. 장비의 중요도에 따라 차이는 있지만 예방정비관리는 보통 2개월에 1회 정도를 실시한다. 예방정비의 사항은 ㉠ 장비의 동작에 따른 광범위한 검사, ㉡ 소모성 부품의 교환, ㉢ 주유 및 조정, ㉣ 필요한 부분의 성능 검사, ㉤ 최종 성능확인, ㉥ 안전 확인 등이다.

예방정비관리를 공급업체에 위탁하여 실시한다면, 예방정비의 횟수, 비용, 고장수리시 수리용 부품 등의 부담비용 책임한계, 정비 후 기기관리책임자와 사용자에 의해 인정받아야 할 사항, 실시되는 작업의 질에 대한 책임소재 등을 계약서상에 명기하여야 한다.

12.5.3.2 고장 수리

기기의 예방관리가 잘되면 고장횟수는 상대적으로 줄어든다. 그러나 정비가 잘된 기기라도 이상이 발생될 수 있으므로, 고장 발생시 신속하게 처리할 수 있는 체계를 갖추고 있는 것이 필요하다.

고장시에는 교체해야 할 부품을 재생사용하거나 소자 단위의 수리방식으로 하면 수리비를 대폭 절감할 수 있으나 수리 기간이 길다는 단점이 있다. 보드(board) 단위로 교체를 하면 신속한 수리는 가능하나 많은 비용이 지출된다.

대부분의 고장은 사용자의 부주의에서 발생되는 것이 많다. 수리요청 전에 부속기구의 연결상태, 퓨즈 절단, 장비의 조작미숙, 전원연결 등 기초적인 점검사항을 반드시 확인하도록 한다.

12.5.3.3 성능 변경

기기의 성능 변경(up-grade, down-grade, modify)은 필요시에만 실시한다. 불필요한 성능변경은 경제적인 낭비뿐만 아니라 혼란만 초래할 수 있다. 자체 기술진에 의한 작은 성능 변경이라도 반드시 제조사에 자문을 받도록 한다. 제조업체에서 무상 또는 유상으로 실시하는 변경의 경우는 제품 하자에서 오는 문제로 실시하는 것인지 또는 기능 향상을 위한 것인지를 확인한다.

12.5.4 의료기기의 사용에 따른 주의사항

의료기기의 사용에 따른 안전대책을 위해서는 적절한 관리가 이루어져야 한다. 이를 위해 기기의 설치부터 사용전, 사용중, 사용후에 일반적으로 주의해야 할 사항들을 살펴본다.

12.5.4.1 설치시 주의사항

㉠ 물이 찬다거나 화학약품, 유해 가스 등이 없는 장소에 설치할 것.
㉡ 공기 중에 염분, 먼지 등이 함유되어 악영향이 생기지 않는 장소에 설치할 것.
㉢ 온도, 습도, 기압, 통풍, 햇빛 등이 적절한 장소에 설치할 것.
㉣ 경사지지 않고 진동이나 충격 등이 없는 장소에 설치할 것.
㉤ 전원의 주파수, 전압, 허용전류치, 소비전력 등에 주의할 것.
㉥ 전지전원을 사용하는 경우는 전지의 방전상태, 극성 등을 확인할 것.
㉦ 접지를 완전하게 할 것.

12.5.4.2 사용전 주의사항

㉠ 기기의 사용설명서를 숙지하여 조작에 충분히 숙달되도록 할 것.
㉡ 스위치 접속상황, 다이얼 설정, 극성, 계기 등을 점검하여 기기가 정확히 동작할 수 있는가를 확인할 것.
㉢ 접지가 완전하게 이루어져 있는가를 확인할 것.
㉣ 모든 코드접속이 정확하고 완전한가를 확인할 것.
㉤ 기기를 병용할 때는 오차가 생기기도 하고 위험도 일어날 수 있으므로 충분한 주의를 할 것.
㉥ 환자에 직접 접촉할 수 있는 기기의 외장이나 외부회로를 재점검할 것.
㉦ 전지전원을 사용하는 경우는 전지를 확인할 것.

12.5.4.3 사용중 주의사항

㉠ 진료에 필요한 시간·량이 초과되지 않도록 주의할 것.
㉡ 환자 및 기기의 이상여부를 지속적으로 감시할 것.
㉢ 환자 및 기기에 이상이 발견된 경우에는 우선적으로 환자의 안전상태를 고려하고, 기기동작을 정지하는 등의 적절한 조치를 할 것.
㉥ 기기 이상시 환자가 동요되지 않도록 주의할 것.

12.5.4.4 사용후 주의사항

㉠ 정해진 순서에 의해 조작스위치, 다이얼 등을 사용전 상태로 원위치하고 전원을 끌 것.
㉡ 부속품이나 코드류 등을 정리할 때는 무리한 힘을 가하지 않을 것.
㉢ 기기, 부속품, 코드류 등은 청결하게 하고 다음 사용에 지장이 없도록 정리하여 둘 것.
㉣ 보관은 설치할 때의 주의사항과 같은 적절한 장소에 이루어지도록 할 것.

12.5.4.5 보수점검시 주의사항

㉠ 계획된 관리프로그램에 의해 보수점검을 할 것.
㉡ 기기 및 부품은 관련 전문가에 의해 정기점검을 할 것.
㉢ 잠시 사용하지 않은 기기를 재사용할 때에는 사용 전에 반드시 기기가 정상적으로 안전하게 동작하는지를 확인할 것.
㉣ 고장이 났을 때는 함부로 손대지 않도록 적절한 표시를 하고, 전문가에게 수리를 의뢰할 것.

12.5.4.6 기타 주의사항

㉠ 담당자로서 숙련된 자 이외는 기기를 사용하지 않도록 할 것.
㉡ 기기는 임의로 개조하지 말 것.
㉢ 기기에 관련된 회로도, 사용 및 취급설명서 등은 알기 쉬운 장소에 잘 보관하여 둘 것.
㉣ 보수점검, 사용 등의 기기 관리에 필요한 데이터는 정해진 양식에 따라서 기록해 놓을 것.

12.6 병원내의 환경

수술실이나 ICU 등에서는 다수의 기기와 설비가 갖추어져 사용되고 있다. 의료종사자는 이것들을 독립적으로 사용하고 있으며, 명령계통이라는 것은 대개가 존재하지 않는다. 환자는 유독물질이나 물리에너지의 작용에 대해서 특별히 약할 수 있고, 마취상태에 있다거나 거동이 부자유하다면 위험으로부터 스스로 달아날 수도 없다.

이와 같이 병원이라는 곳은 특수하고 복잡한 환경아래 다양한 사람들로 구성된다. 따라서 병원내의 환경안전문제에 대해서는 어느 정도 fullproof(특히 주의하지 않아도 안전)한 방법을 취할 필요가 있다. 그러나 환자에게는 최고의 기술과 의술을 제공되어야 하므로 기술의 질을 떨어뜨리면서까지 안전을 도모하는 것은 문제가 된다. 그러므로 의료인에게는 일반인보다 높은 지식이 요구되는 것이다.

12.6.1 환경설비

환경설비로서는 먼저 공기와 물이 중요하다. 병원내의 청결도를 유지하기 위해서는 모든 것을 '청결한가', '청결하지 못한가'의 두 가지로 나누어 관리하여야 한다. 중간적으로 깨끗하다는 것은 생각하지 않아야 한다는 것이 기본적이라 할 수 있다.

공기의 기압차를 만들어 깨끗한 곳에서 깨끗하지 못한 곳으로 공기가 흐르도록 설계한다. 수술실 등 감염이 생기기 쉬운 장소에 공급되는 공기는 공기 필터(air filter)를 통해 수 μm 이상의 큰 입자(즉 세균 등)을 제거한다. 특히 감염에 대한 배려가 필요한 수술실 등에는 실내공기가 층류를 형성하지 않고 똑같이 흐르도록 하며, 마취가스에 대한 배기 설비를 한다.

물은, 수술 전에 손을 씻는 것 등, 청결한 물을 갖춰야 할 필요가 있다. 필터 등에서는 세균을 제거할 수 있지만 죽은 세균에서 유출되는 독소는 제거할 수는 없다. 이온교환수지도 사용된다. 엄밀하게 깨끗해야 될 때에는 증류수를 사용한다.

12.6.2 기재의 공급과 처리

병원내의 기재는 종류가 대단히 많다. 약제나 수술기구 등은 대표적인 예이다. 이러한 기재들은 단순히 수량만 있으면 된다는 생각보다는 필요한 장소에 사용가능한 형태로 공급되어야 한다. 저장설비만이 아니라 정보처리, 멸균, 반송, 세척, 책임체제 등 많은 면에서 뒷받침이 필요하다.

사용후의 기재, 의류 등은 세척·멸균에 커다란 작업량을 가져오고 있다. 이의 자동화를 위해 많은 기기들이 계속 개량되어 나오고 있다. 사람 손에 의한 작업만이 아니라 물품의 종류에 따라서는 쓰고 버리는 방식 등, 병원 규모에 따라 적당한 방법이 선택된다.

12.6.3 병원내 물품의 흐름

병원내의 흐름은 사람, 물건, 정보의 세 가지 흐름을 중심으로 생각하면 된다고 말한다.

정보의 흐름은 컴퓨터 네트워크로 정보시스템이 구축되고 있다. 여기서 물품의 흐름은, 대형병원에서는 일반인에게는 보이지 않게 이루어지고 있다. 물품의 수송에는 물품 반송 시스템이 준비된다. 반송 로봇, 소형의 동력차 등이 사용된다거나 문서 등의 전달에 기송관(氣送管 air shooter)이 사용되고 있다. 이들은 병원내 여러 지점에서 어느 곳이든지 상호 수송이 가능하여야하므로 행선지를 관리하는 기능이 필요하게 된다.

12.7 의용기기의 표시기호

표 12-9에 ME기기의 표시에 쓰이는 기호를 나타낸다.

표 12-9. ME 기기의 표시기호

번호	기호	설명	번호	기호	설명
1	～	교 류	14	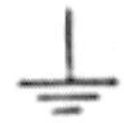	접 지
2	3 ～	3 상 교 류	15	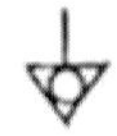	등 전 위 화
3	3N～	3상교류중성도체	16	N	중 성 선 접 속 점
4	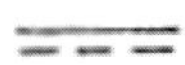	직 류	17		방 폭 형 (防 曝 型)
5	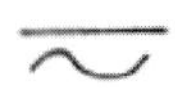	교 류 및 직 류	18	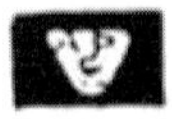	G 류 방 폭 형 (G 類 防 曝 型)
6	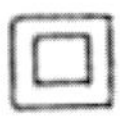	II 급 기 기	19		방 적 형 (防 適 型)
7	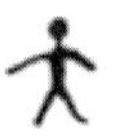	B 형	20		방 말 형 (防 沫 型)
8	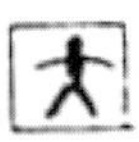	BF 형	21	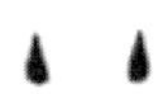	수 밀 형 (水 密 型)
9		CF 형	22		주의 : 부속문서 참조
10	O	OFF(상 용 전 원)	23		주의: 추가보호접지 필요
11	|	ON(상 용 전 원)	24	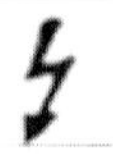	고 전 압
12		보 호 접 지(대 지)	25		비 전 리 방 사 선
13	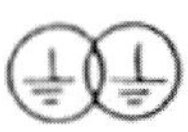	추 가 보 호 접 지			

제13장 정보통신과 원격의료

진료를 받기 위해 멀리 떨어진 병원에 가야만 했던 환자들이 집안에서 각종 전문 의료 서비스를 받을 수 있는 원격의료(telemedicine)가 보편화할 전망이다. 원격의료란 정보통신의 다양한 기술들과 의료서비스가 융합된 개념으로 의학영상, 동영상, 환자기록 등 각종 데이터를, 통신망을 통해 주고 받아 원격지에서 진료하는 것을 말한다.

진단에 필요한 생체신호들은 데이터 취급과 처리의 이점 때문에 대부분 전기신호로 변환되어 측정되고 있다. 이 신호를 전송에 적합하게 변조시켜 유선 또는 무선의 전송선로를 통해 원격지로 보낼 수 있다. 생체신호 데이터를 원격지로 정확히 전송하기 위해서는 유·무선에 따른 데이터 전송기술이 필요하다. 데이터 전송은 컴퓨터가 데이터 발생원으로부터 떨어져 있는 경우에, 생체신호를 컴퓨터로 처리하고자 할 때 특히 필요하다. 이와 같이 피측정자의 의용 데이터를 멀리 떨어진 지점으로 전송하여 그곳에서 측정하는 방법을 의용 텔레미터(medical telemeter)라고 한다. 원격의료가 효과적으로 진행되기 위한 첫 단계가 의용 텔레미터 기술이라 할 수 있다.

원격의료는 공간과 시간 그리고 경제적인 문제 등으로 인해 의료혜택을 받기 어려운 환자들을 공간과 시간적 문제를 해결함으로써 보다 쉽고 빠르고 저렴하게 의료혜택을 받을 수 있게 한다. 이로 인해 현재의 환자진료 패턴과 의료 서비스 등이 앞으로는 달라질 것으로 예상되고 있다. 원격의료가 새로운 진료시대를 열 것으로 전망된다.

이 장에서는 정보통신에 대해서 먼저 살펴본다. 원격의료에서는 통신에 대한 이해가 먼저 선행되어야 하기 때문이다. 원격의료는 원격진료, 원격회의, 재택진료 등의 모든 의료서비스 분야를 포함하고 있지만, 의용 텔레미터와 환자 감시시스템을 가지고 원격의료(telemedicine)에 대해 살펴본다.

13.1 정보통신

13.1.1 정보통신의 기본

13.1.1.1 정보통신의 형태

데이터는 현실세계로부터 단순한 관찰이나 측정을 통해서 수집한 사실이나 값을 의미한다. 정보는 어떤 상황에 따른 의사결정을 할 수 있게 하는 지식으로서 데이터의 유효한 해석이나 데이터 상호간의 관계를 말한다. 따라서 정보는 데이터를 처리 가공한 결과라 할 수 있다.

정보통신은 정보의 생산자와 소비자 간의 이동현상을 말하는 것으로, 정보의 표현형태가 무엇인가에 따라 음성통신, 데이터통신, 이미지통신, 영상통신, 이들의 통합된 형태인 통합정보(multimedia)통신 등으로 구분된다.

정보통신에서는 표준이 매우 중요하다. ISO(International Organization for Standar-dization), ITU-T(International Telecommunications UnionTelecommuni cation)등의 국제 표준기구가 활발하게 표준안을 만들고 있으며 그밖에도 ANSI (Ameri can National Standards Institute), IEEE(Institute of Electrical and Electronics Engineers)와 EIA(Electronic Industries Association) 등이 역시 표준안들을 제정하고 있다.

13.1.1.2 데이터통신과 네트워크

데이터통신이란 전기통신회선에 컴퓨터와 그에 부수되는 입출력장치 및 기타의 기기를 접속하고, 디지털 형태로 표시된 정보를 송신, 수신 또는 처리하는 통신이다. 데이터 통신 시스템이란 데이터의 전송과 처리를 어떤 목적을 위해서 유기적으로 결합하여 시스템으로 구성한 것을 의미한다.

어떤 공동의 목적을 위해 다수 지점 간에 상호 연결된 통신형태를 망 또는 네트워크(network)라 한다. 일례로 여러 가입자간의 전화 이용을 위해 형성된 망은 전화망이라 하며, 병원이나 기업과 같이 한정된 지역 내에서 각 구성원간의 상호연결을 위해서 형성된 망을 근거리통신망(LAN, local area network)이라 한다.

13.1.1.3 통신시스템 기반 기술

통신 시스템은 단말기술, 전송기술, 교환기술, 통신망 기술 등 네가지 주요기술을 기반으로 이루어진다. 이중 어떤 한 가지 기술이라도 빠진다면 현대의 통신은 원활히 이루어질 수 없다.

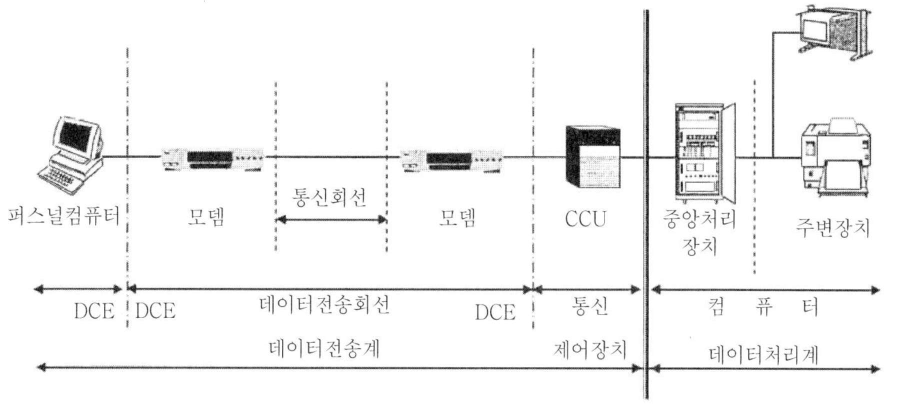

그림 13-1. 데이터 통신시스템의 기본구성

① 단말

단말기는 통신 시스템과 사람과의 인터페이스를 담당한다. 어떤 경우에나 통신의 최종 이용자는 사람이다. 따라서 사람에 의해서 생성된 정보가 통신 시스템을 통하여 원격지까지 전달되고 원격지의 사람이 전달된 정보를 받아들이기 위해서는 사람과 통신 시스템 사이에는 두번의 인터페이스가 필요하다. 이 입력과 출력을 담당하는 인터페이스가 바로 단말(terminal)이며, 이와 관련된 일체의 기술이 단말기술이다.

단말기는 송신시 원시정보를 전송에 적합한 신호로 변환하는 역할과 수신시 전송정보를 음성, 화상, 영상 등의 원시정보로 역변환하는 역할을 동시에 수행한다.

② 전송

전송은 한 지점으로부터 하나 이상의 다른 지점으로 신호를 운반하여 주는 기능을 말한다. 전송 시스템은 송신단국이나 수신단국, 그 사이의 매체, 그리고 중간장치로 구성된다. 전송기술은 이와 관련된 일체의 기술이다.

송신단국은 들어온 신호가 매체를 통하여 효과적으로 전송되도록 변환 송출시키고, 수신단국은 변환되어 들어온 신호에서 원래의 신호를 추출해내는 역할을 수행한다. 중간 장치는 신호가 전송되는 동안 매체의 특성 때문에 변형된 신호를 보상하는 역할을 수행한다. 매체로서는 구리선, 동축케이블, 무선, 광섬유 등이 있다. 주요 전송 관련 기술은 다중화기술, PCM전송기술, 광 전송기술 등이 있다.

③ 교환

교환은 원하는 통신 상대방을 선택하는 기술이다. 전화 발명의 초창기처럼 통신할 수 있는 사람이 특정인으로 고정되어 있거나 그 수가 한정되어 있는 경우에는 교환기술이 큰 문제가 되지 않았다. 하지만 수십 수백만 혹은 수천만의 통신 가입자들이 상호 원하는 통신 상대방을 결정하는 기술은 이제 통신 시스템의 중추적인 역할을 담당하게 되었다.

④ 통신망

통신망은 일반적으로 지역적으로 분산된 다수의 통신 참여자간을 결합시켜 상호간의 정보전달을 가능하게 하는 전달매체로서 노드(node)와 링크(link)의 집합으로 정의된다. 통신망기술은 망차원에서 망 구조를 어떻게 하고, 어떻게 운영관리할 것인가, 어떤 서비스를 제공할 것인가 등을 종합하는 기술로 볼 수 있다.

예를 들어 디지털 기술의 발전과 함께 등장한 IDN(integrated digital network), 더욱 발전된 형태인 ISDN(integrated service digital network), 이어서 등장한 B-ISDN(broadband ISDN), CCS(공통선 신호방식, common channel signaling), TMN(telecommunications management network), 데이터 통신의 형태를 갖는 LAN, VAN(부가가치망, value added network), 그리고 최근 관심의 대상이 되고 있는 IN(지능망, intelligent network) 등도 모두 통신망 기술에 속한다.

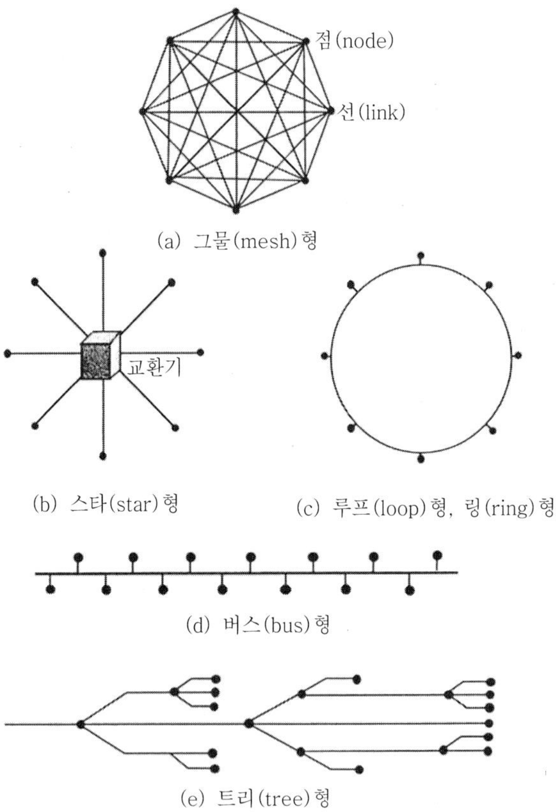

그림 13-2. 통신망의 여러 가지 형태

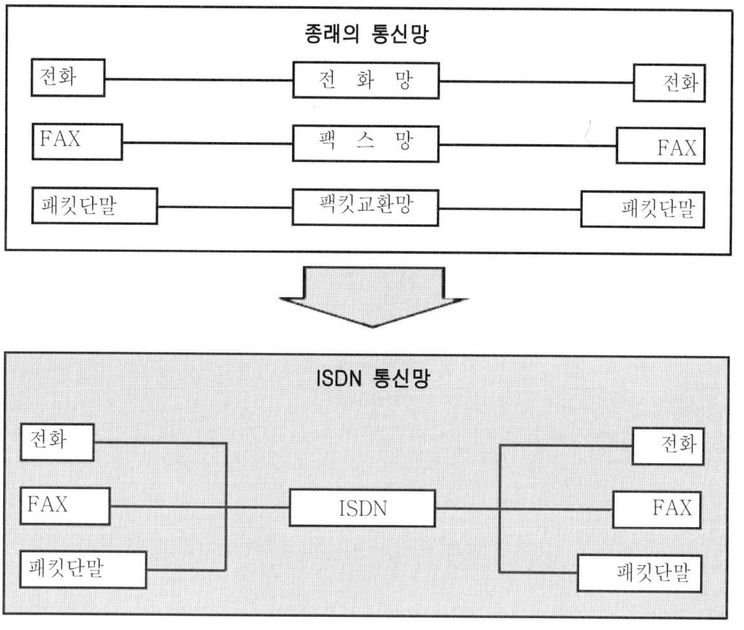

그림 13-3. ISDN 통신망

어떻게 보면 통신에 컴퓨터가 도입되기 시작하면서 통신중인 메시지의 소프트웨어적인 처리가 가능해지고 이를 어떻게 더 조직적이고 효율적으로 행할 것인가에 관한 기술이 통신망 기술이라고 볼 수 있다. 따라서 많은 부분들이 소프트웨어적인 표준안들과 일정한 연관을 갖는다.

13.1.1.4 변조

변조(modulation)란 음성 신호와 같이 저주파 신호를 무선이나 유선으로 먼거리로 전송할 때 높은 주파수의 반송파(carrier wave)에 옮기는 것을 말한다. 정보를 전달하는 경우 음성신호의 주파수와 전송회선의 주파수가 틀리기 때문에 그대로 전송할 수 있는 경우가 많지 않다. 이런 경우 정보의 내용은 전혀 변화시키지 않고 주파수만을 변화시키는 것이 변조이다. 일반적으로 변조는 주파수가 낮은 정보 신호를 주파수가 높은 신호로 변환하기 위한 방법이다.

변조 방식에 따라, 반송파에 신호파 크기에 따른 진폭변화를 주는 것을 진폭 변조(amplitude modulation, AM), 주파수에 변화를 주는 것을 주파수 변조(frequency modulation, FM), 위상변화를 주는 것을 위상 변조(phase modulation, PM)라고 한다(그림 13-4, 그림 13-5).

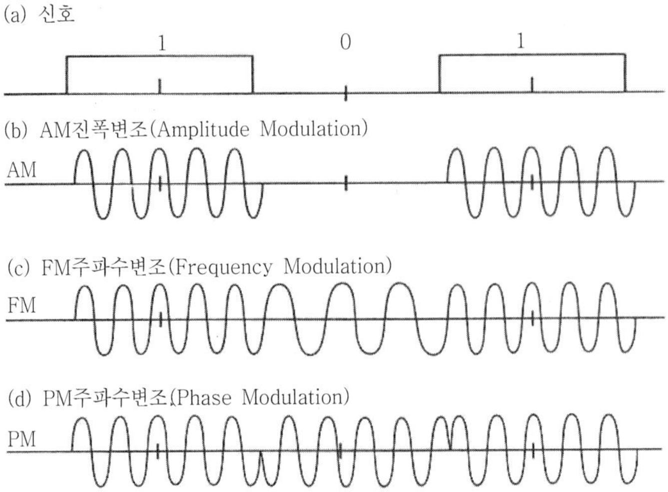

그림 13-4. 변조의 원리

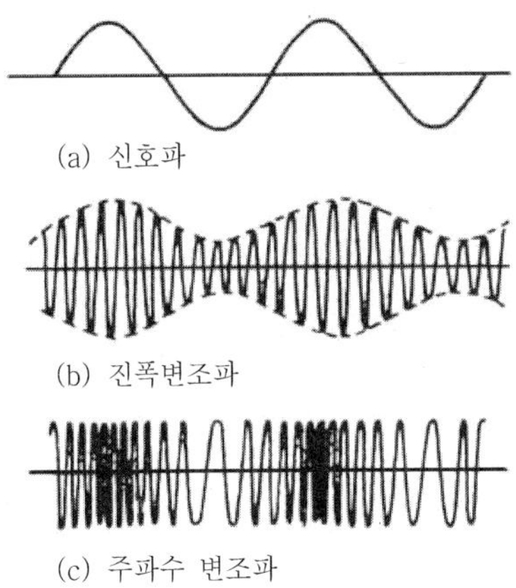

그림 13-5. 변조 방식

반송파에 펄스를 사용하는 것은 ⓐ 펄스 진폭 변조(pulse amplitude modulation, PAM), ⓑ 펄스 폭 변조(pulse width modulation, PWM), ⓒ 펄스 위상 변조(pulse phase modulation, PPM), ⓓ 펄스 밀도 변조(pulse number modulation, PNM), ⓔ 펄스 부호 변조(pulse code modulation, PCM) 등이 있다(그림 13-6).

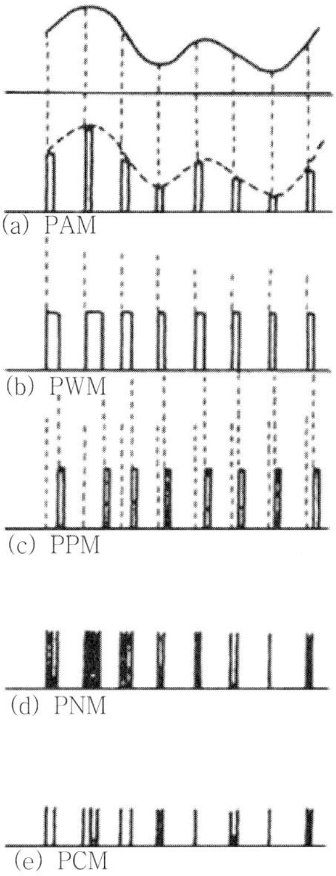

그림 13-6. 펄스변조방식

변조된 신호는 반송파에 의해 상대방에 도달하게 되며, 수신측에서는 이 신호를 원래의 신호로 되돌려야 수신할 수 있다. 이를 복조(demodulation)라고 한다. 변조가 음성 신호와 반송파의 덧셈이라 한다면, 복조는 변조된 신호로부터 반송파를 빼면 만들어질 수 있다.

13.1.1.5 전송속도

① bps

통신 및 컴퓨터에서는 bit라는 단위가 사용된다. 데이터 통신과 디지털 네트워크에서 데이터 신호와 디지털 신호의 전송 속도를 bps(bit per second, 1초에 전송되는 비트의 수, bit/s, b/s)로 나타내고 있다.

2진수에서 0과 1의 한 자릿수를 비트라고 하며, 컴퓨터 연산의 최소 구성단위이다. bit는 binary digit의 준말이다. '01100011'과 같이 8개의 비트가 모여 한 개의 문자를 나타내는 것을 1byte라고 하며, 데이터의 최소 구성단위이다. 1바이트는 워드에서 영문자,

숫자, 기호 중 한 문자를 나타내는데, 한글의 경우에는 2바이트가 한 문자를 이룬다. 1바이트는 8비트로 이루어져 있으므로 컴퓨터에서 데이터를 입력시키기 위해 사용할 수 있는 문자는 2의 8제곱인 256개의 문자이다.

1kbyte는 1,024byte이며, 1Mbyte는 1,024kbyte이다. 1k가 1,024가 되는 것은 컴퓨터는 2진수로 데이터를 나타내기 때문에 $k=2^{10}=1,024$로 계산한다.

② baud

컴퓨터 시스템이나 데이터 통신에서 초당 전송되는 신호의 수를 나타내는 것으로 baud(보)라는 단위가 사용된다. 보 속도는 전송구간에서 속도가 되는데 1개의 전송신호에는 복수개의 비트가 실릴 수가 있어, BPS는 보 속도에다 전송신호 1개에 실리는 비트의 수를 곱하여 얻어진다.

정보통신의 2진 신호에서는 baud 속도와 bps가 동일하다. 2개의 비트가 한 개의 신호 단위로 이루어진다면 보 속도는 bps 속도의 1/2이 된다. 이 때 신호 단위는 디비트(double bit)이며, 00, 01, 10, 11의 네 가지 비트의 조합형태가 된다. 또한 3개의 bit가 한 신호 단위로 사용되는 경우 보 속도는 1/3이 된다. 그러므로 baud와 bps 관계는 다음과 같다.

$$\text{baud 속도} = \text{bps} / \text{단위 신호당 비트수} \qquad (13.1)$$

200baud 이하를 저속도, 200~600baud를 중속도, 600~2,400baud를 고속도, 그 이상을 초고속도라고 한다.

13.1.1.6 부호와 부호체계

컴퓨터를 통해 우리가 나타내야 될 데이터정보는 숫자뿐만이 아니라 문자, 기호 등 매우 다양하다. 이렇게 다양한 각 데이터 정보들을 2진 정보로의 표현은, 각 국가나 단체의 표준기관에서 정해놓은 부호체계에 따라 조금씩 다르게 되어 있다.

'부호(code)'라는 것은 각 데이터 정보 하나하나에 할당되는 2진 표현을 가리키며, '부호체계'란 모든 문자집합에 대한 부호집합을 의미한다. 현재 세계적으로 가장 널리 쓰이고 있는 부호체계는 ITU-T(CCITT)와 ISO에서 표준안으로서 권고하고 있는 International Alphabet No.5이다. 이는 각 문자들을 7비트 부호, 즉 7자리의 2진수로서 데이터를 표현하는 부호체계이다. 이것을 약간 변형한 부호체계가 우리도 많이 사용하고 있는 ASCII(american standard code for information interchange)부호이다.

13.1.1.7 전송장애와 채널용량

실제 전송매체를 통해 데이터가 전달될 때 송신자가 보낸 원래의 데이터와 수신자가 받는 데이터는 약간 다른 신호형태를 취할 수 있다. 이것은 전송로 상에서 받게 되는 여러 요인에 의한 장애 때문이다. 이러한 전송장애의 주요 형태로는 감쇠(attenuation), 왜곡(distortion), 잡음(noise) 등을 들 수 있다. 이와 같은 여러 전송장애 때문에, 전송로를 통해 보내지는 데이터는 다소의 에러를 포함하게 된다.

채널 용량이란 정보가 에러 없이 그 채널을 통해 보내어질 수 있는 최대속도를 나타내며, 일반적으로 bps로 표현된다. bps라는 속도 단위를 사용한다고 해서 정보의 전송속도와 채널용량이 같다고 생각해서는 안 된다. 정보의 전송속도는 전송매체로 정보를 실어보내기 위해 컴퓨터 관련기기에 의해 만들어지는 정보의 생산속도를 말하며, 채널용량은 사용되는 전송매체가 수용할 수 있는 정보전송능력을 가리킨다.

채널을 통해 보내지는 데이터량은 그 채널의 대역폭에 비례하게 된다. 즉, 전송로상에서의 에러가능성이 전혀 없다고 가정할 때, 주어진 양만큼의 정보를 전달하기 위해서는 대역폭×시간이 필요하게 된다. 대역폭이 크면 시간이 그만큼 적게 걸리고 대역폭이 작으면 시간이 더 많이 걸리게 된다. 그러나 실제 전송매체에 있어서 에러율이 0인 통로는 없기 때문에 채널용량은 이들 에러율을 반영하여야 할 것이다.

13.1.1.8 광통신

광섬유를 이용하여 신호를 전송하는 광통신기술의 개발은 통신혁명을 가져왔다. 광을 매개로 하여 정보를 주고받는 통신방식을 광통신이라고 한다. 이에 대해 전기를 매개로 하는 것을 전기통신이라고 한다.

정보를 실은 광은 전파처럼 공간을 통해서 보낼 수도 있고, 광섬유 케이블 내부로 흘려보낼 수도 있다. 광은 구름이나 눈·비·안개 등에 약하므로 특별한 경우를 제외하고는 광통신은 거의 광섬유 케이블에 의존한다. 광통신은 보통 빛이 아닌 레이저를 사용한다.

광통신은 종전의 구리선보다 훨씬 양호한 상태의 정보내용을 수만배까지 동시에 처리할 수 있다. 구리선을 기본으로 하는 전기통신과 비교하여 광통신의 장점은 전자기 장애가 발생하지 않으며 외부 환경 변화에도 강하다. 그리고 기존의 전송로보다 매우 속도가 빠르며, 무게가 가볍고 부피가 작아 경제적인 통신 시스템 구축에 유리하다. 또한 광통신방식은 다른 여타의 방식에 비해 넓은 전송대역폭을 가지고 있어, 전화 등의 음성신호는 물론이고 초고속의 데이터 신호나 영상신호까지도 아무런 기술적 제한 없이 고품질로 보낼 수 있다. 이러한 이점 때문에 광통신은 컴퓨터와 통신이 결합되는 C & C(computer & communication)사회의 정보통신망에서 빼놓을 수 없는 핵심기술이다.

13.1.1.9 전송 매체

전송매체란 통신 상대방사이에서 실제적인 정보를 전송하는 물리적인 통로를 의미한다. 전송매체는 크게 동축케이블이나 광섬유와 같이 유선에 의한 것과, 물이나 공기 등 무선에 의한 것으로 분류될 수 있다. 유선에 의한 전송매체는 물리적인 특성에 따라, 무선에 의한 전송매체는 서로 다른 주파수 범위에 따라 다시 분류된다.

① 유선 통신매체

유선 전송매체의 경우는 폴리에틸렌으로 절연한 2개의 동선인 평형 케이블(pair cable, twisted wire pair)(그림 13-8-a), 가운데의 동선을 원통형의 얇은 동판으로 에워싼 구조의 동축 케이블(그림 13-8-b), 고순도의 유리(glass)섬유로 만들어진 광 케이블(그림 13-8-c)의 세 종류가 있다

a. 평형 케이블

평형 케이블은 구조가 간단하고 저렴하여 주로 가입자회선과 단거리회선(수십㎞ 이내)에 사용된다. 그러나 하나의 케이블 다발에 다수의 회선이 같이 묶여 있기 때문에, 한 회선의 신호가 다른 회선으로 흘러 들어가는 누화현상이 일어난다. 누화현상은 주파수가 높아질수록 커지기 때문에 높은 고주파에는 사용할 수 없다. 현재 사용되고 있는 평형 케이블의 실용 한계는 아날로그 전송에서는 수십㎑ 정도, 디지털 전송에서는 수Mbps 정도이다.

b. 동축 케이블

동축 케이블은 차폐(seal)된 구조로 되어 있기 때문에 누화현상이 일어나지 않고 외부로부터 잡음이 들어오기 어려워 고주파에도 사용할 수 있는 양질의 통신용 케이블이다. 특히 아날로그 다중전송에 최적이고 장거리전송로에 사용되어 왔다. 아날로그 전송에서는 수백 ㎒, 디지털 전송에서는 1Gbps 정도까지 사용할 수 있다. 영상신호에도 사용할 수 있기 때문에 CATV에서는 동축 케이블을 각 가정까지 연결하고 있다.

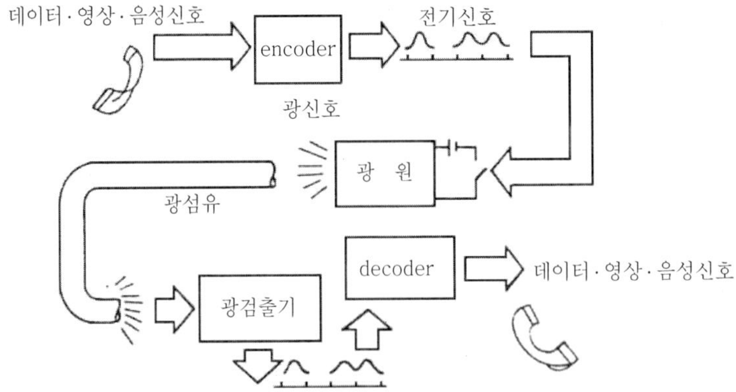

그림 13-7. 광통신 방식의 기본 구성

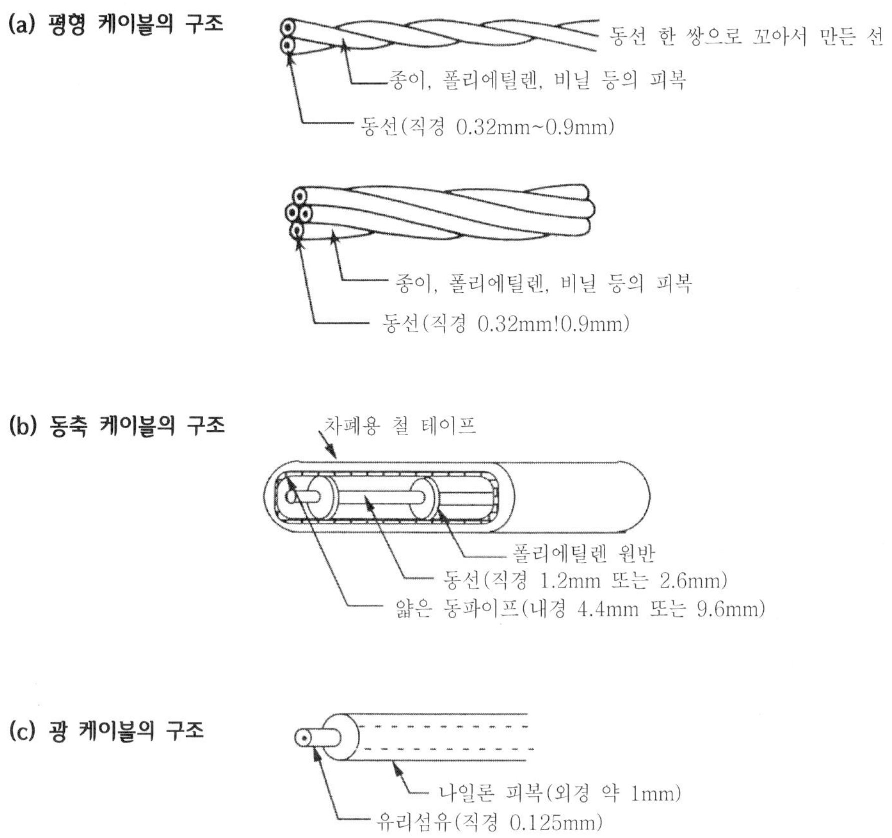

그림 13-8.

c. 광 케이블

광 케이블은 고순도의 유리섬유로서, 장거리를 전송해도 신호(광신호)의 감쇠가 작고(저손실성), 주파수대역이 넓으며(광대역성), 외부로부터의 잡음에 강해 통신용 케이블로서 이상적인 특성을 가지고 있다. 더욱이 가격도 싸져서 장거리전송용으로 사용되다가 단거리용으로도 사용할 수 있게 되었다. 광대역성을 살려 디지털 전송에 자주 이용되며, 10Gbps 이상까지도 충분히 사용할 수 있다.

② 무선 통신

무선에 의한 전송매체에는 지상 마이크로파, 위성 마이크로파 및 방송무선 등을 들 수 있으며, 주파수의 범위에 따라 VHF, UHF, SHF 등으로 분류할 수도 있다.

표13-1. 전파의 분류

	전 파							
주파수	2kHz	30kHz	300kHz	3MHz	30MHz	300MHz	3GHz	30GHz
파 장	100km	10km	1km	100m	10m	1m	10cm	1cm
명 칭	초장파 VLF	장파 LF	중파 MF	단파 HF	초단파 VHF	극초단파 UHF	SHF	EHF
대표적 이용례	무선항해 (오메가)	무선항해 (디카) 선박, 항공통신	중파방송 선박, 항공통신	단파방송 선박, 항공통신 아마추어 무선 국제통신	TV 방송 FM 방송 무선호출 아마추어 무선 업무용 통신	TV 방송 차량전화 항공전화 개인무선 업무용 통신		전파천문 레이더 위성통신 업무용 통신

전파는 일반적으로 이용할 수 있는 주파수가 유한하다. 게다가 이용하기 쉬운 주파수는 더욱 한정되어 있기 때문에 전파를 유효하게 이용하기 위해 사용목적에 따라 할당되어 있다. 각 주파수대에는 각각 명칭이 붙어져 있다. 무선통신에서는 마이크로파, 밀리파 등이 사용되고 있고, 통일된 정의는 없지만 준마이크로파는 1~3GHz, 마이크로파는 2~10GHz, 준밀리파는 20~30GHz, 밀리파는 30GHz 이상의 전파를 지칭하여 사용되는 경우가 많다.

13.1.2 정보 전송기술

정보통신에서 가장 중요한 것은 정보의 정확한 전달이다. 이를 위해 다양한 형태의 전송기술이 존재한다.

13.1.2.1 정보의 전송

정보를 전송하기 위해서는 정보를 전자기(electromagnetic)적인 신호(signal)로 변환하여 통신채널을 통하여 전송하게 된다. 디지털이나 아날로그 신호로 표현된 각 정보는 사용되는 전송매체의 특성에 따라, 디지털 신호로 표현된 정보는 아날로그 신호로 다시 변환되기도 하고 아날로그 신호로 표현된 정보는 디지털로 변환되어 전송하기도 한다.

디지털 정보를 아날로그 신호로 변환하는 기기를 모뎀(modem, modulator demodulator)이라 하며, 이와는 반대로 아날로그 정보를 디지털 신호로 변환하는 기기를 코덱(codec, coder-decoder)이라 한다.

우리가 표현하고자 하는 정보의 형태는 아날로그정보와 디지털정보의 양상을 띠고 있다. 이들 정보를 전송하는 형태는 아날로그정보를 아날로그신호나 디지털신호로 전송하는 경우와 디지털정보를 아날로그신호나 디지털신호로 전송하는 경우 등 모두 4가지 조합이 가능하게 된다.

13.1.2.2 아날로그 전송

가장 많이 이용하고 있는 정보통신의 형태는 일반 공중전화망에 컴퓨터를 연결하여 정보를 주고받는 것이다. 그런데 공중전화망은 원래 음성정보를 보내기 위해 구성된 통신로이므로, 아날로그신호를 실어 나르는데 적합한 특성을 갖고 있다. 따라서 전화망을 통해서 정보통신을 하려면 자신의 정보형태를 전화망이 수용할 수 있는 신호형태인 아날로그신호로 변환하여야 한다. 이러한 역할을 담당하는 것이 모뎀이다.

아날로그신호의 전송을 위해 AM, FM, PM 등의 변조방식과 주파수분할 다중화(FDM, frequency division multiplexing) 등이 사용된다.

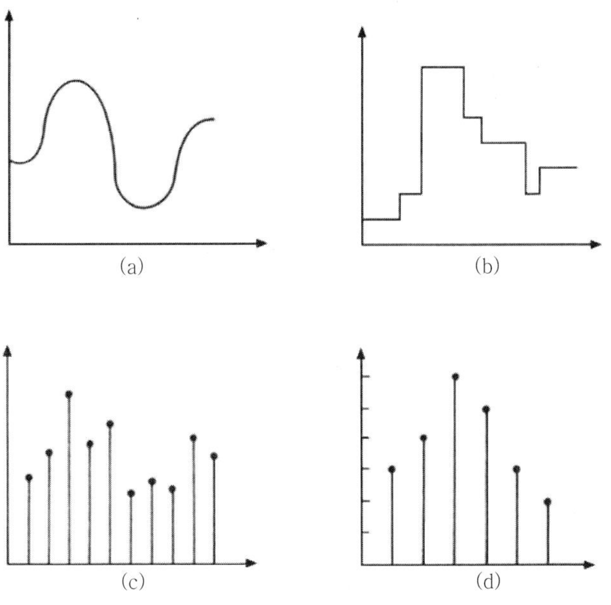

(a) 아날로그 신호 (b) 크기(amplitude) 양자화된 신호 (c) discrete time 신호 (d) 디지털 신호

그림 13-9. 신호표현의 방식들

13.1.2.3 디지털 전송

음성정보와 같은 아날로그 정보를 디지털신호로 변환하여 전송할 수도 있다. 이러한 디지털신호로의 전송형태를 디지털전송이라 한다. 아날로그형태인 음성정보를 디지털신호로 변환하고 또 디지털 신호로부터 다시 원래의 음성정보를 복원해내는 기기를 코덱(codec)이라 한다. 디지털 신호로 변환된 정보는 그 상태로 처리될 수도 있으며, 또다시 모뎀을 거쳐 아날로그신호로 변환된 다음 아날로그 통신망을 통해 전송되기도 한다.

디지털 전송에는 주파수편이변조(FSK, frequency shift keying), 진폭편이변조(ASK, amplitude shift keying), 위상편이변조(PSK, phase shift keying) 등의 변조방식과 시분할다중화(TDM, time division multiplexing) 등이 사용된다. 디지털 전송을 담당하는 기기를 일반적으로 DSU/CSU(digital service unit/channel service unit)라 한다.

오늘날 통신망의 디지털화가 급속하게 진행되고 있다. 디지털 신호를 전송하기 위해서는 아날로그보다 넓은 주파수대역이 필요함에도 불구하고, 디지털 전송은 아날로그 전송 방법에 비해 저가격, 고품질, 정보의 통합전송 등의 이점이 있기 때문에 가입자구간(local loop) 이외의 대부분의 전송구간에서 이용된다.

13.1.2.4 PCM

음성 등의 아날로그정보를 디지털신호로 변환하는 가장 널리 사용되는 방식으로 펄스코드변조(pulse code modulation, PCM) 방식을 들 수 있다. 펄스코드변조방식은 먼저 아날로그정보를 일정간격의 시간으로 샘플링하여 펄스진폭변조 신호를 얻은 다음, 이를 다시 양자화기를 거쳐 각 진폭값을 평준화하고, 이 양자화된 값에 2진 부호값을 할당함으로써 수행된다.

샘플링이란 음성정보를 일정시간 간격, 즉 샘플로 나누어 각 샘플마다 진폭값을 부여하는 것으로, 이를 펄스진폭변조(pulse amplitude modulation) 방식이라고도 한다. 양자화란 샘플링에 의해 얻어진 진폭값을 평준화하는 것으로 예를 들면1.08의 값을 1.1로서 표현하는 것을 말한다. 이 과정에서 생기는 오차를 양자화 에러라 한다. 양자화에 의해 얻어진 모든 진폭값을 등간격으로 구분한 다음, 이들 각 값에 2진값을 할당하게 된다.

디지털 정보를 디지털 신호로서 전송하는 경우는 디지털 정보를 아날로그 신호로 변환하여 전송하는 모뎀보다 더 간단하고 더 저렴한 간격으로 수행할 수 있다.

13.1.2.5 직렬/병렬 전송

디지털 정보를 전송하는 데는 직렬전송과 병렬전송의 두 가지 방법이 있다.

직렬전송은 하나의 문자를 구성하는 각 비트들이 하나의 전송선을 통하여 순서적으로 전송된다. 병렬전송에서는 각 비트들이 여러 개의 전송선을 통하여 동시에 전송된다. 가령 하나의 문자가 8비트로 구성되어 있다면 병렬전송에 필요한 전송선은 최소한 8개 있어야 한다.

병렬전송방식은 일반적으로 컴퓨터와 주변기기 사이의 데이터 전송을 위해서 사용되며, 거리가 멀어지면 전송로의 비용부담 때문에 거의 이용되지 않고 있다. 따라서 정보통신에 있어서는 대부분 직렬전송방식을 그 대상으로 하고 있다.

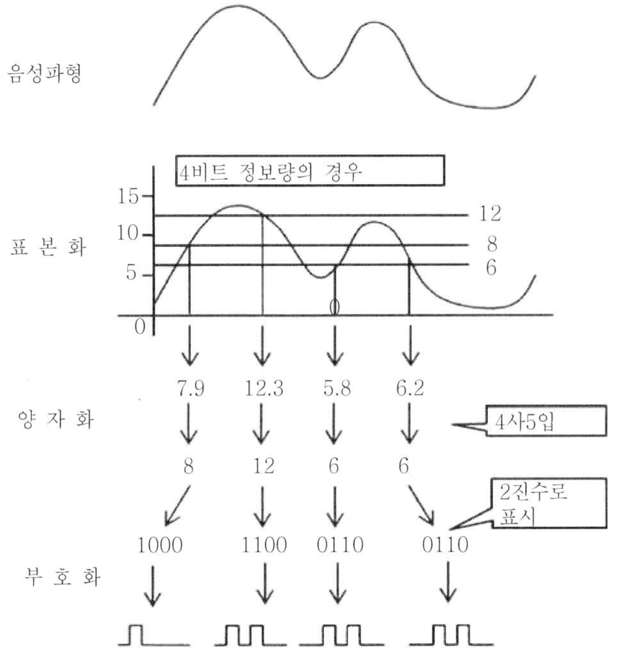

그림 13-10. 아날로그-디지털 변환의 원리

13.1.2.6 비동기/동기 전송

송수신자간에 데이터를 전달하는 데 있어서 만일 각 비트의 시작과 끝이 서로 맞추어져 있지 않다면 송신자가 보낸 데이터는 수신자가 정확하게 추출해 낼 수 없게 된다. 바로 이러한 동기화 방법에는 비동기식 방식과 동기식 방식이 있다.

비동기식 전송방식은 보통 한 문자단위와 같이 매우 작은 비트 블럭의 앞과 뒤에 각각 스타트비트와 스톱비트를 삽입하여 비트 블럭의 동기화를 취해주는 방식으로서, 스타트-스톱전송이라고 불리기도 한다. 5비트에서 8비트까지의 한 문자단위마다 전후에 문자의 시작과 끝을 알리는 스타트비트와 스톱비트를 두고, 매 문자 단위로 전송하는 방식이다.

(a) 비동기식 방식(start-stop 방식)의 원리

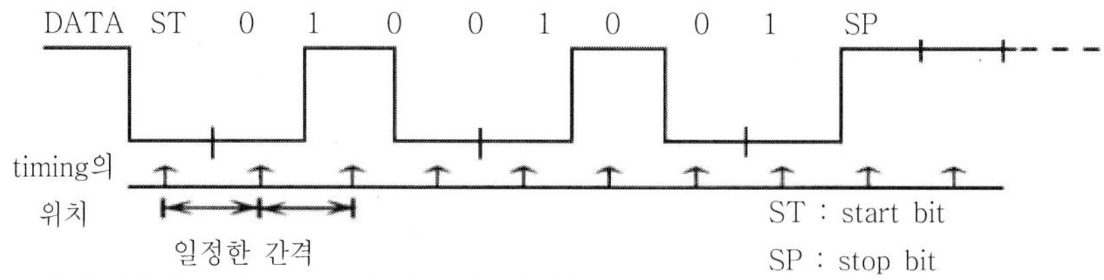

star bit(ST)와 stop bit(SP)간에 8bit(01001001)가 하나의 문자·숫자·기호 등을 표시한다. 하나의 문자·숫자·기호 등을 표시하는 부호열은 필히 star bit와 stop bit 사이에 들어간다.

(b) 문자동기방식(SYN 동기방식)의 원리

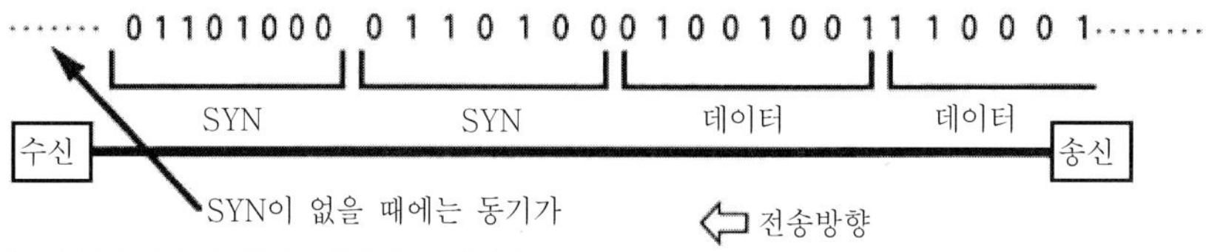

SYN 부호(01101000의 숫자의 열)은 동기를 확실히 하기위해 둘 이상을 사용하는 것이 보통임. 수신측에서는 SYN 부호를 수신하면 그 다음부터 연속해서 데이터를 보내온다고 판단한다.

(c) 플래그(FLAG) 동기방식의 원리

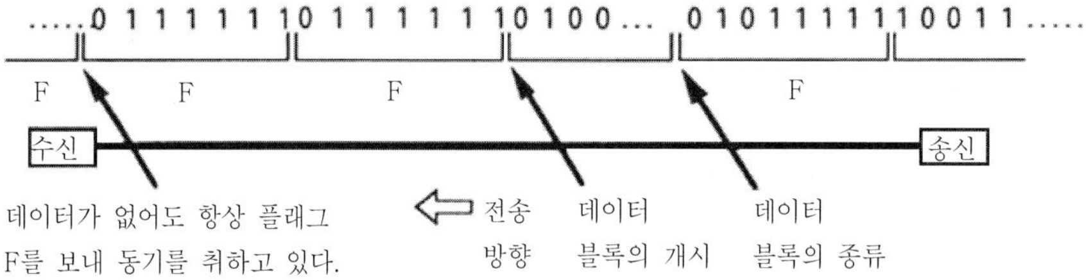

데이터는 플래그 패턴(01111110의 숫자의 열)에 둘러싸여진다.
수신측에서는 플래그 이외의 패턴을 전부 데이터로 판단한다.
플래그 패턴에 의해 데이터의 개시위치와 종료위치를 안다.

그림 13-11. 동기전송과 비동기전송

일반적으로 비동기식 전송방식은 단순하고 저렴하나, 각 문자당 스타트비트와 스톱비트를 비롯해 2-3비트의 오버헤드를 요구하므로 전송효율이 매우 떨어지는 것으로 보통 낮은 전송속도에서 이용된다.

동기식 전송방식은 글자의 블록을 만들고 블록의 앞뒤에 시작과 끝임을 알리는 문자를 두어 동기를 유지한다. 즉, 한 문자단위가 아니라 여러 문자를 수용하는 데이터 블럭 단위로서 전송하는 방식이다. 이 방식은 양측에 설치된 모뎀이나 다중화기 등과 같은 기기에 의해 타이밍이 공급되며, 동기문자나 플래그 등을 사용하여 송수신측간의 데이터 블럭을 수신해야 하기 때문에 터미널에는 반드시 버퍼장치가 요구되며 보통 2,400bps 이상의 전송속도에 사용된다.

일반적으로 상당히 큰 데이터 블럭인 경우에는 동기식 전송방식이 비동기식 전송방식보다 전송효율에 있어서도 더 좋은 성능을 갖게 된다. 따라서 정보통신에 있어서 사용되는 대부분의 통신 프로토콜에서는 동기식 전송방식을 이용하고 있다.

13.1.3 접속과 제어

13.1.3.1 접속 규격

컴퓨터나 터미널 등의 DTE(data terminal equipment)가 만들어낸 정보를 보다 먼거리의 상대에게 전달하기 위해서는 정보를 다른 형태의 신호로 변환하여야 한다. 이 신호변환의 역할을 담당하는 기기를 DCE(data communication equipment)라 하며, 그 대표적인 예가 모뎀이다.

데이터 통신에서 접속(interface)은 대체로 DTE와 DCE간의 접속을 의미한다. 이러한 접속은 기계적, 전기적, 기능적, 절차적 특성을 갖게 된다. 기계적 특성은 두가지 사이의 접속을 위한 커넥터에 대하여, 전기적 특성이란 접속회로 내의 전압레벨에 대하여, 기능적 특성이란 접속회로의 신호의 종류와 그 기능에 대하여 그리고 절차적 특성이란 기능적 특성을 기반으로 정보를 송수신하기 위한 신호의 발생순서를 규정하고 있다. 통신 당사자간에 정보를 잘 전달하기 위해서는, 먼저 DTE와 DCE간이 서로 잘 조화되어 동작하여야 할 것이다. 그러기 위해서는 DTE와 DCE간에 미리 정의된 접속규격이 요구된다.

세계 시장에는 여러 제조업자들이 생산한 수많은 종류의 DTE나 DCE가 나와 있다. 이들 DTE나 DCE간을 상호 연결하기 위한 접속규격이 정의되어 있지 않다면, 이들을 접속하는데 상당한 혼란이 야기될 것이다. 따라서 이를 막기 위해 현재 국제적 표준 기구들인 ITU-T(CCITT), ISO, EIA 등에서는 DTE/DCE 접속규격에 관한 표준들을 제정 권고하고 있다.

가장 널리 이용되는 접속규격으로는 RS-232(CCITT V.24)가 있다. RS-232C는

ITU-T(CCITT)권고 중 V.24(DTE와ICE간 상호접속회로의 정의, 핀번호와 회로의 의미)와 V.28(불평형 복류 상호접속회로의 전기적 특성)에 ISO2110(25핀 커넥터와 핀 배치)을 사용하는 접속규격과 기능적으로 호환성을 갖고 있다. 이 규격은 15m의 거리에서 최고 20,000bps까지의 통신에 이용된다. 거리가 가까우면 속도는 더 높아 질 수도 있다. RS-422, RS-423 등은 각각 10Mbps, 100kbps까지 전송속도를 높힐 수 있는 기능이 강화된 접속규격이다.

13.1.3.2 통신방식

통신방식이란 터미널, 컴퓨터채널, 통신회선, 모뎀 등에서 통신의 전송방향을 구분하는 방법으로서 단향통신(simplex)과 이중통신이 있다. 이중통신은 다시 반이중(half-duplex)과 전이중(full-duplex)으로 나누어진다.

단향통신이란 송신자와 수신자가 고정되어 있고 항상 한 방향으로만 데이터를 전송하는 방식이다. 단향통신의 경우 전송로는 2선식으로 되어있다. 전기적으로 신호를 보내기 위해서는 송신측과 수신측을 연결하는 폐쇄회로를 구성해야 하므로, 전송로는 한 방향 전송일지라도 선로는 2개가 필요하다. 한 개의 선을 땅에 접지하여 두면 1개의 선로만으로도 전송을 할 수 있지만 신뢰성이 떨어지게 된다.

반이중 통신방식이란 송신측과 수신측을 서로 필요에 따라 교대하는 방식으로서 양방향 어느 쪽으로도 데이터를 전송할 수는 있으나 동시에 전송할 수는 없다. 전송로는 단향통신의 경우와 마찬가지로 2선식이다.

전이중 통신방식이란 송신을 하면서 동시에 수신도 할 수 있는 방식이다. 동시에 양방향 전송을 하려면 송신용과 수신용의 2쌍의 전송로가 각각 필요하므로 4선식 전송로로 되어 있다. 2선식 전송로에서도 시분할 방식 등과 같이 멀티플렉싱 기술을 채용하게 되면 마치 4선식 전송로인 것처럼 전이중 통신이 가능하게 된다.

13.1.3.3. 회선의 접속형태

통신 상대방을 상호 연결하기 위한 데이터통로, 즉 회선의 접속형태는 점 대 점(point-to-point)방식, 다점(multipoint)방식, 교환방식 등이 있다.

점 대 점 접속은 데이터를 송수신하는 2개의 단말 또는 컴퓨터를 전용회선으로 항상 접속하여 두는 방식으로서 송수신하는 데이터의 양이 많을 경우에 적합하다.

다점 접속은 하나의 회선에 여러 단말을 접속하는 방식으로, 멀티드롭(multidrop)방식이라고도 한다. 각 단말에서 송수신하는 데이터양이 적을 때에 효과적이다.

교환방식은 교환기를 통하여 연결된 여러 단말에 대해 데이터의 송수신을 행하는 방식으로 우리가 많이 이용하는 전화망을 통한 데이터전송이 교환방식이다. 이는 통신상대를 자유로이 선택할 수는 있으나 데이터를 전송하기 전에 교환기로 상대방을 접속하기 위한 절차가 요구된다. 전송할 데이터양이 적고 여러 단말간에 서로 접속해야 할 경우가 많을 때 적합한 경제적 방식이다.

13.1.3.4 에러제어와 흐름제어

에러제어는 정보가 통신채널을 통해 전송될 때 발생하는 에러를 감지/검출해 내고 이를 수정 혹은 회복하여 정확한 정보전송이 이루어지도록 하는 일련의 노력을 말한다. 에러검출 기법에는 패리티 검사, CRC(cyclic reddundancy check) 등이 있으며 에러수정은 F-EC(forward error correction), 에러회복은ARQ(automatic repeat reQuest)방식이 이용된다. 컴퓨터 통신환경에서는 ARQ가 주로 이용되는데 이 방식은 기본적으로 전송 중에 에러가 발생한 블록을 찾아내어 재전송하는 방식이며 그 구체적 실현방법에 따라, 정지-대기(stop and wait)ARQ, 연속적(contineous)ARQ, 적응적(adaptive)ARQ 등으로 구분된다.

흐름제어란 송신측의 전송속도가 수신측의 수신가능 속도보다 높아 전송 중에 발생할 수 있는 정보의 손실을 방지하기 위한 일련의 노력을 의미한다. 이 경우 수신측은 버퍼(buffer)를 두게 되며 버퍼가 가득차기 전에 송신측에게 정보전송을 일시 중단할 것을 요구한다. 버퍼가 여유가 생기면 다시 전송개시를 요구하게 된다. 에러제어, 흐름제어 방법은 사용하는 프로토콜에 따라 그 방식이 달라진다.

13.1.4 통신 프로토콜

정보의 전송시 가장 중요한 것은 정확성, 효율성, 안전성, 편의성 등이다. 따라서 송수신자간에 정보전송의 목적을 달성하기 위해서는 정보를 편리하게 정확하게 효율적으로 그리고 안전하게 보낼 수 있는 방법에 관한 양자간의 사전약속이 필요하다. 이러한 사전약속들의 집합을 통신프로토콜이라고 부른다.

13.1.4.1 프로토콜

프로토콜(protocol)의 원래의 뜻은 외교상의 의전 절차라든가 국가간에 약속으로 정한 의정서를 말한다. 통신에서는 통신규약의 의미로 사용하고 있다.

정확한 정보전송을 위해서는 송수신자간의 동기, 에러제어, 흐름제어 등의 기법이 사용되며 효율적인 전송을 위해서는 데이터 압축과 다중화 등의 방법이 이용된다. 안전한 정보전송은 정보가 전송되는 동안 원하지 않는 제3자가 이를 도청하거나 변조하지 못하도록 하는 것으로 주로 암호화기법이 사용된다.

물건이 컨테이너 단위로 이루어지는 것처럼 정보의 전송은 PDU 단위로 이루어진다. PDU(protocol data unit)는 프로토콜에서 정보를 실어 나르는 기본 단위이다.

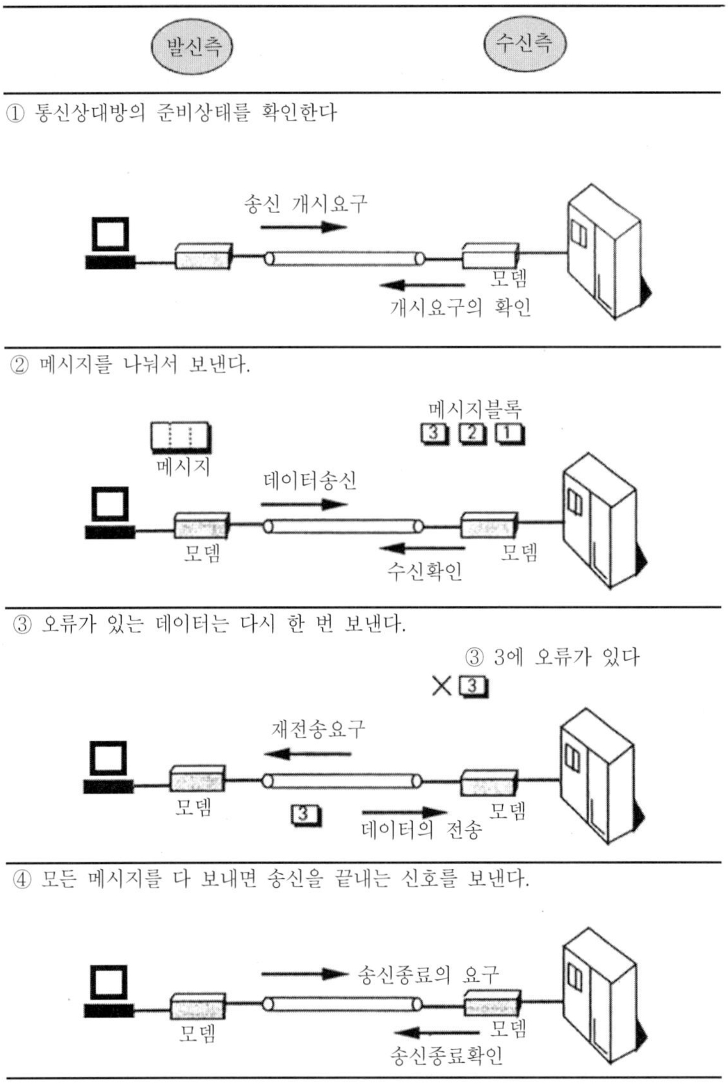

그림 13-12. 통신 프로토콜의 원리

13.1.4.2 표준화

네트워크를 통해서 다른 컴퓨터와 통신을 하는 경우, 컴퓨터의 기종이 다른 경우 등 여러 가지 경우를 예상하여 네트워크 상에서 차질 없이 통신할 수 있도록 여러 가지 약속을 정해 놓고 있다. 이와 같은 프로토콜의 표준을 정하는 것은 데이터 통신을 비롯하여 정보통신의 보급을 위해 매우 중요한 것이다.

중요한 의미를 갖는 프로토콜은 사용하는 범위가 넓고 표준화 되어 있어 전세계 어디에 설치되어 있는 정보기기 간에도 정보의 상호교환을 가능하게 하는 그런 종류의 프로토콜로, 흔히 말하는 컴퓨터의 네트워크에서 사용되는 프로토콜이다. 실제 ISO, TCP/IP 등의 프로토콜이며, 그밖에도 SNA(simple network architecture), ONA(open network architecture) 등 특정 컴퓨터 회사에서 만들어진 프로토콜 등도 있다. 좀 더 구체적으로 말하면 X.25나 HDLC(high level data link control) 등의 예를 들 수 있다.

이러한 프로토콜들의 효과적인 정리를 위해서 프로토콜 계층화의 사고방식이 도입되었다. 계층화의 개념은 구조화 프로그래밍(structured programming)의 경우와 흡사하다. 프로토콜의 각 계층은 구조화 프로그래밍의 모듈(moudule)과 같으며, 각 계층이 수직적으로 상하 관계를 갖는 것은 모듈들을 수직적으로 배치하여 모듈 사이의 접촉(interface)이 최소화 되도록 하는 개념과 흡사하다.

계층화된 네트워크 프로토콜들을 총칭하여 네트워크 구조(network architecture)라고 부른다. OSI나 SNA, TCP/IP 등의 프로토콜들은 상위 계층에서부터 하위계층까지 논리정연한 구조를 갖는 프로토콜의 집합으로, 이들은 각각 현재 사용 중인 가장 대표적인 네트워크 구조인 셈이다. SNA는 IBM에 의해 사용되고, TCP/IP는 인터넷에서 사용된다.

국제적인 표준으로 되어 있는 데이터 통신의 프로토콜은 OSI(open systems interco-nnection)이다. 컴퓨터 제조회사마다 다양한 프로토콜이 사용됨에 따라 발생되는 혼란을 방지하기 위하여, ISO(International Standardization Organization)에서 발표한 7계층을 갖는 네트워크 구조로 모든 네트워크 교과서의 모델로 소개되고 있다. 가장 많은 프로토콜을 거느리고 있고 다양한 기능을 갖고 있으며, 언젠가는 지구상의 모든 정보기기들이 이에 따르려는 계획을 갖고 있다.

13.1.4.3 TCP/IP

TCP/IP는 인터넷의 기본 프로토콜로서 인터넷의 급격한 확대 보급에 따라 급격하게 그 세력이 신장되고 있다. TCP/IP(transmission control protocol/internet protocol)는 OSI의 계층4와 계층3에 해당되는 프로토콜이다. 그러나 일반적으로 TCP/IP를 말하면 응용계층의 프로토콜까지 포함하는 프로토콜들의 집합(suit)이 된다.

TCP/IP는 무엇보다 네트워크간의 상호접속이 가능하여 지구상의 어떤 컴퓨터라도 TCP/IP를 지원하고 있으면 상호 연결되어 정보교환이 가능하다. 오늘날 인터넷의 보급에는 이러한 TCP/IP의 편리함과 프로토콜의 간결함이 큰 힘이 되었다.

TCP는 응용프로세스간의 정보전송을 담당하고 접속지향형(connection oriented)이며, IP는 호스트 컴퓨터간의 연결을 담당하는 무접속형(connectionless) 프로토콜이다. 접속형인 TCP는 전송중의 에러검출, 재전송 등의 에러제어 기능과 흐름제어 기능을 갖고 있으나, IP는 연결선정과정 없이 매 패킷마다 발신자와 수신자의 주소를 갖고 라우터에 의해 전송경로가 정해진다.

인터넷 주소(IP address)는 모든 호스트가 고유한 주소를 갖도록 32비트로 이루어지며 네트워크의 갯수에 따라 갯수가 작은(대신 호스트의 갯수는 많음) A클라스, 갯수가 중간인 B클라스, 갯수가 큰(대신 호스트의 갯수는 많음) C클라스 등으로 구분된다. D클라스 주소는 멀티캐스트에 사용된다.

TCP계층에는 무연결형 서비스를 제공하는 UDP(user datagram protocol)가 있고, IP계층에는 제어메시지 전송하는 ICMP(internet control message protocol)이 있으며 응용계층에는 FTP(file transfer protocol), SMTP(simple message transfer protocol) 등이 있다.

13.1.5 다중화 기법

13.1.5.1 자원 나누어쓰기

하드웨어 자원뿐만이 아니라 소프트웨어 자원도 여러 사람이 어떻게 효율적으로 나누어 쓸 수 있게 하느냐는 것이 가장 큰 문제이다. 자원을 나누어 쓰되 자원을 얻기 위해 각자가 기다리는 시간은 최소화 되어야 하며 ,모든 이용자에게 평등하게 사용기회가 주어져야 하고, 시스템 전체로 보아서는 최대의 성능(throughput)을 유지하여야 한다. 그리고 관리 자체를 위한 오버헤드(overhead)는 최소가 되어야 하며 자원의 이용에는 균형이 유지되어야 한다. 즉 특정자원만 과도하게 이용되고 나머지 자원들은 한가하게 놀아서는 안 된다. 또 필요하다면 특정 이용자에게 우선권(priority)을 줄 수도 있어야 한다.

13.1.5.2 대역폭 개발과 활용

대역폭이란 정보의 전송채널이 얼마만큼의 정보 전송능력을 갖느냐는 능력이고 도로에 비유한다면 도로 폭이 된다. 도로의 폭이 넓어야 도로의 수송능력이 커지듯이 통신에서는 채널의 대역폭이 넓어야 채널의 전송능력이 커진다.

통신의 원가에서 대역폭이 차지하는 비용의 몫은 거의 절대적이다. 따라서 당연히 대역폭을 효율적으로 나누어 쓰는 방법을 개발하여 어떻게 통신비용을 줄일 것인가에 주목하지 않을 수 없다. 같은 대역폭을 많은 사람이 나누어 쓰면 쓸수록 개인당 통신비용은 줄어들 수 있기 때문이다.

대역폭 개발은 어떻게 더 넓은 대역폭을 확보하느냐 하는 것이고 또 하나는 같은 대역폭을 어떻게 효율적으로 나누어 쓰느냐 하는 것이다. 대역폭 넓히기 작업의 첫째 목적은 넓은 대역폭을 여러 사람이 나누어 씀으로써 한사람 당 통신비용을 최소화하자는 것이다. 두 번째 목적은 고속 통신 요구를 수용하기 위함이다. 앞으로 대부분의 컴퓨터 통신은 넓은 대역폭이 요구되는 멀티미디어 통신이 될 것이기 때문이다.

13.1.5.3 주파수분할과 시분할

정보를 전송하기 위해서는 전기 혹은 광신호를 이용해야 하는데 이런 신호는 주파수 영역과 시간 영역들로 구분할 수 있다. 따라서 대역폭 나누어 쓰기도 결국 이 두가지 관점에서 출발한다. 주파수 영역을 나누어 쓰는 방법이 주파수분할 다중화(frequency division multiplexing)이고 시간 영역을 나누어 쓰는 방법이 시분할 다중화(time division multiplexing)이다.

주파수분할 다중화 방식은 마치 넓은 도로를 몇 개의 차선으로 나누는 것과 똑같이 넓은 대역폭을 몇 개의 좁은 대역폭으로 나누어 사용하는 것이다. 이는 하나의 큰 공간을 몇 개의 방으로 나누어 사용하는 것과도 같은 개념이다. 주파수분할 방법은 아날로그적인 방법이다. 사람의 음성이나 데이터나 주파수분할 다중화 방법에서는 아날로그 형태로 전송되기 때문이다.

시분할 다중화 방법은 시간을 조각내어 이 조각낸 시간 단위(time slot)를 여러 이용자에게 할당하여 음성 혹은 데이터를 전송하게 하는 방법이다. T1은 미국식의 시분할 다중화 방식이며 속도는 1.544Mbps이다. E1은 유럽방식으로 속도는 2.048Mbps이다. T1 다중화에는 음성 24개, E1 다중화에는 30개의 음성이 실리게 된다. 장거리 전송로에서는 이 두가지 시분할 다중화 방식이 주로 이용된다.

데이터 전송을 위한 시분할 다중화 방식에서는 기본적인 시분할 방식에서 약간 변형된 방법이 이용된다. 기본적인 시분할 다중화 방법을 동기식(synchronous) 시분할 다중화라고 하고 변형된 방법을 비동기식(asynchronous) 시분할 다중화라고 부른다. 여기서 동기식이니 비동기식이라고 말하는 것은 이용자에 대한 타임 슬롯 할당의 규칙성을 두고 말하는 것이다. 동기식은 규칙적으로 비동기식은 임의(random) 필요에 따라 할당하는 것을 의미한다.

13.1.5.4 다중화 방법의 확장

근거리통신망(LAN)에서 사용하는 매체 액세스 제어(MAC, medium access control) 방법도 모두 대역폭을 나누어 쓰기위한 방법의 일종이다. 다만 근거리 통신망에서 사용하는 CSMA/CD(carrier sense multiple access/collision detection)나 토큰 패싱(token passing) 등의 방법은 대역폭 나누어 쓰기에 교환(스위칭)의 개념이 더해진 프로토콜이다. 근거리통신망은 기본적으로 하나의 전송매체가 갖는 대역폭을 나누어 쓰고자 하는데서 출발한 것으로 볼 수 있다. 근거리통신망에는 여러개의 노드들이 연결되고 여러개의 노드간에 상호통신이 가능해야 하므로 스위칭의 개념이 필요하다.

멀티플렉싱(multiplexing)과 멀티플 액세스(multiple access)의 차이는 멀티플렉싱(다중화)은 채널의 양쪽에 연결된 상대방이 고정되어 사용되는데 반해 멀티플 액세스는 한 채널을 모든 이용자가 상호접속하여 통신할 수 있게 해주는 기술이라는 점이다. 여기서 상호접속은 결국 스위칭이며 상호접속은 절대로 동시에 일어나서는 안 된다. 근거리 통신망은 하나의 채널, 하나의 대역폭을 가지므로 동시에 접속이 일어난다는 얘기는 결국 충돌이 일어난다는 이야기이다.

따라서 멀티플 액세스(다중접근) 프로토콜에는 모두 충돌에 대처할 수 있는 기술(mechanism)이 포함되어 있다. CSMA/CD는 가능하면 충돌을 회피하지만 충돌의 가능성을 완전히 배제하지는 못하고 충돌이 발생했을 때의 사후 조처를 프로토콜의 알고리즘에 포함시키고 있으며 토큰 패싱 방법들은 사전에 충돌이 발생하지 않도록 프로토콜이 짜여져 있다.

ATM(asychronous transfer mode)에서도 대역폭 나누어 쓰기가 이루어지는데 이때 사용되는 개념은 비동기식 시분할 다중화 방법과 같으며 무선통신에서의 TDMA(time division multiple access)도 결국 시분할 방법에 근거한 멀티플 액세스 방법이다. TDMA는 위성통신에서도 이용된다.

이와 같이 모든 대역폭 나누어 쓰기 방법은 주파수분할 다중화의 개념이나 시분할 다중화의 개념을 그대로 이용하거나 약간의 변형을 거쳐 만들어진다. 따라서 획기적인 새로운 방법이 등장하기 전까지는 이 두 가지 방법이 대역폭 나누어 쓰기 방법으로서는 계속해 쓰일 것으로 보인다.

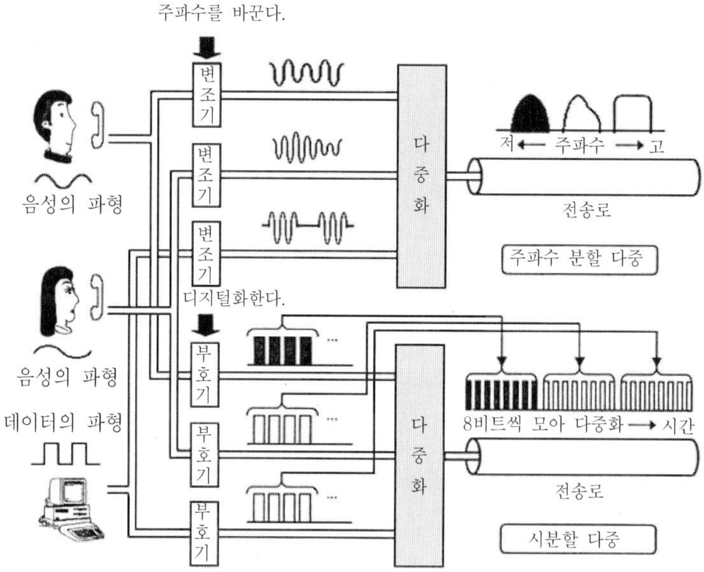

그림 13-13. 주파수분할 다중화와 시분할 다중화

13.1.6 교환기술

교환기술은 원하는 통신상대방을 찾아 연결해 주는 기술이다. 교환기술에는 원래 음성교환을 위해 개발된 회선교환방식과 데이터 교환에 적합한 패킷교환방식이 있다. 교환방식도 전송방식에서나 마찬가지로 아날로그 교환기로부터 출발하여 디지털 교환기로 진화하였다.

13.1.6.1 회선교환방식

회선교환방식은 원하는 통신상대방과 회선이 연결되면 통신이 모두 끝나 회선을 절단(disconnet)할 때 까지는 통신하는 두 지점 사이에 전기적, 물리적 연결이 배타적으로 보장되는 방식이다. 전송 중에는 정보의 지연(delay)이 없으므로 음성전송에는 적합하나 음성은 항상 전송되지는 않으므로 자원(회선)의 낭비요인이 있다.

13.1.6.2 패킷교환방식

패킷교환방식은 원하는 통신방식과 연결되면 논리적 연결이 지속되는 방식이다. 회선교환이 하드웨어적인 성격이라면 패킷교환은 소프트웨어적인 성격을 갖는다. 연결은 논리적이므로 실제 물리적 회선은 다른 사람과 공유가 가능하여 회선 이용 효율이 높다. 그러나 약간의 전송지연이 있을 수 있어 음성정보보다는 데이터 전송에 적합하다.

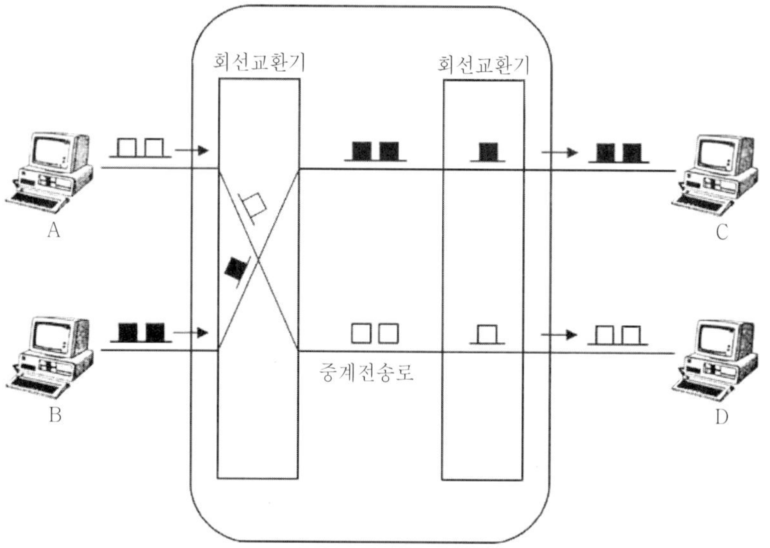

통신중에는 A-D, B-C와 같이 회선이 물리적으로 접속되어 데이터를 전송한다.

그림 13-14. 회선교환

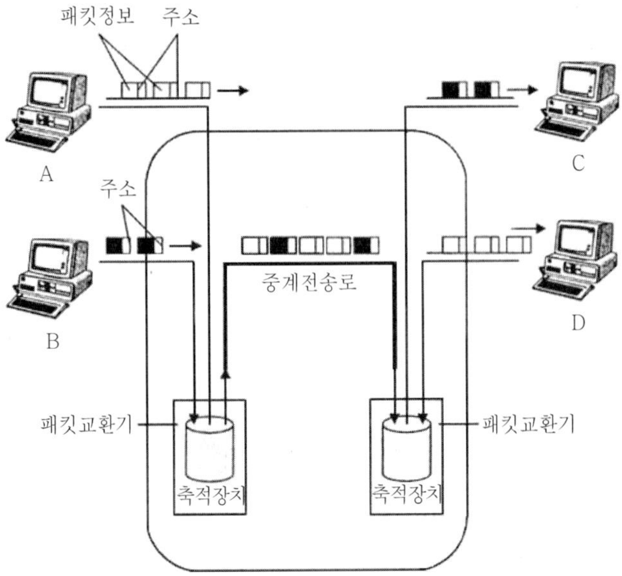

A-D, B-C 통신은 패킷의 주소를 보고 패킷을 하나씩 전송한다.

그림 13-15. 패킷 교환

13.1.6.3 셀교환방식

셀교환방식은 기본적으로 패킷개념의 교환방식이다. 패킷의 크기를 매우 적은(53byte) 고정크기로 함으로서 전송지연 없이 패킷교환의 장점을 누릴 수 있는 교환방식이다. 초고속정보통신망(BISDN, broadband integrated service digital network)의 핵심인 ATM (asynchronous transfer mode)에서 채택되고 있다.

13.1.7 정보통신의 의학적 이용

13.1.7.1 병원내의 정보통신 시스템

병원에서의 의료정보를 체계적으로 관리하고 의료 서비스의 질을 향상하기 위하여 전산화가 빠르게 진행되고 있다.

병원내 각 부서별 업무의 전문화와 통신기술의 발달로 각 부문별로 별도의 정보 시스템을 구성하고, 각 부문별 정보 시스템을 병원내 통신망을 이용하여 연결하는 형태로 진행되고 있다. 이 경우에는 각 부문별로 전문화의 특성을 살릴 수 있으면서, 병원내 정보시스템을 종합화할 수 있다.

13.1.7.2 의학문헌 정보 검색 시스템

컴퓨터가 접속되어 있는 네트워크에 의해 의학 정보를 검색할 수 있다. 의학정보의 검색 시스템으로 대표적인 것을 들면, MEDLINE을 들 수 있다. 의학문헌 정보 시스템 중에는 의학의 전분야를 포함하는 일반적인 검색시스템이 있으며, 암, 분자생물학 등 특정분야의 의학정보만 모아놓은 검색 시스템도 있다.

13.1.7.3 PACS

PACS(picture archiving and communication system)란 의료영상들을 디지털 형태로 변환하여 영상을 획득한 후 고속의 통신망을 통하여 전송하고, 데이터를 저장장치에 저장하며, 필름 대신에 고해상도의 모니터를 통하여 직접 환자진료를 하는 디지털 영상 관리 및 전송 시스템을 말한다.

의료영상을 컴퓨터와 모니터를 이용하기 때문에 필름체계에서 일어나는 여러 문제들을 해결할 수 있다. 또한 컴퓨터에 의한 영상처리로 영상의 질을 높이고, 영상획득 후 동시에 또는 여러 곳에서 검색할 수 있으므로 영상 관리의 효율을 극대화할 수 있다.

13.1.7.4 원격진료

환자의 감시, 검사, 관리뿐만 아니라 환자 교육 및 의료진 교육 등을 원격지에서 시행하는 것을 원격진료(telemedicine)라고 한다. 의학과 통신의 통합으로 발달된 것이라고 할 수 있다. 원격진료는 환자나 의료진의 위치나 상호간의 거리에 제약받지 않고 진료할 수 있게 하여 진료의 위치 종속성을 극복시킨다. 정보통신 기술의 향상으로 보다 질 높은 원격진료 가능성이 한결 높아지고 있다.

13.1.7.5 전자자료교환

전자자료교환(electronic data interchange)이란 기업 및 관련 기관끼리 상호 필요한 문서 또는 자료를 표준화된 형태와 코드를 이용하여 통신에 의해 교환하는 정보 시스템이다. 전자 자료 교환시스템을 이용하면 업무를 신속하게 처리함과 동시에 자료를 주고받는 많은 양의 문서를 없앨 수 있다.

이러한 시스템을 이용할 수 있는 대표적인 분야가 의료보험 청구이다. 또한 산재보험, 자동차 보험청구 등 다른 보험 청구분야에도 확대 적용할 수 있으며, 의료기관과 의약품 공급사 간에 의약품 수주 및 발주 등을 위한 자료 교환의 목적으로도 활용될 수 있다.

13.2 원격의료

의료영상, 소리, 동영상, 환자기록 등의 디지털화된 의료데이터를 통신망을 통해 한 지점에서 다른 지점으로 주고받아 의료서비스가 이루어지는 것을 원격의료(telemedicine)라고 할 수 있다. 즉 환자가 거리, 시간, 경제적 등의 여러 가지문제로 인해 병원에 도달할 수 없는 경우에 환자를 원격지에서 디지털적으로 관리제어하여 진료가 이루어지게 하는 것을 말한다.

원격진료 서비스가 이루어지면 이제까지의 1명의 의사가 1명의 환자를 진료하는 개념에서 다수의 의사가 1명의 환자를 진료하여 서로의 지식을 공유하여 수준 높은 의료 서비스를 제공할 수 있게 된다.

13.2.1 원격의료의 활용 및 응용분야

원격의료가 이루어지면 ㉠ 응급환자의 초기 평가와 진단, 이송단계에서의 자료전송, ㉡ 치료, 진단 및 수술환자의 추적조사, 투여약물 검사, ㉢ 전문의사가 없는 지역의 환자 진료 및 상담, ㉣ 환자 병력에 의한 일상적인 건강상담 및 검사, ㉤ 진단에 필요한 의료영상의 전송, ㉥ 만성질환의 관리, ㉦ 의료정보의 전송, ㉧ 공중보건, 예방의학 그리고 환자교육 등 여러 분야에서 활용될 수 있다. 그림13-16은 이러한 원격의료의 개념을 나타낸 것이다.

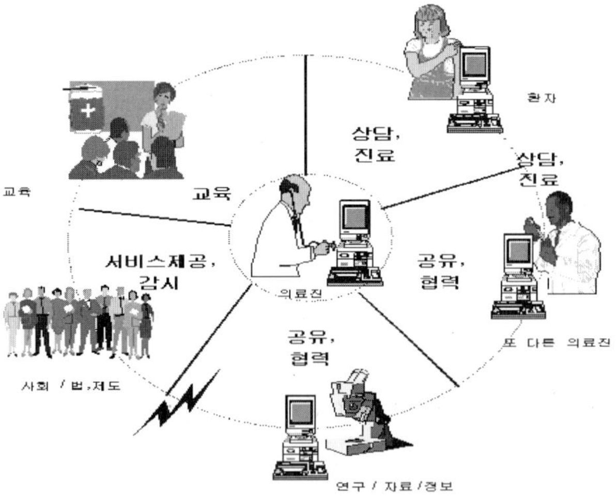

그림 13-16. 원격의료

13.2.1.1 재택진료

재택진료는 원격진료시스템을 활용하여 환자가 집에서 의료기관의 진료를 받는 것이다. 진료 내용은 주로 1차 진료의 범위를 벗어날 수 없지만 특수 기능을 측정할 수 있는 모니터를 환자 집안에 설치하면 특수 질환도 지속적으로 진료할 수 있다.

13.2.1.2 원격화상회의

원격화상회의는 음성과 동영상으로 상대방의 얼굴을 보면서 동시에 대화를 나눌 수 있는 것이다. 원격의료를 하는 과정에서 화상회의를 이용하여 회의만 할 것인지 아니면 진단에도 이용할 것인지를 결정하고 알맞은 기능의 화상회의 도구를 사용해야 한다.

13.2.1.3 원격PACS

PACS는 DICOM에서 정한 표준 규격에 따라 의료영상데이터를 저장, 관리하고 Ethernet을 통해 의료영상기기, 진단방사선과, 각 임상의사들을 하나의 통신망으로 연결하는 시스템이다.

13.2.1.4 원격영상진단

원격영상진단이란 의료기관에서 촬영한 영상자료를 원격 PACS를 통해 의료수준이 앞선 다른 의료기관에 전송하여 그곳의 의료진들이 진단하게 하는 방식이다. 원격 영상진단이 가능하려면 원격 PACS와 선진 의료진을 보유하고 있는 의료기관과의 연결이 필수적이다. 그리고 의료기관간의 의료수가가 제정되어 있어야 한다. 원격 영상진단에는 진단방사선분야가 가장 앞서 있고 피부과와 내과, 외과 등에서 활발한 연구가 진행되고 있다.

13.2.1.5 원격교육

지역의료인들에 대해서 상대적으로 높은 수준의 전문가들이 원격 의료시스템을 통해 재교육을 실시하는 시스템이다. 원격교육은 양방향일 필요는 없지만 일대다접속의 통신 시스템이 필요하다. 지속적인 원격교육을 통해 의료수준의 불균형과 지역 의료시설의 활성화를 이룰 수 있게 된다.

13.2.1.6 인터넷 가상병원

인터넷이 널리 활용되면서 각 병원들이 질병별 증상에 대한 간단한 설명을 인터넷에 올려놓고 전자메일을 이용하여 환자의 상담에도 응답해주고 있다. 현재는 대부분의 가상병원이 가정의학적인 정보들을 싣거나 고혈압, 당뇨, 신장병 등과 같은 기초적인 교육과 기본적인 상담 정도가 이루어지고 있다.

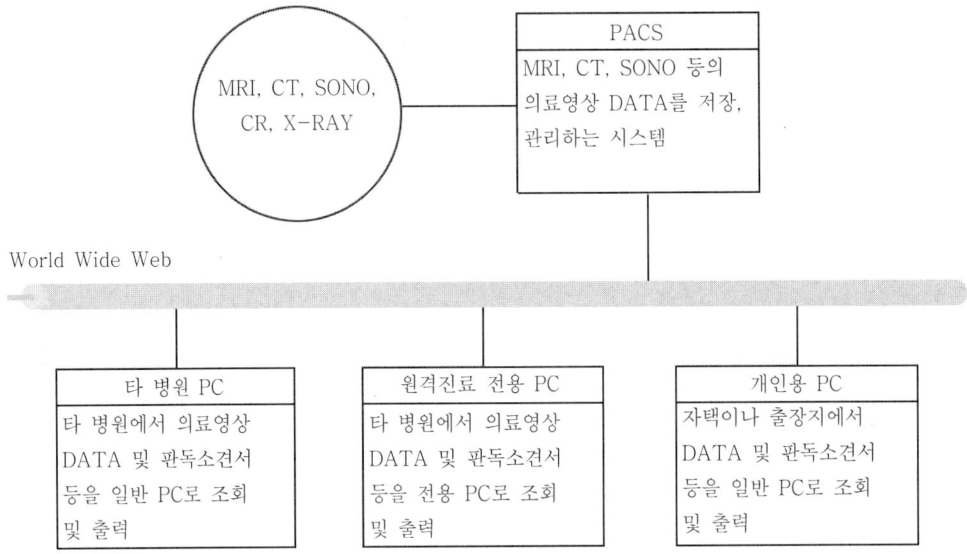

그림 13-17. telemedicine 구조

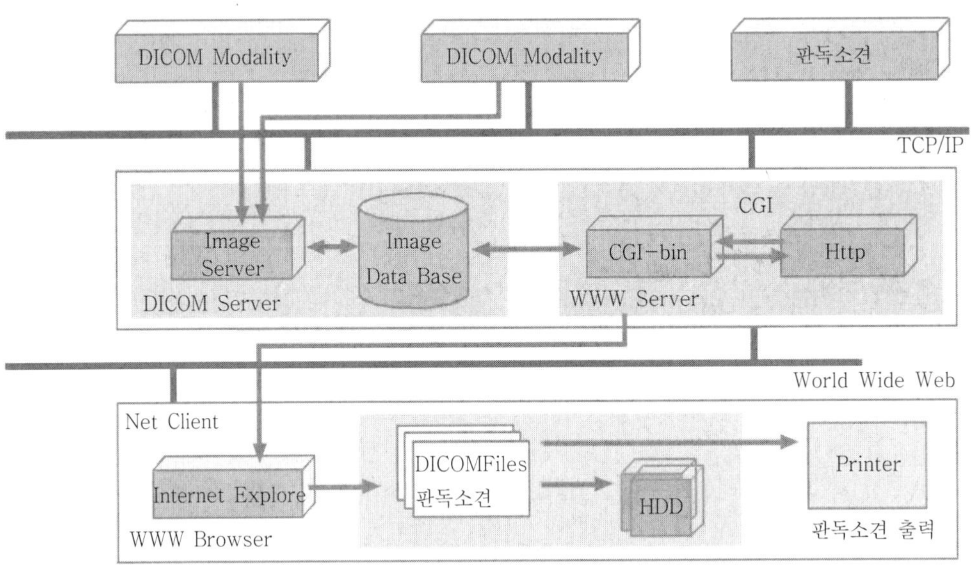

그림 13-18. 원격영상진단의 구성

13.2.2 원격의료의 효과

원격의료가 이루어지면 시간적, 공간적 제약이 없이 필요한 의료정보를 정확하고, 신속하며, 편리하게 얻을 수 있게 된다. 이렇게 되면 상호 통합적 의료환경이 조성되고, 의료의 위치 종속성을 극복할 수 있어 의료 서비스의 질이 향상된다. 또한 경제적으로 비용절감효과도 기대된다.

원격의료로 환자측은 ㉠ 전문의사와 신속한 접촉, ㉡ 시간 및 경제적 이익, ㉢ 지속적인 진료, ㉣ 쉽게 자문 가능, ㉤ 조기진단, ㉥ 총의료비의 감소 등의 효과를 기대할 수 있고, 진료진(의사) 측의 입장에서는 ㉠ 의료인의 효율적인 시간활용, ㉡ 진료영역의 확대, ㉢ 지속적인 진료, ㉣ 영상자료 데이터베이스구축, ㉤ 신속 편리한 진료의뢰 및 자문, ㉥ 자료의 공유 등을 이룰 수 있다.

그러나 원격진료가 자리를 잡기 위해서는 아직도 많은 난제들이 남아있다. 정보통신기술의 발달에 비해 원격의료와 관련된 국내 법, 제도 분야의 진전이 따르지 못하고 있기 때문이다. 또한 의료과실에 대한 책임소재가 불분명하며 컴퓨터 자료와 네트워크 시스템에서 발생하는 사생활 침해에 관한 문제도 마찬가지다. 그리고 원격진료를 활성화하기 위해선 원격의료행위에 대한 적정 의료수가가 산정되어야 한다고 의료정보 전문가들은 지적하고 있다.

13.3 의용 텔레미터

13.3.1 의용 텔레미터의 목적

의용 텔레미터(telemeter)를 하는 목적은 다음과 같은 경우라고 생각된다.

첫째, 피측정자를 속박하지 않으므로 피측정자가 자유롭게 활동하는 가운데 생리적 데이터가 얻어지는 일이다. 스포츠를 하고 있을 때에 심전도, 뇌파, 근전도 등의 측정 같은 것이 이 목적에 가장 적합한 것이고, 노동이나 일상생활 중에서의 각종 생리데이터를 있는 그대로 포착할 수 있다. 그러므로 생태학연구에 응용되기도 한다.

둘째는 피측정자에 접근할 수 없는 경우이다. 예를 들어 우주비행사, 탄광이나 터널내의 노동자, 위해 가스 내에서의 작업자, 고온·고압 환경중의 작업자 등의 건강관리나 생리적 모니터링에는 이 방법이 불가피하다.

셋째는 의료데이터를 먼 곳에 있는 전문의에게 보낼 수 있으므로, 보다 정확한 진단과 즉각적인 조치가 가능하다. 또한 ICU나 CCU 환자의 생체정보를 집중 감시할 때에도 이것으로 이루어진다.

마지막으로 생체내 정보를 체외로 전송하는 예가 있다. 위나 장내에 송신기를 집어넣어 온도, pH 등의 정보를 외부 수신기에서 받아 측정을 한다. 이것을 의용 라디오캡슐(medic al radiocapsule)이라고 한다.

13.3.2 의료 데이터의 전송

13.3.2.1 반송파

피측정자로부터 측정된 생체신호를 그대로 먼 곳에 전송하려고 하면 전송 중에 감쇠나 파형 왜곡이 일어나 신호가 바르게 도달되지 않는다. 생체신호의 바른 원격 전송을 위해 반송파(carrier wave)를 이용하여 반송화해서 보낸다. 여기서 전송하려고 하는 정보를 신호파, 변조의 결과 생긴 파를 피변조파 또는 혼동의 우려가 없는 경우에는 변조파라고 한다. 변조된 피변조파는 유선전송과 무선전송을 하는 것이 있다.

무선전송에서는 고주파전파(반송파), 유선전송에서는 전송선로를 흐르는 고주파전류(반송전류)가 사용된다. 이들의 주파수는 보통 전송해야 할 신호의 10배 이상의 고주파가 쓰인다. 이와 같이 신호를 임의의 높은 주파수대역으로 변조·복조할 수 있기 때문에, 하나의 무선전파나 유선선로를 가지고 여러 전송을 동시에 행할 수 있게 된다. 이처럼 심전도, 뇌파, 호흡, 심음 등의 여러 생체정보를 동시에 전송하는 일을 다중전송(multiplex transmission)이라고 한다.

다중전송을 위해서는 각각의 생체신호를 각기 주파수가 다른 부반송파(subcarrier)로 일단 1차 변조하고, 이 1차 변조된 부반송파를 한번더 주반송파(main carrier)에 실어서 2차 변조를 한다. 이렇게 하여 하나의 반송파에 여러 개의 생체정보를 실어서 전송할 수가 있다.

13.3.2.2 유선 텔레미터

① 직접 전송

같은 병동 내나 종합병원의 구내에서와 같이 비교적 근거리에서는 전용선을 이용하여 텔레미터를 행할 수 있다. 100m이내의 전송정도면 특별히 반송파를 쓸 필요는 없다. 이것을 직접 전송방식(direct transmission)이라고 한다.

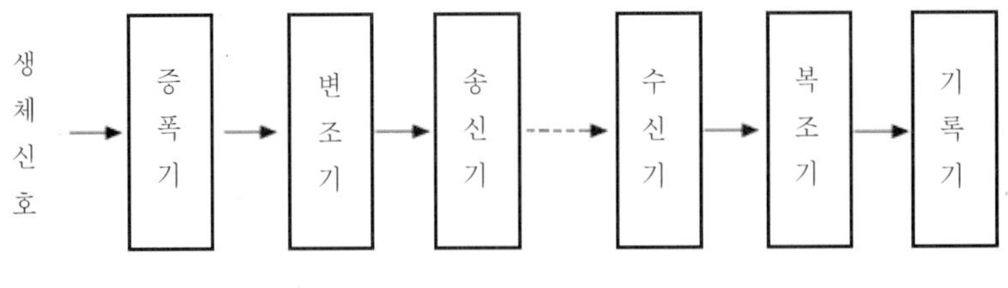

그림 13-19. 데이터 전송 시스템

전용선에는 차폐 케이블(shielded cable)이 이용된다. 차폐 케이블에 의한 데이터전송은 아날로그 형태로 신호가 보내진다. 차폐 케이블을 사용한 직접 전송회선에서는, 신호의 진폭 손실은 케이블 리액턴스(reactance)에 의하여 생기며 케이블길이에 비례한다. 대부분의 생리 데이터 전송에서, 출력 임피던스 100Ω의 신호를 발생하는 계측기로부터 케이블에 신호가 공급될 때, 케이블 리액턴스 때문에 실용적 케이블 길이는 약 300m정도이다. 생리계측에 유효한 대역폭(DC~30,000Hz) 내에서, 차폐 케이블의 내부도체에서 시일드까지의 캐패시턴스(capacitance)는 전송시스템의 고주파특성 한계를 정하는 가장 중요한 요소이다. 생리측정시스템의 종합대역폭은 다음 식으로 주어진다.

$$f = 1 / \sqrt{1/f_1 + 1/f_2 + 1/f_3} + \cdots \qquad (13.2)$$

여기서 f_1, f_2, f_3 은 개개의 측정기간에 들어 있는 전송요소를 포함시킨 시스템을 구성하고 있는 요소의 대역폭이다(−3dB 이상의 주파수폭).

선로전송에서 진폭변조된 반송파를 쓰면 장거리전송도 가능하다. 변조하려는 신호의 최고주파수보다도 반송주파수는 더욱 높아야 한다. 수신부분에서 변형이 적은 복조에는 반송주파수는 적어도 신호주파수의 2배가 되어야 한다.

② 전화전송

심전도 등의 생체신호를 일단 음성 대역내의 반송파(1~2kHz)로 주파수 변조하여 전화선으로 전송하는 방법이 있다. 이것을 전화 전송(telephone transmission)이라 한다. 이에 쓰이는 tone coupler는 생체신호를 소리신호로 변환시키는 트랜스듀서이다. 전화망을 이용하면 기술적으로는 심전도뿐만 아니라 어떠한 생체신호라도 세계 어느 곳이나 전송할 수가 있다.

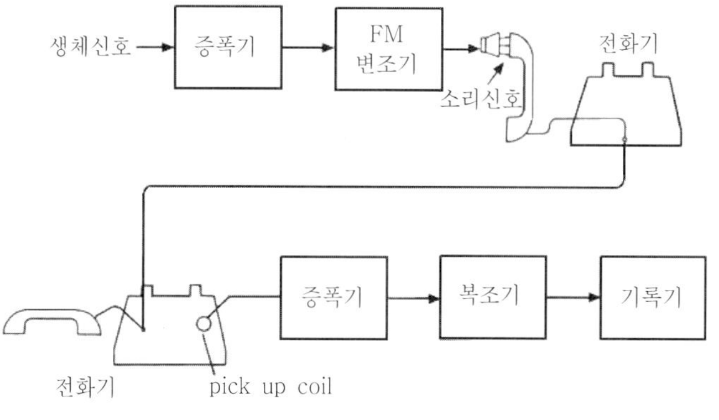

그림 13-20. 전화전송의 원리

③ 네트워크 전송

병원내에 LAN을 설치함으로써, 정보망에 연결된 컴퓨터끼리 생체신호를 전달할 수 있다. LAN은 개념적으로는 건물 등의 국소 지역에 제한되어 사용되는 것이지만, 인터넷 등의 국제망과 연결하기 위하여 외부와 접속할 수 있는 전송로도 갖고 있다.

ISDN이란 디지털 통신기술을 바탕으로 하여 각종 통신망을 하나로 통합한 정보통신망이다. ISDN에 의하면 빠르고 경제적인 종합정보통신망 서비스에 의해 원격의료정보전송이 가능하다.

13.3.2.3 무선 텔레미터

① 텔레미터 시스템

송신기로부터의 신호를 전파 형태로 전송하는 방식을 무선 텔레미터라고 한다. 생리측정에 쓰이는 텔레미터는, 행동연구를 위한 연구실용 단거리의 것에서부터 우주개발에 사용되는 대단히 먼 장거리의 것까지 있다. 단거리와 장거리의 주된 차이는 송신기의 전력크기와 수신기의 감도차이이다.

무선 텔레미터로 피측정자는 동작이 자유롭게 되어 자연스런 행동이 가능해진다. 송신기는 전지로 동작함으로 피측정자와 측정기는 직접 전선으로 접속되어 있지 않다. 따라서 텔레미터는 일반적인 측정기와는 비교할 수 없게 안전성은 대단히 높다.

초음파는 수중을 빠른 속도로 전파하므로, 이것을 매체로 하여 같은 양상으로 수중에서 무선 텔레미터를 할 수 있다. 이것이 초음파 텔레미터로서, 근거리에 있는 잠수함끼리, 수중의 작업자와 수상 작업자 사이에 행해지는 텔레미터는 이에 의하여 이루어지고 있다.

② 텔레미터 기술

단거리 텔레미터는 보통 FM 기술을 써서 주반송파로 30~300MHz인 VHF(very high frequency)가 쓰인다. 무선용 주파수대는 이용할당이 법규로 정해져 있으므로 의용 텔레미터에 사용하는 전파의 주파수는 할당범위 내에서 이루어져야 한다. 또한 전파사용에 대한 법률규제는 나라마다 다르므로 수입품을 사용하고자 할 때는 주의가 필요하다. 그러나 텔레미터의 전파출력이 약하고 송신기로부터 100m 떨어진 위치에서 15μV/m 이하이면 무면허로 어떤 주파수로도 사용할 수 있다. 그때 송신출력은 10~15mW 이내이다.

텔레미터는 1채널(channel) 뿐인 것과 더욱 복잡한 부반송파 변조를 이용한 다채널(multi channel)의 것이 있다. 대표적인 1채널 텔레미터를 그림 13-22에 나타냈다. 심전도의 주반송파 40MHz로 보내는 예를 들어보면, 심전도의 Ⅰ·Ⅱ·Ⅲ 유도를 한번에 송신하는데는, 3채널 동시에 송신하여야 한다. 이를 위해서는 약 1,500~5,000Hz 정도의 부반송파가 필요하다.

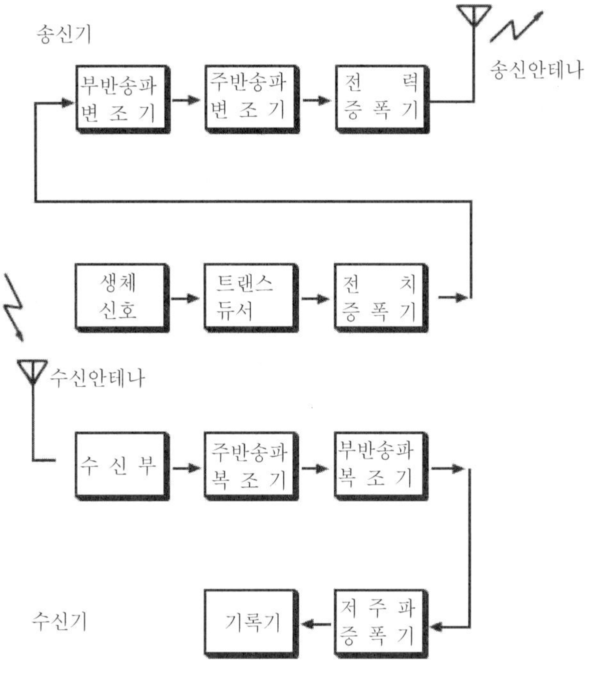

그림 13-21. 무선 텔레미터 송·수신기의 구성

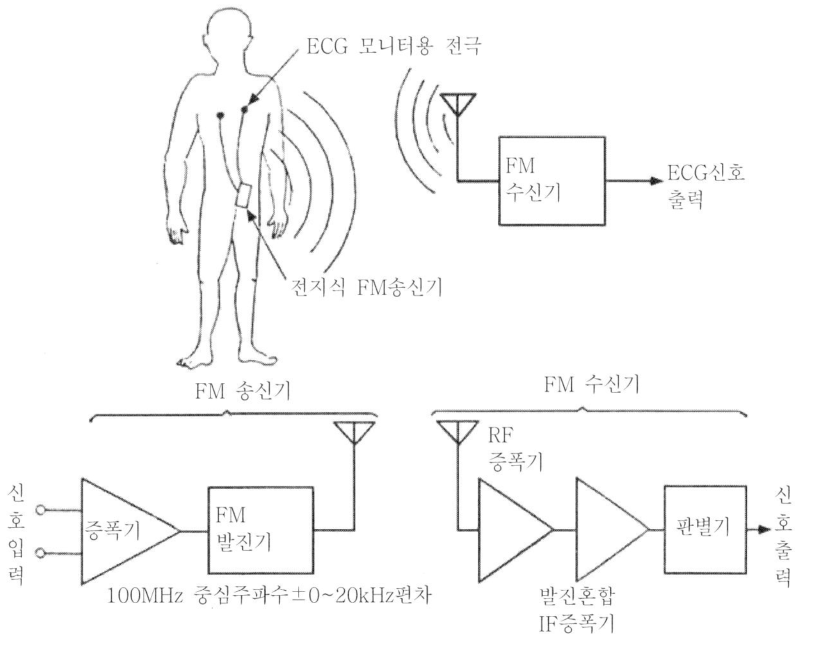

그림 13-22. 1 채널 telemeter

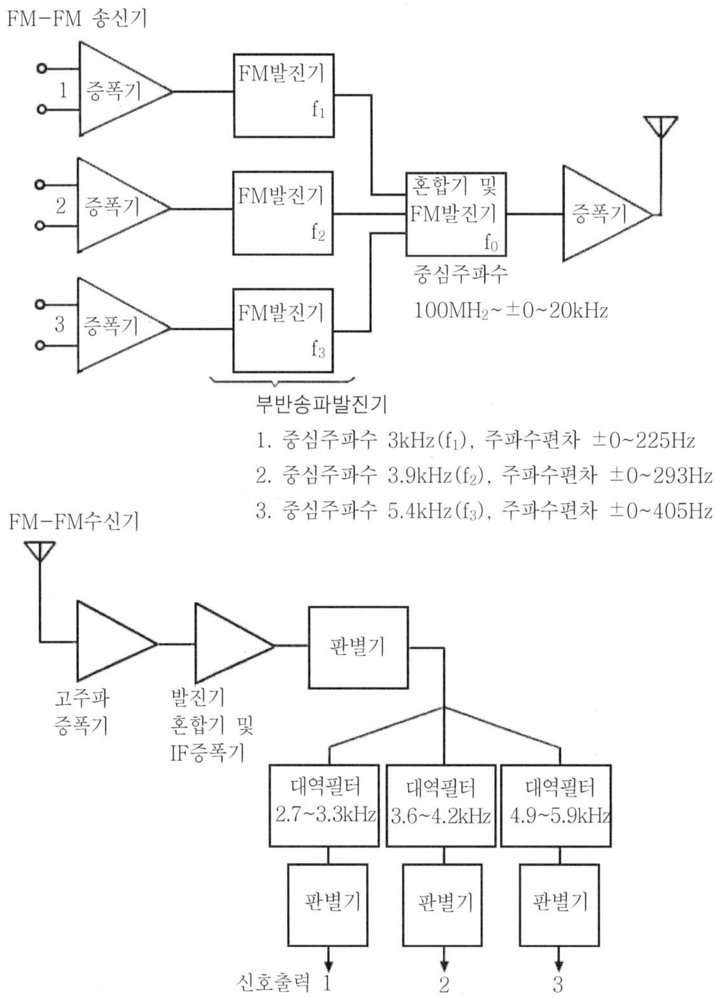

그림 13-23. 다채널 텔레미터 주파수 분할 다중 방식

③ 텔레미터 변조 방식

변조방식에는 1차 변조를 AM, 2차 변조를 FM으로 하는 AM-FM 방식과 1, 2차 모두 FM을 사용하는 FM-FM 방식 등이 있다. 요즈음은 펄스 변조 방식이 주류로 되어 가고 있다.

그림 13-23은 대표적인 다채널 텔레미터이다. 입력신호는 100kHz 이하에서 동작하고 있는 부반송파 발진기로 주파수 변조한다. 이 3개의 부반송파 발진기로부터 나온 주파수 변조된 출력은 혼합되어, 고주파 발진기를 주파수 변조하는데 사용된다. 이 시스템은 FM-FM 시스템이라 부르며 부반송파 발진기·주반송파 발진기 모두가 주파수 변조된다.

IRIG(Inter-Range Instrumentation Group)의 FM-FM 부반송파 주파수대를 표5-1에 나타내었다. 텔레미터로 전송할 수 있는 최대신호는 공칭 신호주파수라고 부르고, 사용하는 부반송파는 채널의 band폭에 비례한다. 표에서 알 수 있지만 24.75kHz의 부채널(subchannel) 대역폭에서 공칭신호 주파수는 겨우 2.5kHz이다.

많은 다채널 텔레미터는 더욱 넓은 채널 대역폭을 쓰므로 그에 상당한 채널 분리가 필요하다. 표 13-2를 보면 band 1~21의 부반송파는 비교적 좁은 폭을 갖고 있다. 부반송파 band A에서 H까지는 고주파정보를 보내기 위한 더욱 넓은 band 폭을 갖고 있다.

13.3.2.4 다중화

다중화(multiplexing)는, 하나의 데이터 전송 link에 의하여 보내지는 정보를 여러 채널로 하게 하는 것이다. 이러한 다중화 기술은 생리계측에서만 쓰이는 고유한 것이 아니고, 정보통신 분야에서 흔히 이용되고 있는 것이다.

주파수 분할 다중화(frequency division multiplexing)는 물리적인 단일 매체를 여러 개의 작은 독립적인 주파수 채널로 나누어 동시에 사용하는 방식으로 여러 개의 신호가 평행하게 전송되어 매체의 효율을 높일 수 있다. FM-FM telemeter 시스템에서, 신호를 나누는데 여러 가지 주파수 밴드를 사용하여 동시에 모든 신호가 전송되었으므로, 주파수 분할 다중화의 한 예이다. 시분할 다중화(time sharing multiplexing)는 데이터 별로 채널을 몇 개의 부분으로 쪼개어 시간간격을 두고 순차적으로 전송하는 방법이며, 분할된 데이터를 재결합하는 방법이 필요하다.

이 다중화 기술은 각각의 입력신호를 공통출력 채널에 순번에 따라 끊어서 바꾸어 주는 것 같은 회전하는 전환기의 동작으로 설명할 수 있다. 수신측에서 신호는 송신 엔코오더(encoder)와 동기하고 있는 디코오더(decoder)에 의하여 개개의 채널로 재분할된다(그림 13-24).

13.3.3 의용 라디오캡슐

의용 라디오캡슐(medical radiocapsule)이란 내복할 수 있는 정도의 작은 캡슐 중에 발진기와 트랜스듀서, 전원을 조합시켜 집어넣은 장치를 말한다. 이 라디오캡슐을 삼키게 하여 소화기관 내로부터 pH, 온도, 출혈유무 등의 생체현상을 전파로 체외로 송신시킴으로서, 이것을 수신하여 생체신호를 체외에서 측정하는 것이다.

또한 라디오캡슐은 소회관내의 생체현상을 송신하는 역할 외에, 장내의 일정지점에 도달하면 외부로부터 신호에 따라 뚜껑을 열고 장액을 채취하는 일종의 로봇과 같은 일을 하는 것도 개발되어 있다. 더 나아가 알약처럼 작은 비디오카메라도 개발되고 있는데 소화관 내의 생체신호와 함께 영상신호를 체외에서 측정하고자 하는 것이다.

표 13-2. IRIG FM-FM 부반송파 주파수대

band	저역한계	중심주파수	고역한계	대역폭	공칭신호주파수
1	370	400	430	60	6
2	518	560	602	84	8
3	675	730	785	110	11
4	883	960	1032	144	14
5	1202	1300	1398	196	20
6	1572	1700	1828	256	25
7	2127	2300	2473	346	35
8	2775	3000	3225	450	45
9	3607	3900	4193	583	60
10	4995	5400	5805	810	80
11	6799	7350	7901	1102	110
12	9712	10500	11288	1576	160
13	13412	14500	15588	2176	220
14	20350	22000	23650	3300	330
15	27750	30000	32250	4500	450
16	37000	40000	43000	6000	600
17	48560	52500	56440	7880	790
18	64750	70000	75250	10500	1050
19	86025	93000	99975	13950	1400
20	114700	124000	133300	18600	1900
21	152625	165000	177375	24750	2500
A	18700	22000	25300	6600	660
B	25500	30000	34500	9000	900
C	34000	40000	46000	12000	1200
D	44620	52500	60380	15760	1600
E	59500	70000	80500	21000	2100
F	79050	93000	106950	27900	2800
G	105400	124000	142600	37200	3700
H	140250	165000	189750	49500	5000

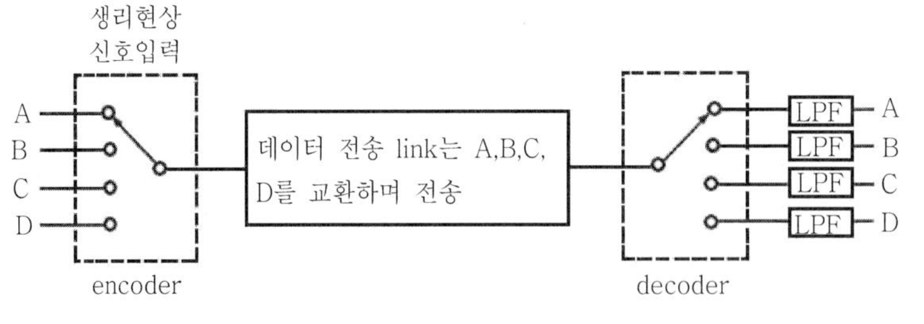

LPF : 출력신호 중의 다중주파수를 제거하기 위한 저역필터

(encoder정보신호 중에 동기신호를 부가하여, encoder와 decoder는 동기가 유지되고 있다.)

그림 13-24. 시분할 다중화의 원리

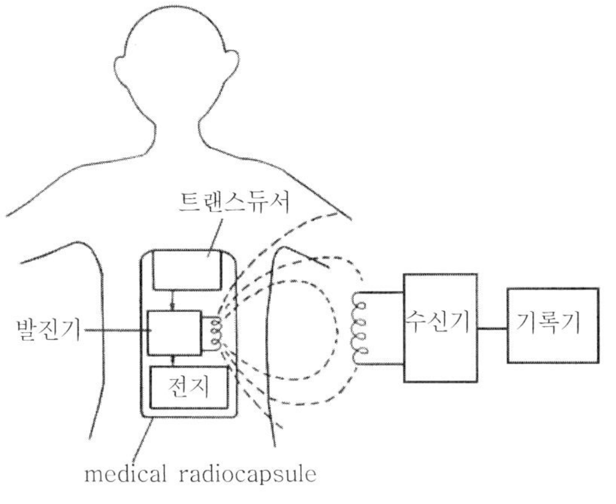

그림 13-25. 의용 라디오캡슐의 원리

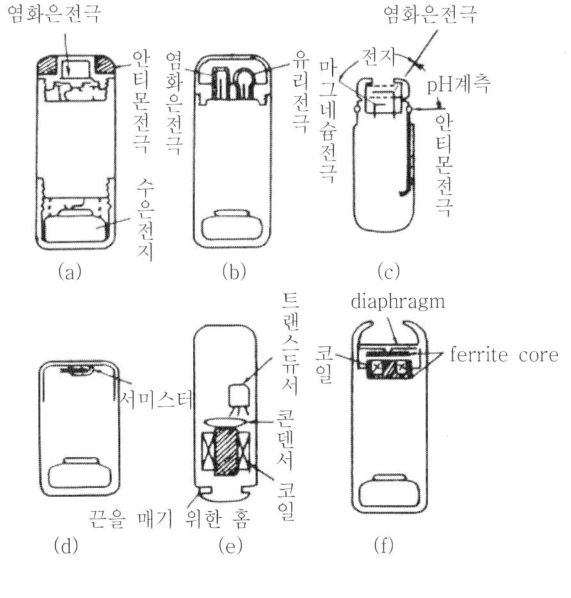

그림 13-26. 각종 라디오캡슐의 구조

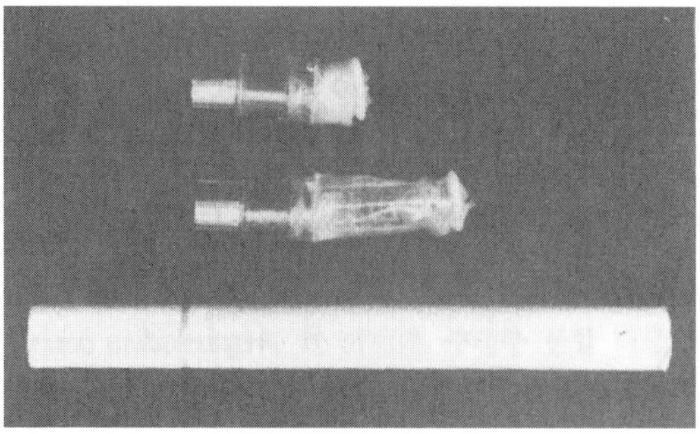

(담배와 비교한 크기, 아래의 긴 것이 장액 채취후 모양)

그림 13-27. 의용 라디오캡슐

13.4 환자감시시스템

과거의 진료과별 독립적인 환자 care에서 환자의 증상이나 병태 및 치료·간호의 정도에 따라 의료진이나 시설을 전문화, 중앙 집중화하려는 patient care 개념이 나왔다. 이러한 special care, intermediate care, chronic care, home care 등의 progressive patient care 개념에 맞춰 special care를 위한 집중 치료실의 설치와 이를 위한 환자감시장치의 개발이 이루어졌다.

이렇게 집중 환자감시시스템은 주로 중환자를 대상으로 한다. ECG, EEG, 혈압, 호흡, 심박수 등의 진단정보를 연속 감시함으로써, 돌발하는 위급한 환자상태의 변화를 빨리 발견하여 신속하게 대응하려는 것을 목적으로 한다. 특히 심근경색증과 같은 급격한 경과를 특징으로 하는 중증 심질환 환자를 대상으로 하는 CCU(coronary care unit)에서 이 시스템에 의한 치료효과는 널리 인정받고 있다.

13.4.1 ICU

심근경색증, 심정지 등의 심질환과 같이 예고 없이 발병하는 질환에서 죽음을 면하기 위해서는 조기 처치가 필요하다. 이와 같은 처치는 병원내의 특수한 장치를 비치한 ICU(intensive care unit)에서 이루어진다. ICU에서는 중환자의 상태 변화에 신속히 대응하기 위하여 지속적인 관찰과 생리상태의 연속감시가 이루어지고, 필요할 때에 긴급처치가 행해져야 한다. 이를 위해서 ICU에는 생체의 여러 가지 현상을 연속감시(continious monitoring)하는 집중 환자감시시스템뿐 만 아니라, 긴급 처치를 할 수 있는 숙련된 의사, 간호사 등의 의료인력 배치와 응급 설비가 설치되어 있다.

ICU는 병원의 특수성에 따라 일반적으로 다르며, 표준화된 ICU는 존재하지 않는다. 집중치료장치도 계속 진보하고 있으며, 컴퓨터에 의한 자동 감시 등 고도의 생리감시장치가 출현하고 있다. 따라서 병원마다 감시하는 생리기능, 필요한 감시장치의 종류 등은 여러 형태로 시도되고 있다. ICU 뿐만 아니라 CCU(coronary care unit), SCU(stroke care unit), RCU (respiratory care unit), OCU(obstetric care unit), NBCU(new born care unit) 등과 같이 전문화시켜 운영되기도 한다.

13.4.2 환자감시

환자감시는 지속적으로 환자의 상태를 파악하여야 하므로, 많은 일손과 비용을 요한다. 그러므로 병원 경영상 합리화가 요망되는 분야로서 가장 의공학 기술이 필요한 업무라 할 수 있다.

환자감시장치가 사용되기 시작한 것은 수술실이나 회복실에서 작은 단위의 소형 감시부터이다. 이후 치료가 각과 독립에서 중앙 집중화되고 전문화하면서 ICU, CCU 등에서의 감시 시스템으로 발전하였으며 나아가 컴퓨터와의 결합을 통해 병원 전체의 환자 감시 시스템으로 확대시켜가고 있다. 일반적으로 병원에서 감시가 시행되는 곳은 수술실, 회복실, ICU, CCU, RCU, SCU, 미숙아·신생아실, 분만실, 고압 산소실, 방사선 치료실 등이다.

감시에 의해서 지속적으로 수집되는 데이터에는 환자의 신장·체중 등의 기초 데이터, 생리학적 데이터, 검체 검사 데이터, 기왕증, 약품 등에 대한 알러지 유무, 투약·처치의 데이터 등이 포함된다. 이러한 여러 데이터들을 연속 감시하거나 계측하기 위한 기술적인 과제는 장시간 안정한 센서, 센서의 소형화, 복합 센서의 개발, 무침습적(non invasive)인 계측, 무선 텔레미터의 도입, 높은 신뢰성과 안전성, 오동작의 방지, 데이터 처리기술의 도입 등을 들 수 있다.

13.4.3 감시되는 생체신호

집중감시되는 생리신호는 병원이나 ICU마다 차이가 난다. 현재 일반적으로 도입된 감시항목은 심전도, 혈압, 맥박, 호흡, 체온 등을 들 수 있다. 이들 대표적인 생리기능 측정을 가지고, 집중치료 중의 감시 개념을 살펴본다.

생리기능을 감시할 때 주의하여야 할 일은 환자의 회복과정을 방해하지 않을 것, 가능한 환자에게 불쾌감을 주지 않을 것 등이 있다.

13.4.3.1 심전도

ICU에서 감시되는 주된 생리신호는 심전도이다. 집중 치료중인 심전도 감시에 쓰이는 전극은 장시간 사용에 적합한 것이 필요하다. 전극 페이스트(paste)는 환자에게 불쾌감을 주지 않고, 피부를 자극하지 않아야 한다.

심전도는 심전도 모니터에 의하여 감시된다. 생리용 모니터는 심박수의 음에 의한 표시, 또는 심기능의 저하를 나타내기 위한 소리의 출력뿐만 아니라 저(低)임피던스 원으로부터 ECG 출력이 얻어진다.

13.4.3.2 혈압

ICU에서 감시하는 두 번째 생리신호는 혈압이다. 혈압은 동맥 내에서 카테터에 의해 직접 측정되기도 하지만, invasive한 검사이므로 ICU에서의 혈압 측정은 주로 간접측정법인 자동 카프측정 등을 사용하고 있다. 그러나 자동 간접혈압 측정장치는 환자에게 다소 불쾌감을 주며, sampling법이므로 환자 혈압의 연속 기록을 취할 수 없다. 따라서 어떤 이유로 환자의 혈압이 갑자기 내려갔을 때, 이를 이용하는 장치에서는 혈압강하를 검출하는데 시간이 걸린다.

plethysmography에 의한 혈압감시는 환자에게 불쾌감을 주는 일은 아주 적지만, 확장기, 수축기의 절대 값이 주어지는 것이 아니고, 순환기계의 상대적인 지표가 주어지는데 불과하다. 환자의 앞이마, 비중격(nasal septum) 또는 귓불(ear lobe)에 장착된 프레티스모그래프에 의하여 측정된다. 프레티스모그래피용 측정기는 맥박수의 지시도 주어진다. 맥박수가 사전에 설정한 한계치를 초과하거나 그 이하가 되면 경보신호를 발생시킨다.

반복 혈압측정을 위한 최적의 방법에 관해서는 현재 여러 가지 거론이 되고 있지만, 어느 방법이든 각기 특징이 있고 ICU에서는 이 방법 중에서 한 가지 또는 그 이상을 쓰고 있다. 확장기와 수축기의 동맥압은 일반적으로 감시되고 있지만, 평균혈압과 정맥압도 필요할 때는 모니터링 한다.

13.4.3.3 호흡

집중치료 중에는 환자의 호흡 기능도 감시하는 것이 바람직하다. 호흡기능은 환자의 콧구멍에 장착시킨 thermister pneumograph로 측정할 수 있다. 호흡수의 지시뿐만 아니라 설정한 한계치 이하로 호흡수가 떨어지거나 thermister pneumograph에 의한 신호값이 설정하여 놓은 진폭 이하로 떨어지면 경보를 발한다.

13.4.3.4 체온

직장(直腸) 또는 겨드랑이 밑에서 체온을 측정하는 일도 자주 필요하게 된다. 체온은 서미스터 프로브에 의하여 측정된다. 체온을 지시하는 측정기에는 체온이 설정치로부터 벗어났을 때 경보를 발하는 장치도 같이 들어있다.

13.4.4 환자감시시스템

환자감시시스템을 그림 13-28과 같은 4병상 ICU의 예를 가지고 살펴본다. 각 병상에는 그림 13-29와 같이, 환자의 생리상태를 감시하는 환자감시장치가 따로따로 비치되어 있다. 4대의 환자 모니터로부터 나오는 신호는 케이블로 중앙감시실에 접속된다(그림 13-30). 환자에게는 집중치료병상 주위에 놓여진 장치가 번잡하게 느껴질 수도 있다. 그러므로 가능하면 장치들을 환자에게 보이지 않는 장소에 놓는 것이 좋다.

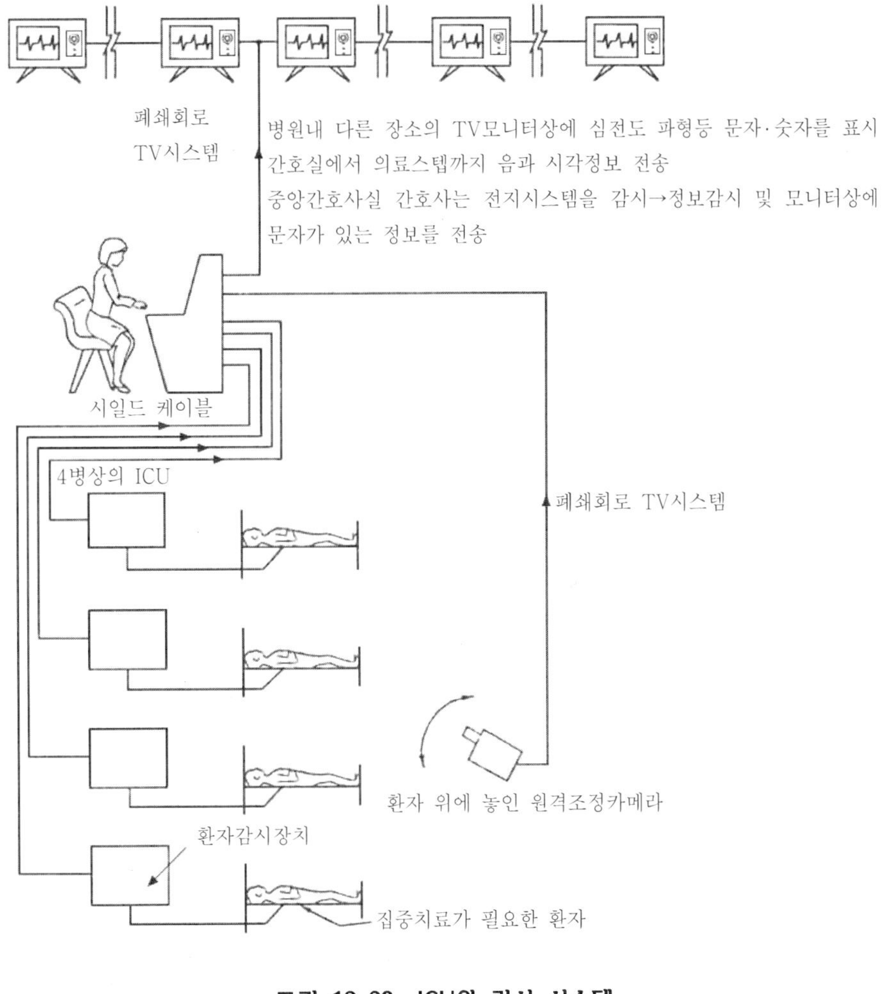

그림 13-28. ICU의 감시 시스템

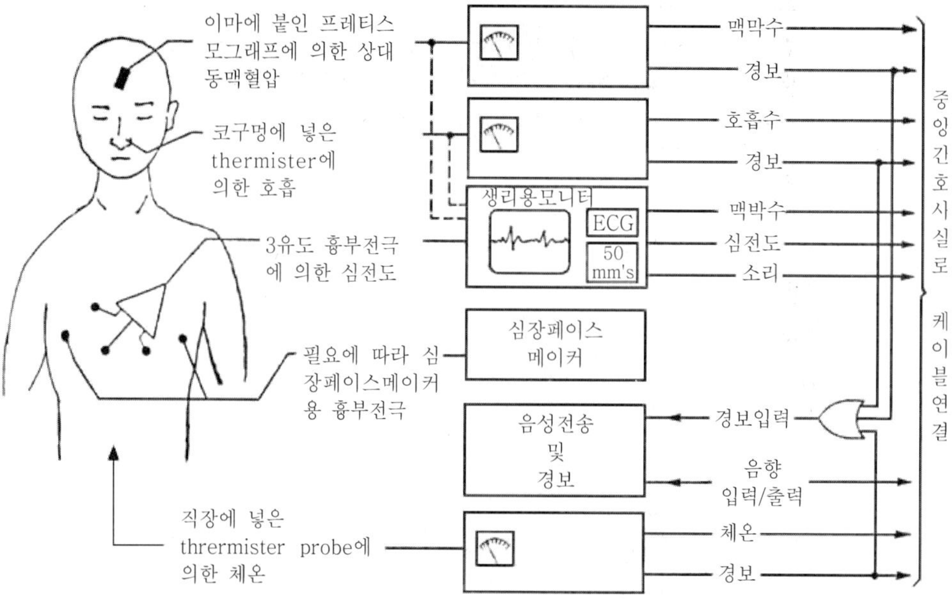

그림 13-29. 치료병상에서의 환자감시장치

ICU에는 TV 카메라로 환자 상황을 볼 수 있도록 폐회로 TV 시스템이 설치되어 있다. 카메라로 ICU를 항상 감시하며, 중앙감시실에서 감시위치를 조정할 수 있다. 병상에 설치된 환자감시장치에서 혈압, 호흡기능, 심전도 및 체온 등이 측정 전달된다. 또한 환자의 생리적, 시각적 측정과 함께, 각 집중치료 병상에는 심장페이스메이커와 음향 전송 및 경보장치가 들어간다. 혈압, 심박수, 호흡기능 또는 체온 등이 사전에 설정한 상한치, 하한치를 넘으면 이상을 나타내는 소리와 시각에 의한 경보를 발한다. 또 집중치료 병상과 감시실 간에는 음성전송도 서로 이루어진다.

중앙감시실에서는 모든 생리적 지표를 기록 감시하고 있지만, 이런 일은 보통은 불필요하다. 간단히 상대 혈압, 호흡 기능 및 체온 등의 몇 가지만을 감시하는 것으로도 족할 수 있다. 이러한 지시기는 4병상사이에 수동으로 바뀌든가 경보가 발생한 병상에 모니터가 자동으로 연결되는 스위치로 이루어진다. 중앙감시실에서 경보를 수신했을 때에는 적절한 ECG 신호를 scan converter와 ECG chart recorder에 접속하고 recorder를 작동시킨다. 이와 같이하여 경보가 발생되기 1분전에 chart recorder의 영구 기록이 시작되어 정보는 병원 폐회로 TV 시스템을 통하여 수신되어 scan converter 상에 표시되고 다른 의사, 간호사 등에게도 나타난다.

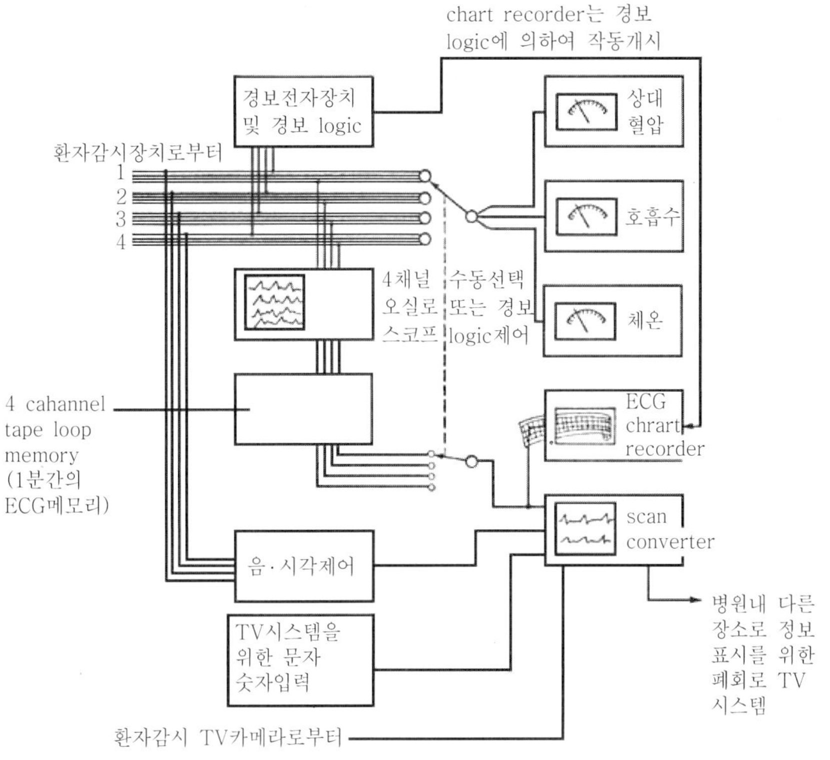

그림 13-30. 중앙감시장치

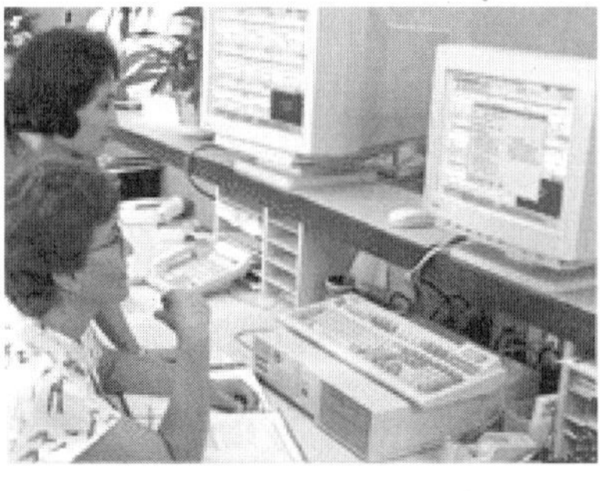

그림 13-31. 중앙감시실

13.4.5 컴퓨터에 의한 자동감시

ICU에서도 컴퓨터에 의한 자동감시가 시도되고 있다. 환자감시시스템에 컴퓨터가 도입되면 다음과 같은 이점이 예상된다.

㉠ 환자의 생리 데이터를 추적하여 정리된 형태로 신속히 제공함으로써 정확한 진단과 치료에 도움을 준다.

㉡ 측정된 1차 정보를 이전의 기록과의 비교, 다변량 해석 등과 같은 컴퓨터 해석을 통해 유용한 새로운 정보로 가공할 수 있다.

㉢ 컴퓨터가 판단 기능을 수행· 보조하므로 의료진의 정신적 긴장을 완화시킨다.

㉣ 필요한 정보를 자동으로 기록하고 전달하기 때문에 정보의 기록과 전달하는 수고를 없애 준다.

㉤ 치료장치를 제어해서 치료보조에 도움을 준다.

㉥ 병원정보시스템(hospital information system)의 서브시스템(subsystem) 기능을 가지게 되므로 ICU 진료처리가 원활하게 된다.

㉦ ICU의 상황을 realtime 감시를 해서 신뢰성 및 안전성 향상에 도움을 준다.

제14장 의료정보관리와 병원자동화

의료기술은 다른 분야의 과학적 성과를 수용하여 지식과 기술을 축적하여 왔으며, 이를 바탕으로 비약적인 발전을 이룩하여 왔다. 현대사회에서 컴퓨터의 이용은 단순히 현재의 과업을 성취하는 도구일 뿐 아니라, 앞으로의 문제를 예상하고 이에 대한 해결을 위해서도 필요 불가결한 것이다. 따라서 의료에서 컴퓨터 과학의 이용과 개발은 의료발전을 위한 중요한 과제이다.

정보화사회에 있어서 의료도 정보처리기술을 활용하여, 그 기능을 최대한 확대하려고 한다. 지금까지 의료에 관한 데이터는 의사와 환자 사이만의 것이었고, 그 외 밖으로 나오는 것은 예외적인 것이었다. 그러나 데이터를 전송하여 공통으로 관리하면, 검사의 반복과 같은 의료기능의 중복 손실 등의 낭비를 막을 수 있고, 과거의 데이터를 참조하여 진료의 질을 높일 수 있다. 또한, 컴퓨터의 이용은 의료에 관한 데이터를 종합적으로 관리할 수 있게 함으로서 데이터 활용의 효율 증가, 정확한 데이터 처리로 진단능력 확대 등으로 양질의 의료 서비스를 제공할 수 있게 된다(표 14-1).

컴퓨터에 의한, 다양한 의료정보처리기술은 새로운 의료기술을 탄생시키고 있어 진료기능에 많은 변화와 확대를 가져오고 있다. 의료에 있어서 컴퓨터의 적용이 더 넓은 의미를 가지고 의료정보학이라는 새로운 학문분야가 만들어졌다.

병원은 사무직원, 약사, 의료기사, 간호사, 의사 등 여러 서로 다른 직종의 구성원들로 구성되었다. 조사된 바로는 병원에는 적어도 40여종 이상의 다른 직종들의 종사자들로 이루어져 있다고 한다. 이들에 기인하는 업무내용도 복잡 다양하다. 이들 업무는 병원의 특성상 정확하고도 신속하게 또한 능률이 높게 수행되어져야 할 것은 말할 것도 없다. 그래서 병원에 컴퓨터와 자동화기기를 도입하여 이들 작업을 자동적으로 처리하여 병원의 능률화와 시스템화를 도모하려는 생각이 병원자동화(hospital automation)라 할 수 있다.

병원 등 의료기관의 일상 업무내용은 그 특성상 일반적인 회사와는 다르다. 그러므로 자동화하기 곤란하거나 할 수 없는 업무가 많이 있다. 따라서 완전한 자동화는 꿈같은 이야기가 될지 모른다. 그러나 자동화가 가능한 업무는 계속하여 자동화가 이루어지고 있으며, 기타 업무에서도 하루하루 진전되고 있는 것이 현실이다.

이장에서는 새롭게 구축되고 있는 의료정보학을 중심으로 의료정보관리와 병원자동화를 위해 어떻게 컴퓨터가 이용되고 있는가를 살펴보기로 한다.

표 14-1. 의료에서 컴퓨터의 이용

A. 연구목적(medical research) : 의료정보의 과학계산

- 데이터의 통계학적 처리 – 평균치, 표준편차, 상관계수 등
  진폭histogram, 시간간격histogram 등
- 데이터의 분석 – 주파수분석(spectro분석), 상관분석 등
- 잡음제거 – A/D 변환, 평균가산 등
- simulation(physiological modeling)

B. 임상목적

- 병원관리
  - 환자등록과 외래진료, 검사 등의 예약
  - 창구업무(수납, 회계, 입퇴원 관리 등)
  - 보험청구
  - 약제(재고관리, 처방감사 등)
  - 병력관리, 병력의 색인
  - 사무관리(인사, 경리 등)
  - 기타
- 생체정보 검색
  - 검사데이터 처리
    - 자동화학분석
    - 심전도파형분석
    - 호흡기능분석
    - 세포진 · 백혈구상 · 염색체상의 분석
    - 심장catheterization 분석
    - 기타
  - 영 상 분 석
    - X선영상분석
    - RI영상분석
    - 초음파, MRI영상분석
    - 기타
  - 환 자 감 시
    - ICU, CCU 등에서의 환자관리
    - 분만감시
  - 컴퓨터자동진단

C. 의료정보은행

- 의학문헌검색
- 특수병력검색
- 치료정보검색

D. 집단검진, 의학교육, 지역의료, 구급센터의 정보처리

E. 기타 의료정보시스템

14.1 의료정보

오늘날 의료수요는 급격히 증가하고 있다. 그 이유로는 전체 인구의 증가, 인구 구성에서 노령 인구의 증가, 식생활 및 환경변화로 인한 성인병의 증가, 산업화에 따른 환경오염과 이에 수반한 공해병의 증가, 도시화에 따른 인구 과밀화, 의학의 진보로 의료기술의 고도화와 복잡화, 생활수준 향상으로 건강에 대한 의식 변화, 의료 보험제도의 실시 등을 들 수 있다.

이렇게 의료수요의 증가는 의료분야에도 예외 없이 오늘날의 정보화 사회가 밀려오게 하였다. 그리고 그 정보량은 해마다 증가하고 있어 의학은 바야흐로 정보의 홍수 속에 빠져들어 가고 있다. 이와 같은 방대한 정보 중에는 환자의 병력이나 의학문헌, 약제정보뿐만 아니라 치료정보도 당연히 포함된다.

이러한 다량의 정보들은 정리·분류하여 기억시켜 두었다가, 언제든 누구라도 필요할 때에는 신속하게 꺼내어 활용하게 하지 않으면 아무 쓸모가 없어진다. 이러한 방대한 의료정보 문제를 합리적으로 처리하고· 기술적으로 해결하여 주는 방법은 컴퓨터밖에 없다.

14.1.1 의료정보의 개념

정보를 정보과학에서는 '인간이나 사회조직이 어떤 특징의 목적을 달성하는데 소요되는 기호의 계열'이라고 정의되고 있고, C. E. Shannon은 정보는 정보량이라는 개념에서만 파악될 수 있는 것이라고 했다. 데이터는 아직 평가되어 있지 않은 단순한 사실이며 정보를 작성하는데 필요한 자료라 할 수 있고 이것이 특정의 목적을 위해서 평가 처리됨으로써 정보가 생산되는 것이다.

따라서 의료자료는 의료행위에서 발생되는 자료로 환자의 기록, 임상소견 및 검사데이터, 각종생리학적 신호, 검진기록 이외에 기타 의학논문, 증례보고 등을 들 수 있다. 의료정보는 이러한 자료들을 바탕으로 우리에게 필요하도록 가공된 자료를 말한다.

의료정보란 국가적인 차원의 보건정책을 위한 자료제공의 역할에서부터 각종 보건의료사업 종사자들에 대한 정보제공과 각 분야의 실무종사자가 필요로 하는 정보제공의 역할을 포함하는 광범위한 개념이다. 따라서 의료정보란 단순히 하나의 시스템으로 이루어지는 것이 아니고 그림 14-1에서 볼 수 있듯이 여러 하위시스템(sub-system)들이 종합적으로 구성되어 있다.

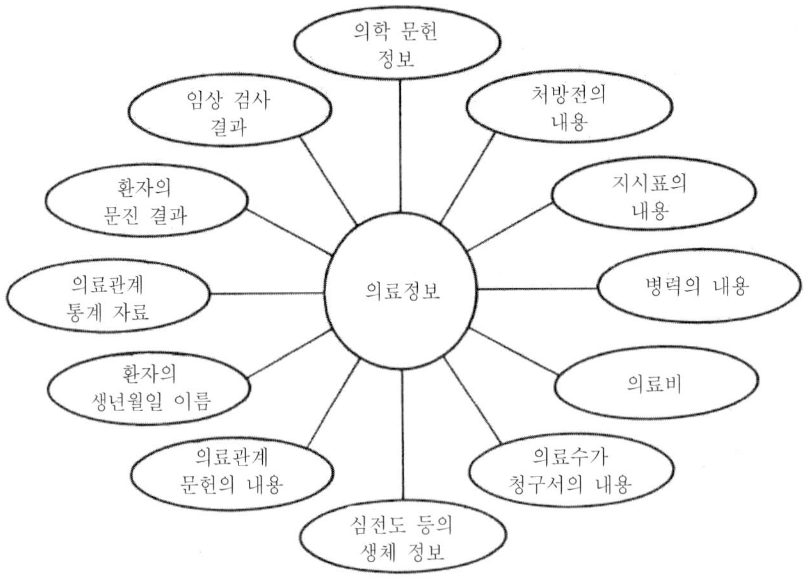

그림 14-1. 의료정보

14.1.2 의료정보의 시스템화

시스템은 첫째 몇 개의 집합체(component)로 성립될 것 둘째, 그것들(components)은 상호관계를 갖고 있을 것 셋째, 전체로서 하나의 목적을 갖고 있을 것 등의 조건이 필요하다. 따라서 의료정보의 시스템화란 수많은 다수의 의료정보를 최적의 상태로 상호연관성을 구축, 유지시켜 의료본래의 목적에 합치시키는 것이라고 할 수 있을 것이다.

의료정보시스템은 환자나 의료제공자 또는 관련행정가의 입장에 따라 그 방향이 달라질 수 있다. 그러므로 어느 한쪽에 치우침 없이 세 가지 입장이 같은 수준에서 진행되어야 한다. 의료도 사회제도의 하나임으로 사회체계의 전제로써 각자의 입장이 균형을 갖는 것이 필요하다.

의료정보시스템화에서 고려해야 할 것으로는 현대의료의 추세인 지역화(regionalization), 포괄화(comprehensiveness), 일차 보건의료(primary health care), 의료경제(medicoeconomics), 의료자원의 배분(health care resources allocation), 평가(evaluation), 표준화(standardization), 계층화(hierarchy), paramedical의 활동 범위 확대(expansion of activity area of paramedical) 등을 들 수 있다.

14.1.3 의료정보학

의료정보학(medical informatics)이란 환자의 진료, 의학교육, 의학연구 및 의료경영에 필요한 각종 정보를 효율적으로 체계화하여 관리하는 학문으로 정의한다. 그러므로 인지과학, 교육심리학, 의사결정이론, 정보과학 및 컴퓨터 과학 등이 망라된 복합적인 학문분야라고 할 수 있다. 의료정보학의 응용은 컴퓨터와 통신기술을 실제 임상에 어떻게 적용하느냐로 귀결지을 수 있다.

AMIA(American Medical Informatics Association, 미국의료정보협회)는 전략적 계획과정(strategic planning process)기법을 이용하여 의료정보학이 미래의 의료행위에 영향을 줄 수 있는 잠재력에 대해서 개괄적인 목표를 1993년에 설정하였다. 그 목표는 의료관리에 있어서 발생될 수 있는 여러 가지 형태의 문제점들을 의료정보학의 관점에서 파악하고 분석하여 그 문제점을 해결할 수 있는 능력을 키우는데 두고 있다.

의료정보학은 새로운 학문분야로써 다뤄져야 할 분야나 범위 등이 아직 정착되어 있지 않으나, 최소 7개 분야는 포함되어야 한다고 AMIA는 권고하고 있다(표14-2).

14.2 의료정보처리

의료에서 컴퓨터를 이용한 정보처리기술이 급속히 도입되고 있다. 의료정보의 효과적인 처리는 자동화를 위한 첫 번째 과제이다. 의료정보처리 중에서 몇 가지 예를 가지고 컴퓨터가 앞으로 어떠한 변화를 의료에 가져올 것인가를 생각해 보기로 한다.

표 14-2. 의료정보학의 목표

분야	내용
1. 컴퓨터 조작 방법	일반 개인용 컴퓨터의 조작 방법 및 각종 소프트웨어 사용법, 활용법 습득
2. 통신	다른 유관 기관 혹은 정보원을 접근하기 위한 전자 통신망의 이용방법 습득
3. 정보의 검색과 관리	전산화된 정보 데이터베이스로부터 정보를 검색하고 관리할 수 있는 능력 배양
4. Computer Aided Learning	평생교육을 위한 컴퓨터 보조학습장치를 선택하고 활용하는 방안 제시
5. 환자관리와 의사결정	환자관리를 위하여 데이터베이스와 통계 프로그램을 사용하는 방법을 습득하고 의사결정에 도움을 줄 수 있도록 함
6. 의원정보시스템	개인 의원 사무관리에 컴퓨터를 활용하는 방안 강구
7. 병원정보시스템	병원 업무의 전산화에 대한 이해와 환자진료에 정보시스템의 활용 방안 제시

14.2.1 컴퓨터에 의한 연산과 논리조작

인간의 지적활동 중에서도 계산은 옛날부터 큰 몫을 차지하여 왔으며, 계산을 보다 편리하게 하고자하는 도구의 계발도 계속되었다. 그 도구로서는 기원전 중국에서 사용하던 주판으로부터 시작한다고 할 수 있다. 계산이란 것이 얼마만큼 까다롭고 시간이 걸리는 것인가는, 17세기초 독일의 Ludolph(1550~1610)는 원주율 π를 35자리까지 계산하는데 일생을 바쳤다는 것을 예로서 자주 인용하고 있다.

컴퓨터의 시작은 이렇게 계산을 자동으로 처리하기 위한 장치로서 출발하였다. 그러나 컴퓨터의 능력이 사칙연산 이외에 기호를 다룰 수 있다는 것을 인식함에 따라 계산을 포함한 다량의 데이터를 고속으로 처리하게 되었다. 컴퓨터란 데이터 또는 정보를 가지고 원하는 결과를 얻기 위하여, 일련의 계획된 조작과 처리·저장·검색·출력 등을 전자회로에 의해 자동적으로 수행하는 자료처리시스템인 것이다.

14.2.1.1 2진법과 코드화

컴퓨터 안에서는 2진법(binary code)에 의한 논리연산이 행해진다. 2진법이란 0과 1만으로 모든 수치를 표현하는 방법이다. 그러므로 정보를 컴퓨터로 처리하기 위해서는 0과 1을 사용하여 숫자 및 문자 등을 표시하는 방법이 필요하다.

컴퓨터에서는 일정한 규칙아래서 모든 문자를 0과 1을 사용하여 코드화된다. code는 여러 종류가 있으나 대표적인 것으로 표준BCD코드(binary coded decimal interchange), EBCDC코드(extended binary coded decimal interchange code), ASCII코드(american standard code for information interchange) 등을 들 수 있다. 아울러 병명이나 환자명, 약품명, 치료처치 등의 명칭들도 같은 모양으로 코드화한다.

14.2.1.2 2진 연산소자

2진법에는 2진 연산소자(binary unit)를 사용한다. 2진 연산소자란 일반적으로 상이한 2개의 상태를 갖는 소자를 의미하는 것이다. 스위치가 'on-off' 하는 것, 전등이 '켜졌다-꺼졌다' 하는 상태 등과 같은 예이다. 컴퓨터에서는 반도체 2진 연산소자 등을 써서 처리한다. 이들을 기억소자(memory unit) 혹은 논리소자(logical unit)라고 부르고 있다.

2진수의 두 가지 상태를 나타내는 기억소자를 개념적으로 bit(binary digit)라고 한다. 따라서 2^n은 n bit이다. 예를 들어 2bit라면 00, 01, 10, 11의 4가지 서로 다른 상태를 나타낼 수 있고, 8비트로는 256가지의 서로 다른 상태를 나타낼 수 있다. 데이터를 2진수로 나타낼 때 한 개의 데이터를 몇 비트로 표현할 것인가는 개개의 컴퓨터마다 다르다. 예를 들면 0~9까지의 숫자이면 4비트(2^4=16종류), alphabet나 기호는 6비트(2^6=64종류)만 있으면 충분하다. 그러므로 이것들을 하나의 단위로 취급하여 처리하는 것이 편리하다.

8개의 bit를 한 단위로 byte라고 부르며 초기의 많은 프로세서들이 기본적으로 다루었던 정보의 크기였다. 또한 몇 개의 byte를 모아서 한 개의 단위로 한 것을 word라고 한다. 기억용량의 단위로는 byte와 word로 표시한다. 현재는 이러한 byte 몇 개를 모은 형태의 데이터 단위를 처리단위로 사용하고 있다.

여기서 인간의 뇌와 컴퓨터를 생각해 본다. 인간의 신경세포(neurone)의 수는 100억 정도라고 알려져 있다. 가령 내부기억장치의 용량이 10^6words정도 되는 컴퓨터가 있다하고 1word를 48bit 정도라고 하면, 48×10^6=약 480만 비트가 된다. 이것보다 훨씬 큰 기억용량을 가진 컴퓨터가 개발되어 몇 억 비트로 되더라도, 컴퓨터는 인간 뇌의 비트수에 미치려면 아직도 요원하다.

14.2.1.3 컴퓨터의 연산과 논리

2진수로 연산이나 조작을 하는 것을 논리조작(logic operation)이라 하고, 이것을 취급하기 위한 수학을 논리대수(boolean algebra)라고 한다. 논리적인 성질을 수학적으로 해석하는 방법으로 1847년 영국의 G. Boole이 처음으로 소개한 수학이다.

일반적으로 우리가 무엇인가 하나의 결론을 도출하고자 할 때, 우리의 사고과정은 가장 기본적으로 'Yes' 또는 'No'의 두 가지 상태, 즉 2진법으로 행하고 있다. 이를테면 어떤 환자가 ㉠발열, ㉡발진, ㉢복통, ㉣설사라고 하는 4개의 증상을 규정하고, 표 14-3에 나타낸 것 같이 4개의 증상 ㉠~㉣의 유·무를 비교하여 이 환자에게 'C'라고 하는 진단을 내린다. 이와 같이 어떤 조건 아래서 내린 결론의 관계를 표로 나타낸 것을 진리표(truth table)라고 하는데, 일반적으로 Yes, No 대신에 1과 0의 기호로 나타낸다(표 14-3-b).

컴퓨터 안에서는 이와 같은 논리조작을 통해 복잡한 연산이나 제어를 행하고 있다. 논리조작을 위한 전기회로를 논리회로라고 하며 그 기본이 되는 것으로는 논리곱(AND gate), 논리합(OR gate), 논리부정(NOT gate) 등의 회로들이 있다. 그림 14-2는 이들의 switch model과 symbol mark이다. (a)는 AND gate이고 회로에 A와 B의 입력을 동시에 입력했을 때, 출력이 1로 된다. (b)는 OR gate이고 A 혹은 B, 어느 쪽인가에 입력이 들어갔을 때 출력이 1이 된다. (c)는 입력의 반대(부정)가 출력되는 회로로 NOT gate 또는 inverter라고 한다. 출력 측에 ○ 을 붙인 것은 극성이 바뀌는 것을 뜻한다.

표 14-4는 이들의 관계를 나타낸 진리표이다. 이 원리에 의하여 AND gate 소자 3개를 쓰면 그림 14-2의 진리표를 나타내는 논리회로를 간단하게 만들 수 있다(그림 14-2-c). 컴퓨터를 구성하고 있는 IC나 LSI 등의 안에는 이와 같은 기본 논리회로가 다수 복잡하게 조합되어져서 연산과 판단 및 제어 등의 논리조작을 하고 있다.

표 14-3. 병명진단을 위한 진리표(a), (b)와 AND소자를 사용한 논리회로(c)

(a)

병명	증상				진단
	발열	발진	복통	설사	
A	Yes	Yes	No	No	부정
B	Yes	No	Yes	Yes	부정
C	Yes	Yes	Yes	Yes	긍정
D	Yes	Yes	Yes	Yes	부정

(b)

병명	증상				진단
	발열	발진	복통	설사	
A	1	1	0	0	0
B	1	0	1	1	0
C	1	1	1	1	1
D	0	1	1	1	0

(c)

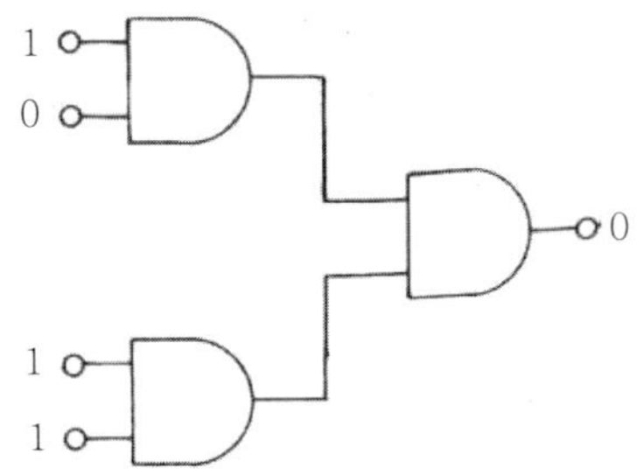

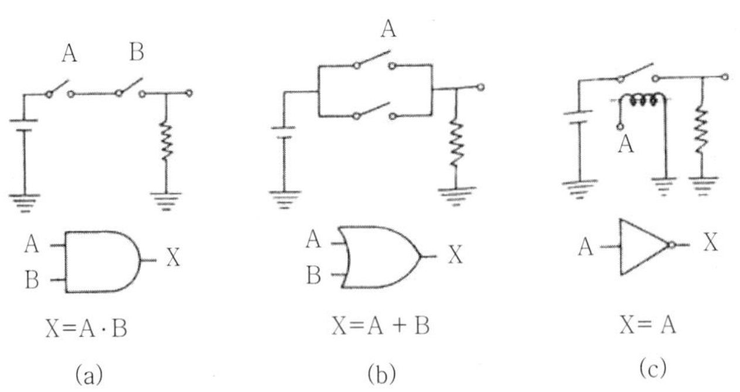

그림 14-2. AND(a), OR(b), NOT(c) 논리회로의 switch model과 symbol

표 14-4. AND, OR, NOT의 진리표

입력		AND	OR	NOT
A	B	A·B	A+B	A
0	0	0	0	1
0	1	0	1	1
1	0	0	1	0
1	1	1	1	0

14.2.2 영상정보와 파형정보

진료 데이터 중에는 영상이나 파형과 같이 대량의 정보량을 요하는 것이 있다. 이러한 진료 데이터를 부호화해서 메모리에 저장하려면 대용량이 필요하게 되고 소규모 시스템으로는 실현이 어렵다. 저장기술이 진보함에 따라, 영상, 파형을 정보시스템에 모아 모든 진료 데이터를 일원적으로 관리·보존하는 것이 가능하게 되었다. 검색, 전송, 표시 등을 고속화하기 위해서는 효율적인 데이터 압축기술이 필요하다.

14.2.2.1 영상정보

영상은 굉장한 양의 데이터이다. 예를 들어 보통의 256×256pixel, 8bit/pixel의 영상 한 장을 그대로 저장한다면 약 65kB의 기억용량이 필요하다. 현재 큰 병원에서는 매일 수GB의 진료 데이터가 생성되리라 추정되지만, 그의 대부분이 단순 X선상이다. 따라서 이러한 종류의 데이터를 축적, 검색, 전송하는 기술이 중요하다. 다른 종류의 영상(CT상, 초음파상 등) 데이터는 상대적으로 적더라도 진단상 중요하여 빈번히 참조되므로 편리한 방법을 찾는 것이 필요하다.

디지털 X선영상이 어느 정도의 해상력에서 진단상 차질을 가져오지 않는가에 대해서는 몇 가지 연구가 있다. 이 연구들의 결과는 일치하지 않지만 1024×1024pixel, 10bit/pixel 정도면 괜찮지 않을까 생각된다. 이때 한 장의 영상 데이터양은 약 1.3MB가 된다. 매일 수백장 촬영되는 영상을 보존하는 것은 광디스크 장치를 쓰면 가능하다. 그러나 영상 한장당 데이터양이 큰 것은 전송, 처리 등에서 모든 경우 적합하지 못하다.

의료 이외의 분야에서는, 표준 칼라 영상(256×256pixel, 8bit/pixel×3)에 대해 영상 데이터를 압축하는 기술이 실용화되어 있다. 벡터(vector)양자화법과 예측 부호화법이라 불리는 방법을 중심으로 한 방식에 의해 영상 데이터를, 충실도를 떨어뜨리지 않으며, 1/10정도로 압축할 수가 있다. X선상은 단색상이지만 적당한 인터페이스로 이러한 방식에 접속하여 칼라 표준영상 두 장분의 용량으로 정밀한 X선상 한장을 저장하는 방식도 예상된다.

X선상을 축적해서 검색하는 것은, 진료번호, 환자명, 촬영일시 등의 ID를 부여하면 용이하게 된다. 연구용 목적 등으로 영상의 특징에 의해서 검색하려고 하면, 컴퓨터에 의한 특징 식별이 요구되어 어려운 문제가 된다. 촬영 후, 방사선과 전문의는 판독하여 보고서를 작성한다. 사진을 보면서 요점만을 이야기하면 컴퓨터가 문장을 만들어 준다면 노력을 덜어 줄 수 있다. 한정된 단어수로도 이루어지며 의사 개인마다 음성 인식용 디스크를 준비하면 실현 가능하다. 이와 같은 시스템이 사용된다고 하면 의사가 발성한 요점을 key로서 검색에 이용하여 영상 특징에 의한 검색이 어느 정도 가능하다.

병원내 LAN에 의해 영상 데이터를 전송할 수 있다. 영상을 모두 컴퓨터저장장치에 넣어 중앙 관리하면 지금의 필름보관실은 불필요하게 되고 필름이동에 따른 분실을 방지할 수가 있다. 각 진료과에서는 필요에 따라 영상 데이터를 불러내 보거나 하드 카피를 하면 된다.

컴퓨터에 의한 영상처리에 대해서는 연구가 계속되고 있다. 자동진단 단계까지는 아직은 미흡하지만 부분적 진단 지원은 충분히 가능하다. 가령 영상에서 임의 영역의 통계적 성질을 조사하여 그 차를 가지고 조직의 상태를 판단한다거나, 동맥조영상을 처리하여 입체구조에 대해 어느 정도 판정을 하는 정도는 가능하다.

앞으로 영상의 데이터 형식, 식별 코드, 부속 데이터 등의 형식을 표준화하고 다른 의료시설과 영상 데이터를 교환하여 이용되도록 하여야 한다. 이러한 시스템이 PACS (picture archiving and communications system)이다.

14.2.2.2 파형정보

파형(波形)은 영상보다 데이터 량은 많지 않다. 예를 들면 대역 30Hz, S/N비 40dB의 뇌파 10초의 데이터 량은 약 0.6kB이다. 그러나 파형은 장시간 관측하여야 하는 것이 많다. 하루에 여러 번 부정맥이 생기는 환자를 감시하기 위해서는 하루 분의 심전도를 관측하지 않으면 안 된다. 이 중에서 부정맥 이외의 부분은 불필요한 데이터가 된다. 그러므로 파형의 장시간 관측에 컴퓨터를 계속 사용하는 것은 합리적이지 않다. 자기 레코더 등의 간이 기록매체에 기록을 했다가 나중에 해석을 하거나, 또는 전용의 소규모 프로세서를 준비하여 실시간(real time)으로 파형을 식별해서 필요한 부분만을 기록하는 것이 좋은 방법이 된다.

파형은 비교적 처리가 간단하므로, 특징의 자동식별이나 자동진단도 어느 정도 가능하다. 뇌파의 경우, 판독해서 보고서를 쓰는 전문가는 그다지 많지 않다. 어느 정도의 보고서를 컴퓨터가 자동으로 작성한다면 합리적일 수 있다.

심전도에 대해서는 Minesota code를 위시하여 표준의 파형처리나 진단법이 있으므로 컴퓨터에 의한 자동진단이 가능하다. 심전계 중에는 진단기능을 갖는 것도 있으며 전화선으로 심전도를 전송하여 진단을 구하는 시스템도 있다. 또한 대규모 시스템으로서는 심근상의 흥분 전반에 대해 병변을 가정하고 체표의 전위변화를 컴퓨터로 재현하여 진단하고자 하는 연구도 있다. 실용적인 간편한 시스템으로 진단이 되지 않을 때, 현재는 전문가가 지식을 컴퓨터에 공급하고 있지만 장래에는 전문가를 완전히 대신하는 컴퓨터 시스템도 출현할 것이다.

14.2.3 컴퓨터에 의한 환자감시

ICU, CCU 등의 집중감시 병실에서는 혈압, 체온, 심전도, 뇌파, 호흡수 등을 24시간 지속적으로 감시(monitoring)하여 그 변화를 파악함으로서 긴급사태에 빨리 대비하여야 한다. 그러나 이와 같은 일이 실제로 과연 가능할 것인가? 모니터를 24시간 감시하는데 적어도 1일 3교대로 6~9명의 요원이 필요하다. 더욱이 병원의 특수성 때문에 이들 요원이 이러한 일에만 매달릴 수만은 없다. 응급사태가 돌발하면 이에 손을 돌려야 하고, 모니터를 이탈하여야 할 사건들은 얼마든지 일어난다. 또 감시대상이 되는 생체정보의 수가 증대하였을 때는 2~3명의 감시 인원수로는 부족하고 데이터해석에 시간이 걸리게 된다. 컴퓨터를 가지고 환자를 자동감시(automatic monitoring of patients)하고자하는 생각은 이와 같은 현장의 요구로부터 생겨난 것이다.

그림 14-3은 한 병원 ICU에서의 환자자동감시시스템을 나타낸 것이다. 이 ICU에서는 심전도, 동맥압, 중심정맥압, 호흡 및 체온의 5항목을 일상적 감시(routine monitoring) 대상으로 하고 있다. 여기서 심전도는 그대로, 다른 신호들은 트랜스듀서를 매개로 각각 증폭기에 입력되며, 필터로 잡음을 제거하고 A/D 변환한 뒤에 컴퓨터에 입력된다. 이 신호들 중에서 필요한 정보는 증폭기 또는 출력단자로부터 꺼내어 환자침상 옆이나 감시센터의 모니터에 표시된다. 이들 신호로부터 최고·최저·평균혈압, 심박수, 호흡수, 체온 등이 측정되어 필요한 시간간격(예를 들어 5분마다)으로 집계되어서 수치로나 계기에 표시할 수 있다. 또 이 신호들을 적당한 시간간격으로 평균치나 표준편차 등을 계산하여 그래프로 그릴수도 있다. 심전도에서는 컴퓨터로 파형을 분석하여 위험한 상태(예를 들면 심실성 빈맥, 심실성 기외수축의 short run, 심실세동 등)를 재빨리 감지할 수가 있다. 데이터의 분석결과는 필요에 따라서 알람(alarm)표시나 emergency call로 담당의료진에게 연락된다.

이것이 컴퓨터에 의한 환자 자동집중감시시스템이다. 이러한 시스템이 완벽하게 이루어지기 위해서는 심전도 등의 생체신호의 자동분석과 자동판독이 필요하게 된다.

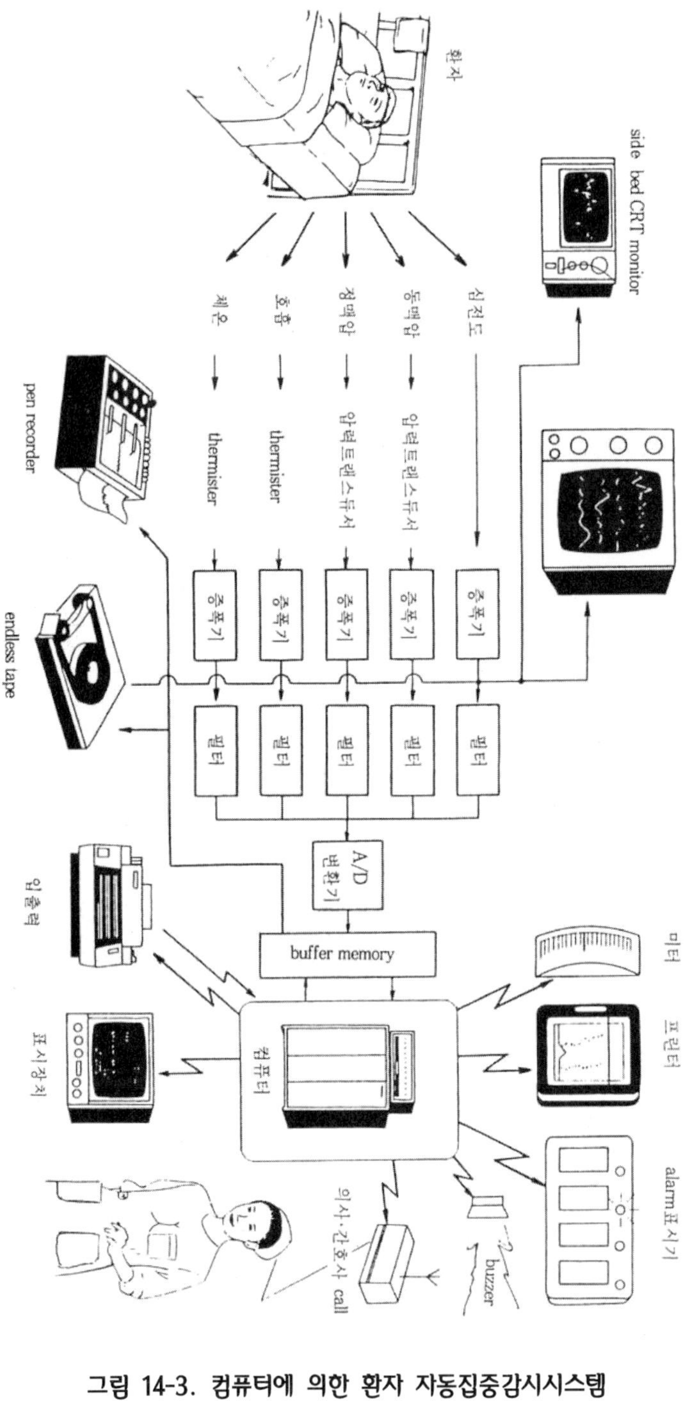

그림 14-3. 컴퓨터에 의한 환자 자동집중감시시스템

14.2.4 심전도의 자동분석

컴퓨터를 이용한 생체신호 파형의 분석 중에서 실용화된 것은 심전도의 자동파형분석이다. 그러므로 여기서는 심전도를 예로 들어 생체신호의 자동분석 방법에 대하여 간단히 그 원리를 설명한다.

심전도 자동분석은 Bonner(IBM), New Smith(Mayo) 등을 위시하여 여러 전문 프로그램이 계속 계발되고 있으며, 그 적중률은 숙련된 전문의의 판단결과와 비교하였을 때 98%를 상회하는 것으로 알려져 있다.

심전도 자동분석의 과정에 대해서는 아직 표준화는 이루어지지 않았으나 일반적으로 그림 14-4와 같은 과정을 취하고 있다. 의사가 심전도를 판독하는데는 ⓐ 심전도 파형의 패턴인식과 ⓑ 파형의 진폭, 시간폭 및 리듬(rhythm)의 계측이라는 두 가지 작업을 하여야한다. ⓐ에 의해서 얻어지는 정보는 mitral P, pulmonary P, δ파, tent모양 T, coronary T 등이고, ⓑ에서는 폭이 넓거나 진폭이 큰 P파, QRS 진폭의 높이 증가, 또는 PQ interval, QT interval의 연장이나 단축 등이다.

컴퓨터 해석에 쓰이는 심전도는 표준 12유도법(standard 12 lead electrocardiogram), Frank유도법에 의한 공간Vector심전도 등이다. 이것들 중 어느 것 하나나 두개가 동시에 행해진다. 이것은 일반적으로 다음의 과정으로 이루어진다(그림 14-4 참고).

14.2.4.1 심전도의 A/D변환

인체로부터 유도된 심전도 파형을 우선 A/D변환하여 컴퓨터에 입력한다. 이를 위하여 심전도 파형을 1~4msec의 시간 폭으로 연속적으로 샘플링한다. 이 시간간격을 sampling time이라고 한다. 각 점에 있어서의 진폭을 A/D변환한 뒤에 파고의 시계열(time series)을 만든다.

14.2.4.2 잡음제거와 기선보정

A/D 변환한 심전도 신호에 섞여 있는 상용교류나 근전도 등의 잡음은 컴퓨터의 수학적 필터를 써서 제거한다. 이것을 평활화(smoothing)라고 한다.

집단검진의 데이터에서는 자주 base line이 동요하는 것을 볼 수 있다. 이와 같은 저주파잡음은 저역차단필터를 써서 제거할 수가 있지만, 특히 큰 것은 저역통과형 low pass filter를 써서 저주파 잡음만을 뽑아내어 신호에서 꺼내는 방법이 행해지고 있다. 이러한 조작을 기선보정(base line correction)이라고 한다.

14.2.4.3 구분점 인식과 특징묘출

의사가 심전도를 판독할 때에는 P, QRS, T파 등의 각종 심전도 파형을 경험적으로 패턴 인식한 것을 기초로 하여, 각각의 진폭과 파폭의 계측 및 파형의 판정을 가지고 실시하고 있다. 현재의 디지털 컴퓨터로는 도형이나 파형의 패턴인식을 하는 것이 곤란하므로, 심전도의 자동해석을 위해서 우선 먼저 심전도 파형을 컴퓨터가 인식할 수 있는 형으로 변형시켜 줄 필요가 있다.

여기에서는 QRS 파형의 특징묘출법과 판별법을 예로 들어 설명하고자 한다.

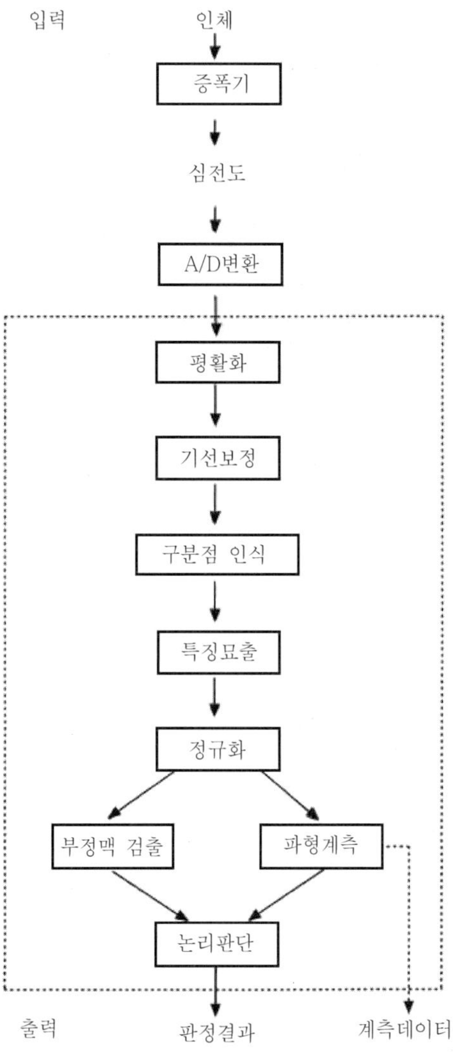

그림 14-4. 심전도 자동해석의 process

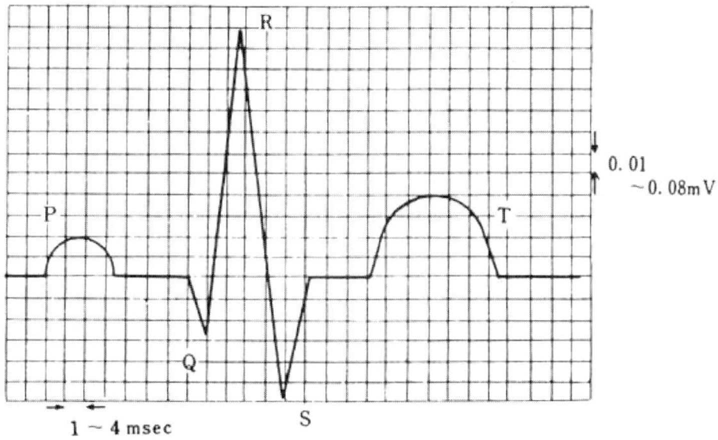

그림 14-5. 심전도 파형의 디지털화

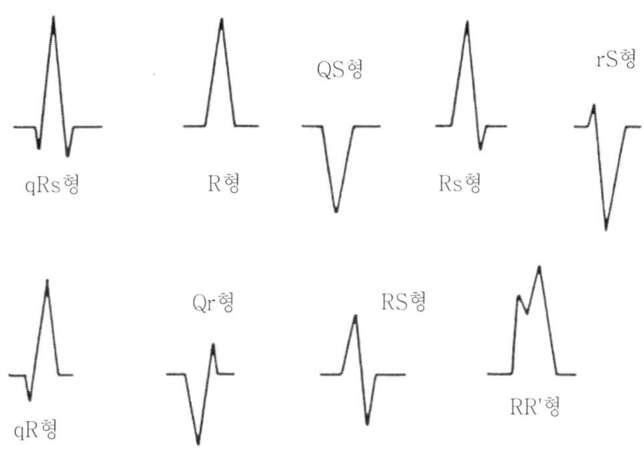

그림 14-6. 각종 형태의 QRS 파형

QRS 파형은 여러 가지 유도법에 따라 $_qR_s$형(standard limb lead Ⅰ-Ⅲ), $_rS$형($_aV_r$이나 V_{1-2}), $_qR$형($_aV_F$이나 V_{5-6}), 및 RS형(V_{3-4}) 등 각각 다른 파형으로 나타난다(그림 14-6). 이들 특징을 묘출하기 위하여 우선 파형을 '미분' 하여, 그 특징을 강조(enhance)한다(이에 의해 기선보정도 동시에 할 수 있다). 그리하여 그림 14-7에 나타낸 것 같은 심전도 파형의 패턴을 결정하기 위한 몇 개의 요점(구분점)을 인식한다.

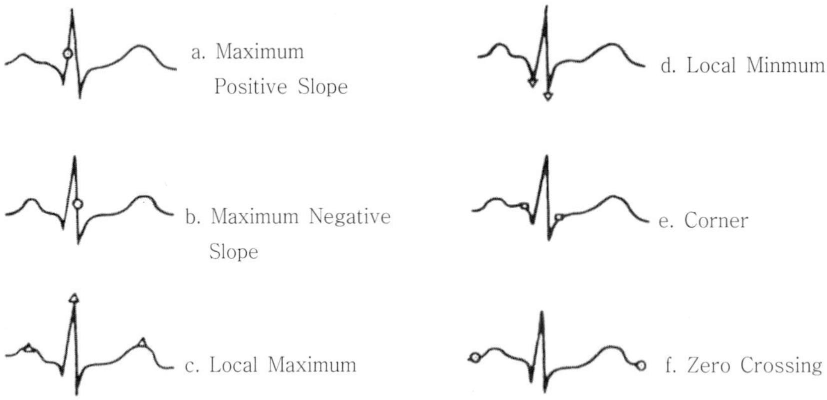

그림 14-7. 심전도 파형 패턴인식을 하기 위하여 사용되는 point - 구분점

표 14-5. 정상 QRS파형 패턴인식을 위한 decision table (Y:Yes, N:No)

	심전도 진단을 위한 decision table	table명 QRS파형	규칙 번호							
			1	2	3	4	5	6	7	E
1	Positive Slope Min-Max		Y					Y	Y	
2	Positive Slope Corner-Max		N	Y		Y	N			
3	Positive Slope Min-Corner			N	Y		Y		N	
4	Negative Slope Mix-Min		Y		N	Y	Y			
5	Negative Slope Mix-Corner		N	Y	N	N		Y	N	
6	Negative Slope Corner-Min		N		Y				Y	
7	First Backward Straight-Line Fit Min to Corner						N	Y		
8	First Backward Straight-Line Fit Max to Corner						Y			
9	First Forward Straight-Line Fit Min to Corner		Y			Y				
10	First Forward Straight-Line Fit Min to Corner								Y	
1	QRS Configuration with a Dominant R		X							
2	R Configuration			X						
3	QS configuration				X					
4	RS Configuration with a Dominant R					X				
5	RS Configuration with a Dominant S						X			
6	QR Configuration with a Dominant R							X		
7	QR Configuration with a Dominant Q								X	
8	Go to the Rare QRS Pattern Table									X
9	End of Analysis		X	X	X	X	X	X	X	X

예를 들어 QRS에 정경사 최소·최대(positive slope min. max.)가 존재하는 것은, ${}_{q}R_{s}$형, ${}_{q}R$형, 및 Q_{r}형 중의 하나이다. 표 14-5에 이들의 정상 QRS 패턴인식을 위한 dicision table을 나타낸 것이다. 특징묘출을 하는데는 그림 14-7에 제시한 a-f의 각 구분점이 사용되어, 표에 나타낸 이들 1-10의 조건 중에서 몇 개의 항목이 들어맞는가에 따라 각 QRS파형의 type이 결정된다. 이것을 컴퓨터로 하는데는 표의 Y 또는 N를 각각 1 및 0의 신호로 바꾸어 matrix를 작성한다. 환자로부터 기록된 데이터의 매트릭스와 표로부터 얻어진 매트릭스를 논리회로로서 논리연산을 하여 결과를 출력시킨다.

14.2.4.4 표준화와 각 파형의 계측

P, QRS, T 등의 진폭과 시간폭을 계측하는데는 그림 14-8에 나타낸 것같이 각 파를 방형파(square wave)로 변형시켜야 한다. 그리고 이것들을 교정신호를 사용하여 계측할 수 있는 모양의 신호로 고쳐야 한다. 이 작업을 표준화(standardization)라고 한다.

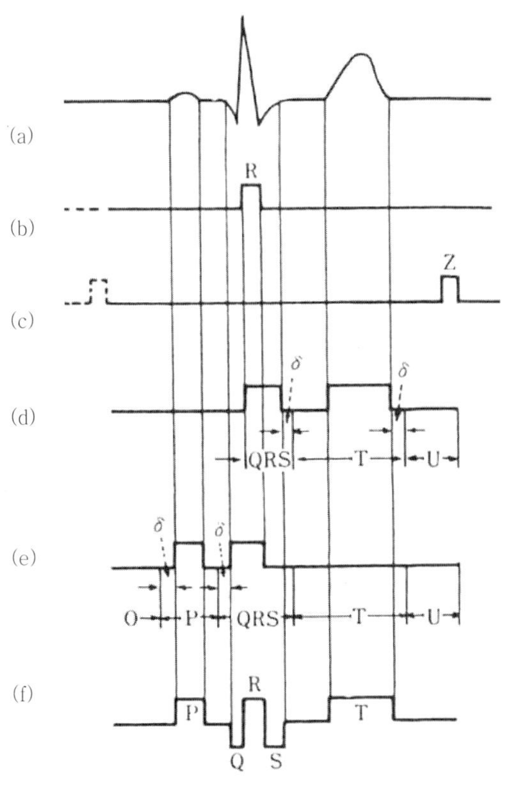

그림 14-8. P, QRS, T파의 파형인식법

이에 의하여 P, QRS, T파의 진폭과 시간폭, PQ시간, QT시간 및 P-P시간 등이 계측되어, 다시 R-R간격. P-P간격이 가지런한지, 가지런하지 않는지 등이 자동적으로 판정된다. 이들 계측 데이터는 필요에 따라 인쇄할 수 있다.

14.2.4.5 논리판단

심전도를 판독하는데는 우선 첫째로 계측 데이터를 기준치와 비교하여야 한다. 기준치를 나타내는 것으로는 미국의 Mayo Clinic에서 발표된 유명한 Minesota Code 등이 있으며 기타 여러 기관에서 보고 된 독자적인 코드도 사용되고 있다.

또 논리판단에는 의사결정 tree 이용법(decision tree logic)이나 다변량 해석법 등의 식별논리가 쓰인다. 그림 14-9및 14-10에 심전도 진단 및 부정맥 진단의 tree logic을 각각 나타내었다.

오늘날 각종 규모의 심전도 자동 해석 시스템이 개발되어 시판되고 있으며, 집단검진, CCU에서의 환자자동감시, 대규모 병원에서 검사의 자동화와 screening, 개업의사로부터 전송되는 심전도의 해독 등에 이용되고 있다. 특히 미국에서는 전용 네트워크 시스템에 의한 원내 서비스, 전국 또는 지역 서비스 등 다채로운 시스템이 가동되고 있다. 또 IBM사의 Bonner에 의한 프로그램 등처럼 진단 프로그램만을 판매하고 있는 경우도 있다.

14.2.5 자동진단

컴퓨터를 이용한 건강진단시스템은 1960년대 말부터 미국 캘리포니아의 Kaiser 재단 병원을 위시하여 유럽 등 많은 시설에서 시도되었다. 컴퓨터에 약 200~300항목의 문진, 혈액, 소변 등의 검사데이터 등 수백 항목의 데이터를 입력시켜서 자동적으로 진단을 실시하는 것이다. 아직은 마지막 단계에서 의사가 결과를 가지고 확인 검토하여 환자에게 지시하는 시스템이지만 완전한 자동진단 시스템으로의 연구개발이 계속되고 있다.

가까운 장래에 병·의원의 외래진찰실에서 단말기로 환자 데이터를 입력하고, 중앙처리장치로부터 전송되어 오는 진료처리지시를 기다리는 사태가 도래할지도 모른다. 이와 같은 시대에 이르렀을 때 의사는 직업을 잃을 것인가? 단순한 컴퓨터 오퍼레이터가 될 것인가? 아니면, 오늘날보다 더 한층 비약한 존재가 될 것인가?

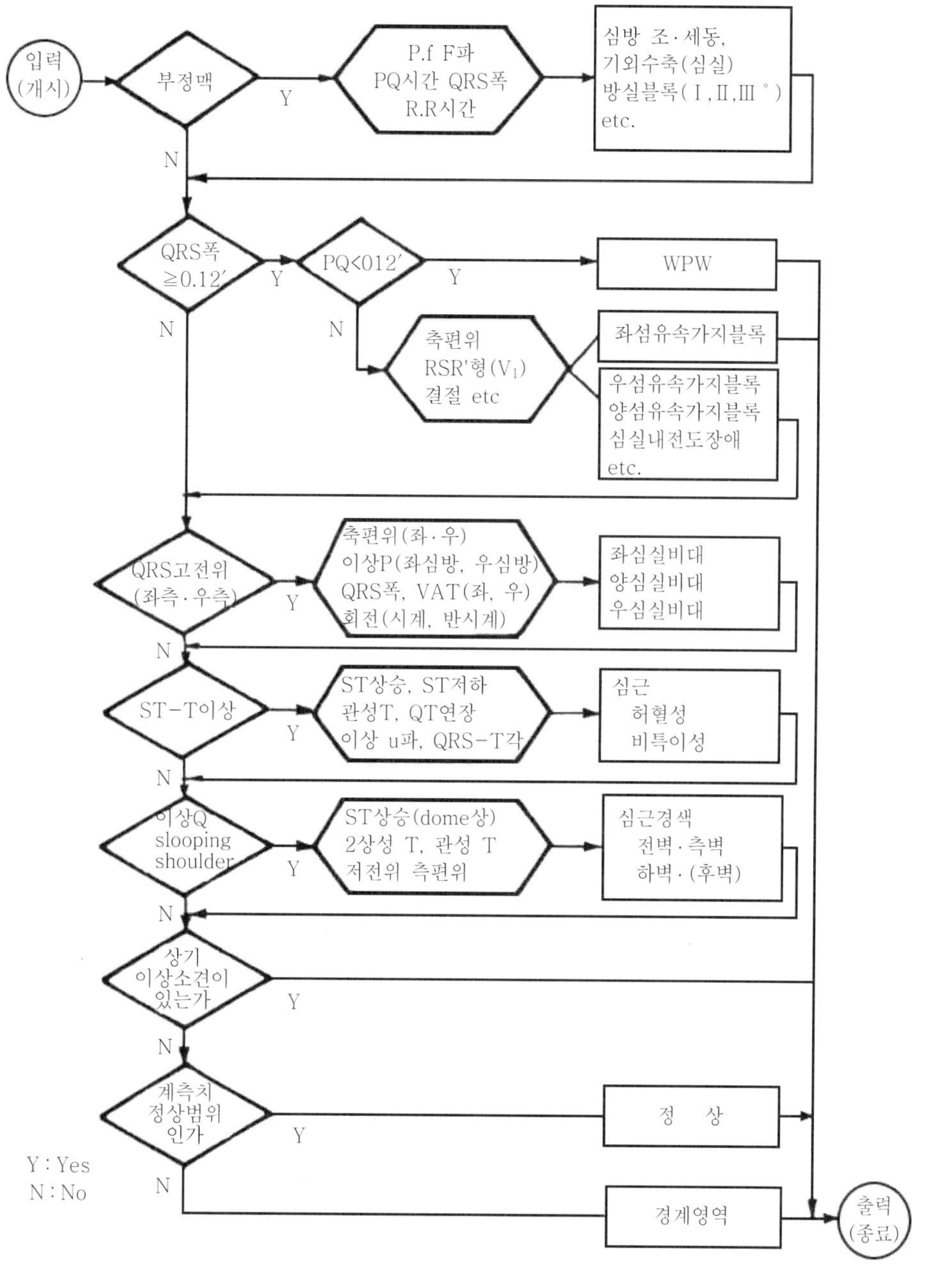

그림 14-9. 심전도진단논리의 flow chart (tree 이론에 기초한)

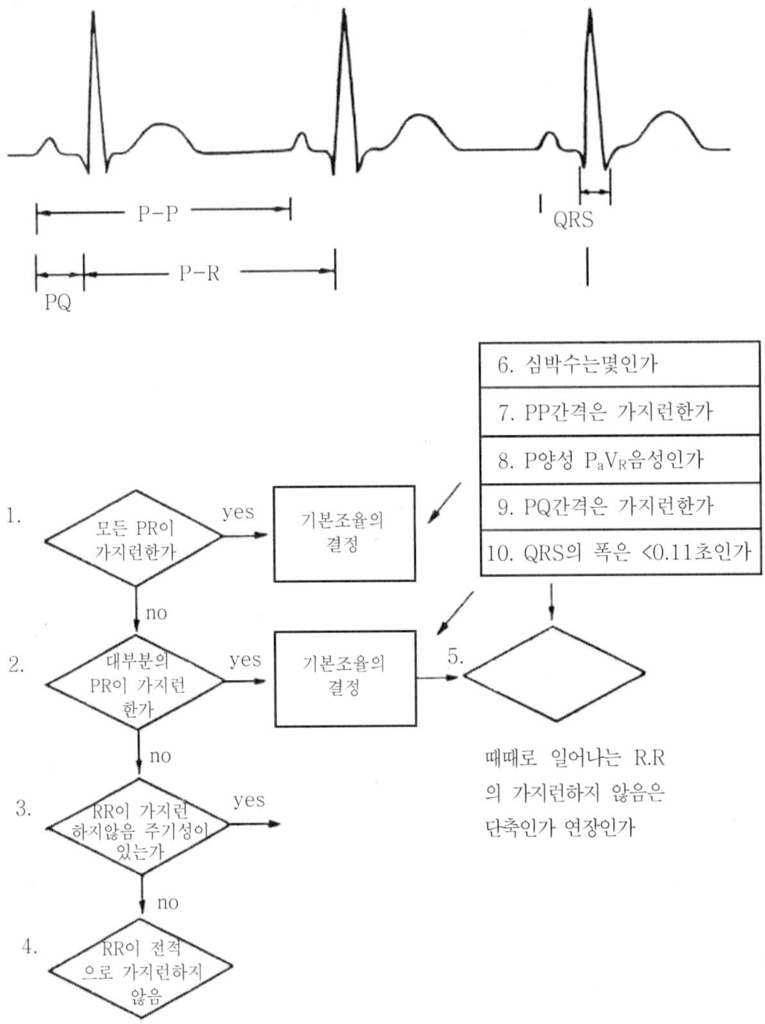

그림 14-10. 부정맥의 진단논리

14.2.5.1 지적 정보처리

의료에서의 다양한 요구와 발상은, 지금까지 여러 의료분야에서 응용이 시도되어 왔으며 컴퓨터의 진보로 더욱 많은 요구에 응할 수 있게 되었다. 그러나 의학 측에서의 요구 중에는 현재의 컴퓨터 능력으로는 양적으로 만족할 수 없는 것도 있다. 어느 정도 넓은 범위의 질병을 커버할 수 있는 진단능력이나 약제개발의 지식 데이터베이스, 단백질의 분자구조 해석 등이 그 예이다. 하지만 컴퓨터의 발전 속도로 미루어보아, 어느 때 실현될 수 있는 가를 추론해 볼 수 있다. 만약 가까운 장래에 실현되지 못할 것으로 생각된다면 컴퓨터의 구조(architecture)를 바꾸는 것부터 연구를 하지 않으면 안 될 것이다.

컴퓨터의 능력이 향상됨에 따라 진단이나 치료계획과 같은 의사의 사고과정을 대행시키려는 생각이 나오게 되었다. 컴퓨터에 진단이나 의사결정을 시키려는 시도의 초기에는, 의사를 교육시키는 것과 같이 진단학의 교과서를 프로그램화하여 컴퓨터에 저장하려는 것이었다. 심전도 진단과 같이, 판정이 수식화될 때는 이 생각이 통했지만 대개 이러한 방법은 실패로 끝났다. 그것은 진단학의 교과서가 객관적인 프로그램으로서 쓰여져 나타나는 모양으로 되어있지 않기 때문이다.

다음 단계에서는, 신호이론이나 Bayes의 정리를 적용하여 질병이 존재하는 확률을 구하는 것을 시도하여 보았다. 이때의 문제는 사전확률(priorprobability)이나 조건부 확률 등의 값을 어느 정도 정확히 알 필요가 있다는 것이다.

세 번째 단계는 expert system의 소프트웨어가 출현하였다. 이것은 컴퓨터 안에 특정의 추론형식을 미리 만들어 놓는 것이 아니고, 논리의 뼈대(공식)만을 가지고 있는 것이다. 컴퓨터는 전문가와 대화를 하면서 전문가로부터 단편적으로 공급된 지식을 종합하여, 컴퓨터 내부에 진단학을 조립하여 넣는 시스템이다. 이 방법에 의해 전문가가 체계적으로 지식을 정리하지 않고, 컴퓨터에 지식을 집어넣을 수가 있어 이론적 사고를 하는 노력과 프로그램을 작성하는 수고가 덜어진다.

expert system은 진단학의 몇몇 문제에 응용되고 있지만, 모두가 성공하고 있는 것은 아니다. 이 시스템에서 생각하여야 할 것은 다음과 같은 점이 있다.

㉠ 논리적 추론이 쓰이지만, 의사는 순환기계와 같은 물리 모델도 상정하면서 진단하고 있다. ㉡ 전문가가 공급하는 지식은 항상 정확하다고 볼 수 없고 서로 모순될 수도 있다. ㉢ 단편적인 지식을 그저 형식적으로 정리하는 것이 아니라, 그 안에서 법칙성을 뽑아내어 체계적인 지식으로 정리하도록 하려면 어떻게 하여야 할 것인가.

이 문제는 인공지능(AI)의 분야에 속해 있다. 현재는 미흡하지만 장래의 발전이 기대된다. 의학 측에서는 너무 큰 기대를 갖는다거나 실망하지 말고 긴 안목을 가지고서 응용되기를 기다리는 자세가 필요하다.

14.2.5.2 종합검진 시스템과 자동진단

고도의 전문지식과 오랜 경험을 쌓은 의사가 하여야 할 '진단(diagnosis)'을 기계인 컴퓨터에게 시키려고 하는 생각은 1960년대 초에 R .S. Ledley, L. B. Lusted, H. Warner 등에 의하여 제창되었다. 이 생각이 실현된 것은 1960년대 중반이다.

Automated Multiphasic Health Testing System(AMHTS)이라고 이름 붙여진 것으로서 '질환의 조기발견을 목적으로 하는 건강관리시스템으로서, 자동화기기를 이용한 많은 종류의 검사 데이터와 여러 항목에 걸친 문진 데이터를 컴퓨터로 처리하여, 주로 의료기사 등의 기술요원에 의하여 조작되는 시스템'이라고 정의되어 있다. 이것은 일종의 screening으로서의 성질을 갖기 때문에 Multiphasic Health Screening(MHS)으로 불려지기도 한다. 이 시스템은 미국의 Kaiser 재단 병원을 위시하여 여러 나라의 의료서비스 기구에서 채용되어 집단검진의 새로운 방법으로서 유효하게 활용되고 있다.

이와 같이 컴퓨터를 사용하여 자동적으로 진단하는 것을 자동진단(automatic diagnosis) 또는 컴퓨터 진단(computer aided diagnosis)이라고 한다. 자동진단은 아직, 의료에 쓰이는 진단정보가 애매하고 유동적인 것 등의 이유로 현실적으로는 몇 개의 난점이 있고, 또 최종적으로는 의사가 점검하지 않을 수 없는 것이 현 상황이다. 이 시스템의 완전한 실용화를 위해 진단 논리 연구, 의학 정보 처리에 알 맞는 데이터 처리 방법의 개발 등 많은 연구가 이루어지고 있다. 시스템상의 문제점 해결과 개선에는 의사들의 적극적인 활용과 깊은 이해가 따라야 할 것이다.

14.2.5.3 계량진단학

오늘날 병명의 진단은 의사만이 하는 업무로 되어 있다. 의사는 각자의 지식, 경험 및 직관에 따라 환자의 여러 가지 증상으로부터 병명을 결정한다. 환자로부터 나오는 증상이나 검사 데이터 등의 진단정보를 수량화하여, 이것을 수학적으로 평가된 논리에 근거하여 객관적으로 진단하는 방법을 계량진단학(numerical diagnosis)이라고 한다. 컴퓨터를 이용한 자동진단은 이 계량진단학의 논리에 기초를 두고 이루어진다.

① 수량화

계량진단을 위해서는 우선 병명 Di(i=1, 2,…, n)와 증상 Sj(j=1, 2, …, n)의 관계를 명확히 하여야 한다. 이 '증상이라고 하는 데이터' 중에는 통증이나 변비 등과 같은 환자의 주관적 증상, 기침이나 발진, 발열 등의 객관적 증상, 건반사(tendon reflex) 등과 같은 신체검진 결과, 심전도, 뇌파 등의 생리검사 데이터, 혈액과 소변 등의 생화학 데이터, X선 사진 등의 영상 데이터 등 여러 가지가 있다. 이것들을 수량화하는 일이 계량진단의 첫 번째 일이다.

수량화된 증상은 '있음' 또는 '없음' 으로 표현되는 불연속변수(discrete variable)와 혈압, 혈중 화학물질 농도와 같은 연속변수(continuous variable)로 표현된다. 즉, 계량진단학은 병명이란 이러한 인자들로 이루어지는 여러 변수의 함수이고, 이 방정식을 풀어서 병명을 결정하려고 하는 방법이라고 할 수 있다.

② 진단논리

표 14-6은 오늘날의 컴퓨터 진단에 이용하는 수학적 방법(진단논리, diagnosis logic)을 나타낸 것이다. 이것은 크게 ㉠확률론적 방법과 ㉡의사의 사고과정을 논리연산법에 도입한 방법으로 나눌 수 있다.

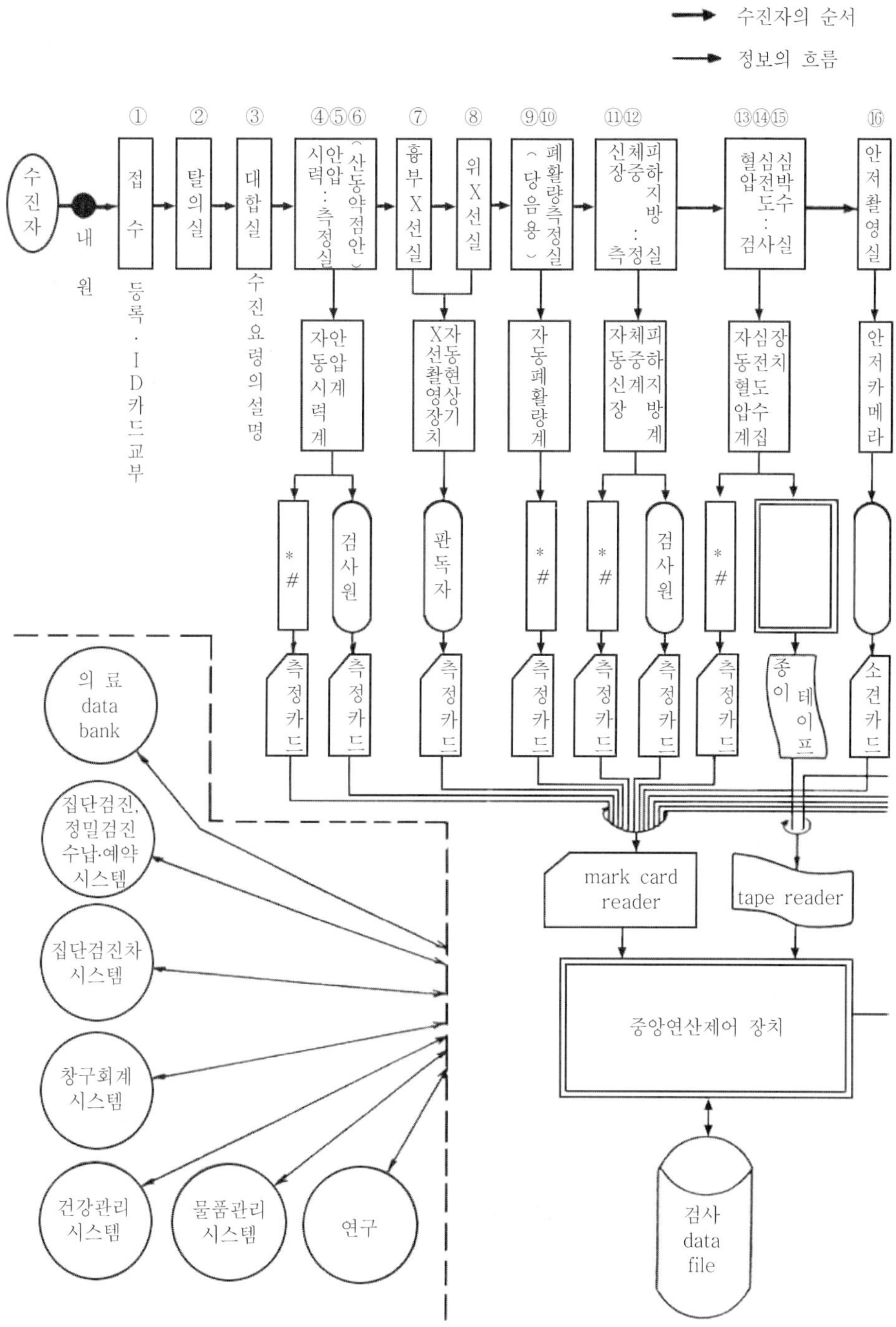
수진자의 순서
정보의 흐름
수진자
내원
① 접수
등록 · ID카드교부
② 탈의실
③ 대합실
수진요령의 설명
④⑤⑥ 시력 · 안압 · (안점약동산) 측정실
⑦ 흉부X선실
⑧ 위X선실
⑨⑩ 폐활량측정실 (용음당)
⑪⑫ 신장 · 체중 · 피하지방 : 측정실
⑬⑭⑮ 심박수 · 심전도 · 혈압 : 검사실
⑯ 안저촬영실
자동시력계 · 안압계
X선촬영장치 · 자동현상기
자동폐활량계
자동신장 · 체중계 · 피하지방계
자동혈압계 · 심전도 · 장치수집
안저카메라
검사원
판독자
측정카드
종이테이프
소견카드
mark card reader
tape reader
중앙연산제어 장치
검사 data file
의료 data bank
집단검진, 정밀검진 수납·예약 시스템
집단검진차 시스템
창구회계 시스템
건강관리 시스템
물품관리 시스템
연구

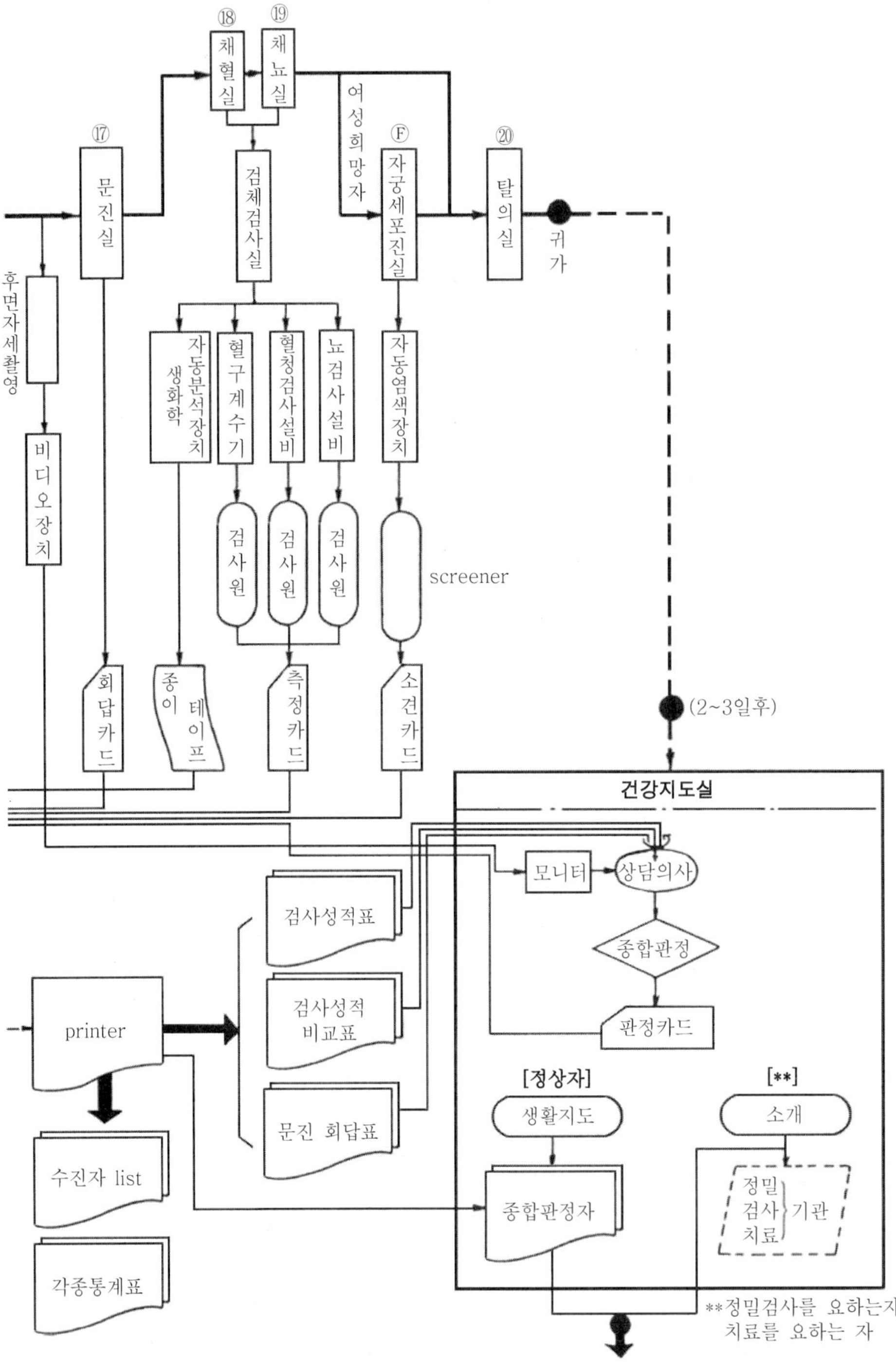

그림 14-11. 자동진단시스템의 예

표 14-6. 계량진단에 쓰이는 수학적 방법

1. 예측변수를 분석하는 방법
상관 분석, 요인 분석, Vari max 법,
잠재구조 분석, Cluster 분석, 수량화 이론

2. 목적변수를 추정하는 방법
중회귀, 분할표, 판별함수, 수량화 이론,
결정함수, Likelihood 법, Bayes 확률,
적합도 검정, Boolean 대수, 의사결정 tree 논리

3. 기타
Simulation, Markov process, Association,
Linear programming, Fuzzy 대수, 인공지능

a. 확률론적 방법

확률론적 방법의 대표적인 것이 Bayes의 정리를 이용하는 법과 Likelihood method이다.

1763년에 Thomas Bayes에 의하여 제창된 Bayes의 정리(Bayesian principle)는 조건부 확률(conditional probability)을 계산하는 방법이다. 조건부 확률을 계산하는 것은 의사가 환자를 진단할 때, 문진·검사결과 등의 조건을 가지고 질환을 추리하는 상황과 유사하다. 어떤 질환 Di의 사전확률(prior probability)을 p(Di), 그때 나타내는 증상 Sj(j=1, 2,···, n)의 발생확률을 p(Si/Di)로 하면, Sj가 얻어졌을 때의 Di가 출현하는 사후확률(posterior probability) p(Di/Si)는

$$p(Di/Sj)=\{p(Di)\cdot p(Sj/Di)\}/\{\sum_{i=1}^{n} p(Di)\cdot p(Sj/Di)\} \qquad (14.1)$$

로 나타내진다. 확률이 최대로 되는 Di가 구하고자 하는 병명이라고 하는 것이다.

이에 대하여 Likelihood 법은 각 질병마다 그 증상이 나타나는 확률 p(Sj/Di)의 데이터(이것을 likelihood라고 한다)를 미리 준비하여 두고 이것을 Bayes의 식에 대입하여 Di의 발생확률을 구하는 것이다. Bayes법에서는 p(Di)가 필요한데, 이것은 때와 장소, 의사에 따라 다르며 결과가 이에 따라 좌우되므로, 일반적 결정논리로서는 쓸 수 없다는 결점이 있다. Likelihood법은 이 결점을 정정한 것이다.

b. 논리연산법

의사의 사고과정을 논리연산법에 도입한 방법으로서는 의사결정 tree논리(decision tree logic) 및 부울대수(boolean algebra)가 있다.

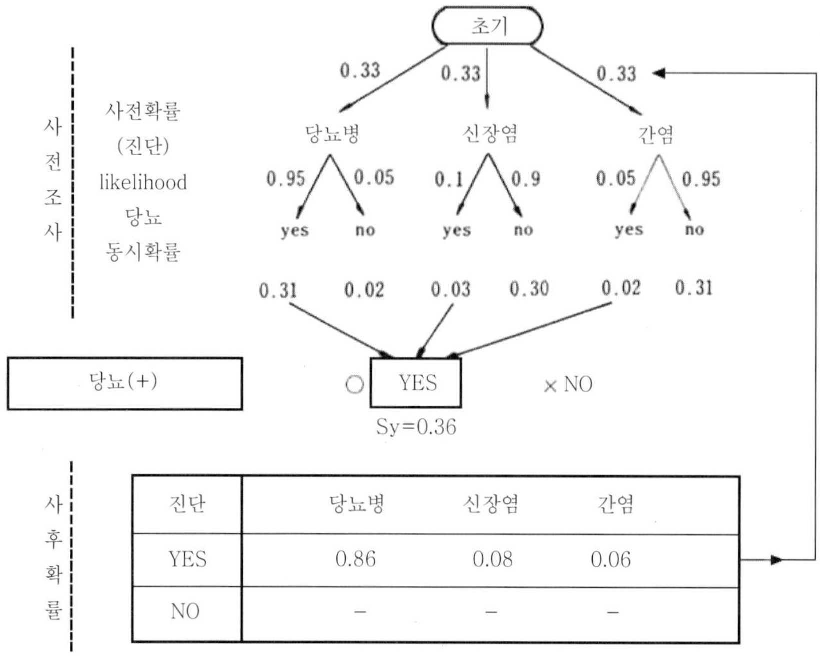

그림 14-12. Bayes의 정리에 의한 진단논리

의사결정 tree 논리는 어떤 질문에 대한 답이 Yes인가 No인가에 따라, 계속하여 다른 질문이 주어져서 어떤 결론이 유도된다고 하는 논리이다. 이 논리는 그림 14-9, 14-10에서 보듯이 심전도의 자동해석 등에 쓰이고 있다. 부울대수에 대해 앞에서 설명하였다.

c. 다변량 분석

증상이 연속변량으로 주어지고, 어떤 질병(Yi ; 독립변수)에 대하여 n개의 변수(x_1, x_2, ⋯ , x_n ; 종속변수)로서 주어졌을 경우 이들 종속변수에 대한 weight를 각각 a_1, a_2, ⋯ , a_n 라 하면 어떤 질병 Yi는

$$Yi = a_1 x_1 + a_2 x_2 + \cdots + a_n x_n \qquad (14.2)$$

로 나타내어진다.

예를 들어 x_1을 최고혈압, x_2를 혈청 콜레스테롤치, x_3을 혈청 나트륨치, ⋯ 등으로 하고, Di를 본태성 고혈압증으로, a_1~a_n의 weight는 각각의 증상에 따라 다른 값을 취한다(예컨대 a_1=1.0으로 하면 a_2=0.8, a_3=0.5, ⋯ 로 된다고 가정할 수 있다). 이 weight a_1~a_n이 질병에 따라 변화하므로 각 질병을 비교할 수 있다.

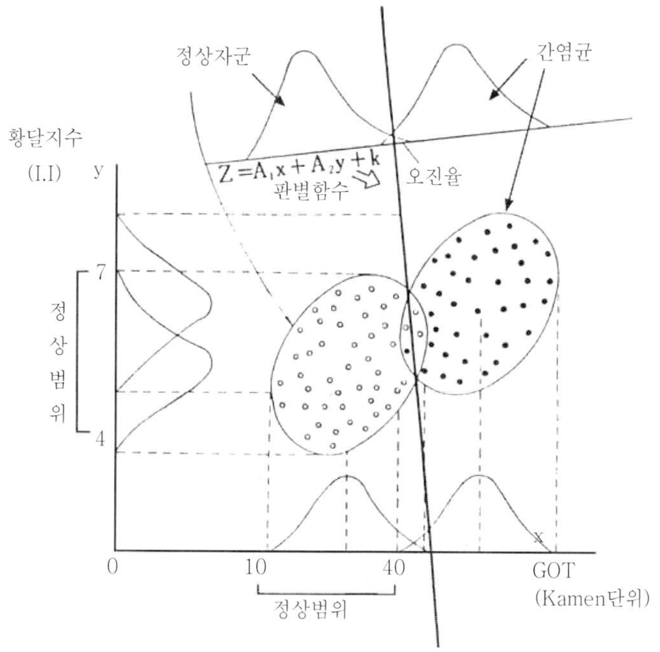

그림 14-13. 두개의 변수를 사용한 경우의 판별함수법의 원리

이와 같이 주어진 많은 변수들 간의 관계를 고려하여, 각 변수들에 적절한 weight를 줌으로서 Yi를 구하고자 하는 분석 방법을 다변량 분석(multivariate analysis)이라 한다.

그림 14-13에 다변량 분석 중에서 계량진단학에 가장 잘 쓰이는 판별 분석(discriminant analysis)의 원리를 나타낸 것이다. 예를 들어 두 집단 - 간염 환자군(•)과 정상인군(○)에 두개의 변량 SGOT(x축)와 황달 지수(y축)가 주어졌다고 하자. 양 집단이 가장 잘 구별되는 직선을 그래프 상에 긋고, 이 직선으로부터 각 점까지의 거리 Z를 측정하면 Z의 부호(+, -)에 의하여 양 집단을 판별할 수 있다. Z는

$$Z = A_1 x + A_2 y + k \qquad (14.3)$$

로 표현할 수 있고 이것을 (선형)판별함수(linear discriminant function)라고 한다.

실제에 있어서는 여러 항목에 대하여 검정을 하므로 변수는 두개에 한하지 않고, 다원입체 공간에서의 판별함수

$$Z = A_0 X_0 + A_1 X_1 + A_2 X_2 + \cdots + A_n X_n \qquad (14.4)$$

을 구할 필요가 있어 계산이 매우 복잡해지므로 컴퓨터를 사용해야만 한다. 그러나 한번

판별식과 그 계수 A_0~A_n을 구해두면, 다음부터는 X_0~X_n의 증상 자료를 입력시키면 간단하게 각 군의 판별이 가능하게 된다. 이것을 반복하여 행함으로써, 정상과 간염뿐만 아니라 간경변, 간종양 등의 각 군간의 판별을 행하여 질병명을 알 수가 있다.

14.3 의료정보시스템

의료정보시스템은 병원내의 업무처리에 국한된 병원정보시스템과 병원 등 의료기관 간의 모든 의료정보를 통합하여 기능을 수행하는 의료자료은행(medical data bank), 의료정보센터(medical information center) 등과 같은 광역의료정보시스템으로 크게 나눌 수 있다.

14.3.1 의료정보시스템의 개념

증가하는 환자관리 요구를 적시에 적절하게 수집, 유지, 관리하여 기관내의 각 기능 분야들이 신속하게 자료를 기록, 보관하고 적절하게 이용하여 효과적으로 환자를 진료할 수 있게 해주는 상호의사소통 연결시스템을 의료정보시스템이라 할 수 있다. 의료정보시스템에 있어서 정보라는 정의의 애매함과 함께 시스템이라는 용어도 system이라고 하기보다는 service라는 뉘앙스가 오히려 강하기 때문에 그 통일된 정의를 내리는데 어려움이 있다.

여러 문헌에서 몇 가지 정의를 인용하면 다음과 같이 요약할 수 있다.

㉠ 의료정보시스템은 보건의료제도의 효과적인 운영을 위한 수단으로서 각종 정보를 수집분석하고 공급하는 의료정보의 유통체계이다.

㉡ 의료정보시스템은 신뢰성 있는 자료를 생산하고 상세한 내용의 정보를 신속 정확하게 공급함으로써 정책의 수립, 경과의 파악 및 사업평가를 원활히 할 수 있도록 하는 기능체계이다.

㉢ 의료정보시스템은 정보유통기구를 확립함으로써 한정된 자원하에서 최선의 의료체계를 유지하기 위한 수단이다.

㉣ 의학연구, 의학교육, 진료, 보건행정 등 모든 보건 분야에서 취급되는 데이터, 정보, 지식을 각 분야의 목적에 가장 효과적으로 이용할 수 있도록 하는 시스템이다.

14.3.2 의료정보시스템의 종류

의료정보시스템은 여러 가지로 분류할 수 있지만 우리나라를 중심으로 분류해 보면 다음과 같다.

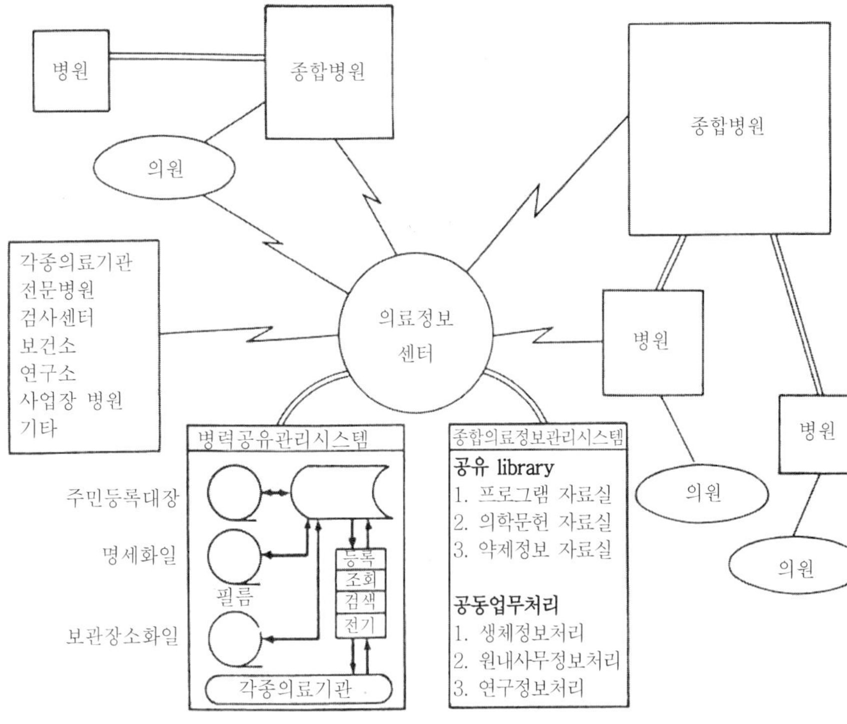

그림 14-14. 의료정보시스템

14.3.2.1 병원정보시스템

병원정보시스템은 진료정보시스템과 병원관리정보시스템으로 구분된다. 진료정보시스템은 임상검사시스템, 방사선선량계산시스템, 환자감시시스템, 병력관리시스템, 약제처방시스템, 심전도자동해석시스템, 의료영상정보처리시스템 등이다. 병원관리시스템으로는 환자등록시스템, 원무회계시스템, 병원통계처리시스템, 약품재고관리시스템 등이다.

14.3.2.2 지역의료정보시스템

지역의료정보시스템은 구급의료정보시스템, 벽지의료정보시스템, 역학정보시스템, 건강관리정보시스템, 임상검사정보시스템, 도서의료정보시스템, 의료연대시스템 등이다.

14.3.2.3 의료정보서비스시스템

의료정보서비스시스템은 크게 의료정보서비스시스템과 의학교육정보서비스시스템으로 나눌 수 있다. 의료정보서비스시스템은 의약품정보서비스시스템, 중독정보서비스시스템, 장기이식정보서비스시스템, 의학문헌정보서비스시스템, 특정질환정보시스템, 혈액정보서비스시스템 등이다. 의학교육정보시스템으로는 환자 시뮬레이션 프로그램, 구급의학 학습프로그램, 심전도진단 학습프로그램 등이 있다.

14.3.2.4 의료보험관리시스템

의료보험관리시스템에는 피보험자자격관리(자격관리, 진료지역관리, 통계, 의료보험취급기관관리), 보험료 징수관리(보험료 징수, 기타징수, 정산, 결산, 통계), 보험급여관리(현물급여, 현금급여, 급여사후관리, 요양취급기관관리, 결산, 통계), 심사관리(진료비, 청구명세서 심사, 심사 결정금 조정, 통계), 기타(인력관리, 회계관리, 자금관리, 고정자산관리) 등이 있다.

14.3.3 의료정보시스템화에 필요한 기술

의료정보시스템화를 위해서는 관련기술의 진보가 뒤따라야한다. 이것은 단순한 의료기기의 연구 개발뿐만 아니라 시스템 공학적 기술의 발전이 요구된다. 그러므로 정보의 시스템화에 관련되는 기술은 광범위한 영역에 걸쳐있다. 이러한 기술은 기술 지향적이 아니고 의료 지향적인 형식으로 진행되어야 할 것이다. 즉 의료와 기술이 서로 밀착되어 상호관련 속에서 진행되어야 한다. 이중에서 의료정보의 시스템화에 필요한 기술을 요약해본다.

14.3.3.1 생체정보의 계측, 검사기술

필요한 생체정보를 얻지 못하면 의료정보의 시스템화는 불가능하다. 이를 위해서 계측검사기술의 발전이 필수적이다.

14.3.3.2 생체정보처리기술

계측 검사된 생체정보를 활용하기 위해서는 필요한 정보로의 변환이 필요하다. 정보처리의 방법에는 여러 가지가 있다. 이것은 단순한 방법이 아니라 소프트웨어와 하드웨어의 측면에서 검토되어야 한다. 이 가운데는 정보의 표시기술도 포함된다.

14.3.3.3 정보의 전송기술

정보의 전송기술의 개발도 중요하다. 정보의 전송기술은 시스템화를 성공시키는 중요한 요인이다. 정보통신기술의 발전으로 많은 진전을 이루고 있다.

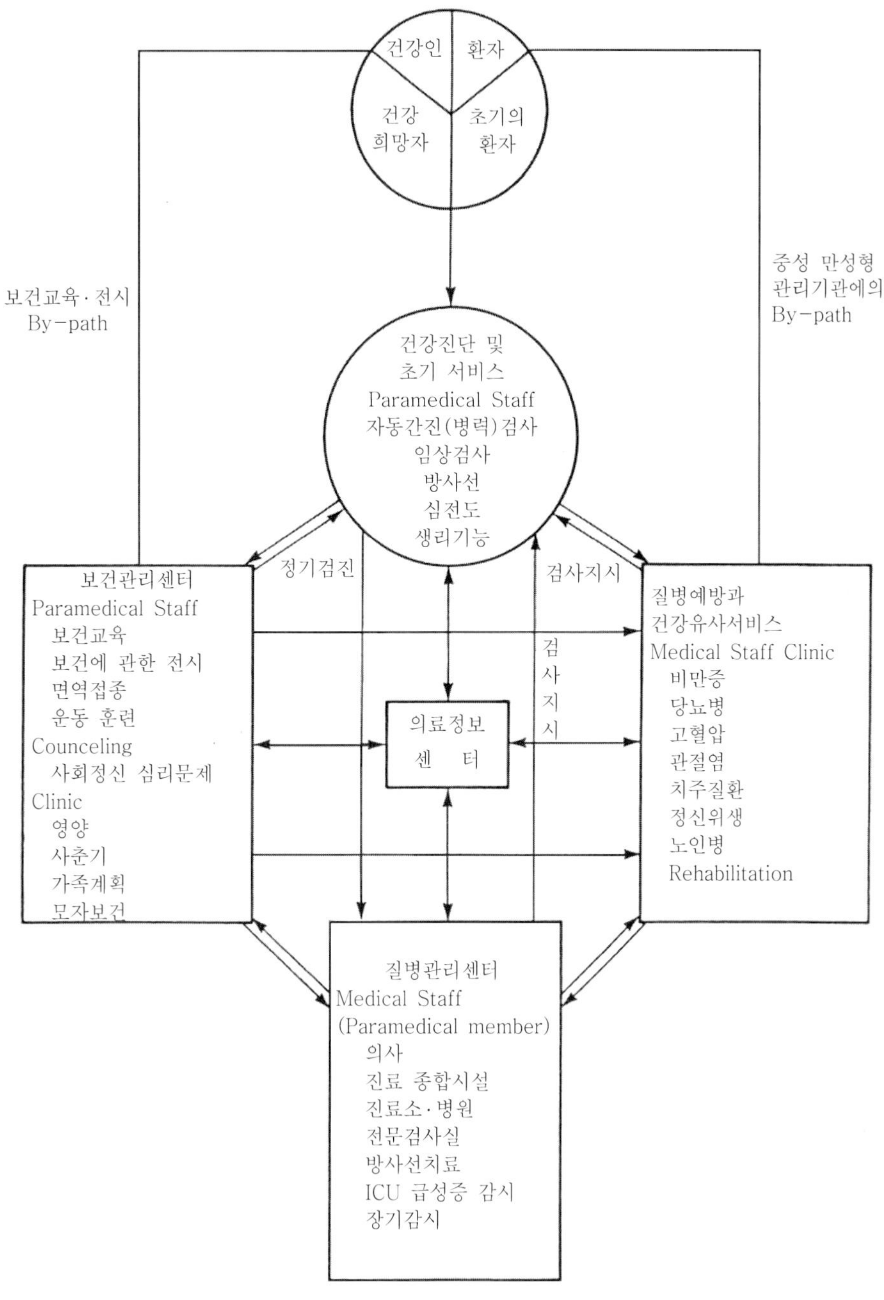

그림 14-15. 미래의 의료시스템

14.3.3.4 정보의 축적, 검색, 입력, 출력기술

정보는 필요할 때 언제든지 찾아볼 수 있어야 한다. 의료정보를 참고할 수 있도록 하기 위한 종합적인 기술이 요구된다.

14.3.3.5 정보에 기초한 판정, 의사결정기술

진단은 생체정보와 종래에 가지고 있었던 지식을 종합해서 의사결정을 하는 것이다. 따라서 이를 위한 논리의 확립과 그에 필요한 소프트웨어와 하드웨어가 필요하다.

14.3.3.6 네트워크 기술

효율적인 네트워크를 만드는 기술이 요구된다.

14.3.3.7 프로그래밍 기술

정보를 처리하기위해서는 프로그래밍 기술이 필요하다.

14.3.3.8 안정성, 효율성 등을 검사하기 위한 기술

기술과정의 성과를 충분히 달성하기 위해서는 안정성 및 효율성 확보를 위한 기술이 필요하다.

14.4 병원정보시스템

병원 각 부문에서 발생하는 정보를 종합하여, 정보처리를 일원화하는 시스템을 병원정보시스템(hosipital information system)이라고 부른다. 실용화된 병원정보시스템을 보면, 다양한 방식들이 발표되고 있지만 아직은 완벽하지 못한 것이 현실이다. 병원내의 모든 정보 발생원을 컴퓨터 네트워크의 구성원으로 집어넣어 종합적 병원정보시스템(total hospital information system)을 실현하고자 하는 노력은 계속되고 있다.

14.4.1 병원내 정보의 흐름

병원내에는 수많은 정보가 있지만, 병원의 기능수행을 하나의 시스템으로 이해할 때 크게 4가지의 주요한 흐름으로 구분할 수 있다. 첫째 환자의 흐름, 둘째 자금의 흐름, 셋째 물자의 흐름이며, 넷째 흔히 무시되기 쉬운 또 하나의 흐름으로 정보의 흐름이 있다.

병원이란 다른 어느 조직체보다 정보 교환과 정보의 양이 많을 뿐만 아니라 신속 정확한 정보의 유통과 장기적 저장을 필요로 하는 조직이다. 병원의 모든 부서는 정보를 생산하여 교환하고 이용하면서 업무를 진행하고 있다. 그러므로 효과적인 정보의 유통이 없이는 능률적인 업무수행을 기대할 수 없다.

14.4.2 병원정보시스템의 개념

병원정보시스템은 병원의 여러 업무를 수행하는데 필요한 정보를 적시에 적절하게 제공하는 시스템으로 여러 형태의 기능을 수행하는 하위시스템의 복합집단(integration of subsystems)으로 구성되어 있다고 할 수 있다. 이 개념은 너무 포괄적이므로 이를 다시 구체적으로 설명하면 다음과 같다.

14.4.2.1 각 기능별 하위시스템들의 집단이며 상호 밀접한 연관을 갖는다.

병원업무는 크게 진료업무, 진료지원업무(임상병리, 방사선, 의무기록, 약국 등) 그리고 일반사무업무(의료보험청구, 재고관리 등) 등으로 나눌 수 있다. 이들의 업무내용은 판이하고 처리해야할 자료의 종류가 다르다. 그러므로 종합적인 단일 정보시스템보다는 각각의 하위시스템으로 나누어 구축하는 편이 더 효과적이다.

그러나 병원업무들은 서로 연관성들이 있으므로 각 하위시스템들 간에 정보의 흐름이 원활히 이루어지도록 시스템이 구축되어야 한다. 예를 들어 의료보험 청구를 위해서는 의료보험시스템과 의무기록시스템, 임상검사시스템, 약품관리시스템 등이 서로 연결되어야 신속하고 효율적이고 업무를 처리할 수 있다. 이러한 하위시스템들 간의 연관성은 종합적인 HIS의 전략적 장기계획(strategic plan)과 각 시스템 구축시에는 일정한 지침(guideline)을 따르게 함으로써 이루어 질 수 있다.

14.4.2.2 병원경영과 진료에 필요한 의사결정을 지원한다.

HIS는 DP(data processing)와 같은 단순 사무업무처리이외에도 병원경영이나 진료에 필요한 정보를 제공함으로써 이들 업무를 지원한다. 병원경영에 관한 의사결정은 Anthony의 분석틀에 의해 세 가지 종류로 나눌 수 있는데, 이들은 각기 다른 종류의 정보를 필요로 한다.

① 전략적 계획(strategic planning)

전략적 의사결정은 일반적으로 미래지향적이며 먼저 병원의 목적과 방향을 정한 다음 이를 달성하기 위한 주요 사업을 계획하는 과정을 말한다. 이에 필요한 정보로는 세부적인 것보다는 요약된 정보가, 그리고 내부에 관한 것뿐 아니라 외부환경에 관한 정보(예를 들면, 보건정책, 의료보험수가의 변경사항, 경쟁병원에 관한 사항 등)가 있다.

② 관리적 통계(management control)

관리적 의사결정은 정해진 사업계획을 달성하기 위해 자원조달을 결정하는 과정이다. 예를 들면 시설유지, 예산수립 등을 들 수 있는데 이를 위해서는 전략적 의사결정에 비해 좀 더 세부적이고 내부사항에 관한 정보가 필요하다.

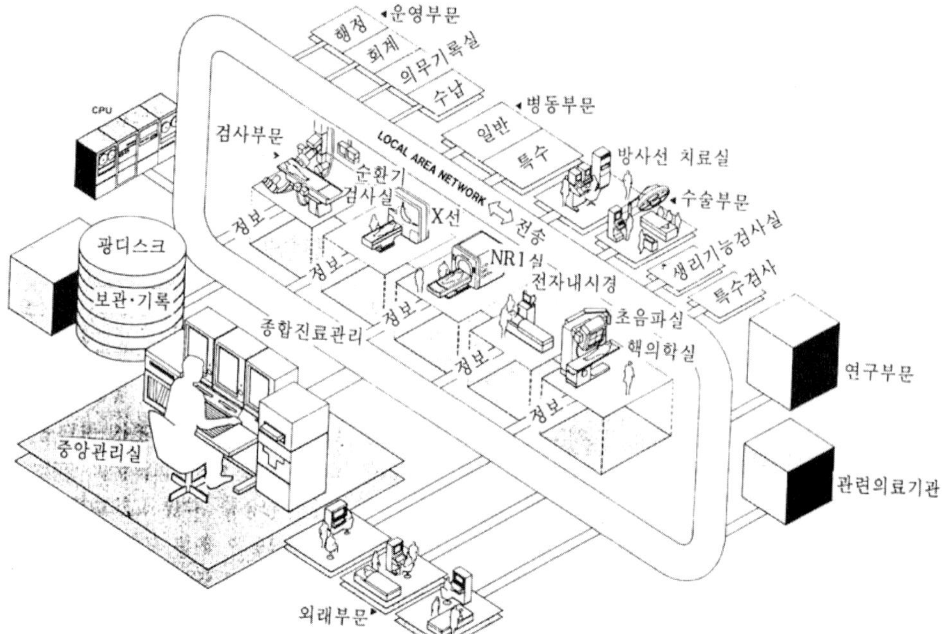

그림 14-16. 병원정보시스템

③ 운영적 통제(operational control)

병원경영 뿐 아니라 임상적 의사결정을 지원하기 위해서도 HIS는 필요한 정보를 제공한다. 이를 위해 여러 종류의 시스템들이 개발되어 있는데 그 중 대표적으로 HELP, ARAMIS, MYCIN, PROMIS가 있다. 이들은 특정 사례(case)들에 관한 과거의 치료기록, 학술논문에 실린 자료, 그리고 전문가들의 의견들을 종합하여 진단 방법을 우선순위별로 제공함으로써 중요한 순간에 임상적 의사결정을 돕는다.

14.4.2.3 양질의 정보를 제공하는 시스템이다.

일반적으로 자료(data)는 실제로 발생한 사건의 단순한 기록으로 처리, 가공되지 않은 상태를 말하고 정보(information)는 어떠한 특정 목적을 위하여 처리된 자료를 일컫는다. 이제까지는 정보가 많을수록 좋다는 생각으로 정보를 대량 생산하는데 치중했었다. 하지만 이제는 정보의 양이 너무 많아지고, 이를 관리하는데 많은 비용이 들뿐 아니라 이용하기도 힘이 들게 되어 꼭 필요한 정보만 산출해야 한다는 방향으로 나가고 있다.

이에 대한 판단 기준으로는 다음과 같은 정보의 속성(attribute)을 이용한다. ㉠ 정확해야 한다, ㉡ 적시에 신속히 제공되어야 한다, ㉢ 계량화(quantifiable)될 수 있어야 한다,

㉣ 증명할 수 있어야 한다, ㉤ 얻기 쉬어야 한다, ㉥ 목적에 적합해야 한다 등을 만족할 때에 양질의 정보라 평가된다.

14.4.3 병원정보시스템의 구분

병원정보시스템은 병원의 특성에 따라 시스템과 이용범위나 이용자 등이 각각 다르게 된다. 따라서 개발된 HIS를 비교한다거나 구분하는데 어려움이 있다. 여기서는 HIS를 업무처리시스템(transaction processing system, TPS)과 의사결정지원시스템(decision support system, DSS)으로 크게 구분하기로 한다.

14.4.3.1 업무처리시스템

업무처리시스템은 단순한 업무를 기계적으로 처리하는 시스템으로써 입·퇴원, 외래, 구매, 재고관리, 회계, 급여 등의 병원업무와 각종 통계와 보고서작성 등을 들 수 있다.

TPS는 업무의 내용은 단순하나 자료의 양이 많은 업무를 기계적으로 처리하는 체계로써 DP와 유사한 개념이다. TPS는 시간단축, 오류감소, 비용절감이라는 직접적인 효과(direct benefit)가 있을 뿐 아니라 HIS의 가장 기본이 되는 자료를 처리 및 축적한다는 장점이 있다.

14.4.3.2 의사결정지원시스템

의사결정지원시스템이란 첫째 반구조적 업무(semi-structured tasks) 형태인 관리자의 의사결정과정에 있어서 관리자를 보조하기 위해, 둘째 경영 관리 판단보다는 지원을 위해서, 셋째 의사결정에 있어서 능률성(efficiency)보다는 효과성(effectiveness)을 위해서 컴퓨터를 이용하는 것을 의미한다. DSS의 개념을 정의한다면 'DSS란 반구조적, 또는 비구조적 문제를 해결하려는 의사결정자에게 자료와 모형의 활용을 도와주는 상호 반응적 컴퓨터 중심의 시스템이다' 라고 할 수 있다.

DSS의 목적을 구체적으로 보면, 첫째 의사결정을 위해, 특히 반구조적, 또는 비구조적 의사결정을 위한 지원을 제공해야 한다. 둘째, 필요할 때마다 모든 수준 사이의 통합을 제공함으로서 모든 조직계층의 사용자들을 위해 의사 결정지원을 제공해야 한다. 셋째, 독립적일 뿐만 아니라 상호 의존적인 결정을 지원해 주어야 한다. 넷째, DSS는 탐색, 설계, 선택과 같은 의사결정과정의 모든 단계를 지원할 수 있어야 한다. 다섯째, DSS는 다양한 의사결정과정을 지원해 주지만, 반드시 특정한 한 과정에만 한정하지는 않는다. 여섯째, DSS는 쉽게 활용할 수 있어야 한다.

DSS는 TPS와는 달리 자료의 양은 많지 않으나 내용이 복잡하고 기관의 주요 의사결정에 필요한 정보를 제공하는 시스템이다. 이 시스템은 기계적인 효율성보다는 의사결정의 질을 향상시키는데 중점을 두기 때문에 정보의 입·출력이나 보고서의 형태도 이용자의 요구에 따라 임의로 정해지는 것이 효과적이다. 그렇다고 DSS는 TPS와 완전히 분리된 시스템이 되어서는 안 된다. TPS가 처리하는 세부적인 정보를 특정한 목적에 따라 여러 형태로 요약하는 것이 더 효과적이기 때문에 이 두 시스템은 서로 밀접한 연관을 갖고 있어야 한다.

14.4.3.3 전문가시스템과 인공지능

인공지능(artificial intelligence, AI)은 지적인 컴퓨터 프로그램, 다시 말해 인간만이 가지고 있는 지적 행위, 언어 및 대화의 이해, 학습, 추론 등을 행할 수 있는 시스템의 구성을 목표로 하는 컴퓨터과학의 한 분야이다. 이런 분야의 연구는 컴퓨터 탄생 이후 계속되어 왔으며 전문가시스템(expert system)은 이러한 인공지능의 발달과정에서 발생되었다. 전문가시스템은 특정 응용분야의 지식(knowledge)을 추론능력과 결합시킴으로써 그 분야의 전문가가 수행하는 것과 비슷한 정도나, 또는 더 우수한 수준의 의사결정에 도달할 수 있도록 하는 것이다.

전문가시스템의 특징은, 첫째 모든 문제에 적용될 수 있는 일반적 목적의 지식을 사용하기보다는 의학 처방이나 건축 설계와 같은 특정한 문제에 대한 전문적인 지식을 이용한다. 둘째, 단순한 수리적 서술 계산이 아니라, 상징적이거나 추상적 또는 질적인 추리를 요구하는 문제에 적용된다. 셋째, 관리자의 복잡한 기획이나 문제해결을 위한 지원, 질병의 진단 등 고도의 전문적인 업무를 수행함으로써 비전문적인 사람보다 고차원적인 수준의 과업수행을 가능하게 하여 준다.

표 14-7. TPS와 DSS의 비교

내용	업무처리시스템	의사결정지원시스템
업무대상		
· 자료의 양	많다	적다
· 자료의 복잡성	단순	복잡, 다양
이용 대상자	실무자	관리자, 연구자
응용분야	급여계산, 보험청구, 재고관리, 경리업무, 각종통계	재무분석, 예산편성, 임상 진료업무, 학술연구
시스템의 목적	기계적 효율성 향상	의사결정의 질적 향상
시스템의 규모	대형	소형, 융통성있는 시스템
처리방식	batch	interactive 또는 real-time
보고서 산출방식	주기적	수시로 필요에 따라 산출

이러한 시스템은 현재의 문제상태와 목적상태의 차이를 판단한 다음 그 차이를 줄이는 적합한 연산자를 사용하며 점차 목적상태에 접근하는 방법을 이용하였다. 즉 몇 가지 경험들과 기초적인 추측능력을 가지고 전문가의 행위를 모방하여, 예를 들어 '만약(IF) 아기가 울면, (THEN)젖을 수시오' 등으로 인간의 지식을 표현하였다. 이런 방법은 의사가 병을 진단하는 전문 지식에 효과적으로 결부될 수 있을 것이다. 이러한 전문가시스템은 탐색기법의 발달과 지식을 컴퓨터에 효율적으로 표현하는 방법이 개발됨에 따라 가능하게 되었으며 다른 여러 분야와 상호관련성이 생기게 되었다.

표 14-8은 임상에서 사용 중인 전문가시스템의 예이다. 임상의학에 있어서 인공지능 및 전문가시스템은 활발히 연구되고 있다.

14.4.4 병원정보시스템의 종류

병원정보시스템을 크게 진료정보시스템(medical information subsystem), 진료지원정보시스템(medical supporting information subsystem), 병원행정지원정보시스템(management supporting information subsystem), 종합적인 병원정보시스템(total information system)등 네 가지로 분류할 수 있다.

표 14-8. 의학분야의 전문가시스템

명칭	연구소	응용분야
MYCIN	HPP	혈액전염병, 뇌막염의 진단, 치료, 조언(advice) 시스템
PUFF	HPP	폐기능 진단 시스템
CASNET	Rutger 대학	녹내장의 진단, 치료 시스템
EXPERT	Rutger 대학	갑상선 질환, 류마티스 진단, 치료 시스템
PIP	MIT	위질환 진단, 치료 시스템
ONCOCIN	HPP	암진단, 치료, 조언 시스템
MECS-AI	동경대병원	심부전진단, 치료 시스템
CENTAUR	HPP	폐기능진단 시스템
VM	HPP	호흡 보조 시스템(중병환자감시용)
ELIZA	MIT	정신분석용 QA 시스템

14.4.4.1 진료정보시스템

① 검사 및 감시시스템

임상적 의사결정지원시스템들이 이 분류에 속한다. 이외에도 심전도기기나 다른 감시(monitiring)기기에서 나오는 신호들을 디지털화하여 입력한 후 자료들을 미리 저장된 프로그램에 의해 해석하고 임상적 의사결정에 필요한 정보를 제공하는 시스템들이 있다.

② 환자추적시스템

환자추적시스템은 정기적인 치료를 필요로 하는 환자의 추적(follow-up)을 위해 개발된 시스템이다. 이 시스템은 컴퓨터가 진료예정일 얼마 전에 자동적으로 통고장(prospective reminder)을 출력하여 담당의사와 환자에게 보내게 함으로써 정기진료에 차질이 없게 한다. 이러한 시스템은 암환자와 같이 장기적 치료를 요하는 환자의 추적에 효과적일 것이다.

14.4.4.2 진료지원정보시스템

① 임상병리시스템

임상병리시스템은 검사용 각종 자동분석기들과 연결되어 사람의 손을 거치지 않고도 이 기기들을 자동으로 조작함으로써 신속하고 정확히 검사자료를 산출해 낸다. 이 시스템은 검사시간을 단축시킴으로써 진료에 도움을 주기도 하지만 비용면에서도 이익이다. 미국 병원들을 대상으로 한 조사에 의하면, 계산착오나 분실 등 수작업시 실수로 인한 손실(lost charge)이 임상병리검사로 인한 수입의 3~5%라고 한다.

② 의무기록시스템

의무기록은 환자진료뿐 만아니라 보고 및 통계 등의 사무업무용으로 중요한 역할을 한다. 따라서 이를 효과적으로 관리할 시스템이 필요하다. 의무기록시스템은 일반적으로 의무기록의 대출시 이를 추적관리(tracking)하는 기능이 있고, 환자별과 질병별로 색인을 하며, 각종 통계를 산출해 내는 기능이 있다.

③ 약품관리시스템

병원의 약국에서는 조제업무뿐 아니라 각종 통계작성, 그리고 약품재고 현황까지 파악해야함으로 자료를 처리하는데 많은 시간을 소비하고 있다. 약품관리시스템은 처방에서부터 조제과정 및 투약내용 등을 자동화함으로써, 자동적으로 약품재고량이 조정되고 필요에 따라 각종 통계표를 작성하게 된다. 이 시스템의 이점으로는 처방전의 신속한 전달로 진료시간 및 환자의 대기시간 단축을 들 수 있고, 효과적인 재고관리로 비용절감뿐 아니라 재고부족을 방지할 수 있다. 또한 통계를 신속하고 정확하게 작성할 수 있다.

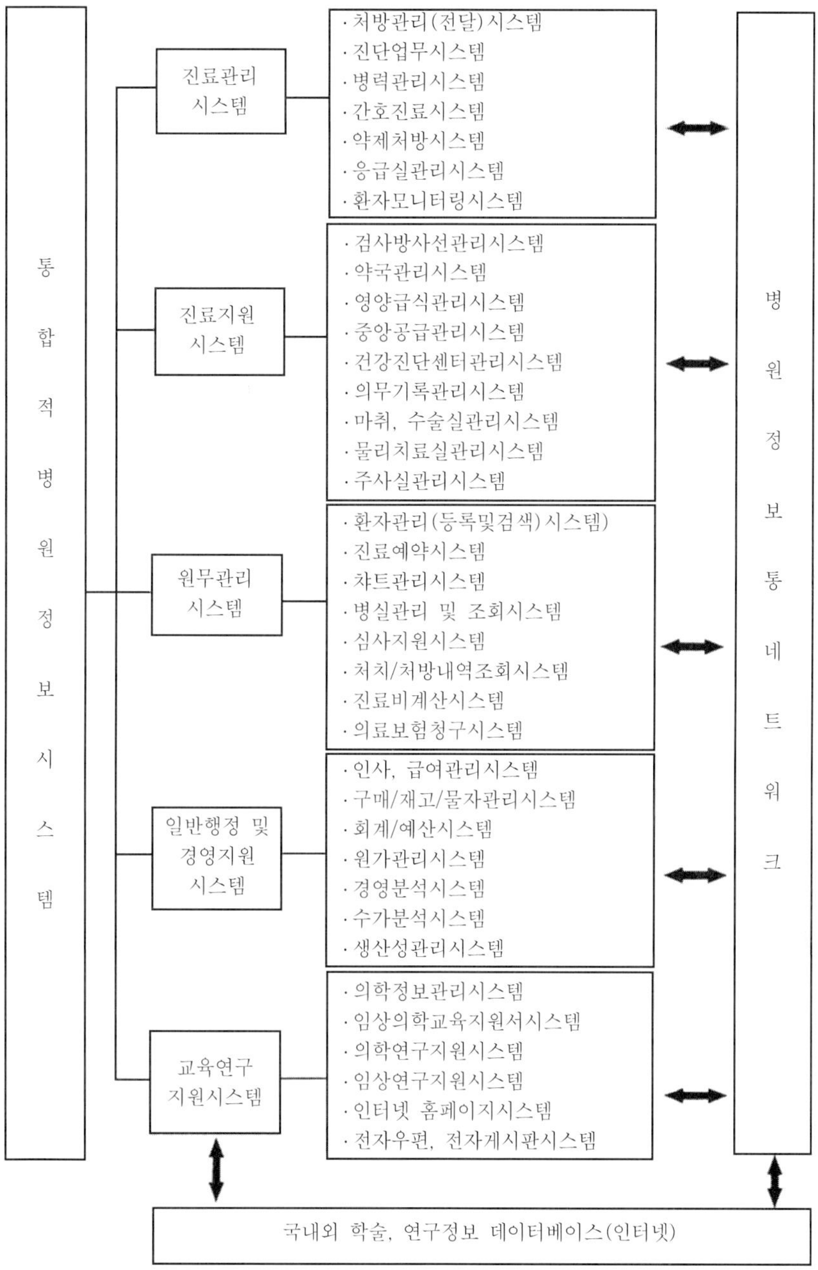

그림 14-17. 병원정보시스템의 구성

④ 방사선정보시스템

방사선과의 주요기능은 방사선영상의 획득과 분석이다. 방사선정보시스템(radiology information system, RIS)의 주목적은 방사선과의 의료적·행정적 기능 모두를 지원하면서 HIS와의 효율적인 통합에 있다. PACS에 의해 방사선과에서 생성되는 여러 의료영상들을 병원내 다른 장소에서도 볼 수 있게 되었다.

14.4.4.3 병원행정지원 정보시스템

① 원무행정

원무행정의 범위는 일반적으로 서무, 인사, 구매, 재무, 경리 그리고 시설관리를 제외한 환자에 관계되는 일체의 사무를 말한다. 그중에서 여기서는 의료보험청구와 환자등록만을 살펴본다.

보험청구시스템은 각 급여종별에 따라 후불액을 해당 급여처에 청구하기 위한 시스템이다. 이 시스템에서는 창구회계후 보관되어 있는 해당 환자들의 진료자료 및 급여자료를 이용하여 각 급여종별의 청구서 양식에 따라 청구서, 총괄표, 집계표 등을 작성한다. 환자등록시스템은 외래 또는 입원환자가 병원에 방문하였을 초·재진 여부를 확인하여 환자의 이중등록을 방지하며 해당 진찰료를 산출한다.

② 경리회계

경리업무는 오늘날 구체적으로 회계정보시스템(accounting information system, ALS)으로 체계화되어 있다. ALS는 경영정보시스템(management information system, MIS)의 한 부분으로 MIS의 여러 이론적 배경에 근거를 두고 있으며 주로 회계에 관한 모든 자료를 처리한다. 일반적으로 업무처리시스템(TPS) 분류에 속한다.

③ 재무관리와 기획업무

재무관리에는 예산수립 및 통제, 원가분석, 재무계획 및 분석업무 등이 있고, 기획업무로는 병원의 주요사업계획과 정책수립 및 감사업무가 있다. 이러한 업무를 다루는 시스템은 원무행정이나 경리업무를 처리하는 시스템과는 성격이나 구성면에서 크게 다르다. 즉 원무행정이나 경리업무를 다루는 시스템은 업무처리시스템(TPS) 분류에 속하는 반면, 재무관리나 기획업무를 다루는 시스템은 의사결정지원시스템(DSS) 분류에 속한다.

14.4.4.4 종합적인 병원정보시스템

종합적인 병원정보시스템이란 진료, 진료지원, 병원행정업무 등의 시스템들로 구성된다. 이들은 각자 독립적인 고유의 기능을 수행할 뿐만 아니라 유기적으로 연결되어 정보를 교환하고 있다.

이러한 종합시스템이 구축되어 효과적으로 운영되면 환자의 대기시간 단축, 신속하고도 정확한 진료정보 제공으로 인한 의료의 질적 향상, 실무자들의 생산성 향상 등 여러 가지 이점이 있다. 또한 재무업무나 경리업무 등의 사무행정 정보와 진료내역 등과 같은 정보가 서로 연관성을 갖게 됨으로써 병원 재정상태나 경영에 관한 종합적인 의사결정에 크게 기여할 수 있게 된다.

찾아보기

INDEX

참고문헌

강두희 : 생리학, 신광출판사, 1988.
강세식, 고인호, 권영호 외 17인 : 방사선치료학, 대학서림, 2001
강세식, 권달관, 김경근 외 9인 : 방사선진단기기학, 청구문화사, 2000
강창순, 이명철 외 3인 : 동위원소와의 만남, 한국방사성동위원소협회, 2001
고신관, 김정민, 윤철호, 이성길 : 방사선기기학(Ⅰ), 대학서림, 1997
瓜谷富三 : 알기쉬운 ME, 기전연구사, 1992
곽일룡 감수, 尾山力 著 : 임상마취과학, 고문사, 1988.
권달관, 고신관, 박맹조 : 최신방사선기기학, 고문사, 1996
권달관,고신관,박맹조 : 최신 방사선기기학, 고문사, 1990.
김관옥 : 정보통신과 통신망, 광명, 2002
김기훈,문재우 : 의료정보관리학, 수문사, 1991.
김남균 외 : 의공학개론, 여문각, 1995
김남현, 김덕원, 김동윤 외 9인 : 의용공학입문, 신광출판사, 1999
김부중 : 정보통신과 IT세계, 전자신문사, 2002
김선일, 김덕원, 박광석 외 3인 : 의료정보학, 여문각, 1995
김영록 : 전기공학입문, 성안당, 1988.
김영일 : 방사선치료, 신광출판사, 1992
김영일 : 전기·전자공학 개론, 신광출판사, 1992.
김영일 : 진료영상기기QC, 대학서림, 1996
김영일,윤철호,이경성 등 : 방사선기기학, 신광출판사, 1989.
김영해 譯 : 古市善敎 著, 오실로스코프 이용기술, 기전연구사, 1990.
김익수 편역 : 전자의용공학(상)(하), 도서산업사, 1999
김진복,이용각,김춘규,장선택 : 최신외과학, 일조각, 1987.
김태전 외 3인 : 의공학의 이해, 고려의학, 1999
남궁재찬 : 화상공학의 기초, 기전연구사, 1989.
대한민국방사선영상정보기술연구회 : 의료방사선영상정보기술학원론, 고문사, 2002
대한방사선사협회 : 자기공명기술학, 고문사, 1996
박정오,진복희 : 임상생리학, 대학서림, 1990.
西岡淸春 : “화상진단의 발전사”, 대한방사선기술학회지 제9권 제1호, 1986.
서울대학교병원 진단방사선과 편 : 자기공명영상, 한국방사선연구재단, 1990.
송순달 : 레이저의 의료응용, 다성출판사, 2001
신승호 : 데이타통신, 상조사, 1991.
심정인 譯 : 바우린 著, 흥미있는 초음파이야기, 이성과현실, 1990.
안용근, 김동주, 도대흥 외 3인 : 일반화학, 효일문화사, 1996
오명,강민호 : 레이저 응용 ,청문각,1987.
유성렬 譯 : Robert A.K. 著, 문제해결논리, 동일출판사, 1992.
의공학교육연구회 : 의용계측공학, 여문각, 1993
이명호 역 : 의용계측설계, 경문사, 1996
이무상 : “체외충격파 쇄석술의 실제”, 대한의학협회지 제32권 제4호, 1989.
이병효 : 기초전기전자, 동일출판사, 1983.

이용문 : 자기공명학, 대학서림, 2000.
이정수, 노민희, 용준환, 김덕훈 : 인체생리학, 정담, 1994.
이종삼, 조선희, 김병원 : 생리학, 대학서림, 1998.
이준일 : 의료방사선학개론, 대학서림, 1996.
이준일 : 핵의학기술학, 대학서림, 1986.
이철수 : 사무자동화, 대은출판사, 1991.
이해욱 : 풀어쓴 정보통신 기초지식, 전자신문사, 2001.
장현역 편 : 기초 트랜지스터 TV 기술교과서, 일신서적공사, 1989.
정환, 이완, 김문찬 : 디지털의료영상학, 정문각, 1999.
조재철, 김명욱 譯 : 다쓰오까 시즈오 著, 레이저와 영상, 겸지사, 1989.
조현 : 의료정보관리학, 정문각, 1995.
池田謙一 : 의료용전자공학, 기전연구사, 1993.
채영문 : 보건정보관리, 수문사, 1994.
천인국, 윤영택 : 영상처리, 기한재, 1998.
최윤식 : 임상심전도학, 서울대학교출판부, 1988.
최흥호 : 의료초음파공학, 인터비전, 2002.
한국보건정보교육학회 : 보건정보학개론, 현문사, 2000.
한국해부생리교수협의회 : 생리학, 정담, 2000.
허준 : "디지탈 화상시스템의 현황과 미래", 대한방사선기술학회지 제13권 제1호,1989.
허준 : "디지탈 X선영상법", 대한방사선기술학회지 제14권 제1호,1991.
허준 : "체외충격파 결석 파쇄요법", 대한방사선기술학회지 제14권 제2호, 1991.
허준 : 초음파검사기술, 신광출판사, 1983.
허준 譯 : 神田幸助 著, 放射線像情報學, 신광출판사, 1991.
현정인,모태준,유병덕 譯 : 牧野 昇 著, 초전도혁명, 백두, 1988.

Alan H. Cromer : Physics for the life sciences,, 2nd ed., McGgaw-Hill international book co. 1981.
Arther C. Guyton : Textbook of Medical Physiology, W.B.Saunders company, 1986.
Barbara S.C. : Manual of Patient education for cardiopulmonary dysfunctions, The C.V.Mosby company, 1980.
Chotas HG, Dobbins Ⅲ JT, Rabin CE : Principles of digital radiography with large area, electronically readable detectors - a review of basics. Radiology 1999;210:595-599
Cobbold R.S.C. : Transducers for Biomedical Measurements: Principles and Applications, John Wiley & Sons, 1974.
Cromwell L., Weibell F.J., Pfeiffer E.A. : Biomedical Instrumentation and Measurements, Prentice Hall, 1980.
Derek Enlander : Computers in Medicine an introduction, C.V.Mosby company, 1980.
Fuller T.A. : Fundamentals of laser surgery In surgical lasers, Macmillion publishing company, NY,1987.
Geddes L.A., Baker L.E. : Principles of Applied Biomedical Instrumentation, Wiley Interscience, 1975.
Gilbert H.Mudge : Manual of Electrocardiography, Little,Brown and Company, 1981.
Goldman M.J : Principles of Clinical Electrocardiography, 12th ed., Lange Medical Publications, 1986.

J.H. van Bemmel, M.A. Musen : Handbook of Medical Informatics, Springer-Verlag, 1997

John Harbert, Antonio F.G.Da Rocha : Textbook of Nuclear Medicine, Lea & Febiger, 1984.

John R. Haaga, Ralph J. Alfidi : Computed Tomography of the Whole Body, The C.V.Mosby company, 1983.

Kuiper,J. : Medical Telemetry Systems. In : IEE Medical Electronics, Monographs 1 ~ 6, ed. by Hill D.W. & Watson,B.W., Peter Pereginus Ltd., 1971.

Lieberman, D.E. : Computer methods - The fundamentals of digital nuclear medicine, The C.V.Mosby company, 1977.

Mackay,R.S. : Bio-Medical Telemetry, John Wiley & Sons, 1968.

Nyboer, J. : Electrical Impedance Plethysmography, C.C. Thomas, 2nd ed., 1970.

R.A.L.Brewis : Lecture Notes on Respiratory Disease, 2nd ed., Blackwell Scientific Publications, 1980.

R.F.Schmidt, G.Thews : Human Physiology, Springer-Verlag Berlin Heidelberg NewYork, 1983.

Rushmer,R.F. : Cardiovascular Dynamics, 4th ed, Saunders, 1976.

Schamroth L : An Introduction to Electrocardiography, 6th ed., Blackwell Scientific Publications, 1982.

Sonoda M, Takano M, Miyahara J, Kato H : Computed radiography utilizing scanning laser stimulated luminescence. Radiology 1983;148:833-838

Stewart C. Bushong : Radiologic Science for Technologists, The C.V.Mosby company, 1984.

Ter-Pogossian, M. M., Cox, J.R. & Phelpes, M.E., et al. : Reconstruction Tomography in Diagnostic Radiology and Nuclear Medicine, University Park Press, 1977.

Thalen, H.J.Jr. et al. : The Artificial Cardiac Pacemakar, C. C. Thomas Publ., 1970.

Thomas S.C.III, James E.D., Robert C.M.Jr. : Christensen's Introduction to the Physics of Diagnostic Radiology, 3rd ed., Lea & Febiger, 1984.

U. Kubo : "Lasers in medical applications", AEU, July 1981.

Wiggers c.J.: The Physiologic Basis for Cardiac Resuscitation from Ventricular Fibrillation - Method for Serial Defibrillation, Am. Heart J.: 20, 413-422, 1940.

William R. Hendee, Edward L.Chaney, Raymond P.Rossi : Radiologic Physics Equipment and Quality Control, Year Book Medical Publishers, 1977.

Woodcock,J.P. : Theory and Practice of Blood Flow Measurement, Butterworths, 1975.

今里悠一, 大橋昭南 : 医用画像処理, 昭晃堂, 1993.

英保茂 : 医用画像処理, 朝倉書店, 1992.

吉田徹 : 臨床工学技士のための 医用計測技術, コロナ社, 1990.

高島史路 : ME計測機器, コロナ社, 1990.

斉籐正男 : 医用工学の其礎, 昭晃堂, 1990.

伊籐寛志 : 医学生のための 臨床工学入門, 菜根出版, 1990.

大島正光 : 医療たおける 情報処理, コロナ社, 1991.

의공학 Medical Engineering

1993년 3월 10일 초판발행
1996년 3월 10일 개정판발행
2003년 3월 10일 개정2판발행
2005년 9월 10일 개정2판2쇄발행
2009년 3월 10일 개정2판3쇄발행
2010년 3월 10일 개정2판4쇄발행
2013년 3월 10일 개정2판5쇄발행

지은이 : 이경성 · 최민주 공저
펴낸이 : 이상태
펴낸곳 : 청구문화사
주 소 : 120-831 서울특별시 서대문구 연희 1동 436-1
전 화 : 02) 332-0541(代) FAX : 02) 337-9577
등 록 : 1990년 11월 2일 제9-247호

정가 25,000원

ISBN 978-89-5616-291-1 93510